全国普通高等中医药院校药学类专业"十三五"规划教材（第二轮规划教材）

中 药 学

（第 2 版）

（供中医学、中药学、药学、中西医临床医学专业使用）

主　编　王　建　王诗源

副主编　张一昕　秦华珍　高慧琴　刘明平

编　者　（以姓氏笔画为序）

王　建（成都中医药大学）

王诗源（山东中医药大学）

毛晓健（云南中医学院）

朱　姝（山东中医药大学）

刘明平（广州中医药大学）

李　敏（陕西中医药大学）

杨　敏（成都中医药大学）

杨志军（甘肃中医药大学）

张一昕（河北中医学院）

张凤瑞（长春中医药大学）

周　蓓（广西中医药大学）

赵海平（江西中医药大学）

郝　蕾（河北中医学院）

秦华珍（广西中医药大学）

秦旭华（成都中医药大学）

高慧琴（甘肃中医药大学）

唐　怡（成都中医药大学）

秘　书　杨　敏

中国健康传媒集团

中国医药科技出版社

内 容 提 要

　　本书是"全国普通高等中医药院校药学类专业'十三五'规划教材（第二轮规划教材）"之一，依照教育部相关文件和精神，根据本专业教学要求和课程特点，结合《中国药典》（2015 年版）编写而成。全书分上下两篇，共 27 章。上篇总论主要介绍了绪言、中药性能、中药的作用与功效、中药的品质要素、中药的合理应用；下篇各论按中药功效分类介绍了解表药、清热药、泻下药、祛风湿药、化湿药、利水渗湿药、温里药、理气药、消食药、驱虫药、止血药、活血化瘀药、化痰药、止咳平喘药、安神药、平肝潜阳药、息风止痉药、开窍药、补虚药、收涩药、涌吐药、攻毒杀虫去腐敛疮药，含 325 味常用中药，重点介绍了各药的性味归经、主要功效与临床应用、用法用量及使用注意等内容。另外，作为知识拓展部分，列表介绍了 80 余味执业药师资格考试涉及的药物。本书为书网融合教材，即纸质教材有机融合电子教材、教学配套资源和数字化教学服务（在线教学、在线作业、在线考试）。

　　本教材实用性强，主要供中医药院校中医学、中药学、药学、中西医临床医学专业使用，也可作为医药行业考试与培训的参考用书。

图书在版编目（CIP）数据

中药学/王建，王诗源主编 . —2 版 . —北京：中国医药科技出版社，2018.8
全国普通高等中医药院校药学类专业"十三五"规划教材（第二轮规划教材）
ISBN 978 - 7 - 5214 - 0270 - 4

Ⅰ . ①中… 　Ⅱ . ①王… 　②王… 　Ⅲ . ①中药学 - 中医学院 - 教材 　Ⅳ . ①R28

中国版本图书馆 CIP 数据核字（2018）第 097828 号

美术编辑　陈君杞
版式设计　诚达誉高

出版　**中国健康传媒集团** | 中国医药科技出版社
地址　北京市海淀区文慧园北路甲 22 号
邮编　100082
电话　发行：010 - 62227427　邮购：010 - 62236938
网址　www. cmstp. com
规格　889 × 1194mm $^1/_{16}$
印张　22
字数　465 千字
初版　2015 年 1 月第 1 版
版次　2018 年 8 月第 2 版
印次　2021 年 3 月第 3 次印刷
印刷　三河市百盛印装有限公司
经销　全国各地新华书店
书号　ISBN 978 - 7 - 5214 - 0270 - 4
定价　50.00 元

获取新书信息、投稿、为图书纠错，请扫码联系我们。

全国普通高等中医药院校药学类专业"十三五"规划教材（第二轮规划教材）
编写委员会

全国普通高等中医药院校药学类专业"十三五"规划教材（第二轮规划教材）

出 版 说 明

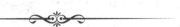

"全国普通高等中医药院校药学类'十二五'规划教材"于 2014 年 8 月至 2015 年初由中国医药科技出版社陆续出版，自出版以来得到了各院校的广泛好评。为了更新知识、优化教材品种，使教材更好地服务于院校教学，同时为了更好地贯彻落实《国家中长期教育改革和发展规划纲要（2010－2020年）》《"十三五"国家药品安全规划》《中医药发展战略规划纲要（2016－2030年）》等文件精神，培养传承中医药文明，具备行业优势的复合型、创新型高等中医药院校药学类专业人才，在教育部、国家药品监督管理局的领导下，在"十二五"规划教材的基础上，中国健康传媒集团·中国医药科技出版社组织修订编写"全国普通高等中医药院校药学类专业'十三五'规划教材（第二轮规划教材）"。

本轮教材建设，旨在适应学科发展和食品药品监管等新要求，进一步提升教材质量，更好地满足教学需求。本轮教材吸取了目前高等中医药教育发展成果，体现了涉药类学科的新进展、新方法、新标准；旨在构建具有行业特色、符合医药高等教育人才培养要求的教材建设模式，形成"政府指导、院校联办、出版社协办"的教材编写机制，最终打造我国普通高等中医药院校药学类专业核心教材、精品教材。

本轮教材包含 47 门，其中 37 门教材为新修订教材（第 2 版），《药理学思维导图与学习指导》为本轮新增加教材。本轮教材具有以下主要特点。

一、教材顺应当前教育改革形势，突出行业特色

教育改革，关键是更新教育理念，核心是改革人才培养体制，目的是提高人才培养水平。教材建设是高校教育的基础建设，发挥着提高人才培养质量的基础性作用。教材建设以服务人才培养为目标，以提高教材质量为核心，以创新教材建设的体制机制为突破口，以实施教材精品战略、加强教材分类指导、完善教材评价选用制度为着力点。为适应不同类型高等学校教学需要，需编写、出版不同风格和特色的教材。而药学类高等教育的人才培养，有鲜明的行业特点，符合应用型人才培养的条件。编写具有行业特色的规划教材，有利于培养高素质应用型、复合型、创新型人才，是高等医药院校教育教学改革的体现，是贯彻落实《国家中长期教育改革和发展规划纲要（2010－2020年）》的体现。

二、教材编写树立精品意识，强化实践技能培养，体现中医药院校学科发展特色

本轮教材建设对课程体系进行科学设计，整体优化；对上版教材中不合理的内容框架进行适当调整；内容（含法律法规、食品药品标准及相关学科知识、方法与技术等）上吐故纳新，实现了基础学科与专业学科紧密衔接，主干课程与相关课程合理配置的目标。编写过程注重突出中医药院校特色，适当融入中医药文化及知识，满足 21 世纪复合型人才培养的需要。

参与教材编写的专家以科学严谨的治学精神和认真负责的工作态度，以建设有特色的、教师易用、学生易学、教学互动、真正引领教学实践和改革的精品教材为目标，严把编写各个环节，确保教材建设质量。

三、坚持"三基、五性、三特定"的原则，与行业法规标准、执业标准有机结合

本轮教材修订编写将培养高等中医药院校应用型、复合型药学类专业人才必需的基本知识、基本理论、基本技能作为教材建设的主体框架，将体现教材的思想性、科学性、先进性、启发性、适用性作为教材建设灵魂，在教材内容上设立"要点导航""重点小结"模块对其加以明确；使"三基、五性、三特定"有机融合，相互渗透，贯穿教材编写始终。并且，设立"知识拓展""药师考点"等模块，与《国家执业药师资格考试考试大纲》和新版《药品生产质量管理规范》（GMP）、《药品经营管理质量规范》（GSP）紧密衔接，避免理论与实践脱节，教学与实际工作脱节。

四、创新教材呈现形式，书网融合，使教与学更便捷、更轻松

本轮教材全部为书网融合教材，即纸质教材与数字教材、配套教学资源、题库系统、数字化教学服务有机融合。通过"一书一码"的强关联，为读者提供全免费增值服务。按教材封底的提示激活教材后，读者可通过 PC、手机阅读电子教材和配套课程资源，并可在线进行同步练习，实时反馈答案和解析。同时，读者也可以直接扫描书中二维码，阅读与教材内容关联的课程资源（"扫码学一学"，轻松学习 PPT 课件；"扫码练一练"，随时做题检测学习效果），从而丰富学习体验，使学习更便捷。教师可通过 PC 在线创建课程，与学生互动，开展在线课程内容定制、布置和批改作业、在线组织考试、讨论与答疑等教学活动，学生通过 PC、手机均可实现在线作业、在线考试，提升学习效率，使教与学更轻松。此外，平台尚有数据分析、教学诊断等功能，可为教学研究与管理提供技术和数据支撑。

本套教材的修订编写得到了教育部、国家药品监督管理局相关领导、专家的大力支持和指导；得到了全国高等医药院校、部分医药企业、科研机构专家和教师的支持和积极参与，谨此，表示衷心的感谢！希望以教材建设为核心，为高等医药院校搭建长期的教学交流平台，对医药人才培养和教育教学改革产生积极的推动作用。同时精品教材的建设工作漫长而艰巨，希望各院校师生在教学过程中，及时提出宝贵的意见和建议，以便不断修订完善，更好地为药学教育事业发展和保障人民用药安全有效服务！

中国医药科技出版社

2018 年 6 月

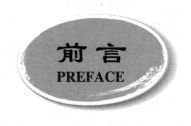

前言
PREFACE

　　《中药学》教材编写，是在中国医药科技出版社教材工作专家委员会的指导下，紧扣中医学专业培养目标，以"三基、五性、三特定"为教材编写的指导方针，注重知识点、创新点和执业点的有机结合，由10所中医药院校、17位专家学者集体研究并编写修订的，供全国普通高等中医药院校中医学、中药学、药学、中西医临床医学等相关专业使用的"十三五"规划教材，以适应新世纪创新型中医药人才培养的需要。

　　《中药学》是中医学、中药学、药学、中西医临床医学各专业的必修基础课程，其以临床安全有效用药为核心，研究中药基本理论和各药临床应用等内容，重点突出中药学的基础性、适用性、创新性和时代性。教材分上、下篇，共27章。上篇总论为第1~5章，包括绪言、中药性能、中药的作用与功效、中药的品质要素、中药的合理应用；下篇各论为第6~27章，按照中药功效分类介绍325味常用中药的性味归经、主要功效、临床应用及用法用量等内容，各章节药物均按掌握、熟悉、了解三层次先后排序。其中要求掌握的中药128味，熟悉100味，了解97味。所载中药的名称、植物拉丁学名、拼音及用量，主要依据《中华人民共和国药典》（2015年版）。为了便于教师好教，学生好学，突出重点，把握主次，于每章前设有要点导航，章后采用表格方式对比重点药对的功效与主治病证。本书为书网融合教材，即纸质教材有机融合电子教材、教学配套资源和数字化教学服务（在线教学、在线作业、在线考试）。

　　本教材为突出培养中医药学人才的知识特点，教材内容结构尽量体现时代感和严谨性，并力求做到简明适用，层次分明，言简意赅，术语规范，易懂易学。同时注重学生的执业需求，适时参照国家执业医师资格考试考试大纲、应试指南知识要点，以为其后执业医师资格考试奠定基础。针对重点知识，套色提示。

　　本教材撰写任务分工：王建第一章、第三章；杨敏第二章、第六章第二节；唐怡第四章、第二十四章；秦旭华第五章、第七章；李敏第六章第一节；王诗源第八章、第二十一章；朱姝第九章；赵海平第十章、第十一章；张一昕第十二章、第十三章；郝蕾第十四章、第十五章；秦华珍第十六章、第十八章；毛晓健、刘明平第十七章；周蓓第十九章、第二十章；张凤瑞第二十二章、第二十三章；高慧琴第二十五章；杨志军第二十六章、第二十七章。本版教材增设中药药性理论研究进展，以反映研究成果反哺教学。

　　本教材主要适用于中医学、中药学、中西医临床医学专业，为了便于后续方剂学的学习和临床应用，也为进一步扩大本教材的使用范围，于各论每章后设有"知识拓展参考药"，列表介绍了 80 余味执业药师考试涉及的药物，基本涵盖了药学专业的知识要点，故也适用于药学专业。

本教材编写得到了中国医药科技出版社、成都中医药大学的大力支持，谨此致以诚挚的谢意！特别指出，成都中医药大学秦旭华教授为本教材各论载药文献及参考资料的核查和校对工作付出了大量心血，唐怡副教授归纳总结了各章知识拓展参考药，对两位专家的辛勤劳动表示真诚的感谢！也感谢杨敏秘书对修订工作的支持。

编写本教材时间紧促，错漏之处在所难免，敬望各位读者予以批评指正，不胜感激！

编　者
2018 年 6 月

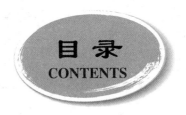

目录
CONTENTS

上篇 总 论

下篇　各　　论

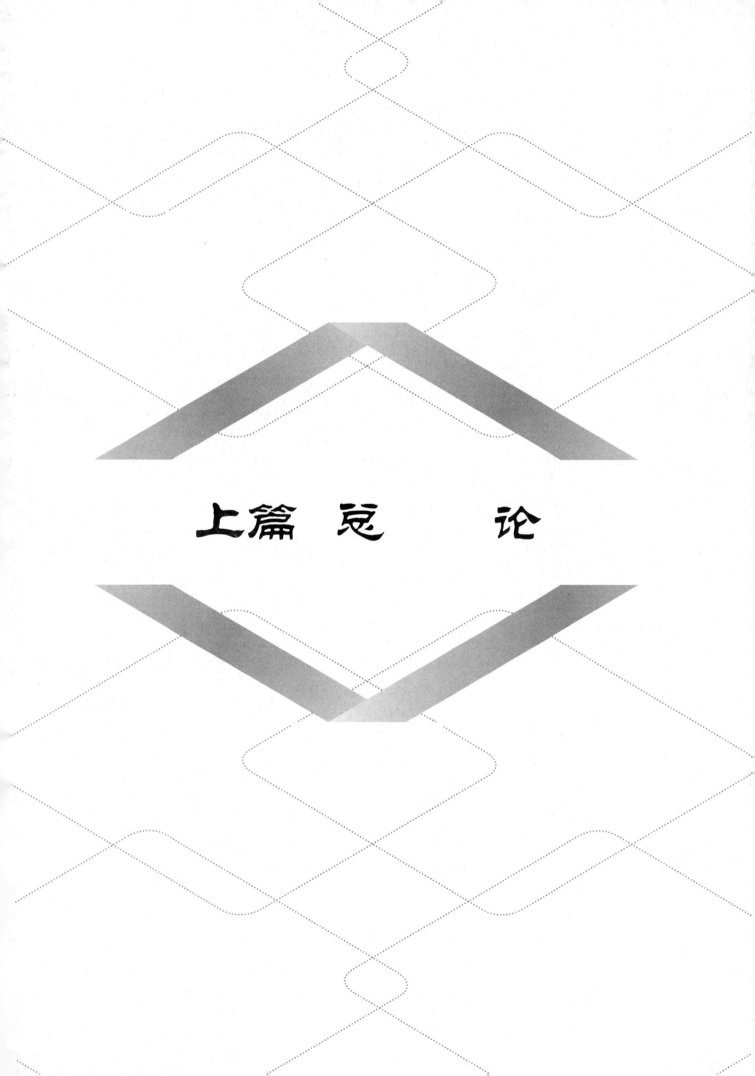

上篇 总 论

第一章 绪　言

扫码"学一学"

> **要点导航**
>
> 　　学习中药学的发展简史，便于理解先辈们对中药基本知识与中药学基础理论认知的历程，感悟中医药在防治疾病过程中所作出的巨大贡献。
> 　　重点把握历代具有代表性的本草著作及其作者和学术成就。

　　中医药是几千年来我国人民在生活实践以及与疾病斗争过程中逐渐认知、积累，不断发展所形成的独特医学知识体系，是中华民族的智慧结晶，其蕴涵着丰富的科学内涵。中药是我国传统药物的总称，其在防病、治病和保障人民的身体健康，乃至中华民族的繁衍昌盛作出了卓越的贡献，迄今依然是中医防治疾病的一种重要手段。

　　在富饶的中国大地上，分布有品种繁多、资源丰富、产量宏丰的天然药材。古代本草著作中记载的药物品种近 3000 种，现今中药资源已达 128070 种，其主要源于天然的药用植物、动物、矿物，是我国医药科学发展的重要物质基础。当今，中医药在预防、养生、保健、治疗、康复等方面突显其独特的优势，引起了全球医学界人士的广泛关注。目前，可供使用的剂型达 40 余种，如传统的丸、膏、散、丹和现代的胶囊、片剂、喷雾等。

　　在步入老龄化社会的今天，人们尤其关注具有抗氧化、延缓衰老、有助于降低酒精性肝损伤危害、降血脂、降血糖、调节肠道菌群、提高缺氧耐受力、缓解视疲劳、调节胃肠功能、增强免疫、改善睡眠、改善记忆等调节功能的中药保健品。

　　近年来，中医药在 160 多个国家和地区得到发展，包括澳大利亚、南非、加拿大、新加坡等在内的多个国家，并以立法形式承认了中医的地位，中医药产业化、国际化水平得到了较大提升。中药保健品远销海外，受到欢迎，不仅对人类医疗保健事业作出了贡献，也对世界医学产生了重大影响。

　　中药是中医防治疾病的重要手段之一，其应用又需要中医药理论的指导。可见，认识和掌握中药以及中药学相关的知识体系，不仅对学习中医学、中药学各专业的基础理论和知识具有重要意义，且对个人的养生保健也大有裨益。

第一节　中药与中药学的基本概念

　　中药是构成中医临床组方的基本元素。了解与中药及中药学相关的基本概念，对学习和研究中医药具有一定意义。

一、中药相关概念

（一）中药

中药是指在中医药理论指导下认识和使用的药用物质及其制剂。主要包含中药材、中药饮片和中成药等。

中药是在西方医药全面传入后，为了与西药区别，作为我国传统药物的总称。中药所使用的物质基础大多数源于我国天然产的植物、动物、矿物，也有外国的药物，尚有少数化学药品。因此，中药既非天然药的代名词，也非单纯地域概念。

（二）中药材

中药材是指未经精制加工或未制成成品的原生药材（生药）。一般指原植物、动物、矿物除去非药用部位的商品药材，符合药品标准，具有天然药物属性，是生产中药饮片的原料。

药材未注明炮制要求的，指生药材，需按照《中华人民共和国药典》附录药材炮制通则的净制项进行处理。为了规范中药材生产全过程，从源头上控制中药饮片，提高中药材质量，促进中医药产业发展，我国于 2002 年 6 月 1 日起施行《中药材生产质量管理规范》（试行），以达到药材"安全、有效、稳定、可控"的天然药物国际通行原则，对促进中药材出口具有重要的现实意义。

（三）中药饮片

《中华人民共和国药典》指出：中药饮片是经过炮制、加工的中药材，可直接用于调配和制剂。换言之，中药饮片是指中药材按中医药理论指导，采用中药炮制规范，经过加工炮制后的可直接用于中医临床调配和制剂的中药。即对中药材经净制、切制、炮炙处理，制成一定规格的饮片，以适应医疗要求及调配、制剂的需要，保证用药安全和有效。因为饮片便于煎饮，故又称咀片。

（四）中成药

中成药是指在中医药理论的指导下，以中药饮片为原料，按规定的处方和标准制成的具有一定规格的剂型，是直接用于防治疾病的制剂，是中药的重要组成部分。其处方是根据中医理论，针对某种病证或症状制定的，故应依据中医理论辨证选药，或辨病辨证结合选药。中成药具有特定的名称和剂型，在标签和说明书上注明了批准文号、品名、规格、处方成分、功效和适应证、用法用量、禁忌、注意事项、生产批号、有效期等内容。我国是中成药的发源地，也是全球主要生产和消费市场。

（五）草药

草药是指主流本草没有明确记载，官方药局鲜见，而被民间医生所习用的有效的药物，同样含植物、动物、矿物，其也是中药的组成部分。换言之，草药是中药的初级阶段，中药是草药的提高阶段，二者无本质差别。

关于草药名称的来源，始于宋代，是相对于国家药局专卖的"官药"而言。

（六）天然药

天然药是指将植物、动物和矿物直接入药或从中提取有效成分，主要相对于化学药而言。

天然药与中药均使用植物、动物和矿物，但中药是在中医药理论指导下使用的具有一定生理活性的天然产物。中药具有天然药物的属性，关键是在临床使用时，离不开中医药理论的指导。

（七）民族药

民族药是指在我国，除汉族以外的各兄弟民族使用的、以本民族传统医药理论和实践为指导的药物。民族药发源于少数民族地区，具有鲜明的地域性和民族传统文化。各民族在长期与疾病斗争的过程中，不同程度地积累了医药方面的知识，形成了具有其民族特色的医药理论体系，如藏药、维吾尔药、蒙药、傣药、壮药、苗药、羌药等。中药则主要指汉族的传统药。

（八）保健食品

保健食品又称健康食品、功能食品或膳食补充品。《保健食品管理办法》指出，其是指具有特定保健功能或者以补充维生素、矿物质为目的的食品。即适宜于特定人群食用，具有调节机体功能，不以治疗疾病为目的，并且对人体不产生任何急性、亚急性或者慢性危害的食品。只有经过国家药品监督管理部门批准才能称为保健食品。其对日常饮食的补充，本质而言仍属于食品范畴，只针对特定的适宜人群发挥保健功能。

（九）中药保健食品

中药保健食品是指在中医药理论指导下研制的具有特定中医药保健功能的食品。其保健功能除体现在卫生部《保健食品功能学评价程序和检验方法》所规定的多种功能外，还体现了中医药理论的特定功效，属于中医药食疗养生和中医防治理论的范畴。

（十）药膳

药膳是在中医理论指导下，采用药物和食物配合，经烹调加工，成为具有防病、治病、保健功能的食品。其是在继承和挖掘中医药"饮食疗法"基础上，不断总结、提高，使之更加理论化、系统化和科学化，以适应社会和工业生产需要而逐渐形成的一门学科。

（十一）化学药

化学药是以化学原料为基础，通过合成、分离提取、化学修饰等方法所得到的一类药物，结构基本清楚，有控制质量的标准和方法。在《中华人民共和国药品管理法》中属于现代药（modern drugs）的一种，且往往通过现代医学理论和方法筛选确定其疗效。

化学药品制剂是指直接用于人体疾病防治、诊断的化学药品。包括：片剂、针剂、胶囊、药水、软膏、粉剂、溶剂等各种剂型的药品，以及放射性药物。

（十二）生物药物

生物药物是指利用生物体、生物组织、细胞、体液等制造的一类用于预防、治疗和诊断的制品。具体而言，其主要运用生物学、医学、生物化学的研究成果，基于生物体、生物组织、细胞、体液等，综合利用物理学、化学、生物化学、生物技术和药学等多学科原理和方法制成生物药物，包括生物制品在内的生物体的初级和次级代谢产物或生物体的某一组成部分，甚至整个生物体用作诊断和治疗的医药品，即含生物技术药物和原生物制药。

二、中药学相关二级学科概念

中药学当今在国家中医药管理局的学科门类中与中医学平行，是一门一级学科。由于该学科的不断发展，逐步分化为中药资源学、中药栽培学、药用植物学、中药炮制学、中药化学、中药制剂学、中药药理学、临床中药学、中成药学等分支学科，并向各自纵深领域不断发展。中药学又是一门医药交叉的重要学科。

（一）中药学

中药学是研究中药基本理论、应用知识和技能，以及各种中药的品种来源、药材鉴别、种植（或养殖）、采收、贮存、加工炮制、制剂、性能、功效、应用、药理、化学成分等一切与中药有关的一门一级学科，又称为"广义的中药学"。

（二）临床中药学

临床中药学是以临床安全、有效、合理用药为目的，研究中药基础理论和各药临床应用等相关知识的一门二级学科，也是中药学专业的一门重要专业基础课程。

研究的主要内容是中药性能理论、功效理论、配伍理论、应用理论，以及凡是影响临床效应的相关知识，均属于临床中药学研究的范畴。

在中医学科群中，临床中药学是一门重要的专业基础课程，与方剂学一道，是衔接中医基础学科与临床各科之间的桥梁，使中医学理、法、方、药构成一个有机整体。在中药学一级学科项下，该学科以中药的性能、功效、主治为核心，将中医学和中药学紧密地联系在一起，又是中药学科群中的龙头学科，为中药鉴定、化学、药理、炮制、制剂等的现代化研究提供依据；并将其他二级学科的研究成果纳入临床中药学中，也是现代化研究成果的归宿。

（三）中药鉴定学

中药鉴定学是研究中药鉴定方法和质量标准的一门应用学科。其以传统中药鉴别经验为基础，运用现代自然科学方法和技术，系统地整理和研究中药的来源、品种鉴别特征、质量评价方法，开发和扩大中药资源等知识的一门学科。

（四）中药化学

中药化学是一门结合中医药基本理论和临床用药经验，主要运用化学的理论和方法及其他现代科学理论和技术等研究中药化学成分的一门学科。

（五）中药药理学

中药药理学是以中医药基本理论为指导，运用现代科学方法，研究中药和机体相互作用及作用规律的一门学科。

（六）中药炮制学

中药炮制是根据中医药理论，依据药物自身性质和辨证施治用药需要及调剂、制剂的要求，所采取的一种制药技术。中药炮制学是专门研究中药炮制理论、工艺、规格标准、历史沿革及其发展方向的一门学科。

（七）中药药剂学

中药药剂学是以中医药理论为指导，运用现代科学技术，研究中药药剂的配制理论、生产技术、质量控制与合理应用等内容的一门综合性应用技术学科。

第二节　中药的发展简史

中医药是人类在生存过程中与疾病不断斗争，逐步积累总结而形成的知识结晶。其对药物的认知，经历了一个漫长的过程。最初药物知识的传播，仅靠口耳相传。从原始社会进入奴隶社会后，有了文字记载，便有"药"字出现，《说文解字》训释为"治病草也"。

先秦时期，《周易》《尚书·洪范》对中医学阴阳、五行等基本理论有记述；《诗经》（西周至春秋时代）载有 50 多种植物名称，《山海经》（战国至西汉时期）记述了 120 余种动物、植物和矿物药功用，《五十二病方》（战国时期）于 52 个病名下，载方 280 首，涉及药物 240 余种，记述了药物的炮制、制剂、配伍、禁忌等内容。《黄帝内经》是医理与药理结合论述的代表性经典，对中医药发展产生巨大影响，并为本草专著的诞生奠定了基础。

一、秦汉南北朝时期

秦汉时期，我国多个科学技术已经趋于成熟，相继诞生了中医药学专著。南北朝时期，外来香药输入我国，炼丹术的研究，对中国原始的化学作出了贡献；炮制专著也形成于该时期。

（一）秦汉时期

秦汉时期，在积累了大量临床实践经验的基础上，不断拓展方药领域，是奠定方药基础理论的初始时期。该时期的《伤寒杂病论》《神农本草经》总结了秦汉以前的方药理论，分别被后世誉为"医方之祖""本草学经典"，加上《黄帝内经》《难经》，合称为"四大经典"，对其后的医药理论及临床实践产生了深远的影响。

药学专著《神农本草经》（简称《本经》）大约成书于东汉末年，其总结了东汉以前的药学经验及成就，为现存最早的本草学专著。该书载药 365 种，按药物功效分为上、中、下三品。记载了中药四气、五味、有毒无毒等药性理论；并提出了"七情合和"配伍理论；指出采集时间、干药贮存、地道药材、生熟炮炙、真伪鉴别、宜新宜陈等炮炙制剂理论；并指出使用毒性药物，用量应根据病情，宜从小剂量开始，若不愈再慎审逐渐加量，以愈为度的临床用药指导原则，系统提出并奠定了中药学基础理论。所载麻黄治喘、常山截疟、楝实驱虫、大黄泻下等多数知识，迄今依然在临床上验之有效，推动了中药学发展。

（二）魏晋南北朝时期

南北朝时期，临床用药不断发展，外来香药输入我国，药物品种逐渐增多。梁·陶弘景（452—536）将《神农本草经》整理补充，并增加了汉魏以来名医所用 365 种药物（即《名医别录》），共载药 730 种，撰著成《本草经集注》。该书将药物分为玉石、草、木、虫兽、果菜、米食、有名未用七类，首创按自然属性的分类方法，纠正了部分药物药性的错误描述；并创"诸病通用药"，便于临床处方用药；还记述了药物的产地、采集时间、炮制、用量、服法、药品真伪等与疗效的关系。随后的《新修本草》《证类本草》等均沿袭其基本体例，由此初步奠定了综合本草的编写模式。

南朝刘宋时代，雷敩撰写的《雷公炮炙论》是我国第一部炮制学专著，书中将制药称为修事、修治、修合等，记述了净选、粉碎、切制、干燥、水制、火制、加辅料制等炮制方法，收录了 300 种药物的炮制方法，是我国第一部炮制专著，也标志着本草学新分支学科的诞生，对我国药学发展产生了极大影响。

二、唐宋时期

唐宋时期，随着我国经济、文化、科学技术等进一步发展，创造了中华文明史上的巅峰，中医药学的发展也充满了生机。该时期诞生了最早的药典性本草及外来药专著。金元时期，重视对中药基础理论的研究，丰富和发展了归经、升降浮沉理论；诞生了食疗性本草专著，重视临床安全合理用药，编撰提出了"十八反"歌诀等。

（一）隋唐时期

隋唐时期，唐显庆四年（659），政府颁布了由长孙无忌、李勣领衔，苏敬实际负责，23 人参加编写完成的《新修本草》（又名《唐本草》），是我国历史上的第一部药典，也是世界上最早的药典，又称为药典性本草。全书包括《本草》《药图》《图经》三部分，共54卷，记载药物844种（含附药850种），将药物分为玉石、草、木、兽禽、虫、鱼、果菜、米谷、有名未用等九类，增加了药物图谱，并辅以文字说明，开创了图文对照方法编纂药学专著的先河，全面总结了唐以前的本草学成就，较详细地介绍每类药物的性味、产地、采集、主治等知识，并有用羊肝治夜盲症的记载。其内容丰富，取材精要，具有较高学术水平和科学价值。公元731年即传入日本，并广为流传，对世界医药学的发展产生了巨大影响。

唐开元年间，陈藏器编著的《本草拾遗》，增补了大量民间药物，极大地丰富了本草学的内容。该书按药物的功效分为宣、通、补、泻、轻、重、滑、涩、燥、湿十种，为后世方药的功效分类发展奠定了基础。其中，还记载了人胞作为强壮剂的用药经验。

五代时期，韩保升等编成的《蜀本草》在药物的性味、形态和产地等方面均增加了新内容，对本草学发展有一定影响。唐至五代还注重对食物和外来药的研究。由孟诜原著、经张鼎改编增补的《食疗本草》，全面总结了唐以前的营养学和食治经验，是最有代表性的食疗专书。李珣的《海药本草》主要介绍了海外输入药物及南药，扩大了本草学内容。

（二）宋元时期

宋代，因雕刻印刷技术的应用，由苏颂主持撰著的《本草图经》（亦称《图经本草》），载常用单方千余首，附900多幅药图，是我国现存最早的雕刻版本草图谱，对辨识药物真伪和指导采集等发挥了重要作用。

公元1082年，唐慎微以《嘉祐本草》《本草图经》为基础，对经史百家典籍中有关药学资料进行整理，撰写成《经史证类备急本草》（简称《证类本草》）。全书33卷，《重修政和经史证类备急本草》载药1746种，每味药附有药图，附方3000余首。这种方药兼收，图文并重的编写体例，较之既往的本草著作有所进步。本书不仅切合实际，且为后世保存了大量古代方药文献，具有极高的学术价值和文献价值。寇宗奭的《本草衍义》，对鉴别中药真伪优劣具有重要参考价值。该时期采用升华法制取龙脑、樟脑，蒸馏法制酒等，反映出中药制剂所取得的成就。

金元时期，倡导学术争鸣，极大地推动了中医药学理论的发展。如刘完素著《素问药注》《本草论》，张元素著《珍珠囊》《脏腑标本寒热虚实用药式》，李杲著《药类法象》，朱震亨著《本草衍义补遗》等，进一步丰富和发展了中药升降浮沉、归经等药性理论，且注重探讨药物的奏效原理，具有明显临床药学特征。元代忽思慧所著《饮膳正要》，是饮食疗法的专门著作，至今仍有较高的参考价值。该时期，重视药物的配伍禁忌，《儒门事亲》凝练总结了"十八反"歌诀。

三、明清时期

明代，国内外的学术交流不断增加，我国科学技术大量传播至海外，同时也大量吸纳了外来药物，并诞生了最具影响力的本草巨著《本草纲目》。清代没有大型本草著作诞生，多以临床实用为特点，出版了不少节要性的本草著作。

（一）明代

伟大的医药学家李时珍（1518—1593）以《证类本草》为蓝本，在继承前人成果的基础上，纠正既往本草中的错误，广泛收集资料，补充了前人及其本人的临床用药经验，增加大量附方及新药，全面系统地整理总结了古代本草。通过数十年的研究，于公元 1578 年完成历史性的巨著《本草纲目》。该书共 52 卷，载药 1892 种，新增药物 374 种。并按药物的自然属性分为水、火、土、金石、草、谷、菜、果、木、器服、虫、鳞、介、禽、兽、人 16 部，共 62 类（即 16 纲，62 目）。其分类先进，纲目清晰，便于查阅，为植物学分类奠定了基础。于每药项下按释名、集解、修治、气味、主治、发明、附方及有关药物等项分述，体例详明。共载附方 11096 首，并于卷首附 1160 幅药图。在"发明"项下，重点阐述各家及个人经验和学术观点，丰富了本草学内容。该书总结了我国 16 世纪以前本草学知识，为其后的中药学研究提供了宝贵资料，是一本重要的工具书。

该时期，兰茂编写的《滇南本草》，是一部专门记载云南地区药物知识的地方本草著作，早于《本草纲目》140 多年。缪希雍撰写的《炮炙大法》，是当时最有影响的炮制学专著。朱橚的《救荒本草》收集了民间可供食用的植物 400 余种，丰富了本草学内容。李中立的《本草原始》尤其注重生药学的研究。

（二）清代

清代无大型的本草专著呈现，有 400 余部实用性、节要性本草著作。最有代表性的当属赵学敏撰著的《本草纲目拾遗》（1765）。全书共 10 卷，载药 921 种，新增药物 716 种，冠新增药物之最。所载药物多是《本草纲目》未收载的民间药物，也包括一些进口药物，为我国中医药学增添了大量的新素材，是清代最重要、也最具代表性的本草著作，在中医药史上占有重要地位。

吴其濬的《植物名实图考》对植物名称和实物进行考证，为药用植物的研究提供了宝贵资料。汪昂的《本草备要》是基于明代《本草纲目》和缪希雍的《本草经疏》综合节要而成，选 478 种临床常用中药，每味药均标明"十剂"所属，其内容精炼，切合实际，通俗易懂，广为流传。吴仪洛的《本草从新》是《本草备要》的增补本，载药 720 种，补充了许多民间药物。再如郭佩兰的《本草汇》、张璐的《本经逢原》、黄宫绣的《本草求真》等等各有特色。《本草求真》上篇阐述药物性味、功用等，下篇介绍脏腑病证和六淫病证主药等，切合临床，有实用价值。张仲岩的《修事指南》较系统地论述了各种炮制方法，是研究炮制的重要著作。严西亭的《得配本草》重点论述药物配伍应用，是一部探讨中药配伍规律的本草。

四、近现代

近现代，由于西方医药学的渗入，中医药教育的兴起，为适应社会发展需求，诞生了不少中药学类教材，对本草文献进行了系统整理，并出版了不少大型中药学类工具书。

（一）民国时期

20 世纪 30 年代后，随着各地中医学校的兴建，为了新型中医药教育的需要，出现了一些实用性强，内容简要，体例新颖的中药学讲义，如张寿颐的《本草正义》、何廉臣的《实验药物学》、秦伯未的《药物学讲义》、张锡纯的《中西药物讲义》等，药物大多按中药功效分类，各药应用更为充实，在各药项下注明各药用量，以确保用药安全有效，具有一定实用价值，且弥补了清以前本草文献的不足。1935 年出版由陈存仁主编的《中国药学大辞典》收录词目约 4300 条，汇集古今丰富的药物资料。虽错误较多，仍不失为近代具有重要影响的药学著作。

该时期，随着西方近代科学技术在我国传播，不仅呈现出一批中西药学汇通的著作，而且利用生物学科的成果，开展药材资源调查、品种考证，确定中药的基原；并参照西药的研究方法，开展了单味药的化学成分和药理作用研究，开启了中药现代化研究的闸门。

（二）新中国成立后及当代

新中国成立后，中药学有了迅速发展，除了中医各行政管理机构的不断完善，各中药院校、专业的不断建立以外，本草文献整理工作也取得了很大成就。尚志钧重辑了《唐新修本草》和《神农本草经校点本》《补辑肘后方》，修复了《吴普本草》《名医别录》《本草经集注》《食疗本草》《雷公炮炙论》《药性论》《本草拾遗》《海药本草》《日华子本草》《本草图经》等10余部本草佚书；陆续影印、重刊或校点评注了《证类本草》《本草纲目》等重要古代本草，促进了本草学发展。

当代最能反映本草学术成就的有各版《中华人民共和国药典》《中药志》《全国中草药汇编》《中药大辞典》《原色中国本草图鉴》《中华本草》等书。

《中华人民共和国药典》一部为中药质量标准、生产、供应、检验和使用等方面提供了可靠依据。《中华本草》由国家中医药管理局主持，全国中医药院校参与的一部跨时代巨著，全书34卷，共10册，载药8980种，是迄今为止收载药物种类最多的一部本草专著，总结了中华民族2000多年来的医药成就，代表了我国当代中医药的研究水平。当前涌现出大量中药学的教材及专著，门类、层次齐全，充分展示了当今中药学发展和研究的新水平。

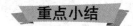 **重点小结**

1. 把握要点

表1-1 绪言要点

章节	层次	要点
绪言	熟悉	代表性本草著作的年代、作者及学术成就
	了解	中药与中药学基本概念

2. 知识重点

通过绪言学习，初步认识与中药及中药学相关的基本概念；按历史先后梳理本草学发展脉络，认知先辈们对中药基础理论及中药应用知识的积累过程，记诵不同年代，各个医药学家撰著的本草著作名称、所载药味数、分类方法及显著的学术贡献，见表1-2。

表1-2 古代本草代表作

代表本草专著	成书年代/作者	载药（种）	学术成就
《神农本草经》	东汉末年 不晚于公元2世纪	365	最早的药学专著；总结了药性理论、七情配伍理论、用药原则；初步奠定了中药学理论基础；三品分类
《本草经集注》	魏晋南北朝梁代/陶弘景	730	系统整理《神农本草经》内容；首创诸病通用药及自然属性分类；初步确定了综合性本草著作编写模式
《新修本草》	隋唐时期/苏敬等人编撰	850	世界上最早的药典、我国第一部药典性本草；开创图文对照编撰药学专著的先例

续表

代表本草专著	成书年代/作者	载药（种）	学术成就
《证类本草》	宋代公元 1082 年/唐慎微	1746	方 3000 余首；图文对照，方药兼收；医药结合，资料详实，集宋以前医药之大成
《本草纲目》	明代公元 1578 年/李时珍	1892	图 1100 余幅，方 11000 余首；突出中医辨证用药特色；对世界医药学产生了巨大影响
《本草纲目拾遗》	清代公元 1765 年/赵学敏	921	新增 716 种；补充、修订《本草纲目》
《中华本草》	当代/国家中医药管理局	8980	集 2000 余年我国中药学成就

（王 建）

扫码"练一练"

第二章 中药的作用与功效

通过学习中药作用与功效，学会运用中药作用与功效的基本知识，加深对具体药物功效的理解，以促进对中药的认识和使用。

重点理解中药功效与主治的关系及功效的分类。

第一节 中药作用的基本原理

中药作用于人体会产生各种反应，既可产生有利于机体的效应，也可产生不利于机体的效应。当需要用以调节人体脏腑生理功能或改善病理变化，发挥防病治病作用时，即呈现有利作用；其对人体所产生不需要发挥的作用，可引起不良效应，即是有害作用。

概括而言，中药的作用是指中药对机体的影响或机体对药物的反应。其主要包括中药的防治作用和不良作用（不良反应）。中药的治疗作用即是中药的功效，而不包含中药对机体产生的不良作用，故有必要将中药作用与中药功效区分开来。作为初学者，应当遵循临床用药的基本原则，全面认识中药的基本作用，合理用药，以确保用药的安全性和有效性。

中药发挥治疗作用的基本原理：即利用药物的偏性，祛除病邪，扶助正气，协调脏腑经络功能，纠正阴阳的盛衰，调节机体，重建和恢复其功能活动，使之恢复"阴平阳秘"的正常状态。药物拥有的偏性，是由药物所含的精微物质（气味）所决定。

一、中药的治疗作用

中医临床用药的主要目的是为了防病、治病、保健，使之充分发挥医疗卫生方面的作用。中药的治疗作用属于中药功效的范畴，主要指中药针对疾病所发挥的治疗作用，即对病因、证候、疾病、症状等所发挥的改善作用，也是中药的治疗功效（该方面内容详见第二节中药的功效）。可见，中药的治疗作用是中药功效的组成部分，也是中药作用的一部分，就中医药领域而言，是最基本的作用。

中医治病，往往是最大限度地利用药物的治疗作用，避免产生毒副（有害）作用。

二、中药的不良作用

中药的不良作用，或称中药不良反应。依据医药界对药品不良反应的认知，基本概念为：药品不良反应是指合格药品在正常用法用量下，出现的与用药目的无关的或意外的有害反应。传统中药理论中将用药后出现的不适反应都归为中药毒性的范畴。现在对中药进行研究后提出中药不良反应的概念，其是指在预防、诊断、治疗疾病或调节生理功能过程中，人接受正常剂量的药物时出现的任何有伤害的和与用药目的无关的反应。其内容主要包括副作用、毒性作用等。

（一）副作用

中药也会呈现出一定的副作用。副作用是指在常用剂量即治疗剂量时出现与治疗需要无关的不适反应，一般都较轻微，对机体危害不大，停药后能消失。

副作用的产生，与多种因素有关，如药物的加工炮制、配伍、用法、辨证准确与否、患者体质及禀赋等。但对其影响最大的是中药的多种功效。一味中药有多种功效，对于某些证候适宜，另一部分功效则与证不宜，由此可能对人体产生不良影响而引起副作用。因此对一味药物而言，其治疗作用与副作用是相对的，针对不同患者可相互转化。如麻黄能发汗解表，适宜于风寒表实无汗者，可发挥良好的治疗作用；但是对于肺热咳嗽、发热有汗者，麻黄的发汗功效可能导致患者出汗更甚，伤及阴液，则成为副作用。

（二）毒性反应

所谓毒性反应，是指药物对人体组织和器官的损害，或对正常生理功能的破坏，严重情况下会致人死亡。目前认为，毒性反应损害程度严重，有时甚至不可逆。关于中药的毒性将在中药合理应用有关中药的安全用药警戒中阐述（详见第五章第二节）。

临床运用中药时，要正确利用中药的治疗作用，避免不良反应的发生。

第二节　中药的功效

中药功效的形成经历了漫长的历史时期，最初对药物效应的表述是功效与主治混杂，且以主治为主，其后逐渐出现对中药功效的分项表述。最初功效的表述是对药物治疗疾病的客观直白描述的初级表达方式，随着中药学的发展，根据中医理论对中药防治疾病作用进行高度概括，进而形成较为成熟规范的功效术语。

一、功效与主治

功效与主治病证是学习每味中药必须充分把握的重要内容。功效是理解和掌握药物治疗作用的核心要素；主治病证又是认识功效的基础，二者密切相关，但概念各异。

（一）功效的含义及认识

1. 含义　中药的功效是指在中医理论指导下对药物预防、诊断、治疗及保健作用高度概括的术语，是药物对于人体医疗作用在中医学范畴内的特殊表述形式。其在理论上、内容上和形式上都有别于其他医药学对药物作用的认识和表述，具有明显的中医药特色。

2. 认识过程　古代本草著作在论述药物时，一般是功效与主治不分，且以主治为主，将功效混列其中。从魏晋南北朝至唐宋，其间的本草对于功效与主治的表述，基本与既往的本草著作相似，对功效的认识模糊，滞后于主治。金元以来的本草著作逐渐对药物功效的进行总结。明清时期，多数本草专著着力于对药物功效的归纳。如明·龚廷贤《药性歌》所录药性歌240首，显示出对药物功效的归纳，如人参"大补元气"、黄芪"收汗固表，托疮生肌"、附子"回阳"等，且在这一时期重视对相似药物功用异同的比较。古本草对药物记载一般没有分项论述，本草中对药物分项介绍始于南宋，但也没有设功效专项，直到明代贾所学撰、李延昰补订的《药品化义》才真正出现功效专项。该书对药物阐释按体、色、气、味、形、性、能、力八款进行，其"力"项，即为药物主要功效。其后，清代《本草备要》《本草求真》诸书或将功效单列于药名之下，或作为眉批提示。这是中药功效专项分列的开始，也为近代中药学设立功效专项的体例奠定了基础。为此，中药功效得到很大的发展，逐渐成为临床中药学理论的核心构成部分。

目前，中药的功效既是中药学理论的核心，又是掌握各种具体中药应用的关键要素。功效作为纽带，将中药的性能、主治、配伍应用等知识有机地联系在一起。中药的功效亦是中药进行现代研究的中心点，围绕功效进行全方位的研究，进一步促进对功效的认识、理解，进而指导临床运用。

（二）主治的含义及认识

中医药对主治病证的认知早于功效，同样经历了一个漫长的历史过程。

1. 含义 主治是药物在临床的主要适应病证，包括疾病、证候及症状。

2. 认识过程 古代对中药效应最直接的认识和表述就是其所治病证即主治。从《神农本草经》开始对药物的记载就以主治病证为主，如菊花："主诸风头眩、肿痛，目欲脱，泪出，皮肤死肌，恶风湿痹，久服利血气"。其后的本草著作也如此记载药物。中药的主治是用药后直接能观察到的结果，因此认识较早，一直被历代本草学家沿袭记载在各种本草书籍中，直到中药功效出现，对药物的表述才更为丰富。在早期的本草著作中，药物的主治和功效常混杂表述，直到明朝出现功效专项表述后二者才逐渐分开。直至近代，中药学教材及专著对中药功效与主治的分项日臻完善。

（三）二者关系

功效与主治关系密切，双方相互依存，相互促进。主治是确定功效的依据，功效提示中药的适应范围。主治是总结功效的前提和基础，功效来源于主治。功效是对主治病证核心病机治法的抽象和提炼，主治为具体的病证或症状。如蝉蜕，《本草纲目》载其："治头风眩运，皮肤风热，痘疹作痒"。随着中医病因病机理论的发展，逐步认识到这些不同的主治病证或症状，却有着相同的病理基础，都是由于风热外邪侵袭而引起。因此将其治疗这些病症或症状的功效总结为"发散风热"或"疏散风热"。

就临床运用而言功效又对主治的范围加以限定，如柴胡功效为"解表退热，疏肝解郁，升举阳气"，其临床常用于表证发热及少阳证、肝郁气滞证、中气下陷证等相应的病证，但是临床运用是灵活多变的，柴胡并不仅仅用于以上病证。

目前对药物功效有一定的认识，中药功效是临床中药学研究的核心。因此就学习而言，各药的功效是学习临床中药学时必须掌握的，也是考核的重点。学习时先认识药物的功效，通过功效确定药物的主治病证。

二、功效的分类

中药功效的总结，依赖于药物的临床实践，与中医基础理论密切相连。中药的功效是其医疗卫生作用的综合体现，主要表达对疾病的诊断、治疗、预防、保健等医疗卫生等功效。因此一般主要将功效分为治疗和保健功效两大类。归类是人为的，主要依据中医临床用药形式进行分类。通常以辨证论治为主，同时也有辨病与对症治疗，具体而言，治疗功效又分为对证、对因、对病和对症功效；保健功效主要包括预防和养生功效。

（一）治疗功效

治疗功效又分为对证、对因、对症、对病的治疗功效。

1. 对证功效　"证"是对疾病所处一定阶段的病因、病性、病位等作出的综合性概括，是病情本质的概括。对证功效是指针对中医所特有的"证"发挥治疗作用的功效。对证功效与证型紧密相联，因此绝大多数药物的功效均属于对证治疗功效。中药的具体对证治疗功效术语表达内涵，是各药临床运用的主要依据，使中医辨证论治，理、法、方、药成为一个有机的整体。该类功效表达的内容极为丰富，如香附的疏肝解郁，主治肝郁气滞证；茵陈利湿退黄，主治湿热黄疸证；白术补气健脾，主治脾气虚证；熟地黄补血，主治血虚证等等，即表达对证的治疗功效。

2. 对因功效　中医学认为引起疾病的原因主要有外感六淫和疫疬邪气，内伤七情，金疮虫兽伤，以及食积、结石、痰饮、瘀血等病理因素；尚有胎传等多种致病因素。针对外感病因表达的功效有散风、祛寒、清暑、燥湿、清热、解毒等；针对结石、痰饮、脓、瘀血等病理因素，又有排石、祛痰、排脓、祛瘀等功效，其均属对因功效。

3. 对病功效　"病"是对某种特定疾病全过程的特点与规律所作出的概括。对病功效就是针对中医的"病"发挥治疗作用的功效。如截疟、驱蛔等，分别针对疟疾、蛔虫病发挥治疗作用。

4. 对症功效　指消除或缓解患者某一自觉症状或临床体征的治疗功效，也是一种治标的治疗功效。如杏仁止咳平喘、生姜止呕、菟丝子固精缩尿、酸枣仁止汗等，分别改善咳嗽喘促、呕吐、遗精滑精、遗尿尿频、多汗等症状，故均属"对症"（标症）的治疗功效。中医在治疗上强调"急则治标"，对症治疗功效正是体现了这一治则。

上述功效分类是相对的，在具体表述中，因临床证候和疾病是由不同原因所致，故对证功效和对病功效术语会涉及对因改善的表达方式。如驱虫功效表达针对肠道寄生虫病治疗的功效，但"寄生虫"又属于引起疾病的原因，故驱虫也可以认为是对因功效，而因蛔虫引起的蛔虫病，驱蛔又可认为是对病功效。又如利湿退黄，针对湿热黄疸证治疗既表达了对证治疗功效，该术语也部分表达对湿热病因和对黄疸症状的治疗和改善功效，提示分类方法并非一成不变，具有相对性。

（二）保健功效

1. 预防功效　是指采用以药物为主的多种手段，防止某些疾病的发生和发展。中医学十分强调"治未病"，注意防病于未然。《本草纲目》认为佩兰等药煎汤沐浴，可"辟疫气"。

2. 养生功效　指中药用以增强人体适应能力、强身健体、调理情志、养护脏腑、延缓衰老等方面的作用，均属于中药的养生功效。古代本草文献中，涉及"延年""轻身不老""悦颜色""黑须发"等术语，可认为是养生功效的表达方式。

目前，我国实行药品和保健食品分类注册的管理方式，为了进行治疗药和保健品分别注册管理的需要，有关部门将保健功能规定在有助于增强免疫、有助于降低血脂、有助于降低血糖、有助于改善睡眠、抗氧化、有助于缓解运动疲劳、有助于减少体内脂肪、有助于增加骨密度、有助于改善缺铁性贫血、有助于改善记忆、清咽、有助于提高缺氧耐受力、有助于降低酒精性肝损伤危害、有助于排铅、有助于泌乳、有助于缓解视疲劳、有助于改善胃肠功能、有助于促进面部皮肤健康。这些"保健"功效与"治疗"功效存在很大的差异，对于中药的保健功效，还需进一步研究。

部分依据中医辨证进行功效分类，即针对八纲、气血津精、卫气营血、六经及三焦等辨证方法表达功效术语。如依据八纲辨证有解表、攻里等功效；针对气血津精辨证，有补气、养血、生津、益精等功效；针对六经辨证有和解少阳、散太阳经寒等功效；针对卫气营血辨证有清透卫分、清气分热、清营分热等功效；针对三焦辨证有宣化上焦湿浊、芳化中焦湿浊、清利下焦湿热等功效表述方式。

还有按照中医治疗学进行分类的方式，将功效分为对因功效、对症功效、对病证功效、对现代病症功效（如降血压、降血糖、降血脂等），即属于治疗功效范畴。

重点小结

1. 把握要点 中药作用的基本原理，中药的作用，不良作用；中药的功效，功效与主治的关系，功效的分类。

表 2-1 中药的作用与功效考核要点

章节	层次	要点
中药的作用与功效	掌握	中药的功效，功效与主治的关系
	熟悉	功效的分类
	了解	中药的作用

2. 相似知识点比较

（1）中药的作用

表 2-2 中药的作用

知识点	含义
治疗作用	指中药对病因、证候、疾病、症状等所发挥的改善作用，属中药治疗功效
不良作用	副作用：在常用剂量时出现与治疗需要无关的不适反应 毒性反应：药物对人体组织和器官的损害

（2）中药的功效

表 2-3 中药的功效

知识点	内容		
功效的含义	是对中药在医疗卫生作用方面的特殊语言表达方式		
主治的含义	药物的适应病证，包括疾病、证候及症状		
功效主治关系	主治是确定功效的依据 功效提示中药的适用范围		
功效分类	治疗功效	对证	疏肝解郁、利湿退黄等
		对因	疏散风热、清热解毒、排脓等
		对病	截疟、驱蛔等
		对症	平喘、止呕等
	保健功效	预防	芳香辟疫气等
		养生	增强免疫、延缓衰老、降低血脂等

扫码"练一练"

（杨　敏）

第三章 中药的性能

扫码"学一学"

> **要点导航**
>
> 学习中药性能，理解其作为中药基础理论的组成部分，各种性能对指导中医临床合理用药具有的重要意义。
>
> 把握四气、五味、归经、升降浮沉、有毒无毒含义，认知依据，所示效应及指导意义等知识要点。

中药的性能是基于药物治疗疾病所产生的复杂作用性质概括出来的药学理论，是中药基础理论的核心部分，也是中药药性理论的简称。传统意义上的中药性能主要包括四气、五味、归经、升降浮沉和有毒无毒等内容，其分别从不同角度概括了中药的多种特性。由于有毒无毒是反映药物安全程度的一种特殊性能，故本教材将其纳入第五章中药合理应用、第二节中药安全用药警戒中予以介绍。

中药性能的认知，是前人在长期医疗实践过程中，根据中药作用于机体所产生的生物效应（即中药对机体的作用），不断总结、充实、发展而逐步形成的一套体现中医药特色的理论体系。其以中医阴阳、脏腑、经络等学说为理论基础，以治则治法为指导思想，以药物的作用为依据而加以认识和概括的中药理论。把握中药性能，对理解中医药理论特色乃至指导临床合理用药具有重要意义。

中药的性状：是指药物的形状、颜色、气味、滋味、质地（包括轻重、疏密、坚软、润燥等），是以药材为观察对象。而中药的性能是依据药物作用于机体后的反应归纳概括出来的，是以人体为观察对象。虽然性能中的五味与药材实际滋味之间有一定联系，但二者表达意义和立足点有所不同。

第一节 四 气

人们对中药四气的认识较早。《汉书·艺文志·方技略》记载："经方者，本草石之寒温，量疾病之浅深，假药味之滋，因气感之宜，辨五苦六辛，致水火之齐，以通闭解结，反之于平"，指出药有寒温之性。而作为药性"四气"的记载，首见于《神农本草经》序例，指出"药有酸咸甘苦辛五味，又有寒热温凉四气"，即是最早概括五味四气内涵的本草专著。每味药物具有自身特定的"味""气"，故而产生特定的生物效应，即"功能"。

一、基本含义

中药四气理论的认知与其他药性相似，主要依据药物作用于机体的反应和对病证的改善加以概括的，并以中医八纲辨证为理论基础。

四气又称四性，是指药物具有寒、热、温、凉四种药性，用以反映药物影响人体寒热病理变化及阴阳盛衰的作用性质，是中药的重要性能之一。

实际上寒与凉为同类，凉次于寒；温与热同类，温次于热，主体可分为寒热两大类。而大寒、寒、微寒、凉；大热、热、温、微温之间只是存在程度上的差异。一般而言，温热属阳，寒凉属阴。而有的药物其寒热之性表达不甚显著，即为平性。

平性指药物对机体的寒热影响不明显，既不改善典型的寒热证型或症状，也不加重寒热证型或症状，即认为药性不偏寒热，而称为平性。因其介于寒、热之间，故有"寒热平"三性说。在常用中药中，平性药占有相当数量，如天麻、党参、山药、甘草、三棱等。

二、认知依据

人们对中药四气的认知过程经历了一个漫长的实践过程，由最初观测到药物对机体直接产生的寒热效应，逐步发展为药物吸收以后对寒热病证的改善；进而又依据寒热药性的主要认知方式，将其作为确定四气的重要依据。

（一）认知方式

"四气"有类似四季气候的春温、夏热、秋凉、冬寒渐变特征，进而借以表达药物的特性。其认知方式，最初始于药物对机体直接产生的寒热效应予以概括；逐步发展，最终主要依据患者服用药物后，对机体寒热病证的影响加以概括。

1. 对病证的改善　大多数药物的寒热药性是源于药物经患者服用吸收后，对寒热病证或寒热症状的改善，是人们认知四气的主要依据。如黄连能清泻心火、胃火，改善心热烦躁或胃热口渴、灼痛等热证，故性寒；石膏、知母能够改善高热、烦躁、口渴等气分热证，药性寒凉；肉桂、干姜能够温胃散寒，改善胃寒腹痛等寒证，其性温热。

此外，少数药物的寒热药性，则是依据服药后产生或加重寒热症状等不良效应予以概括。如《本经逢原》指出："服吴茱萸，有冲膈冲眼、脱发咽痛、动火发疮之害。"温热药物产生的毒副作用往往较快而明显，恢复较快；寒凉药物产生的副作用往往较慢，恢复也慢。正如徐灵胎所言："凡有毒之药……寒性缓和，热性峻速。"

2. 直接作用　部分药物的寒热药性是基于药物对机体直接产生的寒热效应加以概括，是最初认知药性的依据所在。如薄荷入口有凉爽感，其性"凉"；生姜入胃有温暖之感，其"温性"。

（二）确定依据

一旦将四气作为中药性能理论被认知后，中医药界对四气的确定，则是以中医八纲中的寒热辨证为基础，依据药物作用于机体所发生的反应予以概括，主要与药物所治病证的寒热性质相对而言。正如《黄帝内经》指出："所谓寒热温凉，反从其病也。"

因此，凡是能够减轻或消除热证的药物，称为寒凉药；能够减轻或消除寒证的药物，称为温热药。再根据药物清热或祛（散）寒作用的强弱，又进一步区分。如清热力强者，为大寒或寒性，其力较弱者，称微寒或凉性；温里祛寒之力强者，称大热或热性，其力稍次者，称温，再次者，称微温。

三、表达作用

对中药四气的认知源于多路径，加之一药的多效性，四气只能反映药物在某方面的特性。倘若利用四气特征显著的药物治疗疾病时，其典型的寒热药性有可能会带来对机体不利的影响，故其既可表达药物的治疗作用（即功效），也可呈现药物的某些不良作用。

1. 寒热药性表达治疗功效 具有清热泻火、凉血解毒、清热利尿、泻热通便、清热化痰、清心开窍、凉肝息风等功效的药物，其性多偏寒凉；相反具有温里祛寒、发散风寒、暖肝散寒、补火助阳、回阳救逆、温经通脉、祛风湿散寒等功效的药物，其性多偏温热。

2. 寒热药性的不良作用 任何药物均有两面性，在发挥治疗效应的同时，不为病情所需的某些作用有可能对机体产生不良影响。如典型的温热类药物有助热、伤阴等不良作用，故不适宜于热证及阴虚患者；寒凉性药物有助寒、伤阳等不良作用，故不适宜于寒证、阳虚及脾胃虚寒患者。医者当在辨证准确的前提下，通过恰当的配伍及合理选择炮制品等方式避免药性之偏对机体带来不良作用。

此外，四气存在一定局限性。如驱虫药、收涩药、部分外用药在四性方面无规律性。可见四性只是反映药物作用的一种特性，要全面认识和掌握药物的作用，还应当结合其他性能加以认识理解。

四、临床意义

中医临床治病非常重视对疾病寒热病性的辨别，并依循病性确定相应治则，即"寒者热之，热者寒之"。故掌握中药四性，对指导临床辨证用药具有十分重要的意义。

（一）寒热对应治疗

即寒凉药治热证，温热药治寒证。利用药物寒热温凉偏性，以纠正疾病的寒热。《神农本草经》序例中所载的"疗寒以热药，疗热以寒药"，即是指导临床用药的基本原则。如热证或肺胃实火证，选择石膏、知母等寒凉药；里寒证，选择附子、干姜等温热性药。但需指出：寒热有真假，故当辨清真寒假热，真热假寒证的实质，通常针对其"真"而选药，才能纠正病证本质，否则会加重病情。

（二）寒热合并用药

临床上患者所患疾病往往错综复杂，有表寒里热、外热内寒、上热下寒、寒热互结、胃寒肠热等诸多寒热错杂之证。基于此，只有将寒性药与热性药合并应用，才能全面照顾病情，兼收寒热并除之效。

（三）寒热反佐用药

阳虚阴寒内盛，骤用大剂热药，会出现拒热药而不纳现象，服药后反而吐出药汁，或药虽对症而疗效不佳，稍佐寒药或热药冷服，能消除寒热格拒，使热药不被阴寒格拒。也可在方中加用与主要药物的寒热、升降等药性相反的反佐药治之，以防止药性过偏，或调气机、顺病情等。

（四）防止寒热副作用

临床治疗中应防止寒热药物的副作用。某些寒热药物在一定条件下能表现出寒性或热性毒副作用。常见于寒热之性较强的药物，如寒性药石膏、大黄、黄连，温性药麻黄、附子、吴茱萸等。《本草衍义》指出"大黄有寒毒"，传统认为乌头、巴豆有"热毒"，以说明寒热药性偏颇较甚，易于产生寒性或热性毒副作用。其临床特征为：机体呈现临床用药前未曾出现过的各种寒热症状，或原有的寒热症状，用药后迅速加重。寒性或热性药物的毒副作用能被某些特定的热性或寒性药物解除。如寒凉性绿豆解巴豆热毒，寒性苦参解乌头热毒等。

此外，需指出，中药四性重点表达药物影响机体寒热病理偏向和阴阳盛衰的特性，还需与其他性能结合，才能准确指导临床。如徐灵胎所言："同一热药，附子之热与干姜之热迥然不同；同一寒药，石膏之寒与黄连之寒迥然不同"，又"药之寒热，有归气分者，有归血分者"。丹波元坚强调不同药物"所主其位不同"。同属温热药，细辛入肺而发散风寒、温肺化饮；小茴香入肝肾而温下焦之寒；高良姜入脾胃而善温中焦之寒。同属寒药，栀子清心，龙胆清肝，桑白皮清肺；石膏、竹叶清气分热；地黄、玄参清血分热。因此，临床应当根据病机，结合归经选药，以提高用药的准确性。

第二节 五 味

"五味"是人们最早认识的药性之一。在春秋战国时期，饮食调养理论形成的同时就有四时五味宜忌，过食五味产生不良作用等大量文字记述。而作为药性理论的五味，最早见于秦汉时期的《黄帝内经·素问》及《神农本草经》。前者对五味的作用特点、阴阳五行属性以及与归经的关系均有大量论述；后者明确指出了"药有酸咸甘苦辛五味"的内涵。

一、含义及认知

"五味"最初是源于人类味觉对药物真实滋味的感知而概括的。而对药性五味的认识，则是基于长期的医疗实践，通过药物被机体吸收后，对机体产生的某些作用特性加以总结概括而形成。

（一）含义

五味是指辛、甘、酸、苦、咸五种药味，用以反映药物散补敛泻软等作用性质，是中药性能的重要组成部分。

药物的实际滋味不止五种，还有淡、涩味，但受五行学说的影响，前人认为淡味是甘味的余味，将其附于甘后；涩味是酸味的变味，附于酸味后，迄今依然称为五味。

（二）认知过程

五味的认知，经历了由对自然属性的滋味演变为功能五味的一个过程。

1. 自然属性五味 药物的五味，最初源于人们对药物拥有辛、甘、苦、酸、咸五种口尝或鼻嗅而直接感知的真实滋味或气味的认知，是药材性状的直接感观，也是药物所含化学成分群的充分表达，是对药物自然属性味的初始认知。

2. 功能五味 随着人们用药知识的积累，逐步发现不同味与药物功能有关联。如辛味与发散、甘味与补虚、苦味与泄燥、酸味与收涩等效应具有关联性，即以药物滋味表达作用特点，形成了早期的功能五味理论。

换而言之，五味的确定，主要源于药物作用于人体产生的不同反应，或者依据药物对某些病证的治疗效应加以概括认知的，是对药物作用规律的高度概括和总结，用以表示药物的某些作用特点。其既有物质属性，更具功能属性。

二、作用特点

五味，除表示真实滋味外，主要是用以反映该药的某种作用特性或功效特点。早在

《黄帝内经·素问》"脏气法时论篇第二十二"就指出了"甘缓""酸收""苦燥""苦泄"等五味特性。

（一）辛味

具"散、行"特性，有发散、行气、活血等功效特点。如麻黄、桂枝、薄荷等解表药能发散表邪，改善表证；枳实、陈皮等行气药和川芎、丹参等活血化瘀药能改善气滞证和瘀血证，均标以辛味。

此外，一些气味芳香药物，如芳香化湿药、开窍药、祛风湿药、温里药等，也具有"行""散""开"的特性，一般也标辛味。《黄帝内经》虽有"辛润"的记述，但缺乏规律。

（二）甘味

具"补、和、缓"特性，有补虚、和中、缓急止痛、缓和药性或调和药味等功效。补虚药及其具有解除挛急疼痛、缓和药物毒性和峻猛之性的药物，如甘草、大枣、蜂蜜等均标以甘味。

（三）酸（涩）味

具"敛、涩"的特性，有收敛、固涩等功效。如具有止汗、敛肺止咳、涩肠止泻、止血、固精、缩尿、止带功效，主治正气不足所致多汗、久咳虚喘、久泻久痢、出血、遗精滑精、遗尿、带下病等滑脱病证的药物，多标以酸味或涩味。历来有习惯将实际滋味为酸又能收敛的乌梅、五味子标以酸味；对滋味不酸，但有收涩功效的龙骨、牡蛎等药，标以涩味。因有"涩附于酸"之说，故常将酸、涩味并提。

此外，酸味还有生津功效，如乌梅、五味子等。

（四）苦味

具"泄、燥"特性。

1. "泄"　指苦味具有降泄、清泄、通泄等作用。①降泄逆气，既指降泄肺气，止咳平喘的苦杏仁、葶苈子等；又指降泄胃气以止呕的赭石、枇杷叶等。②通泄，指通泄大肠以泻下通便，如大黄、芦荟等。③清泄与寒性结合，有清泄热邪功效，如栀子、黄芩等。

2. "燥"　指燥湿。结合药性，有苦寒清热燥湿功效的清热燥湿药，如黄连、龙胆等；或有苦温燥湿特性的芳香化湿药，如苍术、草豆蔻、草果等。

通常将具有止咳平喘、泻下通便、清热泻火、清热燥湿等功效的药物标以苦味。此外，尚有苦能"坚阴"特性的表述，即指黄柏、知母泻肾中虚火，进而保存阴液，即"泻火存阴"。

（五）咸味

具"软坚"特性，有软坚散结或软坚泻下功效，能够消散瘿瘤、瘰疬、痰核、癥积等肿块的药物，如牡蛎、海藻、昆布等多标以咸味。而咸能软坚泻下，指攻下药中芒硝有泻下通便的功效特点，较为局限。在各章节具体药物中标注的咸味，多指来源于海生动物及介壳或植物的实际滋味。

（六）淡味

具"渗、利"特性，有利水渗湿功效。虽然具有利水渗湿（或利尿）功效的药物很多，但历来标淡味的药并不多，有茯苓、猪苓、薏苡仁等少数药物。

不同五味可以表达某些作用特征，但过用或用之不当也会产生不良作用。辛味药物过用，能耗气、伤津液，不宜于气虚津亏者；酸涩味药物，易收敛邪气，不宜于湿热未尽，表邪未解者；甘味药物过用，易腻膈碍胃，令人中满，不宜于脾虚湿盛中满者；苦味药物过用，易伤津、败胃，不宜于脾胃虚寒或受寒者；"多食咸，则脉凝泣而变色"，咸味药物过量，容易导致血液瘀滞，故气滞血瘀者不宜使用。

五味的作用特性只是反映中药性能中的一个方面，或某类药或个别药的作用特征。如前述，一药有多效，多数药物具有几种味。因此，针对具体药物，应当综合该药其他性能特点，才能准确掌握药物的功效，以指导临床用药。

三、气味关联

任何气与任何味均可组合。往往气只有一个，而味可有一个，或多个。味越多，作用更广。如当归辛甘温，辛以活血、甘以补血、温以祛寒，故有补血、活血、温经散寒止痛等作用，可用治血虚、血滞、血寒所引起的多种疾病。其规律表现为：气味均一，一气二味或多味。

（一）气味与疗效

气味相同，功能相近。如辛温的药物多具有发散风寒的作用，甘温的药物多具有补气助阳的作用。

气味相异，功能不同。其中，性同而味异者，如麻黄辛温散风寒，苦杏仁苦温则降肺气止咳平喘，大枣甘温能补脾益气，肉苁蓉咸温补肾助阳。味同而性异者，如薄荷辛凉发表散热，而附子辛热则补火助阳。

（二）意义

气偏于定性，味偏于定能，须将二者结合，才能准确地辨别药物的作用。如同为辛味之品的生姜和薄荷均能发散表邪，但前者性温长于发散风寒，后者性凉长于疏散风热；同为苦味，均可燥湿，但若与四性结合，又有苦寒清热燥湿和苦温燥湿之别，前者适宜于湿热病证，而后者适宜于寒湿之证。

第三节　归　经

归经理论的认识始于先秦，发展于唐宋，成熟于金元，完善于明清，经历了较长的历史时期。清代沈金鳌《要药分剂》率先提出"归经"一词，沿用至今。其还对中药归经作了较为全面总结，将历代文献中表述的"引经""行经""入""走""归"及为某某经药的说法，统称为"归经"，完善了归经理论。

一、基本含义

归经的认知，是以临床为根，中医脏腑经络学说理论为本，以药物所治具体病证的病位为主要依据，经过长期实践总结出来的用药理论。

归经是指药物对机体某一或某些部位（脏腑或经络）的选择性作用，用以表示药物作用部位、作用范围的一种性能，有"定位"特点，也是中药性能的重要组成部分，是阐明药物作用特性和机制，指导临床用药的药性理论之一。

药物作用于机体，发挥治疗效应有一定的范围。一味药物对某脏腑或某经络的病变能发挥明显的治疗作用，而对其余部位的作用不明显，或没有作用。归经理论更为准确地表达了药物作用的靶部位，更有利于提高辨证用药的准确性。

二、认知依据

中药归经理论的认识，是以中医藏象学说和经络学说为理论基础，以药物所治病证病位的疗效为依据加以概括的。即将药物的具体功效与脏腑经络的病证相结合，用以表达某些药物对某一或某些脏腑、经络病变所发挥的主要治疗作用。

如安神药均有宁心安神功效，主治心神不宁之失眠、健忘等，依据脏腑辨证，其病证病位在心，故主归心经；开窍药有开窍醒神功效，主治闭证神昏，因其由邪气闭阻心窍，导致神明失用所致，依据"心主神明"理论，其病位在心，主归心经。平肝潜阳药能平抑肝阳，主治肝阳上亢眩晕，因此主归肝经。再者，中医学认为，五脏与组织官窍具有一定的关联性，能改善和消除某脏所主官窍的症状，可确定其相应归属。如肝主筋、开窍于目，故能治疗痉挛抽搐的止痉药及能治疗两目干涩的明目药，均主归肝经。针对具体药物而言，一种中药具有多种功效，故有的药物可归多个经。如麻黄具有发散风寒、宣肺平喘的功效，主治风寒表证（风寒邪气侵袭肺卫所致病证），喘咳（其由肺气上逆所致），病位在肺，而归肺经；其又可利水消肿，主治水肿（膀胱与水液代谢密切相关），故又归膀胱经。

经络是沟通人体表里内外的一种复杂网络系统。体表的疾病可以通过经络影响到脏腑，而脏腑的疾病信号也可以通过经络传递至体表反映出来。二者之间既有联系，又有区别。历代医家在诊治疾病时所采用的辨证方法有所侧重，有采用六经或经络辨证，故归经的标示各有特色。如羌活、防风具有发散风寒、祛风湿止痛功效，主治风寒表证头身疼痛，风湿痹痛，前人标示主归膀胱经。因足太阳膀胱经主一身之表，为一身之藩篱，风寒外侵，足太阳膀胱经受之，则表现为头身疼痛，其归膀胱经即以六经辨证为依据，而非脏腑辨证。

归经理论涉及中医学脏腑的概念，与现代医学解剖学中的脏器有较大区别，故不能完全等同视之，也不可替代。

三、临床意义

根据疾病的临床表现，通过辨证，审症求因，诊断出病变所在的脏腑经络，按照归经选择适当的药物进行治疗，以增强用药的准确性，提高临床疗效。譬如同为苦寒的清热药，龙胆、夏枯草长于清肝火，治肝火上炎证而主归肝经；黄连、栀子清心热长于治心火上炎证，而主归心经；石膏、知母长于清肺、胃热，主治肺胃热证，而主归肺、胃经。又如同为甘寒的补阴药，沙参、麦冬长于补肺胃阴而主归肺、胃经；枸杞子、女贞子长于补肝肾阴而主归肝、肾经等。可见，把握了归经，对指导临床准确选药，提高用药的准确性具有十分重要的意义。

此外，前人还特别关注归经与五味的关系。《黄帝内经·素问·宣明五气篇》中有五味所入的记载。提出五味入位，各有其所主归的脏腑，即酸入肝、辛入肺、苦入心、咸入肾、甘入脾等。在学习时，可理解为其要意在于强调药物拥有的五味与所患病证的病位即归经存在有一定的关联性，但不能简单地理解为是绝对不变的对应关系。

附：引经与引经药

当今，中医药研究领域中，较大量涉及"引经"或"引经药"术语。关于引经理论的认知，萌芽于秦汉，始于宋代，形成于金元，丰富于明清。究其内涵，以"相使"认识者，首见于秦汉时期的《神农本草经》。宋代寇宗奭的《本草衍义》中载"引接"之语，如泽泻在肾气丸中不过"引接桂附等归就肾经"。在金元时期，张元素及其弟子李东垣明确提出"引经药""引经报使"概念；《洁古珍珠囊》中分列十二经引经药，系统收载了引经药。当今，在中医药靶向制剂及方剂配伍理论研究中，也涉及了"引经""引经药"理论。而对于其涵义，不乏多种认识，多数学者认为其应当属于中药的归经范畴。

一些药物对机体某部位的选择性作用特别强，具有特殊作用，可引导同用的其他药物达于病所而提高疗效，将这些药物称引经药，其所具有的特殊归经作用称为引经。其认知是在归经理论的基础上发展而形成的，二者有联系又有区别。

引经与归经的关系为引经是中药归经理论的一部分。归经更多指单味药物的作用部位，而引经则立足于配伍之后，有七情配伍关系中的"相使"之意。引经药对某个部位的选择作用更为明显或作用于病所使之易于接受诸药的影响。如有羌活、防风、藁本为足太阳经引经药，白芷、升麻、葛根为足阳明经，柴胡等为少阳经引经药等等说法。而关于"引经"内涵的现代研究，则是一个复杂的科学问题，有待不断探索。

第四节　升降浮沉

升降浮沉理论，从萌发到形成，经历了较为漫长的历史过程。早在秦汉时期的《黄帝内经》就有许多篇章表述了升降浮沉相关内容。金代医药家张元素撰著的《珍珠囊》《医学启源》中，对药物升降浮沉理论有很大发挥，形成了以升降浮沉为中心的"药类法象"思想。

一、含义及认知

对药物升降浮沉作用趋向性的认知，主要依据中医理论基础对气机的认识。升降出入是机体生命活动的表达方式，反映了脏腑、经络、营卫、气血、津液等生理活动及新陈代谢整个过程。其与药物作用于机体所产生的不同疗效，或针对病证病势所呈现出的不同作用趋向性密切相关。

（一）含义

升降浮沉是表示药物作用趋向性的一种性能。药物的作用趋向与疾病的病势相对立而言，也是通过药物对病证的治疗效应加以认识和概括的药性理论。

升与降、浮与沉是相对的。升即上升，表示作用趋向于上；降即下降，表示作用趋向于下；浮即指发散，表示作用趋向于外；沉即指收藏，表示作用趋向于内。

（二）认知方式

对升降浮沉的认知，主要源于药物对治疗疾病的病势加以概括的一种药性理论。病证可表现出不同趋势，如泄泻、脱肛的病势向下；咳喘、呕吐分别为肺气上逆或胃气上逆所致，其病势向上；风邪外束，麻疹疹出不畅，其病势向内；表虚不固之自汗、盗汗，其病势向外。能够改善或消除这些病证的药物分别具有升、降、浮、沉的作用趋向。

再如黄芪、柴胡、升麻等能够升阳举陷，治疗泄泻、脱肛等病势向下的中气下陷证，其性向上为升；苦杏仁能够降肺气以止咳平喘，旋覆花降胃气以止呕吐，纠正病势向上的病证，其性向下为降；薄荷、牛蒡子能疏散风邪、透疹，治疗麻疹疹出不透的病势向内病证，其性向外而浮；五味子、山茱萸能够止汗，治疗自汗、盗汗病势向外的病证，其性向内收敛而沉，有着显著的"趋向"特点。

二、表达作用

一般而言，有发散表邪、祛风湿、升阳举陷、开窍醒神、涌吐等作用的药物，其性向上向外，多具有升浮的作用趋向；具有清热、泻下、利湿、安神、止咳平喘、平肝潜阳、息风止痉、收敛固涩等功效的药物，其性向下向内，多具有沉降的作用趋向。

由于药物作用具有多效应、多层次特点，故部分药物具有二向性，如麻黄，既可发汗（向外），又可平喘、利尿（向下）；再如胖大海，既可宣肺利咽而有升浮趋向，又可清泻通便而有沉降趋向。但有些药物的升降浮沉作用趋向则不明显，如消食药、外用药等。

三、影响因素及临床意义

升降浮沉理论主要表达功效的趋向性。一药多效，受部分因素影响，其呈现的主体趋向可发生变化。该理论对调节气机，纠正疾病趋势有一定意义。

（一）影响因素

药物的作用趋向并非一成不变，可随炮制、配伍等因素干预而发生改变。

1. 炮制 通过炮制可改变其升降浮沉性能。有些药物酒炙则升，姜炒则散，醋炒收敛，盐炒下行。如大黄，属于沉降药，泻下通便，清泻热邪，主治热结便秘；经酒炒后，大黄则可清上焦火热，可治目赤头痛。故李时珍言："升者引之以咸寒，则沉而直达下焦，沉者引之以酒，则浮而上至巅顶。"

2. 配伍 通过配伍可影响其升降浮沉药性。如发散升浮药麻黄配清热泻火的沉降药石膏，则使麻黄的升散之性制约，而用以治疗肺热咳喘；又如牛膝引血下行为沉降药，与桃仁、红花及桔梗、柴胡、枳壳等升达清阳、行气药同用，也随之上升，主治胸中瘀血证。正如李时珍所说："升降在物，亦在人也。"

（二）临床意义

临床用药，重视对人体气机及病势加以调节。①逆病势选药：常规情况下，可利用药物的升降浮沉性能，逆病势而选药，以调节或纠正人体气机升降出入失调，使其恢复正常。即病势向下向内，选择升浮性药；病势向上向外，选择沉降性药。②升降配合应用：人体气机升降出入周而复始，将升浮药与沉降药同用，以调节气机升降。如黄龙汤用性沉降的大黄、芒硝、枳实等，佐少量性升浮的桔梗。③顺病势通因通用：有时也可顺病势而用药，如食积胃胀呕吐，选用涌吐药瓜蒂，祛除积滞；治湿热泻痢，配大黄、槟榔泻出湿热积滞，"因势利导"以"通因通用"。

四、与性味的关系

中药的各个性能是从不同角度反映药物的作用特性，既有区别又有内在联系。除前述辛温相随，苦寒相伴外，又与作用趋向性相关。

一般而言，味辛、甘、淡，性温、热的药物，多具升浮之性，属阳，如麻黄、荆芥、黄芪等药；而味苦、酸、咸，性寒、凉的药物，其性多属沉降，属阴，如大黄、白芍、赭石等。正如金元时期王好古所言："夫气者天也，温热天之阳；寒凉天之阴，阳则升，阴则降；味者地也，辛甘淡地之阳，酸苦咸地之阴，阳则浮，阴则沉。"明代李时珍强调："酸咸无升，甘辛无降；寒无浮，热无沉。"可见，各性能虽反映药物不同特性，但又从另外角度提示其间具有内在关联，当结合认识，掌握其规律。

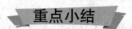
重点小结

1. 把握要点

表3-1 中药性能考核要点

章节	层次	要点
中药性能	掌握	四气、五味、归经、升降浮沉的含义，认知依据，所示效应及意义
	熟悉	影响升降浮沉的主要因素
	了解	中药性能的主要内容；气味配合

2. 知识重点

表3-2 中药性能知识重点

性能	含义	特性	认知依据
四气	寒热温凉	定寒热	与病证寒热性质相对；药物改善寒热病证/症
五味	辛甘酸苦咸	定能	滋味；其后反映药散敛补泄软作用特点
归经	对机体病位的选择性	定位	以所治病位为依据；脏象、经络学说为基础
升降浮沉	作用趋向性	定向	药物作用趋向与疾病病势趋向相对

扫码"练一练"

（王　建）

第四章　中药的品质要素

要点导航

　　学习中药品种、产地、采收、炮制、贮存等相关知识，认识各环节对中药质量产生的影响，为理解临床合理用药奠定基础。

　　重点理解中药炮制的目的、主要炮制方法的具体含义及道地药材的含义。

　　临床使用中药会受到诸多因素的影响。中药的品种、产地、采集、炮制及贮存等环节，会直接影响中药材的内在质量，进而影响临床的安全性、有效性。

第一节　中药的品种

　　中药品种是影响中药临床效应的重要因素。自《神农本草经》开始，就重视药材"真伪"，强调用药须用正品。若品种有误，轻则无效，重则可加重病情，甚至危及生命。正如陶弘景言："一物有谬，便性命及之。"故使用正确的品种是临床安全、有效用药的前提。

一、基本含义

　　品种，这里是指"物种"，即在一定的生态和经济条件下，经自然或人工选择形成的动、植物群体。具有相对的遗传稳定性和生物学及经济学的一致性，并可用普通的繁殖方法保持其恒定性。

　　在我国中药材物种多，品种来源广，真伪优劣参差不齐。同时，各地用药习惯差异、习用品种不同及资源开发中代用品种和新兴品种的使用，导致一药多源、同名异物、同物异名、一物多名现象十分普遍。这些现象的存在造成了中药品种的混乱，严重影响了中药质量，进而也给临床疗效带来极大影响。虽然前人为澄清中药混乱品种做了大量工作，但还有待完善。

二、对中药效应的影响

　　中药中含有的生物活性物质是其发挥药效的基础。不同物种中含有的物质成分各异，因此产生的生物学效应亦不相同。其中伪劣药材不仅没有药效，甚至可引起严重的毒副作用。

　　中药品种混乱是对中药的质量及临床疗效影响较为严重的因素之一。如以中药白头翁入药者，有毛茛科、蔷薇科、石竹科等 7 个科属约 30 多种植物。不同来源的白头翁其化学成分及成分含量不同，若均以白头翁入药，则难以取得正品的疗效。在常用正品中药中，有 1/3 以上的药物是来源于多个品种。来源于不同科、不同品种药物，其性能、功用存在着差异性。又如防己自古就有马兜铃科的木防己和防己科的汉防己之分。木防己擅长祛风湿，汉防己擅长利水消肿，故有"治风用木防己，治水用汉防己"之说。由此可见，品种不一，功用就有所不同。同时，木防己因含有马兜铃酸，具有肾毒性；而汉防己则没有毒性。来源于同一科，不同品系者之间存在着品种的差异，其功用亦不尽相同。再如柴胡来源于伞形科植物柴胡和狭叶柴胡，其中狭叶柴胡的挥发油含量是柴胡的 2～3 倍，其解热效用比北柴胡好，治发热多选用狭叶柴胡。

同名异物和同物异名是中药品种混乱的主要原因。在同名异物的中药中，有的是同科属的植物，含有相同或近似的化学成分，临床药效相似；而有的则是不同科、属，所含成分差异较大，药理作用和临床疗效也有明显差别，必须谨慎对待。此外，同物异名的现象也很普遍。如中药虎杖有花斑竹、红药子、黄药子、土黄连、大黄等 170 多个异名。然药典收载的黄药子则是薯蓣科植物黄独的块茎，具有肝脏毒性。又如百合科植物重楼又称蚤休、七叶一枝花、枝花头、草河车，而蓼科植物拳参的根茎也称草河车。这种名称混乱容易误导临床用药。

因此，目前应该采取调查、鉴定、考证和质量分析等方法，澄清混乱品种，明确正品和主流，力求做到规范使用药物名称，避免使用别名，尽量做到一物一名，消除因品种因素带来的临床用药隐患。

第二节　中药的产地

中药主要来源于天然的植物、动物和矿物，天然药物的分布离不开自然环境。我国地域广阔，生态环境各不相同。动植物在生长过程中，对生态环境产生特殊的依赖性，其中以植物尤为明显。自然环境对植物体内化学物质的生物合成、代谢和积累过程具有显著的影响，进而影响药物中有效成分的种类和含量，最后表现为药材品质的优劣。如葛根中总黄酮的含量，产于吉林的高达 12%，而产于贵州的仅为 1.77%；甘草中甘草甜素的含量，新疆产的达 11.1%，而内蒙古产的仅为 5.2%。古人也早已认识到产地对药材质量的影响。如《神农本草经》载："土地所处，真伪新陈"；《本草经集注》亦载："诸药所生，皆的有境界……自江东以来，小小杂药，多出近道，气势性理，不及本邦"；《千金翼方》列出："药出州土"，提出"用药必依土地"。唐宋以来，逐渐形成了"道地药材"的概念。

一、道地药材含义

道地药材，是指有明显地域性，生长环境适宜，品种优良、栽培加工合理，生产相对集中而产量较大，质量优于其他产地，带有地域性特点的药材，称"地道药材"。简而言之，道地药材是指一定地域生产的质量好、疗效高的药材，是优质药材的专用名词。道地药材的确定虽然与药材的产地、品种、质量等多种因素相关，但判定道地药材至关重要的依据是临床疗效。

二、代表道地药材

在长期的用药实践中，逐渐形成了一些著名的道地药材。如四川的黄连、川芎、附子、川贝母，江苏的薄荷、苍术，东北的人参、细辛、五味子，甘肃的当归，河南的地黄、牛膝、菊花、山药，山东的阿胶，山西的党参，宁夏的枸杞子，广西的肉桂等。

三、道地药材变迁

道地药材是在长期生产和用药实践中形成的，并非一成不变。受自然环境条件变化，过度采挖，栽培技术进步等多种因素影响，道地药材具有可变性及多道地性。如黄芪南北朝时期产于四川、陕西、甘肃，宋代产地转移到山西，清代扩至内蒙古，明国时期进一步扩展到东北三省；又如人参原产于山西上党，后因药材枯竭，现东北为其道地产区。

随着中医药事业的发展，药材需求量日益增长，供需矛盾日渐增大，在保证药材疗效的前提下，开展了药用植物的异地引种及药用动物的人工驯养。部分药材在其他地区引种成功，其质量、产量及疗效均与初始道地药材相近，因此将引种地种植的药材也称为道地药材，由此出现了药材的多道地性。如三七原产在广西，称为田七或广三七，后在云南引种成功，称为滇三七，其质量和产量都超过广三七，成为三七新的道地产区。

第三节 中药的采收

中药材在其生长的不同阶段，其药用部位中所含的有效成分相差较大，其中植物药和动物药更为明显。如甘草中含有的甘草甜素，在生长初期含量为 6.5%，开花前期为 10%，生长末期为 3.5%。人参中人参皂苷的含量在 8 月份为最高。古人也认识到采收时节对药物临床效应的明显影响。正如《千金翼方》载："不依时采取，与朽木不殊，虚费人功，卒无裨益。"因此，恰当的采收时间是保证药材的质量及临床疗效的前提。一般情况下，应当遵循有效成分含量最高、产量相对较大、资源的可持续利用的采收原则。

一、植物药的采收

植物药在中药中所占的比重最大，其不同的药用部位的生长成熟期有明显的季节性。目前，对植物药的采收是依据不同的药用部位的生长特点，参照传统的采收经验来确定采收时间。

（一）全草类

以全草入药的药材，一般在地上部分充分生长，茎叶茂盛的花前期或初现花时采收。大多数药材采收时是割取地上部分，少数则带根使用，如蒲公英、败酱草、细辛等。夏枯草、薄荷需用带叶花梢；茵陈则是以幼嫩全草入药。

（二）叶类

一般在植物开花前或花盛开时采收。此时植物生长旺盛，叶中有效成分含量高，如枇杷叶、艾叶、大青叶等。但桑叶需在深秋或初冬经霜后采收。

（三）花类

一般在花完全盛开后采收，如菊花、番红花等。但花期短或花朵次第开放者，应分次及时采收。此外，以花蕾入药的药材，如辛夷、槐花、金银花等应在含苞待放时采；红花应在花冠由黄变红时采摘；蒲黄类的花粉类药材，应在花朵完全盛开后采收。

（四）果实或种子类

果实类药材多在果实自然成熟时或接近成熟时采摘，如枸杞子、山楂、川楝子等。若果实的成熟期不一致，要随熟随采。但亦有需采收未成熟果实者，如枳实、青皮、藏青果等。对浆果容易变质的药材，如枸杞子、桑葚、女贞子多在果实略成熟时的清晨或傍晚采收。

种子类药材须在果实成熟时采收，如沙苑子、菟丝子、车前子等。种子成熟后易脱落，或外壳易裂开，种子散失，应当在刚成熟时采收，如牵牛子、小茴香等。

（五）根和根茎类

根及根茎类药材一般在秋末或春初采收（即农历二、八月），如天麻、葛根、苍术、桔梗、大黄等。此时植物根或根茎中贮藏的营养物质丰富，有效成分含量较高。也有少数药材因植株枯萎较早，宜在夏季采挖，如半夏、延胡索、浙贝母等。

（六）树皮和根皮类

树皮类药材一般在清明到夏至之间（4~6月）采收。此时植物生长旺盛，体内浆液充沛，且树皮易于剥离，如黄柏、杜仲、厚朴等。但肉桂多在油多易剥离的十月采收。对有些生产周期长的草本植物，要避免伐树取皮或环剥树皮，尽量做到药材资源的可持续利用，保护生态环境。

根皮类药材多在秋后苗枯或早春萌发前采收，如地骨皮、牡丹皮、桑白皮等。

二、动物及矿物类药材的采集

动物类的药材因品种和药用部位不同，采收时间没有明显规律性。潜藏于地下的昆虫类药材，宜在处于活动期时捕捉，如土鳖虫。蕲蛇、乌梢蛇、蟾酥宜在夏秋两季捕捉。桑螵蛸为了避免卵蛸孵化，应在3月中旬前采收。鹿茸则应在清明节，脱盘后45~50天锯取，过时则会角化。

矿物药的采收大多没有时间限制，一年四季皆可采挖。

第四节　中药的炮制

中药材采收后，绝大多数需要经过炮制才能用于配方和制剂。合理的炮制可以增强疗效，降低毒性。反之，不合理的炮制会使疗效降低，甚至产生毒性，从而直接影响到临床用药的有效性和安全性。如孙思邈所言："夫药采取，不知时节，不以阴干暴干，虽有药名，终无药实。"

一、基本含义

炮制是指中药材在应用或制剂前，根据医疗、调剂、制剂等需要，进行的各种必要的加工处理。即是在中医药理论指导下，按照医疗、配方、制剂、贮藏等不同要求，以及药材自身的特性，对药材进行必要的加工处理，是我国传统的制药技术。

在古代文献中，炮制又被称为炮炙、修治、修制及修事。

二、炮制目的

概而言之，炮制是为了达到增强疗效，降低毒性，方便临床用药的目的。可将其归纳为以下几个方面。

（一）增强药物作用

通过适当的炮制处理，可增加药物活性物质含量，或提高其溶出率，或使溶出物易于吸收，从而增强临床疗效，这是炮制最主要的目的。如醋炙延胡索，可增加其生物碱在水中的溶解度，使其止痛作用增强；蜜炙百部，可增强百部润肺止咳作用；采用煅、淬等方法来处理矿物、贝壳类药材，可使药材疏松，有效成分溶出率增加。

（二）降低或消除药物毒副作用

某些药物，因为毒性或副作用太大，临床应用不安全，则可通过炮制降低或消除其毒性或副作用，以保证临床用药安全。这是中药炮制的重要目的。如川乌、草乌生用内服易中毒，需炮制后用；巴豆制霜可缓解其泻下作用；砂烫马前子几乎无毒。

（三）改变药物的性能功效

某些药物通过炮制，使其药性发生变化，更适合病情需要。如天南星药性本辛温，不宜治疗热痰证，然将其与牛、羊或猪胆汁一起炮制，其药性转变为苦寒，具有清热化痰之效，可用于热痰咳嗽等热痰证的治疗。此外，一些药物通过炮制，可扩大其应用范围。何首乌生用泻下通便，制熟后则补肝肾益精血，用治精血亏虚证；生荆芥祛风解表，炒炭则止血，可用治多种出血证。

（四）改变药材的性状

绝大多数中药在使用前都需要贮存。对药材进行适当的炮制便于贮存和制剂，如植物类药材通过干燥处理降低药材含水量，可避免霉烂变质；矿物、贝壳、动物甲壳及某些种子类药材需粉碎处理，提高有效成分溶出率，并便于制剂。某些药材需经过炮制才能储存和运输，如马齿苋需入沸水焯后才能干燥；桑螵蛸、五倍子需经蒸制杀死虫卵，才能贮存。

（五）纯净药材

常采用挑、选、刮、刷等方法处理药材中混有的沙土、杂质、霉烂品及非药用部位；采用净选、清洗等处理方法，除去植物药根及根茎的泥沙、杂质，使药物纯净，用量准确。

（六）矫臭矫味

一些具有特殊气味的药材，如地龙、僵蚕、五灵脂等，或具有刺激性的药物，如乳香、没药等，需要通过适当的炮制，矫臭矫味，减轻不适反应，便于服用。

在炮制的过程中，同一味药物，若采用不同的炮制方法，可达到不同效果。如酒炙大黄可以增加其活血作用，炒炭则增强止血作用。同时，采用相同的炮制方法来炮制不同药物，所达到的目的也不尽相同。如醋炙延胡索是增强疗效，而醋炙甘遂、京大戟、芫花则是降低毒性。

三、炮制方法

药物炮制的应用在我国已有悠久的历史，方法繁多，如今，在以前的基础上有了很大的发展。在此主要介以下几种常用的炮制方法。

（一）修制

修制是通过挑、拣、刷、刮、簸等方法除去杂质；或用刀具将药材切成片、段、丝、块；或通过镑、刨、捣、砸等方法粉粹药材，便于加工和制剂。这是最简单炮制的方法，也是炮制的初始阶段。

（二）水制

水制是指用较低温度的水或其他液体辅料加工处理药材的方法。常用的方法有洗、淘、浸、润、渍、漂、水飞等。水制能软化药材，便于切片；能纯净药材，特别是矿物类药物，能使其质地纯净，降低毒性，便于服用。

其中，水飞是水制法中较为特殊的一种炮制方法。水飞是指将不溶水的矿物、贝壳类药材粉碎后，借助药物的微粒大小不同，在水中具有的不同沉降速度，以制取极细粉末的加工方法，如水飞石决明、炉甘石、朱砂等。

（三）火制

火制是用火直接加热药物或以辅料拌炒药物的加工方法。常用的火制法包括炒、炙、煅、煨等。

1. 炒　将药材置于锅内用火加热，不断翻动至一定程度的加工方法。根据是否添加辅料，分为清炒和辅料炒两类。不添加辅料直接在锅内翻炒，称为清炒。清炒又根据炒的程度不同分为炒黄、炒焦、炒炭。其中炒黄是指以微火短时间加热翻动，炒至表面黄色，如炒白芍、炒党参、炒杏仁。炒焦是指将药材置于锅内以较强的火力加热，炒至表面焦黄或焦褐，内部淡黄并有焦香气味，如焦神曲、焦山楂、焦大黄等。炒炭是指将药材置于锅内以武火加热，炒至表面枯黑，内部焦黄或褐色，但仍保留药材固有气味，如地榆炭、槐花炭、荆芥炭。将药材与固体辅料拌炒的方法，称为辅料炒。常见的固体辅料有麦麸、蛤粉、滑石粉、土、米、砂等，如土炒白术、米炒斑蝥、蛤粉炒阿胶等。炒制可增强药效，降低毒性，改变药性，酥脆药材，便于制剂，矫味、矫臭，便于服用。

2. 炙　用液体辅料拌炒药物的加工方法。常见的液体辅料包括酒、蜜、醋、盐水、姜汁等，如蜜炙甘草、酒炙川芎、姜炙半夏等。炙可以改变药性，增强疗效，降低毒副作用。

3. 煅　用火直接或间接烧煅药物的加工方法。其中将药材直接放在炉火上加热者，称为直接煅，如煅牡蛎、煅石膏等。将药材置于密闭容器内加热煅烧者，称为间接煅。此法多用于药材质地较轻的毛发、枝叶等类药材，如煅血余炭、煅棕榈炭。煅制使药材质地松脆，易于粉碎，提高药效；或使药材性能功效发生改变，扩大应用。

4. 煨　将药材用湿面粉、湿纸包裹后，放入热火灰中缓缓加热的加工方法，如煨木香、煨葛根、煨肉豆蔻等。煨制可以减少药材中挥发性物质、脂肪油的含量，改变其理化性质，增强药效，降低毒性。

（四）水火共制

水火共制是指利用水或液体辅料与火共同加工药材的方法。常用的有煮、蒸、焯、淬等。水火共制具有改变药物的性能性状，增效减毒，纯净药物，便于切制等作用。

1. 煮　用清水或液体辅料与药物共同加热的方法，如水煮乌头、醋煮芫花。

2. 蒸　利用蒸气加热药物的方法，如蒸制熟地、何首乌以改变药物性味功效；蒸茯苓、厚朴以软化药材，便于切制；蒸桑螵蛸、五倍子杀死虫卵，利于贮存。

3. 焯　将药材放入沸水中快速浸烫后，立即取出的方法。多用于种子类药物的去皮和肉质多汁药物的干燥处理，如焯杏仁、桃仁，焯马齿苋。

4. 淬　将药物煅烧红后，迅速投入冷水或液体辅料中，使其松脆的方法。如醋淬自然铜、磁石。淬制使药材疏脆，易粉碎，有效成分溶出增加。

（五）其他制法

除上述的炮制方法外，还有制霜、发芽、发酵等炮制方法。

1. 制霜　将种子类的药材压榨去油，以及矿物类药材重结晶的加工方法均称为制霜，如巴豆霜、瓜蒌霜、西瓜霜等。

2. 发芽　将具有发芽能力的种子类药材，在一定温度、湿度条件下，促使其萌发幼芽的炮制方法，如谷芽、麦芽、大豆黄卷等。

3. 发酵　将药材与辅料拌和，利用霉菌使之生霉、发酵的炮制方法。发酵可改变药材性能功效而成为新的药物，如神曲、淡豆豉等。

随着科技的发展，炮制的方法日益增多和完善。炮制具体药物时，方法的选择应依据药物的特点及临床治疗需要进行合理选择，同时也应对药物炮制中蕴藏的科学实质进行进一步研究。

第五节　中药的贮存

中药材在使用的过程中，受到药材产地、采收时间等因素的限制，很少使用鲜品，绝大多数药材都需要经过一段时间储存后再使用。在储存过程中，药材中含有的某些不稳定成分会自然损耗，如挥发油、苷类、生物碱等；或受微生物、温度、湿度、日光、空气等外在因素的影响，使药材的颜色、气味、形态及内部组织等发生变异，进而直接影响到药材的质量、疗效和患者的用药安全。因此，科学地储存药材是药材质量的重要保证，是取得临床疗效的前提条件之一。

一、贮存对效应的影响

中药材储存保管不当会导致药材质量下降，甚至变质，直接影响临床用药的有效性和安全性。其中常见的变质现象有虫蛀、霉变、变色、走油等。这些变质现象都可导致药材质量下降，疗效降低或丧失，甚至出现毒副作用。如害虫可蛀蚀药材，导致药材严重耗损，药效下降，害虫的残体及排泄物亦会污染药材。霉变会溶蚀药材内部组织，促使药材腐败变质，失去药效，也可以产生对人体具有很强毒害性的毒素，如黄曲霉素。变色是药材所含的色素遭到破坏，原有的颜色发生改变，这不仅影响到药材的外观，也影响到内在质量。走油是一种酸败的变质现象，见于一些含脂肪油及挥发性成分的药材，油类变质并向外溢出；或含糖类的药材变质后，表面呈现油样物质。

二、常见贮存方法

前人在中药储存保管方面，积累了丰富的经验。中药贮存应保持清洁、干燥、通风的环境，同时应当控制好储存室内的温度、湿度，并做好药材入库前的详细检查。此外，对药材贮存应实行分类贮存的原则。有毒药与无毒药分开储放；剧毒药材及贵重药材应与一般药材分开，专人管理。易虫蛀的药材应储放在容器中；容易吸湿变质的药材应注意放在通风干燥处。根据药物的特点，传统将两种及两种以上的药物共同贮存，防止虫蛀、霉变，如人参与细辛同放，牡丹皮与泽泻、山药同放等。上述部分传统的贮存技术，至今仍在广泛使用。

随着现代科技的发展，目前国内外出现了一些储存养护的新技术。如远红外线干燥养护法、微波干燥养护法等，可使药材干燥，防止霉变；^{60}Co－γ射线辐射杀虫灭菌养护技术、气体灭菌技术、蒸汽加热技术等，可以直接杀灭药材中的害虫和微生物；气调养护技术、气幕防潮养护技术，以控制药材贮存环境，防止药材的变质。

重点小结

1. 把握要点

表4-1　中药的品质要素的考核要点

章节	层次	要点
中药的品质要素	掌握	中药炮制的目的
	熟悉	道地药材的含义；植物药特殊部位采收时间
	了解	品种、贮存对中药作用的影响；道地产区的代表药物

2. 关注要素

表4-2　中药的品质

因素	含义	要素
品种	生物学物种	对多基源药材注意使用正品，药名应书写正名
产地	中药材出产、生产的地点	地域性、产量大、质量优、疗效好的药材
采收	对药材进行合理的采摘收集	植物药的一般采收时间及特殊入药部位的采收
炮制	对药材进行加工处理的方法	目的：增效，减毒，纠性，矫臭矫味，纯净药材
贮存	采收后药材进行合理的存放	常见的贮存方法

（唐　怡）

扫码"练一练"

第五章　中药的合理应用

学习中药合理应用的基础知识，为今后理解临床安全、有效用药奠定基础。

重点理解中药配伍的关系及其意义；配伍禁忌的含义及内容；影响中药剂量的因素。

当今，世界医学关注临床用药的安全性、有效性，并强调临床用药的合理性，中医药也不例外。中药的配伍、用药安全、中药剂量及药物的煎煮方法等，均影响中药的安全性和有效性，涉及临床合理用药知识。

第一节　中药的配伍

由于疾病的复杂性和证候的多样性，单味药往往难以满足临床实际的需要，通常需要将多味中药合理的联合使用，传统称之为配伍，以期能达到增强疗效，降低或消除毒副作用，扩大应用范围，全面照顾病情的目的。若配伍不合理，轻则减效、重则增毒，会严重影响临床的安全性、有效性，故中药的配伍是中药合理用药必须重视的问题。

一、配伍的含义

在中医药理论指导下，依据病情需要和药物的特性，按照一定的法则，将两种及两种以上的药物配合使用，称中药的配伍。中药学主要探讨任意两味药物组合所产生的配伍关系。方剂学讨论的配伍则有所不同，主要指药物在方剂中所占有的不同地位或作用，用"君臣佐使"加以反映。

二、配伍关系及其含义

《神农本草经》序例载："药有阴阳配合，子母兄弟，根茎花实，草石骨肉，有单行者，有相须者，有相使者，有相畏者，有相恶者，有相反者，有相杀者，凡此七情，合和视之，当用相须相使者良，勿用相恶相反者。若有毒宜制，可用相畏相杀者，不尔，勿合用也。"首次提出了中药基本理论中的"七情"，即单行、相须、相使、相畏、相杀、相恶、相反。对于"单行"，原著中未作任何解释，但明代陈嘉谟《本草蒙筌》云："有单行者，不与诸药共剂，而独能攻补也。如方书所载独参汤、独桔汤之类是尔。"其后，李时珍《本草纲目》亦提出："独行者，单方不用辅也。"陈、李二氏将单行解释为"单味药的应用"之说为历代医家所接受。但现代也有另一种认识，指将单行解释为两味药物配伍后，各行其是、互不影响临床效应的配伍关系。而其余六种情形被用以反映药物组合所产生的多种配伍关系，历代均无异议。

药物配合后相互作用，影响疗效和毒性。一般来说表达为增效、减效、增毒和减毒四个方面的关系，分别用七情中的相须、相使、相畏、相杀、相恶、相反来表示。

1. 相须　指性能功效相似的药物配合使用，以增强药物治疗效应的配伍关系。其中配伍的两个药物多为一些相对固定的配伍药对，二者关系较难以其他药物替代。如麻黄与桂枝配伍可以增强发汗解表之力。

2. 相使　性能功效某方面相似的药物配合使用，以一种药物为主药，另一种药物为辅药，辅药能提高主药某方面治疗效应的配伍关系。如治疗肺气壅滞之喘咳，宣肺平喘的麻黄与止咳平喘的杏仁合用，麻黄为主药，杏仁为辅药以增强麻黄的平喘止咳作用。

3. 相畏　一种药物的毒副作用能被另一种药物降低或消除的配伍关系。如生半夏、生南星的毒副作用能被生姜降低或消除，称为生半夏或生南星畏生姜。

4. 相杀　一种药物能够降低或消除另一种药物毒副作用的配伍关系。如生姜能降低或消除生半夏、生南星的毒副作用，称为生姜杀生半夏或生南星的毒。

5. 相恶　两药合用后，一种药物能使另一种药物治疗效应降低甚至丧失的配伍关系。如人参恶莱菔子，指人参用于治疗元气虚脱证或脾肺气虚时，因莱菔子行气消积，减弱了人参的补气作用。

6. 相反　两药合用后，使原有的毒副作用增强或者产生新的毒副作用的配伍关系。如传统"十八反"中的相反药例，乌头反半夏等。

三、各种配伍关系的意义

配伍关系中，相须、相使可增强临床疗效，相畏、相杀可降低或消除毒副作用，使临床用药更安全有效，故是值得充分利用的配伍关系；相恶导致治疗效应削弱或消除，原则上应当避免配伍；相反会导致毒副作用增强或产生新的毒副作用，影响临床用药的安全性，是临床用药禁忌的配伍关系。

药物配伍以后，在体内相互作用的机制极其复杂。虽然不外是协同和拮抗两方面，但还存在着七情中尚未包含的内容，如药物配伍后产生原有药物所不具有的新药效等，其复杂的作用机制仍有待深入研究。

第二节　中药的安全用药警戒

安全用药是现代医学的核心问题之一，也是人们关注的焦点，中医中药也不例外。随着中医药现代研究和产业的不断发展，中药安全合理应用的问题日益突出。

警戒可理解为监视、守卫之意，中药的安全用药警戒是指临床工作时医者应时刻准备应对可能来自中药的危害，以保障安全用药。在传统中医药领域中并无药物警戒之词，但中药的毒性和用药禁忌等内容反映了用药警戒思想。

一、中药的毒性

远古时代，人类在觅食的过程中不可避免地会遭遇到有毒的物质。在商周及春秋战国时期的文献中，已有不少关于毒性和毒药的记载。历代本草在各药之下，一般都要指明其有毒无毒，以明示用药安全。

（一）毒性的含义

对于毒性和毒药的含义，在中医药文献中一直存在两种观点。

1. 毒性即偏性　一种观点认为毒性是药物的普遍性，药物之所以能祛邪疗病，是因为药物都具有某种偏性，这种偏性就是药物的毒性。基于这种认识，凡药均有毒，也就将药物概称为"毒药"。如明代张景岳《类经·五脏病气法时》云："药以治病，因毒为能，所谓毒者，以气味之有偏也……凡可辟邪安正者，均可称为毒药。"

2. 毒性指伤害性　另一种观点则是将毒性视为药物是否对人体造成伤害的一种性能，用以反映中药的安全程度。因而，容易对人体造成伤害的药物为有毒药，反之则无毒。《黄帝内经》《神农本草经》等大多数古典医籍上都将有毒、无毒并提，为了给用药者提供其差异性的参考，亦常将中药毒性进行粗略地分级，如大毒、小毒等。历代本草中多数药物未见"毒性"字样标示的，实际上是认为这些药物无毒。

现代药物学的认识与后一种观点相似，毒性是指药物对机体所产生的严重不良影响及损害性。毒性反应是药物的不良作用引起的，不同于药物功效的治疗效应。毒性反应会引起脏腑功能障碍，造成组织损伤，使机体发生病理变化，甚至死亡。因而，毒药是特指容易引起毒性反应的药物。1988 年，国务院颁布的《医疗用毒性药品管理办法》称"医疗用毒性药品，系指毒性剧烈，治疗剂量与中毒剂量相近，使用不当会致人中毒或死亡的药物"。大量毒药迅速进入人体，很快引起中毒甚至死亡者，称为急性中毒；少量毒药逐渐进入人体，经过较长时间积蓄而引起的中毒，称为慢性中毒。此外，药物的致癌、致突变、致畸等作用，则称为特殊毒性。毒性具有特殊性，只有部分药物具有毒性，多数药物不具毒性。

中药的副作用是随着中药的现代研究和运用提出的概念，一般是指中药在常用的剂量下正确使用时，在伴随治疗效应的同时，出现一些与治疗目的无关的不适反应。由于中药多为天然药物，引起的副作用一般比较轻微，对机体的危害不大，大多在停药后可自行消失。例如使用大黄活血通经，其治疗妇女瘀血所致的月经不调时，可出现腹泻、腹痛等不适，则可视为副作用。也有学者将毒性和副作用看做是同一范畴、程度表述有所不同的词汇。

因此，在这个层面上药物的毒性也具有一定的普遍性，因为绝对无毒（无副作用）的药物是不存在的，与实际情况更能相符。现代的《普遍毒理学导论》也明确指出："药物的任何作用，对健康人和非适应证的人都是具有毒作用的；在这种情况下，药物具有毒物的性质。"

（二）影响毒性的因素

一味药使用后，是否表现出毒性及毒性的大小，与药物用量、药物性质、用药方法及患者情况等多种因素有关，概括起来，主要有以下几个方面。

1. 用量　药物毒性反应的发生和危害的轻重，主要取决于用量的大小。一般说来，剂量越大，其毒性越大，作用越快。临床使用任何药物都不能盲目增加用药剂量。在法定的有毒中药中，哪怕是毒性很大的砒霜或马钱子等，如使用量在中毒量之下，也不会导致中毒。反之，那些一般认为无毒的药物，如果用量过大，也会导致中毒，甚至造成死亡。《诸病源候论·服药失度候》云："凡合和汤药，自有限剂，至于圭铢分两，不可乖违，若增加失宜，便生他疾……亦能致死。"持续用药时间过久而引起毒性反应者，其本质也是过量使用。

2. 品种 由于历史的原因，某些中药的来源可能会涉及多个品种。不同品种的药材其毒性强弱存在差异。如传统用的木通，有白木通、川木通及关木通等不同品种，其中关木通对肾功能有损伤。又如贯众有绵马贯众和紫萁贯众等，而前者的毒性大于后者。类似情况很多。虽然主张一物一名，但目前要全部实行还有困难，为保证临床安全用药，必须注意一味药所含不同品种之间的毒性差异。

3. 质量 同种药材因产地、采集、贮存不同而存在质量差异，因而毒性强弱也可能不同。如生长在云南的乌头属植物，其有毒成分随海拔升高而增加；苦楝皮中所含苦楝素的含量，因入药部位、采收季节、贮存时间的不同而明显改变，其含量越高的药材毒性越大；轻粉如保管不善，曝光贮存，会发生化学变化，分解生成氯化汞及金属汞，不仅颜色渐渐变深，其毒性也大大增强；生长黄曲霉素的药材，则有致癌性；环境污染和农药滥用，可使药材中重金属和毒物的含量增加，影响用药的安全。

4. 炮制 合理的炮制可以降低药物的毒性，而不合理的炮制又可能导致药物的毒性增强。如马钱子，若炮制的火候不够或所用辅料不合要求，则其炮制品容易造成中毒反应。又如矿物药雄黄入药后只需研细或水飞，忌用火煅，火煅后会生成三氧化二砷（As_2O_3，即砒霜），毒性大大增强。

5. 途径 机体的不同组织对药物的吸收、反应、分布与排泄可能存在差异，不同的给药途径，不仅会影响药物的治疗效果，也会影响药物的毒性。一般而言，同样毒物按照毒性反应出现的早晚，其排列次序为：静脉注射，呼吸吸入，腹腔注射，肌内注射，皮下注射，口服，直肠灌注。如少量蛇毒口服无毒，而皮下注射则有毒。

6. 剂型 剂型也可能影响药物的毒性。如毒药作为注射剂，特别是静脉注射剂，其毒性往往比口服剂大。生半夏所含止呕等成分能溶于热水，而催吐、引起失音甚至死亡的成分却难溶于水而溶于醇，因此，生半夏汤剂的毒性比酒剂弱。

7. 配伍 药物通过合理配伍，可使原有毒性减轻，如干姜与附子配伍可减轻附子的毒性。而配伍不当则会使毒性增强，甚至产生新的毒性。如传统上的配伍禁忌中讨论的"十八反"。

8. 体质 患者体质不同，对毒物的感受也有所不同。《类经·卷四·藏象类·耐痛耐毒强弱不同》云："人有能胜毒者，有不能胜毒者。"一般而言，青壮年及高大、肥胖、强壮的人抵抗力强，耐毒性较强；而小孩、老人、妇女及矮小、瘦弱的人抵抗力弱，耐毒性较差。此外，由于遗传、生活习惯等因素，有的人对某味药特别敏感，则容易发生中毒；有的人对某味药耐受性特别强，又比较不容易中毒。

另外，服药时间、是否对证等均可影响中药的毒性。

（三）正确对待中药的毒性

使用药物必须以保证安全并且取得预期疗效为原则。如果所用药物对患者造成了毒性伤害，则有违于用药目的；因用药而致患者死亡，就更无疗效可言，完全丧失了用药的意义。中药也有一定的毒性是几千年的用药实践已肯定的客观事实。从总体而言，中药的毒性虽明显小于化学药物，但对其存在的毒性亦应高度重视。认为中药没有毒性的观点是不正确的，对待中药毒性的正确态度应当是"有毒观念，无毒用药"。

临床使用中药时首先要重视毒性的普遍性，牢固树立药物使用不当会对机体造成损害的观念。使用所谓无毒药时，不要盲目加大用量，忽视安全，以致引起中毒反应。古代文献中有关药物毒性的记载具有一定的局限性，如《神农本草经》将丹砂（即朱砂）列在上品药之首位，视其为"无毒，多服久服不伤人"之药，而素称有毒的蕲蛇及雷丸，其安全性远远大于若干"无毒"之品等。还应当注意，本草文献中记载的毒性，一般是在口服情况下的急性中毒反应，而对中药的慢性毒性却知之甚少。故应当在前人积累的经验基础上，借助现代的临床研究和毒理学研究，对中药的毒性加深认识或再次评价。

另一方面，使用"有毒"药物时，不要为了确保用药安全而过分小心，以致忽视疗效，随意将用量降低到有效剂量之下。一些毒性较明显的药物具有较强或较特殊的医疗作用，古今医家利用有毒药在治疗某些疑难症、急重症方面积累了不少经验，获得了肯定疗效，证明了有毒药有其可利用的一面。对此，值得进一步研究和发掘。但使用时须采取各种有效措施，降低或消除药物的毒性反应，力求取得最佳疗效。《神农本草经》提出"若毒药治病，先起如黍粟，病去即止，不去倍之，不去十之，取去为度"，至今仍是值得借鉴的。同时还要加快毒药质量标准的制定，确定毒性成分的限量范围。

此外，对于中药中毒的诊断和解救，亦应与时俱进，结合现代的认识水平、诊断技术、解救措施，使之不断进步。随着各方面认识的提高，中药将得到更加安全合理的应用。

二、用药禁忌

用药禁忌是指为确保临床安全用药，应当注意避免或者禁忌使用的一些内容。其主要包括配伍禁忌、妊娠用药禁忌、病证用药禁忌和服药食忌等四个方面。

（一）配伍禁忌

1. 含义　凡药物合用后会减弱或丧失药效、增强原有毒副作用以及产生新的毒副作用者均属于配伍禁忌，原则上应当避免合用，即《神农本草经·序例》指出"勿用相恶、相反者"。但"相恶""相反"所导致的后果不同。"相反为害，甚于相恶"，相反会危害患者的健康，甚至危及生命，故应更重视"相反"的配伍内容。

关于中药的配伍禁忌，目前医药界依然沿用金元以来概括的"十八反"和"十九畏"。

2. 内容

（1）十八反　乌头反贝母、瓜蒌、半夏、白蔹、白及；甘草反海藻、甘遂、大戟、芫花；藜芦反人参、沙参、丹参、玄参、苦参、细辛、赤芍、白芍。

（2）十九畏　硫黄畏朴硝，水银畏砒霜，狼毒畏密陀僧，巴豆畏牵牛，丁香畏郁金，牙硝畏三棱，川乌、草乌畏犀角，人参畏五灵脂，官桂畏赤石脂。

《神农本草经》中记载18种具有相反配伍关系的药物，实际上不止18种。目前"十八反"已经成为"相反"配伍形式的代名词。"十九畏"中各药之间配伍关系，究竟属于何种配伍关系，尚无定论，但多数学者认为应主要包含"相反"或"相恶"的配伍关系。且"十九畏"与配伍关系中"相畏"的涵义不同。"十九畏"属于药物配伍禁忌，而"相畏"指药物配伍后，毒副作用减低或消除，是临床用药时提倡采用的配伍形式。

综上，虽然"十八反""十九畏"涉及的问题复杂，研究结果尚无定论，且有不少学者持相反的认识观。但目前《中华人民共和国药典》依然将"十八反""十九畏"列为不宜同用的配伍禁忌范畴。因此，对"十八反""十九畏"所列药对在临床应用中仍须慎重，若无充分科学依据和临床应用证实，仍要避免盲目配伍应用。

（二）证候用药禁忌

1. 含义 凡用药与病证不符，均属于病证用药禁忌。某些药物对某种病证不宜，使用不当反助病势或产生新的病理损害而加重病情，故应当避免使用。

2. 内容 通常寒证忌用寒药，热证忌用热药；出血证忌用破血药；体虚汗多者忌用发汗药；邪实正不虚者，忌用补虚药，正虚邪不盛者，忌用攻邪药等。

病证用药禁忌是用药禁忌中涉及面最广的内容，除药性极为平和的药物无明显禁忌外，一般药物都有证候用药禁忌。在各论每章或节概述部分多会涉及病证禁忌的相关内容；而且某些具体药物的"使用注意"项下，也涵盖有证候禁忌内容。

（三）妊娠用药禁忌

1. 含义 在妊娠期间对母体和胎儿产生严重不良影响的药物，均属于妊娠用药禁忌。

2. 禁忌原则 凡是引起妊娠期妇女堕胎，对母体不利，对胎儿生长发育不利，对产程不利，不利于优生优育的药物，均应当禁忌。

3. 禁忌药分类 根据药物对妊娠损害程度不同，将妊娠禁忌药分为禁用药与慎用药两类。禁用药大多是毒性强，或药性峻猛，或堕胎作用强的药物，如水银、马钱子、轻粉、雄黄、斑蝥、甘遂、芫花、巴豆、牵牛子、大戟、商陆、麝香、三棱、莪术、水蛭、虻虫等；慎用药包括化瘀通经、行气破滞、攻下导滞及具有辛热或滑利之性的药物，如桃仁、红花、牛膝、枳实、青皮、大黄、番泻叶、芒硝、芦荟、附子、干姜、肉桂、滑石等。凡禁用药物，妊娠期禁止使用。慎用药物，则可根据孕妇病情，酌情使用。使用时应注意辨证准确，把握好剂量和疗程，尽量减少药物对妊娠的危害。若无特殊必要，也应尽量避免使用慎用药，以保证用药安全。

妊娠禁忌药物导致的堕胎是药物的副作用，并非传统意义上的治疗效应。中药的堕胎效应不稳定，故不可以将妊娠禁忌药物作为堕胎药随意使用。

（四）服药饮食禁忌

中医自古就有"药食同源"之说，药有药性，食有食性。在治疗疾病过程中，若食性与病性相符，则有利于病情；反之，若食性不合于病性，则反助病势。

1. 含义 服药期间，凡是会降低药效或增强毒性，或与病情不符，反助病势的食物则应当避免服食，属于服药食忌，又称"忌口"。

2. 内容 ①服药期间，凡妨碍消化吸收或影响药物吸收，或与药物存在类似相反和相恶配伍关系的食物，都应根据情况避免食用。例如服用人参时，忌食萝卜，萝卜会降低人参的补气作用；服用绵马贯众需忌油，以防止中毒。②热性病忌辛热、油腻、有刺激性的食物；寒性病忌生冷瓜果、清凉饮料；虚性病证忌清泄耗气食物；实性病证忌温补食物等。

古代文献中有不少有关服药食忌的记载，如细辛忌生菜，常山、地黄、何首乌忌葱、土茯苓、使君子忌茶等。虽然这些记载可能是源于临床用药经验的总结，然而由于受到认识条件、水平限制或者误传等多种原因，也存在不实之处。因此，传统服药食忌的记载仅供参考，不宜偏听盲从，应通过深入研究重新评价。

第三节 中药的剂量

中药的剂量，也是直接影响临床用药安全性、有效性的重要因素之一。中药有效剂量的确立有自身的特点，即来自于古代医家长期临床用药实践经验的积累，可看成是一种约定而成的经验剂量。在没有严格的现代实验和临床研究依据支持的情况下，应当遵守这种约定剂量，而不应随意违背，这是合理用药的前提。

一、剂量和计量

为了达到一定的治疗目的，单味药所使用的量，称为剂量，也称用量。中药的剂量，一般是指每一味药物成人一日内服的常用有效剂量。本教材各论中每味药物标示的用量，是指干燥饮片在汤剂中的用量，对丸、散剂或鲜品一般有特别标示注明。

计量是指实现单位统一、量值传递的活动。计量单位是为定量表示同种量的大小而约定定义和采用的特定量。中药的计量单位，古代用重量（铢、两、钱、斤等）、度量（尺、寸等）及容量（斗、升、合等）等多种计量方法，来量取不同的药物。也有用"刀圭""方寸匕""撮""枚"等粗略的计量方法。

明清以来，普遍采用 16 进位制，即 1 斤 = 16 两 = 160 钱。根据中华人民共和国国务院（1977 年）37 号文规定，自 1979 年 1 月 1 日起，全国一律改为公制计量单位，重量单位用"克""毫克"（书面作 g、mg），容量单位用"升""毫升"（书面作 L、ml）。按规定以下面近似值换算十六进位制与公制的计量单位：

1 两（16 进位制）＝30g

1 钱 ＝3g

1 分 ＝0.3g

1 厘 ＝0.03g

常用中药中每味药的剂量也是近似值的换算，故为参考剂量。

二、影响剂量的因素

中药用量，除毒性药物外，多数药物的用量伸缩幅度较大。其用量大小的变化，又与药物自身的特性、临床用药的需要、患者的具体情况及气候季节、地域等因素有关。

（一）药物因素

临床用量的确定需考虑药物的毒性、质量、质地及气味等自身的特性。

1. 药物毒性　有毒药物治疗剂量与中毒剂量较为接近，常用治疗剂量下易对机体具有明显危害性，使用时应从小剂量开始，并将剂量严格控制在安全范围内。无毒药物安全性较高，其剂量的伸缩范围较大。

2. 药物质量　药材质优者，药力充足，一般而言比质次药力不足者用量可小。

3. 药物质地及气味　花叶类质轻者用量宜轻，金石、贝壳类质重者用量宜重，鲜品因含有大量水分用量宜大。药性较弱，作用温和，药味较淡者用量稍大，药性较强，作用峻烈，药味较浓者用量宜轻。

（二）应用因素

临床用量的确定，还与药物的功效、配伍、剂型及给药途径等因素密切相关。

1. 功效　一味中药往往具有多种功效，为达到不同功效，用量亦有所不同。如槟榔行气利水一般用量 5～10g，若驱绦虫需达 30～60g。即使是同一药物利用同一功效，用量不同亦有明显差异。如牵牛子用于泻下，在不同剂量下可表现出峻下、攻下和缓下的不同效果。

2. 配伍 相同功效的药物配伍使用，每味药的用量一般可比其单独应用时稍小，同一味药物在复方中作为主药使用时用量较辅药时大。

3. 剂型和给药途径 药物作汤剂时，因某些有效成分可能无法完全利用，故用量一般较丸、散剂大。同一味药物外用的用量一般而言比内服的用量大。如花椒内服温中止痛，用量约 3 ~ 6g；而煎液外洗杀虫止痒，可用至 30g。

（三）患者因素

患者年龄、性别、体质、病程长短、病情轻重、职业等不同因素也会影响临床用量的确定。

1. 年龄 小儿身体发育尚未健全，老年人气血渐衰，对药物的耐受力均较弱，特别是作用峻猛、容易损伤正气的药物，用量应低于青壮年的用药量。

2. 性别 使用一般药物，男女用量区别不大，但妇女在月经期、妊娠期，使用活血祛瘀通经药用量不宜过大。

3. 体质 体虚者用量宜轻；体质强壮者用量可重。

4. 病情和病程病势 病情轻，病程长，病势缓用量宜小；病情重，病程短，病势急用量宜大。

5. 职业 体力劳动者较脑力劳动者的腠理致密，使用发汗解表药时，体力劳动者用量较脑力劳动者稍大。

（四）其他因素

四季气候变化与地域环境等因素对药物的用量大小也具有明显影响。寒冷季节及寒冷地区，使用温热药时用量大，使用寒凉药时用量小；反之，炎热季节及炎热地区，使用温热药用量偏小，使用寒凉药用量偏大。干燥地区，滋润药用量偏大，燥性药物用量偏小；潮湿地区，滋润药用量偏小，燥性药物用量偏大，力求做到"因时制宜""因地制宜"，针对患者具体状态酌情定量。

总之，中药剂量的确定应结合多种因素综合考虑，方能保障其临床的合理应用。

第四节 中药的用法

中药的应用方法是否正确，是保证临床安全有效用药的重要内容之一。其用法涉及的内容广泛，本节主要讨论煎煮和服药方法。

一、煎煮方法

汤剂具有组方灵活、起效快、易吸收等特点，目前仍然是中医临床用药的主要剂型。汤剂煎煮方法是否合理，对临床安全、有效用药会产生明显的影响。如解表药、化湿药等以挥发性成分起效的药物，煎煮时间过长会导致药效下降，甚至丧失。部分有毒药物，如附子、乌头煎煮时间过短，会出现中毒。

（一）一般煎煮方法

1. 煎药器具 应选择材质稳定，不与药物成分发生化学反应，且传热均匀、保温性能较好的砂锅、不锈钢锅等器具。不宜使用化学性质不稳定的铁、铜、铝锅。

2. 煎药用水 宜选用清洁、无异味、含杂质少的水。凡是符合国家饮用水标准的饮用水均可作为煎药用水。

3. 加水量　水量应适中。一般用水量是将饮片适当加压后，液面超过药物表面 2cm。

4. 煎前浸泡　煎前浸泡可以增加药物有效成分的溶出，缩短煎煮时间。一般以花、叶、茎类为主的药物，可浸泡 20～30 分钟。以根、种子、根茎、果实类为主的药物可浸泡 60 分钟左右。

5. 煎煮时间及火候　煎煮时间一般根据药物的性质而定。煎煮时，先用武火煎至煮沸后再改用文火，并使药液保持微沸状态。有效成分不耐久煎的药物，煎沸腾后 10～15 分钟即可。有效成分不易煎出的矿物类、贝壳类，以及质地坚硬紧密的植物、动物类药物等，煎煮的时间较长，可煎煮 30 分钟以上，甚至更长。

6. 过滤取汁　放置后药液温度下降，药物溶出的有效成分可反渗入药材，也可因溶解度下降而出现沉淀，故药液煎煮好之后，应趁热及时滤取药汁。

7. 煎煮次数　为了充分利用药材，避免浪费，一剂药应煎煮 2～3 次。

（二）特殊煎煮方法

1. 先煎　质地坚硬紧密或有效成分不易煎出的药物，如矿物、贝壳、角甲类或某些植物药，一般要先煎 30～40 分钟。部分有毒药物如乌头类，久煎可降低毒性，也需先煎。

2. 后下　芳香类药物如广藿香、豆蔻、肉桂等，因含挥发性成分，一般在药物煎好前 5～10 分钟投入锅内。有效成分长时间煎煮，易被破坏的药物，如钩藤等也当后下。

3. 包煎　一般而言，需包煎的药材有细小而轻飘的药材，如某些植物的花粉、孢子或种子等，易在药液表面漂浮而影响煎煮者；淀粉或黏液质含量高如车前子等，易粘锅糊化、焦化者；含有绒毛的药材如辛夷、旋覆花等，因绒毛脱落混入药液易刺激咽喉引起咳嗽、呕吐者。

4. 烊化　将阿胶、鹿角胶等胶质类药物放入水中或其他的药液中加热，溶化后服用。

5. 冲服　一些易溶于水的药物或者汁液性药物如芒硝、竹沥，多采用冲服的方法服用。

二、服药方法

迄今，口服仍是临床采用的主要给药途径。口服给药的治疗效果，除受剂型、制剂过程的影响外，还与服药时间、服药量及服药的冷热等因素有关。

（一）服药时间

服药时间的合理与否会影响临床疗效，应根据患者病情需要、胃肠状况及药物特性等来决定具体给药时间。如治疗失眠证的安神药宜于睡前服用；驱虫药需空腹服用；对胃肠有刺激性的药物宜饭后服用等。

（二）服药多少

口服给药可根据病情缓急轻重来确定服药多少。一般疾病，常采用每日 1 剂，每剂分 2 次或 3 次服用。而病情急重者，可每隔 4 小时服药 1 次，或昼夜不停服用。呕吐患者宜少量频服，以免增加药物对胃的不良刺激。

（三）服药冷热

一般而言，汤剂服用时宜温服，既可避免药液冷后形成的沉淀被遗弃而影响疗效，又可避免其过凉伤胃。亦可根据临床的具体情况，以确保疗效为前提，区别对待。如治寒证用热药，宜热服；治热证用寒药，可凉服。发汗药治疗外感风寒表实无汗证，不仅要求热服，还要求温覆取汗等。

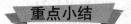

1. 把握要点

表5-1　中药合理应用的考核要点

章节	层次	要点
中药合理应用	掌握	中药的配伍关系及其意义；配伍禁忌的含义及内容；影响中药剂量的因素
	熟悉	毒性的含义及其影响因素；妊娠禁忌药的含义及内容；煎煮方法的相关内容
	了解	证候用药禁忌、服药食忌的含义及内容；服药方法的相关内容

2. 考点简表

表5-2　中药的配伍关系及其意义

中药配伍	内容及含义	目的与意义
配伍关系	相须→两药合用能显著增效 相使→辅药增强主药效应 相畏相杀→降低、消除药毒性：对有毒药称相畏；反之相杀 相恶→两药合用/某种或某几种效应降低或消除 相反→两药合用/能增原有药物毒性或产生新毒	应用选择 相须+相使→增效→临床充分利用 相畏+相杀→减毒→临床充分利用 相恶→减效→注意避免 相反→增毒→临床禁用

表5-3　中药用药禁忌

中药	含义	主要内容	意义
配伍禁忌	两药合用能减效或增毒的配伍应避免	十八反/十九畏	更利于安全有效用药
妊娠禁忌	在妊娠期间对母体和胎儿产生严重影响的药物	有毒药/破血破气/峻下逐水/攻下药	孕期安全有效用药
服药食忌	服药期间禁忌食用某些食物	忌食妨碍脾胃消化功能/减效增毒的食物	临床安全有效用药

表5-4　中药的剂量

含义	影响因素
临床常用有效剂量 各药剂量指干燥饮片在汤剂中的成人一日服用剂量	药物方面——毒性大小/质量优劣/质地轻重/气味厚薄 应用方面——功效/配伍/剂型/给药途径 患者方面——年龄/体质/性别/病程/病势/职业等

扫码"练一练"

（秦旭华）

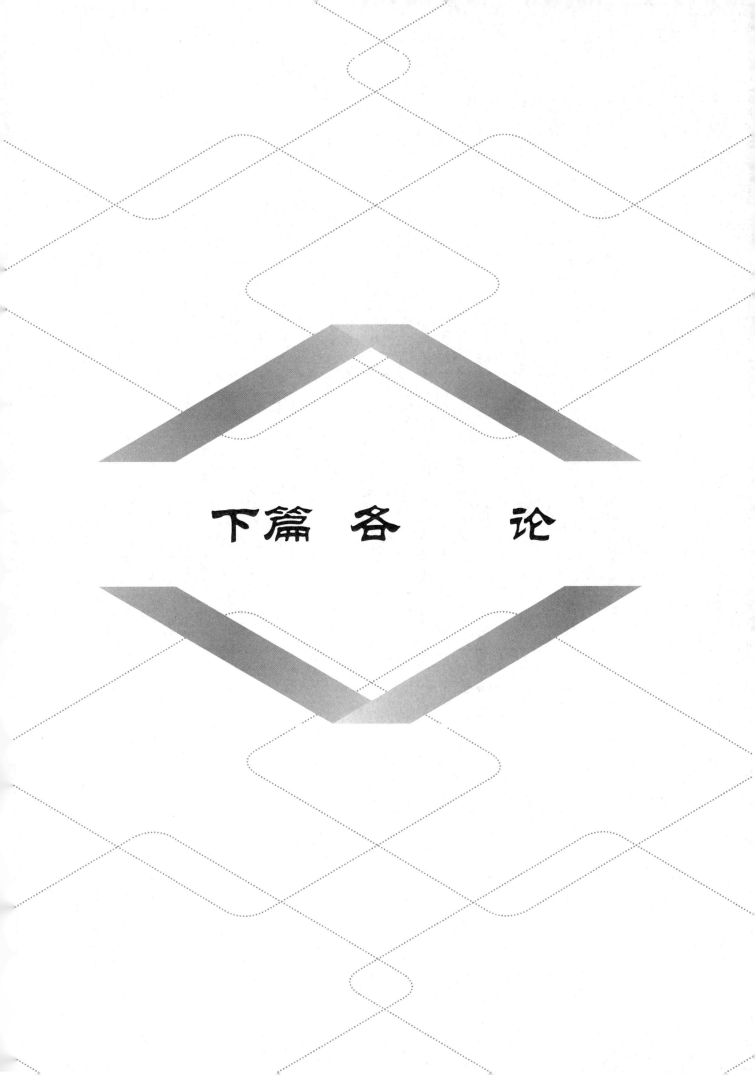

下篇 各 论

第六章 解表药

扫码"学一学"

> **要点导航**
>
> 　　学习解表药的概述及各药的功效与临床应用等基础知识，为今后理解解表剂的用药特点及配伍规律奠定基础。
>
> 　　重点理解解表药的含义、功效与主治、性能特点；常用药物的分类归属、性能特点、主要功效与临床应用、用法用量及使用注意；比较重要药对的功效与主治病证异同。

概　　述

1. 含义　凡以发散表邪为主要作用，主治表证的药物，称为解表药。

2. 功效与主治病证

（1）功效　解表药通过发散在表的邪气，改善表证而有解表功效；部分药物促使机体发汗而解除在表的邪气。

（2）主治　该类药适宜于表证，以恶寒发热、头身疼痛、无汗或有汗不畅、舌苔薄、脉浮等为主要表现，又称外感表证或感冒。其多由六淫邪气或疫疠邪气侵袭人体引起。又因感受风寒或风热邪气的不同而症状各异。

（3）分类　依据性能特点与主治病证，将该类药分为发散风寒药和发散风热药两类。

3. 性能特点　味辛，升浮，主归肺、膀胱经；主治风寒表证的药物，大多偏温；主治风热表证的药物，多偏寒凉。

4. 配伍应用　①依据兼有病邪予以配伍：表证夹湿者，宜选用兼有祛风胜湿作用的解表药，或与化湿药配伍。②依据兼有症状配伍：如兼咳喘痰多、呕吐、咽喉红肿疼痛、目赤等，分别与化痰止咳平喘、止呕、清热利咽、清肝明目等药物配伍。③依据体质及四时合理配伍：根据气虚、血虚、阴虚、阳虚不同，分别与补气、补血、补阴、补阳药同用，以扶正解表；依据四时气候变化不同，恰当配伍解暑、化湿、润燥等药物。

5. 使用注意　①药物特性：多数解表药芳香辛散，含挥发性成分，易于散失，故入汤剂不宜久煎，以免降低疗效。②病证禁忌：发汗力强的解表药用量不宜过大，发汗太过会导致"亡阳""伤阴"弊端，故自汗、盗汗、淋证、失血、久患疮疡等正气不固、津血亏虚者当慎用或忌用。此外，依据体质和四季气候变化，恰当选择解表药，并注意用量用法。

第一节　发散风寒药

　　以发散风寒表邪为主要作用，常用以治疗风寒表证的药，称发散风寒药，又称辛温解表药。风寒表证以恶寒重、发热轻、无汗或汗出不畅、头身疼痛、鼻塞、口不渴、苔薄白、脉浮紧等为主要表现。部分药兼有止咳、祛风湿、止痛、通鼻窍、止呕等功效，又兼治咳喘、头身疼痛、风湿痹痛、鼻渊、呕吐等。

本类药性偏温燥，多数有发汗作用，故阴虚血亏、里热偏盛者不宜使用。

麻 黄
má huáng

《神农本草经》

为麻黄科小灌木草麻黄 *Ephedra sinica* Stapf、中麻黄 *Ephedra intermedia* Schrenk et C. A. Mey. 或木贼麻黄 *Ephedra equisetina* Bge. 的干燥草质茎。生用，蜜炙或捣绒用。

【性味归经】辛、微苦，温。归肺、膀胱经。

【功效应用】

1. 发汗解表，用于风寒表证　本品入肺辛散而又能宣肺、开腠理，其发汗力强，通过发汗以解除表证，尤其适宜于感受风寒，腠理闭塞致恶寒、发热、无汗之外感风寒表实无汗证，并常与桂枝配伍。

2. 宣肺平喘，用于多种喘咳病证　本品有良好的宣肺平喘功效，广泛用于多种原因引起的喘咳气急。因其能发散在表的风寒邪气，故尤宜于风寒表证兼有喘咳者。治疗风寒犯肺之咳喘，可与杏仁、甘草等祛痰止咳平喘药配伍；治疗痰饮停肺，痰多清稀，咳嗽气喘，多与干姜、细辛等温肺化饮之品配伍；治疗肺热壅盛，咳痰黄稠，高热喘急，多与石膏、杏仁等药同用。很多用于治疗喘咳的中成药中都含有麻黄。

3. 利水消肿，用于风水水肿　本品入膀胱而利尿以消肿，并可宣肺解表，通调水道，下输膀胱，适宜于水肿兼风寒表证者。治疗风邪袭表之风水水肿，可与其他既能解表，又可利水消肿的药物配伍。

此外，本品散寒通滞，还可配伍用于风寒湿痹、阴疽、痰核、皮肤瘙痒等。

【用法用量】煎服，2~10g。麻黄生用发汗解表；蜜炙止咳平喘。

【使用注意】本品发汗力强，药性温燥，凡表虚自汗、阴虚盗汗、肺肾虚喘、头痛失眠者慎用。

【参考资料】

1. 本草精选　《神农本草经》："主治中风伤寒头痛……发表出汗，去邪热气，止咳逆上气，除寒热，破癥坚积聚。"《本草纲目》："麻黄乃肺经专药，故治肺病多用之。"

2. 化学成分　本品含麻黄碱、伪麻黄碱、麻黄次碱等多种生物碱，挥发性成分，黄酮类化合物，儿茶酚鞣质，有机酸及氨基酸等。

3. 药理作用　本品有平喘、镇咳、祛痰、发汗、解热、利尿、抗病原微生物、抗炎、抗变态反应、抑制胃肠动力等作用；并能兴奋中枢，升高血压，加快心率；麻黄生物碱与多糖均能降血糖，其多糖还有抗凝、抑制补体、抗氧化等作用。

桂 枝
guì zhī

《神农本草经》

为樟科植物肉桂 *Cinnamomum cassia* Presl 的干燥嫩枝。生用。

【性味归经】辛、甘，温。归心、肺、膀胱经。

【功效应用】

1. 发汗解肌，用于风寒表证 本品辛散甘温入肺，发汗之力较麻黄缓和，又可通阳扶卫，畅营血于肌表，可助卫实表，故可用治外感风寒，不论表实无汗、表虚有汗及阳虚受寒者，均可使用。治风寒表实无汗者，常与麻黄配伍；风寒表虚有汗者，常配伍白芍以调和营卫；阳虚受寒者，多与附子等温阳散寒药配伍。

2. 温通经脉，用于寒凝血滞诸痛证 本品辛散温通，长于温散经脉寒邪，故适宜于寒邪阻滞经脉或血脉所致的诸痛证。治疗心脉瘀阻、心阳不振之胸痹心痛者，常配枳实、薤白等；治疗中焦虚寒之脘腹冷痛，常配温中散寒止痛药；治妇女寒凝血滞之月经不调、经闭、痛经、产后腹痛，多与活血散寒、调经止痛药同用；治风寒湿痹，肩臂疼痛，可与散寒止痛药配伍。

3. 助阳化气，用于心悸、痰饮、水肿等证 本品甘温而能助心阳、扶脾阳运脾、温肾阳助气化，适宜于心脾肾三脏阳虚之证。治疗心阳不振，不能宣通血脉所致心动悸、脉结代，常与益气复脉药配伍；治疗脾阳不运，水湿内停之痰饮、眩晕，常与健脾、化湿、化痰药同用；治疗肾与膀胱阳虚寒凝，气化不利之小便不利、水肿，常与利水渗湿药同用。

【用量用法】煎服，3～10g。

【使用注意】本品辛温助热，易伤阴动血，凡外感热病、阴虚火旺、血热妄行者均当忌用。孕妇及月经过多者慎用。

【参考资料】

1. 本草精选 《神农本草经》："主上气咳逆，结气喉痹，吐吸，利关节。"《本草经疏》："主利肝肺气，头痛，风痹骨节挛痛。"

2. 化学成分 本品含挥发油，其主要成分为桂皮醛等。另外，尚含有酚类、有机酸、多糖、苷类、香豆精及鞣质等成分。

3. 药理作用 本品有解热、抗炎、抗病原微生物、抗过敏、镇痛、镇静、抗惊厥、扩血管、解除平滑肌痉挛、强心、祛痰、利尿、抗肿瘤等作用。

紫苏

zǐ sū

《名医别录》

为唇形科植物紫苏 *Perilla frutescens* (L.) Britt. 的干燥叶和茎，其叶称紫苏叶，其茎称紫苏梗。生用。

【性味归经】辛，温。归肺、脾经。

【功效应用】

1. 解表散寒，用于风寒表证 本品辛散性温，发汗解表散寒之力较弱，风寒表证轻证可单用，重证须与其他发散风寒药同用。又具有行气宽中之功，尤宜于风寒表证兼有气滞、胸脘满闷、恶心呕逆者，常与理气宽中的香附、陈皮等配伍。且略兼化痰止咳之功，故风寒表证见咳嗽痰多者，多与其他止咳化痰药配伍。

2. 行气宽中，止呕，安胎，用于脾胃气滞之胸闷呕吐、胎动不安、梅核气证 本品味辛能行气以宽中除胀，和胃止呕，并兼有安胎之功，适宜于脾胃气滞之腹胀、呕吐，偏寒者，配伍温中止呕药；偏热者，配伍清胃止呕药。治疗胎气上逆之呕吐，胎动不安者，常配伍理气安胎药。治疗七情郁结、痰凝气滞之梅核气证，常与化痰药、行气药配伍。

3. 解鱼蟹毒，用于鱼蟹中毒之腹痛吐泻　本品既能解鱼蟹毒，其行气、止呕之功又有助于改善食鱼蟹中毒所致之症。治疗鱼蟹中毒引起的腹痛吐泻，可单用煎汤或与生姜、陈皮、广藿香等配伍。

【用量用法】煎服，5～10g，不宜久煎。紫苏叶长于发汗解表，紫苏梗长于行气宽中安胎。

【参考资料】

1. 本草精选　《名医别录》："主下气，除寒中。"《本草纲目》："解肌发表，散风寒，行气宽中，消痰利肺，和血温中止痛，定喘安胎，解鱼蟹毒。"

2. 化学成分　本品含挥发油，其主要成分为紫苏醛、左旋柠檬烯及少量 α-蒎烯等。

3. 药理作用　本品有抑菌，促进消化液分泌，促进胃肠蠕动，止血，缓解支气管痉挛及较弱的解热作用；紫苏油有降血脂、抗氧化、抑制肿瘤等作用。

荆 芥
jīng jiè

《神农本草经》

为唇形科植物荆芥 *Schizonepeta tenuifolia* Briq. 的干燥地上部分。生用或炒炭用。

【性味归经】辛，微温。归肺、肝经。

【功效应用】

1. 祛风解表，用于外感表证　本品辛香微温，长于祛风以解表，药性缓和，不论风寒表证、风热表证或寒热不明显者均可使用。治疗风寒表证，恶寒发热、头痛无汗，常与防风、羌活配伍；治疗风热表证，发热头痛，常与金银花、连翘、薄荷等同用。

2. 透疹消疮，用于麻疹不透、瘾疹瘙痒、疮疡初起兼有表证　本品辛香透散，可祛风止痒，宣散疹毒。治表邪外束之麻疹透发不畅，常与祛风透疹药同用；治瘾疹瘙痒常配伍祛风止痒药。

本品又能祛风解表、透散邪气而消疮，故可用于疮疡初起兼有表证，偏风寒者，配伍发散风寒药；偏风热者，配伍发散风热药。

3. 止血，用于出血证　本品炒炭有止血之功，适宜于吐血、衄血、便血、崩漏等多种出血证。治疗血热吐血、衄血、便血、痔血，常与凉血止血药配伍；治崩漏下血，可与固崩止血药同用。

【用量用法】煎服，5～10g，不宜久煎。解表透疹消疮宜生用；止血宜炒用。荆芥穗更长于祛风。

【参考资料】

1. 本草精选　《神农本草经》："主寒热，鼠瘘，瘰疬生疮，破结聚气，下瘀血，除湿痹。"《本草纲目》："散风热，清头目，利咽喉，消疮肿，治项强，目中黑花，生疮阴癞，吐血衄血，下血血痢，崩中痔漏。"

2. 化学成分　本品含挥发油，其主要成分为右旋薄荷酮、消旋薄荷酮、小薄荷酮、3-甲基环己酮、胡椒酮及少量右旋柠檬烯。另含荆芥苷、荆芥醇、黄酮类化合物等。

3. 药理作用　本品有解热、抗炎、镇静、镇痛、抗病毒、兴奋肠平滑肌、抗补体、抗肿瘤等作用；荆芥炭能缩短出血时间。

防　风

《神农本草经》

为伞形科植物防风 *Saposhnikovia divaricata*（Turcz.）Schischk. 的干燥根。生用。

【性味归经】辛、甘，微温。归肺、膀胱、肝、脾经。

【功效应用】

1. 祛风解表，用于外感表证，皮肤瘙痒　本品甘缓微温而不峻烈，散寒作用较弱，又能胜湿止痛，适宜于外感风寒、风湿、风热表证。治疗风寒表证，头痛、身痛兼恶风寒者，配伍荆芥、羌活等；治外感风湿，头身重痛者，配伍羌活、藁本、川芎等；治疗风热表证，发热恶风、咽痛口渴者，配伍疏散风热药。因其发散作用温和，对于表卫气虚、肌表不固而外感风邪者，可配伍益卫固表药。

本品辛温发散，能祛风除湿止痒，用于多种皮肤瘙痒，其常于祛风，尤宜于风邪闭郁肌表之瘾疹瘙痒，属风寒者，常配伍祛风散寒药；属风热者，常配伍疏散风热药；属湿热者，可与清热利湿药配伍；若血虚风燥者，与养血药同用。

2. 胜湿止痛，用于风湿痹痛　本品既能祛风散寒，又可胜湿止痛。治疗风寒湿痹，肢节疼痛、筋脉挛急者，可与羌活、藁本、桂枝等配伍；治疗风寒湿邪郁而化热，关节红肿热痛之湿热痹证，常与清热除湿、通络止痛药同用。

3. 祛风止痉，用于破伤风　本品辛散外风而祛风止痉。治疗风毒内侵，引动内风所致肌肉痉挛、四肢抽搐、角弓反张之破伤风，常与其他祛风止痉药同用。

此外，本品还可配伍用于脾虚湿盛、清阳不升之泄泻，以及肝胃不和之腹泻而痛。

【用量用法】煎服，5～10g。

【使用注意】本品味辛微温，伤阴血而助火，凡阴血亏虚、热病动风者不宜使用。

【参考资料】

1. 本草精选　《神农本草经》："主大风，头眩痛，恶风，风邪，目盲无所见，风行周身，骨节疼痹，烦满。"《本草蒙筌》："尽治一身之痛，而为风药中之润剂也。治风通用，散湿亦宜。"

2. 化学成分　本品含挥发油、色酮类、香豆素类、甘露醇、β-谷甾醇、苦味苷、酚类、多糖类及有机酸等。

3. 药理作用　本品有解热、抗炎、抗菌、镇静、镇痛、抗惊厥、抗过敏、抗凝血、抗疲劳、抗氧化、抗动脉粥样硬化、调节免疫等作用。

羌　活

《神农本草经》

为伞形科植物羌活 *Notopterygium incisum* Ting ex H. T. Chang 或宽叶羌活 *Notopterygium franchetii* H. de Boiss. 的干燥根茎及根。生用。

【性味归经】辛、苦，温。归膀胱、肾经。

【功效应用】

1. 解表散寒，用于风寒表证　本品辛温发散，气味雄烈，有较强的发散风寒、祛风胜湿止痛之功，尤宜于外感风寒夹湿者。治疗恶寒发热、肌表无汗、头痛项强、肢体酸痛者，常与防风、细辛、川芎等配伍；若治风湿在表，头项强痛，腰背酸重，一身尽痛者，可与独活、藁本、防风等同用。

2. 祛风胜湿，止痛，用于风寒湿痹　本品辛散祛风、味苦燥湿、性温散寒，有较强祛风湿、止痛作用，适宜于风寒湿痹，肢节疼痛。因主入足太阳膀胱经，以除头项肩背之痛见长，尤宜于上半身风寒湿痹之肩背酸痛，常与防风、姜黄、当归等配伍。治疗风寒、风湿所致头风痛，可与白芷、藁本等祛风止痛药同用。

【用量用法】煎服，3～10g。

【使用注意】本品辛温燥烈，故阴血亏虚者慎用。用量过多，易致呕吐，故脾胃虚弱者不宜服。

【参考资料】

1. 本草精选　《神农本草经》："主风寒所击，金疮止痛，贲豚，痫痉，女子疝瘕。"《珍珠囊》："太阳经头痛，去诸骨节疼痛。"《本草品汇精要》："主遍身百节疼痛，肌表八风贼邪，除新旧风湿，排腐肉疽疮。"

2. 化学成分　本品含挥发油、香豆素类、酚类、有机酸、生物碱、β-谷甾醇、胡萝卜苷等。如α-蒎烯、β-蒎烯、柠檬烯、异欧芹素乙等。

3. 药理作用　本品有解热、抗炎、镇痛、抗过敏、抗心律失常、抗病原微生物、抗血栓、改善学习记忆障碍作用。

白　芷
bái　zhǐ

《神农本草经》

为伞形科植物白芷 Angelica dahurica（Fisch. ex Hoffm.）Benth. et Hook. f. 或杭白芷 Angelica dahurica（Fisch. ex Hoffm.）Benth. et Hook. f. var. formosana（Boiss.）Shan et Yuan 的干燥根。生用。

【性味归经】辛，温。归肺、胃、大肠经。

【功效应用】

1. 解表散寒，用于风寒表证　本品辛散温通，祛风解表散寒之力较温和，又有止痛、通鼻窍之功，适宜于外感风寒，头身疼痛或伴鼻塞流涕之症，常配伍防风、羌活、川芎等。

2. 祛风止痛，用于头痛、牙痛、风湿痹痛　本品既能解表散寒，又长于祛风止痛，且主入足阳明胃经，善治前额头痛、眉棱骨痛及牙痛。治疗头痛、牙痛属风寒者，单用或配伍祛风止痛药；属风热者，常与疏风清热药配伍。治疗寒湿痹痛，关节疼痛，屈伸不利，宜与其他祛风湿止痛药配伍。

3. 通鼻窍，用于鼻渊　本品既能祛风散寒、燥湿，又可宣肺以通鼻窍，还可止痛，尤宜于风寒湿邪犯肺所致者。治疗风寒感冒，鼻塞不通，浊涕不止，前额疼痛，可与苍耳子、辛夷等配伍。治疗鼻渊头痛，黄涕脓臭，可与清热药同用。

4. 燥湿止带，用于带下病　本品辛香温燥，善除阳明经湿邪而燥湿止带。治疗妇女带下量多，属寒湿所致者，常配伍健脾除湿药；治湿热内盛，带下黄赤，常与清热燥湿药同用。

5. 消肿排脓，用于疮痈肿毒　本品可消肿排脓，适宜于疮痈病证。治疗疮痈初起，红肿热痛，可与清热解毒药配伍；若疮痈脓成难溃，则与补气养血药同用。

此外，本品祛风止痒，还可用于皮肤瘙痒。

【用量用法】煎服，3～10g。外用适量。

【使用注意】本品辛香温燥，故阴虚血热者忌服。

【参考资料】

1. 本草精选　《神农本草经》："主女人漏下赤白，血闭，阴肿，寒热，风头，侵目，泪出，长肌肤、润泽，可作面脂。"《本草纲目》："治鼻渊、鼻衄、齿痛、眉棱骨痛，大肠风秘，小便去血，妇人血风眩运，翻胃吐食。"

2. 化学成分　本品主要含挥发油，其主要成分为壬基环丙烷、α-蒎烯等，还含欧前胡素、欧芹素乙、白当归素等多种香豆素类化合物，另含白芷毒素、花椒毒素、甾醇、硬脂酸等。

3. 药理作用　本品有解热、抗炎、抗病毒、抗菌、镇痛、解痉、降血压、平喘、抗氧化、保肝、抗肿瘤等作用；其挥发油部位有抗过敏作用。

细　辛

<small>xì　xīn</small>

《神农本草经》

为马兜铃科植物北细辛 *Asarum heterotropoides* Fr. Schmidt var. *mandshuricum*（Maxim.）Kitag.、汉城细辛 *Asarum sieboldii* Miq. var. *seoulense* Nakai 或华细辛 *Asarum sieboldii* Miq. 的干燥根和根茎。生用。

【性味归经】辛，温。归心、肺、肾经。

【功效应用】

1. 解表散寒，用于风寒表证　本品芳香透达，长于解表散寒，祛风止痛。治疗外感风寒，头身疼痛较甚者，常与羌活、防风、白芷等配伍；因其又能通鼻窍，尤宜于风寒表证而见鼻塞流涕者，常与解表、通鼻窍药同用。本品入肺经既散在表风寒，又入肾经除在里寒邪，治疗阳虚外感，表里俱寒之恶寒无汗、发热脉沉，多与附子、麻黄等同用。

2. 祛风止痛，用于头痛、牙痛、风湿痹痛　本品长于祛风散寒，且止痛之力颇强，适用于风寒性头痛、牙痛、痹痛等多种寒痛证。治疗风寒头痛，常配伍祛风散寒止痛药；治疗风冷牙痛，可单用或配伍散寒止痛药；治疗胃火牙痛，多配伍清泻胃火药；若治风寒湿痹，腰膝冷痛，多与祛风湿止痛药配伍。

3. 通鼻窍，用于鼻渊　本品辛散温通，芳香透达，能通鼻窍、止痛，为治鼻渊鼻塞不通及头痛之良药。治疗鼻渊头痛，常与散风寒、通鼻窍药配伍。

4. 温肺化饮，用于肺寒咳喘等证　本品功似生姜，外散风寒利肺气，内温肺寒、降肺气而止咳平喘，适宜于风寒咳喘或寒饮咳喘证。治疗外感风寒，水饮内停，症见恶寒发热、无汗、喘咳、痰多清稀者，常与麻黄、桂枝、干姜等配伍；若治寒痰停饮犯肺，咳嗽胸满，气逆喘急者，则与温化痰饮药同用。

【用量用法】煎服，1～3g；散剂每次服0.5～1g。外用适量。

【使用注意】本品辛香温散，故气虚多汗、阴虚阳亢头痛、阴虚或肺热咳嗽者禁用。不宜与藜芦同用。

【参考资料】

1. 本草精选　《神农本草经》："主咳逆，头痛脑动，百节拘挛，风湿痹痛，死肌。"

《本草衍义》："治头面风痛不可阙也。"

2. 化学成分　本品含挥发油,其主要成分为甲基丁香油酚、细辛醚、黄樟醚等。另含N–异丁基十二碳四烯酰胺、消旋去甲乌药碱、谷甾醇、豆甾醇等。

3. 药理作用　本品有解热、抗病原微生物、抗炎、抗菌、镇静、镇痛、催眠、抗惊厥、松弛平滑肌、局部麻醉、抗变态反应等作用。

cāng ěr zǐ
苍 耳 子
《神农本草经》

为菊科植物苍耳 *Xanthium sibiricum* Patr. 的干燥成熟带总苞的果实。炒去硬刺用。

【性味归经】辛、苦,温;有毒。归肺经。

【功效应用】

1. 发散风寒,用于风寒表证　本品辛温宣散,外散风寒力弱,长于通鼻窍、止痛。治疗外感风寒,恶寒发热,头身疼痛,鼻塞流涕者,可与发散风寒药配伍。

2. 通鼻窍,用于鼻渊　本品似白芷、细辛,也能通鼻窍、止痛,尤宜于鼻渊而有外感风寒者。治疗鼻塞不通,浊涕不止,不闻香臭,前额昏痛,内服外用均可,常与辛夷、白芷等配伍;治疗鼻渊属风热外袭或湿热内蕴者,常与疏散风热药、清热燥湿药等配伍。本品还常配伍用于其他鼻病,如伤风鼻塞、鼻窒、鼻衄等。

3. 祛风湿,止痛,用于风湿痹痛　本品辛散风邪,苦燥湿邪,性温而能散寒,故能祛风湿、散寒止痛,适宜于风湿痹证。治疗风湿寒痹,关节疼痛、四肢拘挛等,可与羌活、藁本、防风等药配伍。

本品还有祛风止痒之效,治疗瘾疹瘙痒,常与其他祛风止痒之品同用。

【用量用法】煎服,3~10g。或入丸、散。

【使用注意】本品辛香温散,故血虚头痛不宜服用。有小毒,过量服用易致中毒,故用量不宜过大。

【参考资料】

1. 本草精选　《神农本草经》:"主风头寒痛,风湿周痹,四肢拘挛痛,恶肉死肌。"《本草备要》:"善发汗,散风湿,上通脑顶,下行足膝,外达皮肤。治头痛目暗,齿痛鼻渊,肢挛痹痛,瘰疬疮疥遍身瘙痒。"

2. 化学成分　本品含挥发油、苍耳苷、苍耳醇、脂肪油、生物碱、蛋白质等,毒性成分为毒蛋白、氢醌、苍耳苷等。

3. 药理作用　本品有降血糖、镇咳、抗菌、抗氧化、抗过敏、扩张血管、抑制免疫等作用。

gǎo běn
藁　本
《神农本草经》

为伞形科植物藁本 *Ligusticum sinense* Oliv. 或辽藁本 *Ligusticum jeholense* Nakai et Kitag. 的干燥根茎及根。生用。

【性味归经】辛,温。归膀胱经。

【功效应用】

1. 祛风散寒，用于风寒表证 本品功似羌活，辛香温燥，善达巅顶，散太阳经风寒湿邪，并有较好止痛作用，常治太阳风寒头痛。治疗风寒循经上犯太阳经之头痛、鼻塞，巅顶痛甚，常与祛风止痛药同用；治疗外感风寒夹湿者，头身疼痛明显者，常与羌活、防风等配伍。

2. 除湿止痛，用于风寒湿痹等证 本品辛散温通香燥，有祛风湿、止痛之功。治疗风湿痹痛，常与祛风湿、止痛药配伍。

【用量用法】煎服，3~10g。

【使用注意】本品辛温香燥，凡阴血亏虚、肝阳上亢、火热内盛之头痛者忌服。

【参考资料】

1. 本草精选 《神农本草经》："主妇人疝瘕，阴中寒，肿痛，腹中急，除风头痛。"《药类法象》："治头痛、脑痛，大寒犯脑，令人脑痛，齿亦痛之药，亦治风通用，气力雄壮也。"《本经逢原》："性升属阳，为足太阳寒郁经中，头项巅顶痛，及大寒犯脑，连齿颊痛之专药。"

2. 化学成分 本品含挥发油，其主要成分是3-丁基苯肽、蛇床酞内酯等。另含阿魏酸、棕榈酸等成分。

3. 药理作用 本品有镇静、镇痛、解热、解痉、抗炎、降血压、平喘、抗缺氧等作用。

shēng jiāng
生 姜
《名医别录》

为姜科植物姜 *Zingiber officinale* Rosc. 的新鲜根茎。生用或捣汁用。

【性味归经】辛，温。归肺、脾、胃经。

【功效应用】

1. 发汗解表，用于风寒表证 本品发汗解表、祛风散寒作用温和，治风寒表证轻证，可单用或辅以红糖、葱白煎服。风寒表证重者，则配伍发散风寒药。

2. 温中止呕，用于脾胃寒证，胃寒呕吐 本品辛温入脾胃经，既能温中散寒，又长于止呕，誉为"呕家圣药"，广泛用于胃寒、胃热、痰饮等多种呕吐，尤宜于胃寒呕吐，可单用或配伍温胃止呕药；治胃热呕吐，可与清胃止呕药配伍；治痰饮呕吐，配伍半夏。

3. 温肺止咳，用于肺寒咳嗽 本品入肺，能温肺散寒、化痰止咳，不论有无外感风寒，痰多痰少，皆可选用。风寒外犯而咳嗽者，配伍发散风寒、宣肺平喘之品；外无表邪而痰多者，可配伍化痰止咳药。

此外，本品似紫苏能解鱼蟹毒，适宜于食鱼蟹中毒所致呕吐腹泻。还常以之解生半夏、生南星等药物毒性。

【用量用法】煎服，3~10g，或捣汁服。

【使用注意】本品助火伤阴，故热盛及阴虚内热者忌服。

【参考资料】

1. 本草精选 《名医别录》："主伤寒头痛鼻塞，咳逆上气。"《本草经集注》："杀半夏、莨菪毒。去痰下气，止呕吐，除风邪寒热。"《药性论》："主痰水气满，下气；生与干并治嗽，疗时疾，止呕逆不下食。"

2. 化学成分　其主要成分为姜醇、α-姜烯、β-水芹烯、柠檬醛、芳香醇、甲基庚烯酮、壬酮、α-龙脑、姜辣素等。

3. 药理作用　本品能促进消化液分泌，保护胃黏膜，还具有抗溃疡、保肝、利胆、抗炎、解热、抗菌、镇痛、镇吐等作用。

香 薷
xiāng rú

《名医别录》

为唇形科植物石香薷 *Mosla chinensis* Maxim. 或江香薷 *Mosla chinensis* 'Jiangxiangru' 的干燥地上部分。生用。

【性味归经】辛，温。归肺、脾、胃经。

【功效应用】

1. 发汗解表，化湿和中，用于风寒表证　本品辛温发散，外可发汗解表，内可入脾胃化湿和中，尤宜于夏季风寒表证。治疗夏月乘凉饮冷，外感风寒又兼湿困脾胃，症见恶寒发热，头痛身重，无汗，脘胀纳差，苔腻，或恶心呕吐，腹泻，多与化湿、行气之品配伍。故有"夏月麻黄"之称。

2. 利水消肿，用于水肿脚气　本品辛散温通，既可发汗散肌表水湿，又可宣肺气而通调水道，适宜于水肿兼表证。治疗水肿、脚气，单用或与其他利水消肿药配伍。

【用量用法】煎服，3~10g。用于发表，量不宜过大，且不宜久煎；用于利水消肿，量宜稍大，且须浓煎。

【使用注意】本品辛温发汗之力较强，表虚有汗及暑热证当忌用。

【参考资料】

1. 本草精选　《名医别录》："主霍乱腹痛，吐下，散水肿。"《本草纲目》："香薷乃夏月解表之药，如冬月之用麻黄，气虚者尤不可多服。"《本草备要》："宣通，利湿，清暑。"

2. 化学成分　本品含挥发油，油中主要有香荆芥酚、百里香酚、对聚伞花素、β-去氢香薷酮、香薷酮等成分；另含甾醇、黄酮苷等。

3. 药理作用　本品有发汗、解热、镇痛、镇静、抗病毒、增强免疫、利尿等作用。

辛 夷
xīn yí

《神农本草经》

为木兰科植物望春花 *Magnolia biondii* Pamp.、玉兰 *Magnolia denudata* Desr. 或武当玉兰 *Magnolia sprengeri* Pamp. 的干燥花蕾。生用。

【性味归经】辛，温。归肺、胃经。

【功效应用】

1. 发散风寒，用于风寒表证　本品发散风寒之力弱，善通鼻窍。治外感风寒，肺窍郁闭、恶寒发热、头痛鼻塞者，可与白芷、细辛、苍耳子等配伍；若治风热表证而鼻塞头痛者，常与疏散风热药同用。

2. 通鼻窍，用于鼻渊　本品味辛发散，芳香透窍，其性上达，通鼻窍似苍耳子，亦为治多种鼻病、鼻塞流涕、头痛的要药。若偏风寒者，常与散风寒、通鼻窍药配伍；偏风热者，宜与疏风热、清肺热药同用。

【用量用法】煎服，3～10g；本品有毛，易刺激咽喉，入汤剂宜用纱布包煎。外用适量。

【使用注意】本品辛香温燥，故阴虚火旺者忌服。

【参考资料】

1. 本草精选 《神农本草经》："主五脏，身体寒热，风头脑痛，面䵟。"《本草纲目》："鼻渊，鼻鼽，鼻窒，鼻疮及痘后鼻疮。"

2. 化学成分 本品主要含挥发油类，芸香苷等黄酮苷类，木兰脂素等木脂素类及桉叶油素、酚性生物碱、油酸等。

3. 药理作用 本品有收缩鼻黏膜血管、促进黏膜分泌物的吸收，减轻黏膜炎症的作用。此外还有抗菌、抗炎、镇静、镇痛、抗过敏、降血压等作用。

第二节 发散风热药

以发散风热为主要功效，常用以治疗风热表证及温热病卫分证的药物，称为发散风热药，又称辛凉解表药。风热表证或温病初起，邪在卫分，以发热重、恶寒轻、汗出不畅、口干微渴欲饮、舌苔微黄或薄白而干、脉浮数等为主要表现。部分药物兼有清利头目、利咽喉、透疹、清热等功效，可治风热引起的头晕、目赤、咽喉肿痛、麻疹不透及里热证等。

bò he
薄 荷
《新修本草》

为唇形科草本植物薄荷 *Mentha haplocalyx* Briq. 的干燥地上部分。生用。

【性味归经】辛，凉。归肺、肝经。

【功效应用】

1. 疏散风热，用于风热表证，温病卫分证 本品辛凉入肺，清轻凉散，有一定发汗作用，为疏散风热常用之品，适宜于风热表证无汗者。治疗风热感冒或温病初起，邪在卫分，常与金银花、连翘、牛蒡子等疏散风热药同用。因其发散力强，可与羌活、防风等发散风寒药同用，治疗风寒表证。

2. 清利头目，利咽，用于风热头痛、目赤多泪、咽喉肿痛 本品轻扬升浮，善疏散上焦风热，且能清头目、利咽喉，常用于风热之邪上攻所致头痛眩晕、咽喉肿痛诸证。治疗头痛眩晕，常与川芎、白芷等祛风止痛药配伍；治疗目赤多泪，可单用本品煎汤外洗；治疗咽喉不利，常与疏散风热利咽之品配伍。

3. 透疹，用于麻疹不透、皮肤瘙痒 本品既能疏散风热，透疹外出，又能祛风止痒，适宜于风热束表，麻疹不透或皮肤瘙痒等。治疗风热束表，麻疹不透，常配伍葛根、竹叶等解表透疹药；治疗皮肤瘙痒，常与祛风止痒之品配伍。

4. 疏肝行气，用于肝郁气滞，胸闷胁痛 本品入肝经而又能疏解肝气郁滞，适宜于肝郁气滞证。治疗肝郁气滞，胸胁胀痛，月经不调，常与柴胡、白芍等疏肝理气之品配伍。

此外，本品能芳香解暑，化湿和中，还可用于夏令感受暑湿秽浊之气，脘腹胀痛，呕吐泄泻。

【用法用量】煎服,3~6g;宜后下。薄荷叶长于发汗解表,薄荷梗偏于行气和中。

【使用注意】本品发汗耗气,故体虚多汗者不宜使用。

【参考资料】

1. 本草精选 《新修本草》:"主贼风伤寒发汗,恶气心腹胀满,霍乱,宿食不消,下气。"《本草纲目》:"利咽喉,口齿诸病。治瘰疬,疥疮,风瘙瘾疹。"

2. 化学成分 本品主含挥发油,包括薄荷醇、薄荷酮、异薄荷酮、薄荷脑、薄荷酯类等多种成分。另含薄荷糖苷及多种游离氨基酸等。

3. 药理作用 本品有发汗、解热、祛痰、止咳、解痉、抑菌、利胆、止痛、止痒、局部麻醉、抗刺激、抗着床和抗早孕等作用。

niú bàng zǐ
牛蒡子
《名医别录》

为菊科草本植物牛蒡 *Arctium lappa* L. 的干燥成熟果实。生用或炒用。

【性味归经】辛、苦,寒。归肺、胃经。

【功效应用】

1. 疏散风热,宣肺祛痰,利咽,用于风热表证,温病初起,咽喉疼痛 本品疏散风热之力不及薄荷,兼能宣肺祛痰,清利咽喉,尤宜于风热感冒,见咳嗽痰多不利或咽喉红肿疼痛者。治疗风热咳嗽,痰多不畅者,常与桑叶、前胡等药配伍。治疗风热表证,或温病初起,咽喉肿痛者,常与清热解毒利咽之品同用。

2. 透疹,用于麻疹不透、瘾疹瘙痒 本品疏散风热,清泄透散,促使疹子透发而透疹。治疗麻疹疹出不透或透而复隐者,常与薄荷、蝉蜕等同用;治疗风热束表,瘾疹瘙痒,常与荆芥、防风等同用。

3. 解毒消肿,用于痈肿疮毒、丹毒、痄腮、喉痹 本品外散风热,内解热毒,能清热解毒以消肿利咽,适宜于痈肿疮毒、丹毒、痄腮、喉痹等热毒病证。因其兼能滑肠通便,尤宜于上述病证兼大便热结不通者。治疗风热外袭,火毒内结,痈肿疮毒,兼有便秘者,常与连翘、大黄等药同用;治疗痄腮、丹毒,常与其他清热解毒药如黄连、板蓝根等同用。

【用法用量】煎服,6~12g。炒牛蒡子苦寒及滑肠之性较生品减弱。

【使用注意】本品性寒,滑肠,气虚便溏者慎用。

【参考资料】

1. 本草精选 《本草经疏》:"恶实,为散风除热解毒之要药。"《药品化义》:"牛蒡子能升能降,力解热毒。味苦能清火,带辛能疏风,主治上部风痰,面目浮肿,咽喉不利,诸毒热壅,马刀瘰疬,颈项痰核,血热痘疮,时行疹子,皮肤瘾疹。凡肺经郁火,肺经风热,悉宜用此。"

2. 化学成分 本品含牛蒡子苷、脂肪油、拉帕酚、维生素A、维生素B_1及生物碱等。

3. 药理作用 本品有解热、利尿、降血糖、抗肿瘤、抑菌、降血脂、抗氧化、通便等作用。

蝉 蜕

《神农本草经》

为蝉科昆虫黑蚱 *Cryptotympana pustulata* Fabricius 的若虫羽化时脱落的皮壳。生用。

【性味归经】甘，寒。归肺、肝经。

【功效应用】

1. 疏散风热，利咽开音，用于风热表证或温病初起，咽痛音哑 本品疏散肺经风热以宣肺利咽、开音疗哑，适宜于风热表证及温病初期。治疗风热表证，温病初起，声音嘶哑或咽喉肿痛，常与薄荷、牛蒡子等疏散风热、利咽药物同用。

2. 透疹止痒，用于麻疹不透、瘾疹瘙痒 本品疏散风热，透发麻疹，适宜于麻疹疹出不畅。治疗风热外束，麻疹不透，可与牛蒡子、升麻、薄荷等疏散透疹药同用。本品又善于祛风止痒，亦可用于风邪外郁所致多种皮肤瘙痒，常与荆芥、防风等药物同用。

3. 明目退翳，用于目赤翳障 本品既疏散风热，又入肝经，有明目退翳之功。治疗风热上攻或肝火上炎之目赤肿痛、翳膜遮睛，常与菊花、白蒺藜等同用。

4. 息风止痉，用于急慢惊风、破伤风 本品可凉肝息风止痉，适宜于小儿急慢惊风、破伤风等。治疗小儿急惊风，可与清热息风止痉药配伍；治疗小儿慢惊风，常与息风止痉药及补气健脾药同用；治疗破伤风，常与祛风止痉药同用。

此外，现代研究该药有镇静作用，故常用于小儿夜啼不安。

【用法用量】煎服，3～6g；或单味研末冲服。一般病证用量宜小，止痉则量大。

【参考资料】

1. 本草精选 《神农本草经》："主小儿惊痫，夜啼，癫病，寒热。"《本草纲目》："治头风眩运，皮肤风热，痘疹作痒，破伤风及疔肿毒疮，大人失音，小儿噤风天吊，惊哭夜啼，阴肿。"

2. 化学成分 本品含大量甲壳质，并含异黄质蝶呤、赤蝶呤、蛋白质、氨基酸、有机酸、酚类化合物等成分。

3. 药理作用 本品有解热、抗炎、抗菌、镇静、镇痛、镇咳、祛痰、抗过敏、抗肿瘤、抑制免疫等作用。

桑 叶

《神农本草经》

为桑科植物桑 *Morus alba* L. 的干燥叶。生用或蜜炙用。

【性味归经】甘、苦，寒。归肺、肝经。

【功效应用】

1. 疏散风热，用于风热感冒，温病初起 本品疏散风热作用较为缓和，但能清肺热、润肺燥，故适宜于风热感冒或温病初起，症见发热、咽痒、咳嗽等症，常与菊花相须为用。

2. 清肺润燥，用于肺热咳嗽、燥热咳嗽 本品兼有清肺热与润肺燥功效，适宜于肺热或燥热伤肺之证。治疗咳嗽痰少，色黄而黏，或干咳少痰、咽痒等症，轻者可与沙参、贝母等同用；重者可与麦冬、阿胶等品配伍。

3. 平抑肝阳，用于肝阳上亢证 本品有类似菊花的平抑肝阳之功。治疗肝阳上亢，头痛眩晕，烦躁易怒，常与其他平抑肝阳药物同用。

4. 清肝明目，用于目赤昏花 本品既能疏散风热，又可清肝热以明目，不论风热上攻、肝火上炎所致目疾，皆可用之。治疗风热上攻，目生翳障者，可与菊花、蝉蜕、决明子等配伍；治疗肝热上炎，目赤肿痛，可与其他清肝明目药同用；治疗肝肾不足之视物昏花，需与黑芝麻等补肝肾明目之品同用。

此外，本品尚能凉血止血，还可用于血热妄行之咳血、吐血、衄血等各种出血。

【用法用量】煎服，5~10g；或入丸、散。外用煎水洗眼。肺燥咳嗽多用蜜炙。

【参考资料】

1. 本草精选 《神农本草经》："主除寒热，出汗。"《本草从新》："滋燥，凉血，止血。"

2. 化学成分 本品含芸香苷、槲皮素、异槲皮苷等黄酮类成分，β-谷甾醇、豆甾醇等植物甾醇，生物碱，γ-氨基丁酸，桑叶多糖等。

3. 药理作用 本品有抑菌、抑制钩端螺旋体、降糖、降血脂、降胆固醇、抗血栓形成、抗动脉粥样硬化、抗衰老、抗疲劳等作用。

菊 花
jú huā

《神农本草经》

为菊科植物菊 *Chrysanthemum morifolium* Ramat. 的干燥头状花序。生用。

【性味归经】辛、甘、苦，微寒。归肺、肝经。

【功效应用】

1. 疏散风热，用于风热表证，温病初起 本品能疏散肺经风热，但发散表邪之力较缓。治疗风热表证，或温病初起之发热、头痛、咳嗽等症，每与桑叶相须为用。

2. 平抑肝阳，用于肝阳上亢证 本品长于平抑肝阳，适宜于肝阳上亢证。治疗肝阳上亢所致头痛眩晕，多与石决明、珍珠母、白芍等同用。本品清肝热，还可用于肝火上攻所致眩晕头痛，以及肝经热盛，热极动风，多与羚羊角、钩藤、桑叶等同用。

3. 清肝明目，用于目赤昏花 本品能疏散风热，又长于清泄肝火以明目，适宜于风热、肝热等多种目疾。治疗风热上攻所致目赤肿痛，畏光流泪，常与蝉蜕、木贼等配伍；治疗肝火上攻之目赤肿痛，常与清肝明目药同用；若治疗肝肾精血不足，目失所养，视物不清，又常与枸杞子、熟地黄等养肝明目之品配伍。

4. 清热解毒，用于疮痈肿毒 本品有清热解毒之功，可治疮痈肿毒，但其力不及野菊花，故临床较野菊花少用。

【用法用量】煎服，5~10g。疏散风热宜用黄菊花，平肝、清肝明目宜用白菊花。

【参考资料】

1. 本草精选 《神农本草经》："主风，头眩肿痛，目欲脱，泪出，皮肤死肌，恶风湿痹。"《本草纲目拾遗》："专入阳分。治诸风头眩，解酒毒疔肿。"

2. 化学成分 本品含挥发油，油中为龙脑、樟脑、菊油环酮等。此外，尚含有菊苷、腺嘌呤、胆碱、黄酮、水苏碱、微量维生素A、维生素B_1、维生素E、氨基酸及刺槐素等。

3. 药理作用 本品有抗菌、扩张冠状动脉、提高心肌耗氧量、降压、缩短凝血时间、解热、抗炎、镇静等作用。

柴　胡

chái hú

《神农本草经》

为伞形科植物柴胡 *Bupleurum chinense* DC. 或狭叶柴胡 *Bupleurum scorzonerifolium* Willd. 的干燥根。切段，生用或醋炙用。

【性味归经】苦、辛，微寒。归肝、胆经。

【功效应用】

1. 解表退热，用于表证发热及少阳证　本品善于解表退热，适宜于风热、风寒导致的表证发热及少阳证往来寒热。现临床已有单味或复方柴胡注射液，均有较好的退热作用。治疗风寒表证，恶寒发热、头身疼痛，常与防风、生姜等药配伍；治疗风热表证，发热、头痛等，可与菊花、薄荷、升麻等同用。本品长于疏散少阳半表半里之邪，尤宜于伤寒邪在少阳，寒热往来、胸胁苦满、口苦咽干、目眩，并常与黄芩同用，以和解少阳。

2. 疏肝解郁，用于肝郁气滞　本品长于疏肝解郁，为治疗肝气郁滞证之要药。治疗肝失疏泄、气机郁阻所致胸胁或少腹胀痛、情志抑郁、妇女月经不调、痛经等，常与香附、川芎、白芍等同用；治疗肝郁血虚，脾失健运致妇女月经不调，乳房胀痛，胁肋作痛，神疲食少，脉弦而虚者，常与当归、白芍等配伍。

3. 升举阳气，用于气虚下陷，脏器脱垂　本品能升举脾胃清阳之气以举陷，常与补气药配伍，用于中气下陷之证。治疗中气不足、气虚下陷所致的脘腹重坠作胀，食少倦怠，久泻脱肛，子宫下垂，肾下垂等脏器脱垂，常与人参、黄芪、升麻等同用，以补气升阳。

此外，本品还可截疟退热，亦可配伍用于疟疾寒热。

【用法用量】煎服，3～10g。解表退热宜生用，且用量宜重；疏肝解郁，用量宜轻。

【使用注意】柴胡具有升散之性，故阴虚阳亢，肝风内动，阴虚火旺者慎用。大叶柴胡 *Bupleurum longiradiatum* Turcz. 的干燥根茎，表面密生环节，有毒，不可当柴胡用。

【参考资料】

1. 本草精选　《神农本草经》："主心腹，去肠胃中结气，饮食积聚，寒热邪气，推陈致新。"《本草纲目》："治阳气下陷，平肝胆三焦包络相火，及头痛眩晕，目昏赤痛障翳，耳聋鸣，诸疟。"

2. 化学成分　本品含皂苷类成分（柴胡皂苷 a、c、d 等）、α－菠菜甾醇、春福寿草醇、挥发油、柴胡多糖等。

3. 药理作用　本品有镇静、镇痛、解热、镇咳、抗肝损伤、利胆、降低转氨酶、兴奋肠平滑肌、抑制胃酸分泌、抗溃疡、抑制胰蛋白酶、抗病毒、增加蛋白质生物合成、抗肿瘤、抗辐射及增强免疫等作用。

葛　根

gě gēn

《神农本草经》

为豆科植物野葛 *Pueraria lobata*（Willd.）Ohwi 的干燥根。生用或煨用。

【性味归经】甘、辛，凉。归肺、脾、胃经。

【功效应用】

1. 解肌退热，用于表证发热、项背强痛　本品有发汗解表、解肌退热之功，不论风寒、风热所致发热均可选用。治疗风热表证，发热、头痛等症，可与薄荷、菊花、蔓荆子等同用；治疗风寒表证，可与麻黄、紫苏等药配伍。本品长于缓解经脉而解肌，又散外邪，尤宜于风寒感冒，邪气郁阻，经气不利，筋脉失养所致的颈背强痛，常与麻黄、桂枝等同用。

2. 透疹，用于麻疹不透　本品能发表散邪，解肌退热，透发麻疹。治疗麻疹初起，疹出不畅，常与升麻相须为用；或可与其他疏散透疹之品配伍。

3. 生津止渴，用于热病口渴、消渴病　本品能生津止渴。治疗热病津伤口渴，常与芦根、天花粉、知母等同用；治疗消渴病属阴津不足者，可与天花粉、地黄、麦冬等配伍；若治内热消渴，气阴不足者，亦可与养阴生津之品同用。

4. 升阳止泻，用于热泻热痢、脾虚泄泻　本品既能发表散邪，又能升脾胃清阳以止泻，适宜于泻痢及泄泻。治疗表邪未解，邪热入里之身热，下利臭秽，肛门灼热，或湿热泻痢，热重于湿，常与黄芩、黄连等同用；治疗脾虚泄泻，常与补脾渗湿止泻之品配伍。

此外，本品能直接扩张血管，降低外周阻力而有明显降血压作用。

【用法用量】煎服，10～15g。解肌退热、透疹、生津宜生用，升阳止泻宜煨用。

【参考资料】

1. 本草精选　《神农本草经》："主消渴，身大热，呕吐，诸痹，起阴气，解诸毒。"《名医别录》："疗伤寒中风头痛，解肌发表出汗，开腠理，疗金疮，止痛胁风痛。"

2. 化学成分　本品含黄酮类物质如大豆苷、大豆苷元、葛根素、大豆素-4,7-二葡萄糖苷、葛根素-7-木糖苷等，还含有三萜皂苷及香豆素等。

3. 药理作用　本品有扩张冠脉血管和脑血管、增加冠脉血流量和脑血流量、降低心肌耗氧量、降压、改善微循环、抑制血小板聚集、抗乙酰胆碱所致的肠管痉挛、解热、降血糖等作用。

升　麻
sheng　ma

《神农本草经》

为毛茛科植物大三叶升麻 *Cimicifuga heracleifolia* Kom. 、兴安升麻 *Cimicifuga dahurica*（Turcz.）Maxim 或升麻 *Cimicifuga foetida* L. 的干燥根茎。切片，生用或蜜制用。

【性味归经】辛、微甘，微寒。归肺、脾、胃、大肠经。

【功效应用】

1. 解表退热，用于外感表证发热　本品性微寒，能解表退热，适宜于外感发热，不论风寒风热均可使用。治疗风热表证，温病初起，症见发热、头痛，可与桑叶、菊花等同用；治疗风寒表证，症见恶寒发热、无汗、头痛、咳嗽，常与麻黄、紫苏等发散风寒药同用。

2. 透疹，用于麻疹不透　本品既能透发麻疹，又能清热解毒，适宜于麻疹疹出不透者。治疗麻疹初起，外有风热，内有热毒，疹点透发不畅，常与葛根相须为用；并可与其他疏散、解毒透疹之品配伍；治疗麻疹欲出不透，身热无汗，咳嗽咽痛，烦渴尿赤者，可与薄荷、荆芥等药同用。

3. 清热解毒，用于齿痛口疮、咽喉肿痛、阳毒发斑　本品清热解毒，尤善清解阳明热毒，适宜于胃火炽盛，热毒内蕴所致牙龈肿痛、口舌生疮、咽喉肿痛及疮疡肿痛等。治疗牙龈肿痛，口舌生疮，常与生石膏、黄连等同用；治疗风热疫毒上攻，大头瘟毒，头面红肿，咽喉肿痛，可与黄连、板蓝根等药配伍；治疗痄腮肿痛，常与连翘、牛蒡子等同用；

治疗阳毒发斑，常与生石膏、大青叶等药同用。

4. 升举阳气，用于气虚下陷、脏器脱垂、崩漏下血　本品似柴胡，能升脾胃清阳之气以举陷，亦常与补气药配伍用于中气下陷之证。治疗中气不足，气虚下陷，症见脘腹重坠作胀、久泻脱肛、胃下垂、子宫下垂、肾下垂等脏器脱垂，多与黄芪、人参、柴胡等同用。

【用法用量】煎服，3～10g。发表透疹、清热解毒宜生用，升阳举陷宜蜜炙用。

【使用注意】麻疹已透，阴虚火旺，以及阴虚阳亢者，均当忌用。

【参考资料】

1. 本草精选　《神农本草经》："主解百毒，杀百老物殃鬼，辟温疾，障邪，毒蛊。"《本草纲目》："消斑疹，行瘀血，治阳陷眩运，胸胁虚痛，久泄下痢，后重遗浊，带下崩中，血淋下血，阴痿足寒。"

2. 化学成分　升麻含三萜及其苷类、升麻酸、异阿魏酸、降升麻素等；兴安升麻含三萜及其苷类、阿魏酸、异阿魏酸、咖啡酸等。

3. 药理作用　本品有抗菌、抑制心脏、减慢心率、降低血压、抑制肠管和妊娠子宫痉挛、解热、抗炎、镇痛、抗惊厥、升高白细胞、抑制血小板聚集及释放等作用。

màn jīng zǐ
蔓荆子
《神农本草经》

为马鞭草科植物单叶蔓荆 *Vitex trifolia* L. var. *simplicifolia* Cham. 或蔓荆 *Vitex trifolia* L. 的干燥成熟果实。生用或炒用。

【性味归经】辛、苦，微寒。归膀胱、肝、胃经。

【功效应用】

1. 疏散风热，用于风热表证　本品既疏散风热，又长于清利头目，并可止痛，适宜于风热表证而头晕头痛者，常与薄荷、菊花等同用。

2. 清利头目，用于目赤肿痛，头晕头痛　本品既能疏散风热，又长于清利头目，适宜于风热上攻之证。治疗目赤肿痛，目昏多泪，常与菊花、蝉蜕等祛风明目药同用；若治风邪上攻之偏头痛，常配伍川芎、白芷等药。

此外，本品能祛风止痛，也可用治风湿痹痛，多与羌活、独活等同用。

【用法用量】煎服，5～10g。

【参考资料】

1. 本草精选　《神农本草经》："主筋骨间寒热，湿痹拘挛，明目坚齿，利九窍，去白虫。"《本草纲目》："气清味辛，体轻而浮，上行而散。故所主者，皆头面风虚之症。"

2. 化学成分　本品含挥发油，主要成分为茨烯、蒎烯，并含蔓荆子黄素、脂肪油、生物碱和维生素A等。

3. 药理作用　本品能镇静、止痛、退热、抗菌、抗病毒等作用。

dàn dòu chǐ
淡豆豉
《名医别录》

为豆科植物大豆 *Glycine max*（L.）Merr. 的成熟种子的发酵加工品。晒干，生用。

【性味归经】苦、辛，凉。归肺、胃经。

【功效应用】

1. 解表，用于外感表证 本品疏散表邪之力平和，风热、风寒表证，皆可配伍使用。治疗风热表证，或温病初起，发热、微恶风寒、口渴、咽痛等，常与金银花、连翘等药同用。治疗风寒表证，恶寒发热、无汗、头痛等症轻者，常与葱白配伍。

2. 除烦，宣发郁热，用于热病烦闷 本品能宣散郁热、除烦。治疗外感热病，邪热内郁胸中，心中懊恼，烦热不眠，常与栀子同用。

【用法用量】煎服，6~12g。

【参考资料】

1. 本草精选 《名医别录》："主伤寒头痛，寒热，瘴气恶毒，烦躁满闷，虚劳喘急，两脚疼冷。"《珍珠囊》："去心中懊恼，伤寒头痛，烦躁。"

2. 化学成分 本品含脂肪、蛋白质和酶类等成分。

3. 药理作用 本品能发汗、健胃、助消化等作用。

表6-1 本章知识拓展参考药

药名	性能特点	功效	主治	用法用量及注意
葱白	辛，温。归肺、胃经	发汗解表；散寒通阳	风寒感冒；阴盛格阳	煎服，3~10g。外用适量
西河柳	甘、辛，平。归肺、胃、心经	发表透疹；祛风除湿	麻疹不透；风湿痹痛	煎服，3~6g；用量过大易致人心烦、呕吐
木贼	甘、苦，平。归肺、肝经	疏散风热；明目退翳；凉血止血	风热目赤多泪；目生翳障；出血证	煎汤，3~9g

重点小结

1. 考核要点

表6-2 解表药的考核要点

章节	层次	要点
解表药	掌握	麻黄、桂枝、紫苏、荆芥、防风、羌活、白芷、薄荷、牛蒡子、蝉蜕、桑叶、菊花、柴胡、葛根的性能特点、功效与应用
	熟悉	生姜、香薷、细辛、辛夷、藁本、苍耳子、升麻、蔓荆子的功效与主治病证
	了解	淡豆豉功效；麻黄、香薷、细辛、荆芥用法用量及使用注意；辛夷、薄荷、桑叶、柴胡、葛根用法；桂枝、苍耳子、薄荷、牛蒡子的使用注意

2. 效用相似药物比较

（1）发散风寒药 比较麻黄与桂枝、荆芥与防风、紫苏与生姜功效、主治病证的异同。

表6-3 麻黄与桂枝性味及效用比较

	麻黄	桂枝
同	辛温；发汗解表→风寒表实无汗证；二者相须为用	
异	宣肺平喘→多种喘咳之证；尤宜于风寒表证喘咳；利水消肿→尤宜于风水水肿	发汗力<麻黄，能解肌→表虚有汗配白芍；温经通脉→胸痹心痛、脘腹冷痛、风湿痹痛、痛经等；助阳化气（助心脾肾阳）→胸痹、心悸、水肿、眩晕等

表 6-4 荆芥与防风性味及效用比较

	荆芥	防风
同	辛、微温;祛风解表→风寒表证,风热表证,瘾疹瘙痒等	
异	祛风透疹/消疮→麻疹不透、疮疡初起兼表证; 炒炭止血→多种出血	祛风止痒→多种皮肤疾患; 胜湿止痛→风湿痹痛; 祛风止痉→破伤风、角弓反张等

表 6-5 紫苏与生姜性味及效用比较

	紫苏	生姜
同	辛、温,归肺胃经;解表散寒→风寒表证;解鱼蟹毒→食鱼蟹中毒	
异	紫苏(梗)行气宽中→脾胃气滞之腹胀呕吐; 安胎→气滞胎动不安	温中散寒止呕→胃寒呕吐; 温肺止咳→肺寒痰饮证; 解毒→解生半夏、生天南星毒

(2)发散风热药 比较薄荷、牛蒡子与蝉蜕,桑叶与菊花,柴胡、葛根与升麻功效、主治病证的异同。

表 6-6 薄荷、牛蒡子与蝉蜕性味及效用比较

	薄荷	牛蒡子	蝉蜕
同	辛、凉;疏散风热,利咽,透疹→风热感冒,温病初起,咽喉肿痛,麻疹透发不畅		
异	发散力强→风热表证无汗; 清利头目→风热上攻,头痛眩晕等; 疏肝解郁→肝郁气滞证	清热解毒→痈肿疮毒,痄腮,喉痹	开音→风热感冒音哑; 明目退翳→目赤翳障; 息风止痉→急、慢惊风,破伤风

表 6-7 桑叶与菊花性味及效用比较

	桑叶	菊花
同	疏散风热→风热表证,温病初起;平抑肝阳→肝阳上亢眩晕;清肝明目→目赤昏花	
异	清肺润燥→肺热咳嗽,燥热咳嗽; 凉血止血→血热出血	清热解毒→疮痈肿毒

表 6-8 柴胡、葛根与升麻性味及效用比较

	柴胡	葛根	升麻
同	疏散退热→表证发热;升阳→气虚下陷,脏器下垂(柴胡、升麻)		
异	疏散少阳邪气→少阳证; 疏肝解郁→肝郁气滞证	解肌→外邪之项背强痛; 透疹→麻疹不透; 生津止渴→热病口渴,阴虚消渴	透疹→麻疹不透; 清热解毒→齿痛,口疮,咽喉肿痛,温毒发斑

(李 敏 杨 敏)

扫码"练一练"

第七章 清热药

要点导航

　　学习清热药的概述及各药的功效与临床应用等基础知识，为今后理解清热剂的用药特点及配伍规律奠定基础。

　　重点理解清热药的含义、功效与主治、性能特点；常用药物的分类归属、性能特点、主要功效与临床应用、用法用量及使用注意；比较重要药对的功效与主治病证异同。

概　述

　　1. 含义　凡以清解里热为主要作用，主治里热证的药物，称为清热药。

　　2. 功效与主治病证

　　（1）功效　清热药均有清除热邪或抑制亢盛阳气的功效。因清热的侧重点及作用部位不同，其功效有清热泻火、清热燥湿、清热解毒、清热凉血和清虚热之分。

　　（2）主治　该类药适宜于里热证，即由热邪深入导致机体阳胜或阴虚所表现的证候，常见身热、面红、口渴饮冷、尿赤、舌红、苔黄、脉数等临床表现。因邪盛正衰、病变部位及兼夹邪气不同，其病证较为复杂。常见的里热证有温病气分实热证及脏腑实热证、里湿热证、温病营血分证及其他血热证、热毒内蕴证及阴虚内热证等。

　　（3）分类　依据主治及功效，将该类药分为清热泻火药、清热燥湿药、清热解毒药、清热凉血药和清虚热药五类。

　　3. 性能特点　味苦，性寒凉，有沉降趋向；因主治不同，五类药归经各异。

　　4. 配伍应用　①根据证型及兼有症状予以配伍：里热证较为复杂，应分清实热、虚热，区别热邪所在气分、血分不同阶段或不同脏腑部位，同时依据兼夹症状而作相应选药及配伍。②注意配伍养阴生津药：因热邪易耗伤阴津，有的清热药又有苦燥伤阴之弊，且虚热证多为阴虚所致，故临床应用较为强调与养阴生津药同用。③与健脾益胃药同用：本类药药性寒凉，易伤脾胃，可适当配伍健脾益胃之品。

　　5. 使用注意　①药物特性：清热药药性寒凉，部分偏于苦燥，应注意防止其伤阳、伐胃；少数甘寒滋腻，防止伤阴及助湿之弊。②病证禁忌：原则上忌用于寒证，应分清寒热真假，以防误用。

第一节　清热泻火药

　　以清热泻火为主要作用，常用以治疗温热病气分实热证及各种脏腑实热证的药，称清热泻火药。温热病气分实热证以高热、汗出、烦渴、脉洪大为主要表现。脏腑实热证因部位不同而表现各异。

本类药性味偏甘寒，多兼有生津作用，属清热药中不易伤阴之品，但大量使用仍易伤阳败胃，脾胃虚寒、食少便溏者忌用。

石 膏

《神农本草经》

为硫酸盐类矿物硬石膏族石膏，主含含水硫酸钙（$CaSO_4 \cdot 2H_2O$）。生用，或煅用。

【性味归经】甘、辛，大寒。归肺、胃经。

【功效应用】

1. 清热泻火，用于温热病气分实热证及肺胃实热证 本品性寒，善清气分实热而止烦渴，为清肺胃气分实热之要药。治疗温热病气分证见高热、汗出、烦渴、脉洪大者，常与知母相须为用。其有良好的清肺热功效，治疗肺热喘咳气急之证，常与宣肺平喘之麻黄、杏仁等配伍。其又能清胃热，治疗牙龈肿痛、口疮、口臭等胃热证，多与黄连、升麻等药同用。亦可配养阴生津之品治疗胃热津伤之消渴病。

2. 煅后外用收湿敛疮生肌，用于溃疡不敛、湿疹瘙痒、水火烫伤等 本品煅后研末外用，能收敛水湿，减少创面分泌物而促进创面愈合，多用于分泌物较多的疮疡、湿疹及水火烫伤等。单用或入复方使用。

【用法用量】煎服，15～60g，宜打碎先煎。内服宜生用；外用多火煅研末。

【参考资料】

1. 本草精选 《神农本草经》："主治中风寒热，心下逆气，惊喘，口干舌焦不能息，腹中坚痛，除邪鬼，产乳，金创。"《本草分经》："体重气轻。胃经大寒之药。兼入肺、三焦气分。清热降火，发汗解肌，缓脾止渴，发斑疹。"

2. 化学成分 本品主要成分为含水硫酸钙，并常含黏土、有机物、硫化物及钛、铜等微量元素。

3. 药理作用 本品有解热、抑制神经应激能力、减轻骨骼肌兴奋性、降低毛细血管通透性、增强巨噬细胞吞噬能力、抗炎、抗病毒及加强骨缺损愈合等作用。

知 母

《神农本草经》

为百合科植物知母 *Anemarrhena asphodeloides* Bge. 的干燥根茎。生用或盐水炙用。

【性味归经】苦、甘，寒。归肺、胃、肾经。

【功效应用】

1. 清热泻火，用于温热病气分实热证及肺胃实热证 本品清热泻火功效与石膏相似，常与石膏相须以增效，用于温热病气分实热证及肺胃实热证。因其性较石膏更为甘润，长于滋阴，既能清肺热，又可滋肺阴而润肺燥，亦多用于阴虚燥咳，干咳少痰者，常与润肺止咳药配伍。

2. 滋阴润燥，用于阴虚之骨蒸潮热、内热消渴、肠燥便秘等 本品甘寒质润，长于滋阴而降火，入肾及肺胃经，能滋肾阴、泻相火、养肺胃阴、泻肺胃之火。治疗阴虚火旺所致骨蒸潮热、盗汗、心烦者，常与清虚热、养阴之黄柏、地黄等药配伍。治疗阴虚内热之消渴病，常与天花粉、葛根等生津止渴之品同用。其滋阴而润燥滑肠，亦治阴虚肠燥便秘。

【用法用量】煎服，6～12g。

【参考资料】

1. 本草精选 《神农本草经》："主消渴，热中，除邪气，肢体浮肿，下水，补不足，益气。"《本草纲目》："知母之辛苦寒凉，下则润肾燥而滋阴，上则清肺金而泻火，乃二经气分药也。"

2. 化学成分 本品化学成分为皂苷类、黄酮类、多糖类、生物碱类、有机酸类物质及微量元素等。

3. 药理作用 本品解热、抗炎、降血糖、调节甲状腺素及糖皮质激素等作用。

栀 子
zhī zǐ

《神农本草经》

为茜草科植物栀子 *Gardenia jasminoides* Ellis 的干燥成熟果实。生用或炒焦用。

【性味归经】苦，寒。归心、肺、三焦经。

【功效应用】

1. 泻火除烦，用于热病心烦及多种脏腑实热证 本品苦寒清降，通泻三焦实火，尤其擅长泻心火而除烦，为治热病心烦之要药。治疗热病心烦，躁扰不宁，常与淡豆豉同用；治疗高热、烦躁、神昏谵语者等热病重症，多与清热解毒之黄芩、黄连、黄柏等配伍。亦常用于肝、胃等多种脏腑实热证。治疗肝热目赤肿痛、烦躁易怒或小儿肝热惊风等，常与龙胆、大黄等药同用；治疗胃火上炎之口疮、牙龈肿痛等，多与黄连、石膏、知母等配伍。

2. 清热利湿，用于湿热之黄疸、淋证等 本品有较强清热利湿功效，适宜于多种湿热病证，尤善治下焦湿热证。其尚可利胆退黄，治疗肝胆湿热之黄疸，并多与茵陈、大黄同用；其又兼能凉血止血，治疗膀胱湿热之热淋、血淋，多与利水渗湿药配伍。

3. 凉血止血，用于血热出血证 本品清热凉血以止血，适宜于血热妄行所致的多种出血证。治疗血热所致吐血、咯血、衄血、尿血，常与侧柏叶、茜草等凉血止血药同用。

4. 清热解毒，用于热毒炽盛及火毒疮疡等 本品清热解毒之力强，适宜于温病、脏腑热毒炽盛等多种热毒病证，常与清热解毒药配伍。治疗热毒疮痈之红肿热痛，内服，亦多外用。单用本品捣烂和水调敷或与其他解毒消痈药同用以增其效。

此外，本品外用有消肿止痛功效，治疗扭挫伤痛，常用生栀子粉和面粉或鸡蛋清等捣烂，调敷局部。

【用法用量】煎服，6～10g。外用生品适量，研末调敷。焦栀子多用于止血。

【参考资料】

1. 本草精选 《神农本草经》："味苦，寒。主治五内邪气，胃中热气，面赤酒齄鼻，白癞，赤癞，疮疡。"《药性解》："主五内邪热、亡血津枯、面红目赤、痈肿疮疡、五肿黄病，开郁泻火，疗心中懊侬颠倒而不眠，治脐下血滞小便而不利。"

2. 化学成分 本品化学成分为栀子苷等皂苷类、色素、有机酸类、挥发性化合物、多糖类、胆碱、熊果酸等。

3. 药理作用 本品有保肝利胆、降低血中胆红素、降低胰淀粉酶、促进胰腺分泌、抑制胃酸分泌及胃肠运动、抗菌、解热、抗炎、镇静、镇痛、降血压等作用。

xià kū cǎo

夏枯草

《神农本草经》

为唇形科植物夏枯草 *Prunella vulgaris* L. 的干燥果穗。生用。

【性味归经】辛、苦，寒。归肝、胆经。

【功效应用】

1. 清泻肝火，明目，用于肝火上炎之目赤肿痛、目珠夜痛、头痛眩晕 本品苦寒主入肝经，善泻肝火以明目，适宜于肝火上炎所致目赤肿痛、目珠夜痛、头痛眩晕者。治疗目赤肿痛，可与决明子、青葙子等清肝明目药配伍；治疗肝阴不足，目珠疼痛，宜与滋养肝阴血之地黄、白芍等药同用；治疗肝阳上亢之头痛眩晕，多与桑叶、菊花等清肝平肝药协同增效。

2. 散结消肿，用于瘰疬、瘿瘤、乳痈肿痛等 本品味辛能散结，苦寒能泄热，适宜于痰火郁结及疮痈等。治疗肝郁化火，痰火凝聚之瘰疬，常与清热泻火、消痈散结药配伍；治瘿瘤，多与昆布、玄参等同用；治疗乳痈肿痛，常与蒲公英、金银花等同用。

【用法用量】煎服，9～15g。

【参考资料】

1. 本草精选 《神农本草经》："主热瘰疬，鼠瘘，头疮，破癥，散瘿，结气，脚肿，湿痹，轻身。"《本草备要》："补肝血，缓肝火，解内热，散结气。治瘰疬湿痹，目珠夜痛。"

2. 化学成分 本品含有三萜类、甾醇类、黄酮类、香豆素、有机酸、挥发油及糖类等。尚含有 β-谷甾醇、豆甾醇、α-菠甾醇、咖啡酸等。

3. 药理作用 本品有降血压、抗炎、抗菌等作用。

lú gēn

芦 根

《名医别录》

为禾本科植物芦苇 *Phragmites communis* Trin. 的新鲜或干燥根茎。生用或鲜用。

【性味归经】甘，寒。归肺、胃经。

【功效应用】

1. 清热泻火，生津止渴，用于热病烦渴及温病卫分证 本品能清气分热邪，清热而除烦，又能生津止渴，但作用缓和，多为治温病热盛烦渴的辅助品。治疗热入气分津伤烦渴，常与养阴生津药如麦冬等同用；治疗温病邪在卫分，或风热表证而见烦渴者，亦常与疏散风热之金银花、连翘等配伍。

2. 清胃止呕，用于胃热呕吐 本品能清胃热，并有较好的止呕作用，治疗胃热呕哕，可单用以标本兼顾，亦可与其他清热止呕药如竹茹等配伍。

3. 清肺排脓，用于肺热咳嗽、肺痈吐脓 本品清肺热而又兼能祛痰排脓。治疗肺热咳嗽之咯痰黄稠及肺痈咳吐脓痰，多与清化热痰药，或鱼腥草、薏苡仁等清肺排脓药配伍。

4. 利尿，用于热淋涩痛 本品兼有清热利尿之功。治疗湿热淋证，多与其他利尿通淋药同用。

【用法用量】煎服，15~30g。鲜品用量加倍，或捣汁用。

【参考资料】

1. 本草精选 《名医别录》："味甘，寒。主治消渴，客热，止小便利。"《本草求真》："芦根专入肺、胃，兼入心。治无他奇，惟清肺降火，是其所能。"

2. 化学成分 本品化学成分为木聚糖等多聚糖类化合物，聚醇、甜菜碱、薏苡素、游离脯氨基酸、天门冬酰胺及黄酮类化合物苜蓿素等。

3. 药理作用 本品有解热、镇静、镇痛、降血压、降血糖、抗氧化、抑制β-溶血链球菌等作用。

tiān huā fěn
天花粉
《神农本草经》

为葫芦科植物栝楼 *Trichosanthes kirilowii* Maxim. 或双边栝楼 *Trichosanthes rosthornii* Harms 的干燥根。生用。

【性味归经】甘、微苦，微寒。归肺、胃经。

【功效应用】

1. 清热泻火，生津止渴，用于热病烦渴、肺热燥咳、内热消渴 本品清泻气分实热之力不强，较长于生津止渴，适宜于热病烦渴及津伤口渴之症。治疗温热病气分热盛，伤津口渴者，常与石膏、知母等药同用。其清肺热，又生津以润肺燥，治疗肺热燥咳，可与其他清肺润燥之品同用；其善清肺胃热、生津止渴，治疗内热消渴，亦常与麦冬、芦根等养阴生津之品配伍。

2. 消肿排脓，用于疮疡肿毒 本品既能清热泻火，又可消肿排脓。治疗疮痈红肿热痛者或脓成难溃，内服与外敷均可，既可单用，亦常入复方，亦常与金银花、当归清热解毒、活血消痈肿之品同用。

【用法用量】煎服，10~15g。

【使用注意】孕妇慎用。不宜与川乌、草乌及附子同用。

【参考资料】

1. 本草精选 《神农本草经》："主消渴，身热，烦满大热，补虚，安中，续绝伤。"《本草分经》："降火润燥，滑痰，生津，解渴，行水，治胃热、膀胱热，疗疮毒。虚热者宜之。"

2. 化学成分 本品主要含淀粉、皂苷、多糖类、氨基酸类、酶类和天花粉蛋白等。

3. 药理作用 本品有抗菌、抗病毒、降血糖、免疫调节等作用。天花粉蛋白皮下或肌内注射，有引产和中止妊娠的作用。

dàn zhú yè
淡竹叶
《本草纲目》

为禾本科植物淡竹叶 *Lophatherum gracile* Brongn. 的干燥茎叶。生用。

【性味归经】甘、淡，寒。归心、小肠、胃经。

【功效应用】

1. 清热泻火，除烦，用于热病烦渴 本品能清泻气分实热、肺胃实热，且善泻心火以除烦，有一定解热作用，但其力缓和，故多入复方为辅助之品。治疗温病气分之高热、汗出、烦渴等，多作为石膏、知母等药的辅助品。治疗表热证而发热烦渴者，常与金银花、连翘等同用；治疗阴虚烦渴，常与知母等养阴生津药配伍。

2. 利尿，用于热淋涩痛，口舌生疮 本品上清心火，下利小便。治疗心火亢盛致口舌生疮，移热于小肠而见热淋涩痛者，常与木通、地黄等清心热、利尿通淋药同用。

【用法用量】煎服，6~10g。

【参考资料】

1. 本草精选 《本草纲目》："去烦热，利小便，清心。"

2. 化学成分 本品含芦竹素、白茅素、蒲公英赛醇等三萜类及 β - 谷甾醇、菜油甾醇、酚类、有机酸、氨基酸、糖类等成分。

3. 药理作用 本品有解热、利尿、抗菌等作用。

jué míng zǐ
决 明 子
《神农本草经》

为豆科植物决明 *Cassia obtusifolia* L. 或小决明 *Cassia tora* L. 的干燥成熟种子。

【性味归经】苦、甘，微寒。归肝、大肠经。

【功效应用】

1. 清肝明目，用于多种目疾 本品苦甘，微寒，既能清肝热，又可明目，为多种目疾之常用药物。治疗肝火上攻之目赤肿痛，常与石决明、青葙子等清肝明目药配伍。治疗风热目疾、羞明多泪或目生翳膜等，常配伍菊花、蔓荆子等疏风清热药。本品略兼益肝阴之功，治疗肝肾阴亏之视物昏花、目暗不明，常与枸杞子、菟丝子等滋补肝肾之药协同增效。

2. 润肠通便，用于肠燥便秘 本品为缓下通便之品，多用于内热肠燥便秘，常与火麻仁等润下药同用。

此外，现代研究显示本品有一定降血压、降血脂作用，常用作高血压、高脂血症等病的辅助治疗。

【用法用量】煎服，9~15g。

【参考资料】

1. 本草精选 《神农本草经》："主青盲，目淫肤赤白膜，眼赤痛，泪出，久服益精光。"《本草蒙筌》："除肝热尤和肝气，收目泪且止目疼。诚为明目仙丹，故得决明美誉。仍止鼻衄，水调末急贴脑心，治头风须筑枕卧，消肿肿亦调水敷。"

2. 化学成分 本品含蒽醌类化合物、决明苷、甾醇类及硬脂酸、棕榈酸、油酸，亚油酸和维生素 A 类物质等。

3. 药理作用 本品有致泻、降压、降脂、抗血小板聚集、促进胃液分泌、抑菌、收缩子宫、催产、利尿、保肝及免疫调节等作用。

第二节 清热燥湿药

以清热燥湿为主要作用，常用以治疗湿热病证的药，称清热燥湿药。湿热证临床表现较为复杂，除见热象外还兼有湿邪所致之重着、黏滞特点，如头身困重、口渴不欲饮、舌红苔黄腻等。常见湿热病证有湿温或暑湿见身热不扬、胸脘痞闷等；中焦湿热之腹胀纳呆、恶心呕吐等；大肠湿热见泄泻不爽、痢疾腹痛；肝胆湿热之黄疸；湿热下注之淋证、带下；湿热痹证；湿疹、湿疮等。

本类药物多兼有清热泻火和清热解毒功效，又可治疗脏腑和气分实热证，以及各种热毒内蕴证。

本类药物苦寒之性较甚，易伤阳败胃；其苦燥之性，又易伤阴，故脾胃虚寒及阴津不足者忌用。

huáng qín
黄 芩

《神农本草经》

为唇形科植物黄芩 *Scutellaria baicalensis* Georgi 的干燥根。生用、炒用、酒炙或炒炭用。

【性味归经】 苦，寒。归肺、脾、胆、大肠、膀胱经。

【功效应用】

1. 清热燥湿，用于湿温、暑湿、黄疸、泻痢、痞满呕吐等多种湿热病证 本品苦寒而燥，清热燥湿力强，广泛用于多种湿热病证。因其善入肺、胃、胆经，能清气分及脏腑实热，有较好退热之效，尤宜于湿温、暑湿见身热不扬、胸脘痞闷、恶心呕吐、舌苔黄腻者，并常与化湿、行气药及清热、利水药配伍。治疗湿热泻痢，多与黄连、葛根同用；治疗湿热黄疸，常辅助茵陈、栀子等利湿退黄之品；治疗湿热阻中，痞满呕吐，常与半夏等药同用。

2. 泻火解毒，用于多种脏腑实热证及热毒内蕴证 本品能入肺、胃、胆、大肠、膀胱等诸经以清热泻火，可用治多种脏腑实热证。因其善清肺火，尤长于治疗肺热咳嗽痰黄之症，单用有效，更宜与清泻肺热药或止咳化痰药同用，以增强作用。入胆经，长于清少阳半表半里之热，善治伤寒邪入少阳之寒热往来，常与疏散之柴胡等配伍。因其有较好的退热作用，治疗温热病中、上焦气分热盛，壮热不退，常与其他清热泻火药同用。本品清热解毒之力亦强，治疗痈肿、咽痛等热毒证，多与解毒消痈或解毒利咽药同用。

3. 凉血止血，用于血热出血 本品既能清热泻火，又能凉血止血。治疗火热炽盛，血热妄行所致吐血、衄血、便血、尿血及崩漏等多种出血证，常与其他凉血止血药配伍。

4. 清热安胎，用于热盛之胎漏下血、胎动不安 本品能清热而奏安胎之效，适宜于妊娠期热盛伤胎致胎漏下血、胎动不安者，常与其他清热、安胎药同用。

【用法用量】 煎服，3～10g。生用清热燥湿力强，安胎多炒用，酒炙多用于上焦病证，止血多炒炭使用。

【参考资料】

1. 本草精选 《神农本草经》："主诸热黄疸，肠澼，泄痢，逐水，下血闭，恶疮，疽蚀，火疡。"《名医别录》："疗痰热，胃中热，小腹绞痛，消谷，利小肠，女子血闭，淋露下血，小儿腹痛。"

2. 化学成分 本品主含黄芩素、汉黄芩素、汉黄芩苷等黄酮类化合物，并含黄芩酶、挥发油、微量元素等。

3. 药理作用 本品有抗病原微生物、解热、抗炎、镇静、抗过敏、保肝、利胆、降血压、抗氧化、利尿等作用。

黄 连

《神农本草经》

为毛茛科植物黄连 *Coptis chinensis* Franch.、三角叶黄连 *Coptis deltoidea* C. Y. Cheng et Hsiao. 或云连 *Coptis teeta* Wall. 的干燥根茎。生用、清炒、酒炙、姜汁炙或吴茱萸水炙用。

【性味归经】苦，寒。归心、脾、胃、肝、胆、大肠经。

【功效应用】

1. 清热燥湿，用于湿热泻痢、湿热痞满等 本品苦燥寒降之性强，其清热燥湿之力胜于黄芩，适宜于多种湿热病证。尤善清泻中焦、大肠湿热，为治泻痢之要药，单用有效。治疗湿热泻痢、里急后重者，常与行气止痛之木香同用；治疗泻痢兼身热者，常与葛根、黄芩等药配伍；治疗痢疾、便下脓血黏液，多与白头翁等清热解毒之品同用。治疗湿热蕴结脾胃之脘腹痞闷、恶心呕吐，常与燥湿、化湿和行气药物配伍。

2. 泻火解毒，用于多种脏腑实热证及热毒内蕴证 本品清脏腑实热作用广泛，可用治多种脏腑实热证，而尤以清心、胃之热见长。治疗心经热盛之壮热、烦躁，甚至神昏谵语，常与清心泻火药或清热解毒药同用；治疗心火亢盛之心烦不眠，常与清心安神药同用；治疗胃热呕吐，可与石膏等清胃热药配伍；治疗胃热消渴，则多与养胃阴之品同用。本品兼清泻肝火，治疗肝火犯胃所致胁肋胀痛、呕吐吞酸，常与疏肝下气、散寒止痛之吴茱萸同用。

本品清热解毒之力强于黄芩，适宜于多种热毒内蕴之证，而尤善治痈疽疔疖等皮肤热毒证，可内服，亦多制成软膏局部外用；还可用于烧烫伤致皮肤红肿灼痛。

此外，本品清热燥湿、泻火解毒，外用本品制成的多种剂型，用于湿疹、湿疮、耳道流脓及目赤肿痛等。

【用法用量】煎服，2~5g。生用清热燥湿力较强，炒用能降低其苦寒性，姜汁炙多用于清胃止呕，酒炙多用于上焦热证，萸黄连则善疏肝和胃止呕，多用于肝胃不和之呕吐吞酸。

【参考资料】

1. 本草精选 《神农本草经》："主热气，目痛，眦伤，泣出，肠澼，腹痛，下利，妇人阴中肿痛。"《本草正义》："黄连大苦大寒，苦燥湿，寒胜热，能泄降一切有余之湿火，而心、脾、肝、肾之热，胆、胃、大小肠之火，无不治之。"

2. 化学成分 本品主含小檗碱（黄连素），并含多种生物碱、黄柏酮，黄柏内酯等。

3. 药理作用 本品有抗病原微生物、抗溃疡、解热、抗炎、镇静、降血糖、降血脂、抗氧化、抗肿瘤等作用。所含小檗碱还有抗心律不齐、增强心肌收缩力、增加冠脉血流量、抑制胃液分泌、抗腹泻等作用。

黄 柏

《神农本草经》

为芸香科植物黄皮树 *Phellodendron chinense* Schneid. 的干燥树皮。生用、炒炭或盐水炙用。

【性味归经】苦，寒。归肾、膀胱经。

【功效应用】

1. 清热燥湿，用于湿热之淋证、带下、黄疸、泻痢、脚气、痿证等 本品苦寒而燥，与黄芩、黄连相似，能清热燥湿，适宜于多种湿热病证，且常相须为用。但本品主入膀胱经，以清除下焦湿热见长，故较多用于淋证、带下、泻痢、黄疸等湿热病证；亦常用于湿疹、湿疮，以及湿热下注，足膝红肿热痛，下肢痿弱，或阴痒、阴肿等病证。治疗湿热淋证，常配利尿通淋药；治湿热带下，常与燥湿止带药同用；治湿热黄疸，多与清热、利湿、退黄之品配伍；治湿热痢疾，多与清热燥湿、止痢药同用；治疗湿热脚气、痿证，常与健脾燥湿的苍术同用，作为临床治疗多种湿热病证的基础方。

本品清热燥湿，还可治疗湿疹、湿疮瘙痒，单用或与苦参、白鲜皮、荆芥等配伍，内服外用均可。

2. 泻火解毒，用于脏腑实热证及热毒证 本品的泻火解毒之效与黄芩、黄连相似，亦可协同用于多种脏腑实热证及热毒证，而尤宜于肝、胆、胃实热证及疮痈疔疖，红肿疼痛者。其清解疮毒之力类似于黄连而功力稍逊，治疗疮痈肿毒，常与黄连同用，内服或外用均可。亦较常用于治疗烧烫伤。

3. 退虚热，用于阴虚火旺证。本品长于入肾经，退虚热，泻相火以坚阴、除骨蒸。治疗肾阴不足，相火妄动之五心烦热、潮热盗汗、遗精等症，常与甘润滋阴之知母相须为用。

【用法用量】煎服，3～12g。外用适量。生用清热燥湿，解毒，泻火力强，治湿热、热毒及脏腑实热证多生用；盐水炙可降低苦燥之性，且更易入肾经，治阴虚火旺证多盐水炙用。

【参考资料】

1. 本草精选 《神农本草经》："主五藏，肠胃中结热，黄疸，肠痔，止泄利，女子漏下赤白，阴阳蚀疮。"《本草拾遗》："主热疮疱起，虫疮，痢，下血，杀蛀虫；煎服，主消渴。"

2. 化学成分 本品含小檗碱、木兰花碱、黄柏碱等多种生物碱，还含有黄柏酮、黄柏内酯等成分。

3. 药理作用 本品有抗病原微生物、解热、抗炎、降血糖、降血压、利胆、利尿、抗溃疡、抗氧化、免疫抑制等作用。

lóng dǎn
龙 胆
《神农本草经》

为龙胆科植物条叶龙胆 Gentiana manshurica Kitag.、龙胆 Gentiana scabra Bge.、三花龙胆 Gentiana triflora Pall. 或坚龙胆 Gentiana rigescens Franch. 的干燥根和根茎。生用。

【性味归经】苦，寒。归肝、胆经。

【功效应用】

1. 清热燥湿，用于多种湿热病证 本品亦有良好的清热燥湿之功，因长于清肝胆、膀胱湿热，故适宜于黄疸、带下、阴痒阴肿、淋证等肝胆或下焦湿热病证。治疗肝胆湿热之黄疸，多与茵陈蒿、栀子等清热利湿退黄药同用；治疗湿热下注之带下黄稠，阴囊湿痒及湿疹瘙痒，常与黄柏、苦参等清热燥湿药同用，还可煎汤外洗或研末撒敷。治疗湿热淋证，可与栀子、车前子等清热利尿通淋药同用。

2. 泻肝胆火，用于肝胆实火，惊风抽搐　本品长于清泻肝胆实火，尤宜于肝火上炎所致诸症。治疗肝火头痛眩晕、目赤、耳肿或肝火内盛的胁痛、口苦等，常与其他清泻肝火之品同用；治肝经热盛，热极生风所致小儿惊风抽搐，亦可与清泻肝火、息风止痉药同用。

此外，本品尚有一定的清热解毒功效，可与其他清热解毒药同用，治疗热毒痈肿、咽喉肿痛等。

【用法用量】煎服，3～6g。

【参考资料】

1. 本草精选　《神农本草经》："主骨间寒热，惊痫邪气，续绝伤，定五脏，杀蛊毒。"《名医别录》："除胃中伏热，时气温热，热泄下利，去肠中小虫，益肝胆气，止惊惕。"

2. 化学成分　本品含龙胆苦苷、当药苦苷、当药苷、三叶苷、龙胆碱、龙胆黄碱、龙胆三糖等成分。

3. 药理作用　本品有抗病原微生物、抗炎、解热、镇静、镇痛、保肝、利胆、降血糖、降血压、增强免疫等作用。

kǔ　shēn
苦　参

《神农本草经》

为豆科植物苦参 *Sophora flavescens* Ait. 的干燥根。生用。

【性味归经】苦，寒。归心、肝、胃、大肠、膀胱经。

【功效应用】

1. 清热燥湿，用于多种湿热病证　本品苦寒之性较强，既能清热燥湿，又兼能利尿，使湿热之邪外出，适宜于湿热所致泻痢、黄疸、带下及湿疹湿疮等。治疗湿热泻痢，单用有效，但更常与黄连等清热燥湿、解毒药，或木香等行气药同用；治疗湿热黄疸，可与其他清泻湿热、利胆退黄药配伍；治疗湿热带下，湿疹湿疮，可与黄柏、地肤子等清热除湿药配伍，内服或外用。本品还可配伍用于湿热下注所致痔疮疼痛、大便下血、小便不利、阴囊湿肿等。

2. 杀虫止痒，用于皮肤瘙痒、疥癣、阴痒等症　本品外用有清热燥湿、杀虫止痒之功，治疗皮肤瘙痒，常与蛇床子、地肤子等解毒杀虫、祛风止痒药同用，煎汤外洗。治疗滴虫性阴道炎，阴痒带下量多，煎汤灌洗，或作栓剂外用。本品杀虫，还可治疗滴虫性肠炎，蛲虫等肠道寄生虫病，单用或与百部等杀虫药配伍，内服或用煎液保留灌肠。

【用法用量】煎服，4.5～9g。外用适量。煎汤洗患处。

【使用注意】不宜与藜芦同用。

【参考资料】

1. 本草精选　《神农本草经》："主心腹结气，癥瘕积聚，黄疸，溺有余沥，逐水，除痈肿，补中，明目止泪。"《滇南本草》："凉血，解热毒，疥癞，脓窠疮毒。疗皮肤瘙痒，血风癣疮，顽皮白屑，肠风下血，便血。消风，消肿毒，痰毒。"

2. 化学成分　本品含苦参碱等多种生物碱，并含多种黄酮类化合物，苦参苯醌、皂苷、氨基酸、脂肪酸、挥发油、齐墩果烯糖苷等成分。

3. **药理作用** 本品对多种细菌、滴虫均有一定的抑制作用。此外还有利尿、抗炎、抗过敏、免疫抑制、镇痛、镇静、催眠、祛痰、平喘、升白细胞、抗肿瘤、抗溃疡等作用，苦参碱有抗心律失常、减慢心率等作用。

秦 皮

《神农本草经》

为木犀科植物苦枥白蜡树 *Fraxinus rhynchophylla* Hance、白蜡树 *Fraxinus chinensis* Roxb.、尖叶白蜡树 *Fraxinus szaboana* Lingelsh. 或宿柱白蜡树 *Fraxinus stylosa* Lingelsh. 的干燥枝皮或干皮。生用。

【性味归经】苦，涩、寒。归大肠、肝、胆经。

【功效应用】

1. **清热燥湿，止痢，止带，用于湿热泻痢、湿热带下病** 本品性味苦寒，主入大肠以清热燥湿，兼能清解热毒而止痢、止带。治疗湿热泻痢或热毒血痢，多与黄连、黄柏等清热燥湿、解毒止痢之品配伍；治疗湿热带下，多与其他除湿止带药同用，内服或外用。

2. **清肝明目，用于肝热目疾** 本品又能入肝而清肝明目，适宜于肝热目疾，目赤肿痛，可与菊花、决明子等配伍，内服外用均可。

此外，本品兼可祛风湿，现代用于湿热下注，关节红肿热痛等。

【用法用量】6~12g。外用适量，煎洗患处。

【参考资料】

1. 本草精选 《神农本草经》："主风寒湿痹，洗洗寒气，除热，目中青翳白膜。"《药性论》："主明目，去肝中久热，两目赤肿疼痛，风泪不止；治小儿身热，作汤浴。"

2. 化学成分 苦枥白蜡树含七叶苷、七叶素、甘露醇、秦皮乙素、七叶灵、七叶亭等成分；白蜡树含七叶苷、梣皮苷、七叶亭、莨菪亭等成分。

3. 药理作用 本品有抑菌、抗炎、祛痰、止咳、平喘、镇痛、镇静、抗惊厥、保肝、利尿、解痉、抗肿瘤等作用，梣皮苷能促进尿酸排泄。

白鲜皮

《神农本草经》

为芸香科植物白鲜 *Dictamnus dasycarpus* Turcz. 的干燥根皮。生用。

【性味归经】苦，寒。归肝、胆、脾、胃、肺、膀胱经。

【功效应用】

1. **清热燥湿，用于多种湿热病证** 本品味苦性寒，有清热燥湿功效，广泛用于黄疸、淋证、痹证之关节红肿疼痛等多种湿热病证。治疗黄疸、淋证、痹证等，常与相应的清热除湿药配伍。本品还具祛风止痒之效，治疗湿疹瘙痒、阴痒阴肿等，多与其他清热除湿止痒药物配伍。

2. **祛风止痒，清热解毒，用于多种瘙痒、热毒疮痈** 本品苦寒清热，祛风燥湿，且又止痒，适宜于多种皮肤瘙痒疾患。治疗风热、湿热之瘾疹、疥癣、湿疹等皮肤瘙痒者，常与苦参、地肤子等清热除湿止痒药物同用，既可内服，亦常煎汤外洗或研粉外敷。本品又能清热解毒，用于热毒疮痈肿痛，常与其他清热解毒药配伍。

【用法用量】煎服，5～10g。外用适量，煎汤洗或研粉敷。

【参考资料】

1. 本草精选 《神农本草经》："主头风，黄疸，咳逆，淋沥，女子阴中肿痛，湿痹死肌，不可屈伸、起止、行步。"《药性论》："治一切热毒风、恶风、风疮、疥癣赤烂，眉发脱脆，皮肌急，壮热恶寒；主解热黄、酒黄、急黄、谷黄、劳黄等。"

2. 化学成分 本品含生物碱、内酯类、香豆素、黄酮类及苷类等成分。

3. 药理作用 本品有抑菌、抗炎、解热、保肝、抗肿瘤、收缩血管、增强心肌张力等作用。

第三节 清热凉血药

以清热凉血为主要作用，常用以治疗温病营血分热证及其他血热证的药，称清热凉血药。温热病热入营血以身热夜甚、心烦不寐，甚则神昏谵语、斑疹隐隐或窍道出血、舌红绛、脉细数等为主要表现。其他血热证多见血热吐衄、皮下紫癜等。本类药物多分别兼有养阴、活血、止血和清热解毒功效，又可兼治阴虚证、瘀血证、出血证和各种热毒内蕴证。

本类中部分药物较为滋腻，故湿盛便溏者慎用。其中兼能活血者，孕妇应慎用或忌用。

地 黄
dì huáng
《神农本草经》

为玄参科植物地黄 *Rehmannia glutinosa* Libosch. 的新鲜或干燥块根。鲜用者习称"鲜地黄"。生用习称"生地黄"或"干地黄"。

【性味归经】甘、苦，寒。归心、肝、肾经。

【功效应用】

1. 清热凉血，止血，用于温病营血分热证、血热出血证 本品苦寒而甘润，主入心肝血分，为清热凉血要药。治疗温热病热入营分，身热夜甚，口干，舌红无苔，常与玄参、金银花等清营透热之品配伍。治疗温热病热入血分，神昏舌绛，吐衄便血，斑疹紫暗，常与水牛角、赤芍、牡丹皮等凉血、活血药配伍。本品又有良好的止血之效，治疗血热吐血衄血、便血崩漏，常与凉血止血药配伍。

2. 养阴生津，用于多种阴虚证 本品甘寒质润，有养阴清热、生津止渴之功，广泛用于肺、胃、肾及肠道阴虚津亏之证。治疗阴虚内热，骨蒸潮热，可与知母、地骨皮等同用；治疗温病后期，夜热早凉，可与青蒿、鳖甲等清虚热药、养阴药配伍；治疗热病津伤口渴，常与清热生津药配伍；治疗内热消渴，多与益气养阴生津之品同用；治疗热伤津液之肠燥便秘，常与滋阴增液、润肠通便药物配伍。

【用法用量】煎服，10～15g。鲜品12～30g，可捣汁入药。

【使用注意】性寒而滋腻，湿盛便溏者忌用。

【参考资料】

1. 本草精选 《神农本草经》："主折跌绝筋，伤中，逐血痹，填骨髓，长肌肉，作汤，除寒热积聚，除痹，生者尤良。"《本草新编》："凉头面之火，清肺肝之热，热血妄行，或吐血，或衄血，或下血，宜用之为主。"

2. 化学成分　本品主要含苷类、有机酸、糖类、甾醇、氨基酸等。

3. 药理作用　本品有抗炎、镇静、降血糖、降血压、缩短凝血时间、调节免疫及保肝等作用。

玄　参

《神农本草经》

为玄参科植物玄参 *Scrophularia ningpoensis* Hemsl. 的干燥根。生用。

【性味归经】甘、苦、咸，微寒。归肺、胃、肾经。

【功效应用】

1. 清热凉血，用于温热病营血分热证　本品善清热凉血，并可清热解毒。治温热病热入营血，身热夜甚，心烦口渴，多与地黄、连翘等配伍；若治邪陷心包，神昏谵语，又常与连翘心、竹叶等清泻心火之品配伍；治疗温热病气血两燔，发斑出疹，常与清热泻火、凉血消斑药物同用。

2. 泻火解毒，用于热毒咽喉肿痛、白喉、瘰疬、疮痈　本品泻火解毒，利咽，散结消肿，又兼能滋阴润燥，为治热毒壅盛或虚火上炎所致咽喉肿痛常用药。治疗温毒热盛、咽喉肿痛、白喉，常与清热解毒利咽之品同用；治虚火上炎者，常与清热凉血、养阴生津药物同用。治疗瘰疬痰核，常与化痰软坚之品配伍；治疗疮痈肿毒，可与金银花、连翘、蒲公英等清热解毒药同用。本品泻火解毒，还可用于肝热目赤肿痛，常与清肝明目药配伍。

3. 滋阴，用于阴虚劳嗽、津伤便秘、内热消渴等　本品能滋阴降火，生津润燥。治疗阴虚劳嗽咳血，常与润肺止咳之品同用；治疗肾阴虚骨蒸潮热，多与知母、地骨皮等清虚热、退骨蒸药物配伍；治疗内热消渴，可配伍养阴生津之品；治热病津伤便秘，常与其他生津润肠之品同用。

【用法用量】煎服，9~15g。

【使用注意】脾虚便溏者忌用。不宜与藜芦同用。

【参考资料】

1. 本草精选　《神农本草经》："主腹中寒热积聚，女子产乳余疾，补肾气，令人目明。"《本草纲目》："滋阴降火，解斑毒，利咽喉，通小便血滞。"

2. 化学成分　本品主要含环烯萜类、苯丙苷类化合物、挥发油、植物甾醇、生物碱、天门冬素、脂肪酸、胡萝卜素等。

3. 药理作用　本品有抑菌、解热、抗炎、降血糖、降血压、增加冠状动脉血流量、抗氧化、调节免疫等作用。

牡丹皮

《神农本草经》

为毛茛科植物牡丹 *Paeonia suffruticosa* Andr. 的干燥根皮。生用。

【性味归经】苦、辛，微寒。归心、肝、肾经。

【功效应用】

1. 清热凉血，用于温热病营血分热证　本品能清热凉血、又可活血，有凉血而不留瘀、活血而不妄行之特点。治疗温病热入血分之斑疹吐衄，多与水牛角、地黄、赤芍等清热凉血、泻火解毒之品同用。

2. 活血祛瘀，用于经闭、痛经、癥瘕腹痛、跌打损伤、痈肿疮毒 本品能活血祛瘀，适用于多种瘀血证，因性寒，尤宜于血瘀有热者。治疗瘀滞经闭、痛经、月经不调、癥瘕积聚、跌打损伤等，常与活血化瘀类药物同用。其能凉血祛瘀而消痈，又可治疗疮痈、肠痈等，常与泻热破瘀、散结消肿之大黄、芒硝、桃仁等配伍。

3. 退虚热，用于阴虚内热、无汗骨蒸 本品清中有透，能入阴分而退虚热。治疗温病伤阴或肝肾阴虚之骨蒸无汗或低热不退等，常与青蒿、鳖甲等滋阴清热药物配伍。

【用法用量】煎服，6~12g。

【使用注意】孕妇慎用。

【参考资料】

1. 本草精选 《神农本草经》："主寒热，中风，瘛疭，痉，惊痫，邪气，除癥坚，瘀血留舍肠胃，安五脏，疗痈疮。"《本草纲目》："和血，生血，凉血。治血中伏火，除烦热。"

2. 化学成分 本品主要含酚类、苷类、没食子酸、植物甾醇及挥发油等。

3. 药理作用 本品有抑菌、抗炎、镇痛、镇静、解热、抗血小板聚集、抗惊厥、抗过敏、降压、降低心输出量等作用。

赤 芍
chì sháo

《神农本草经》

为毛茛科植物芍药 *Paeonia lactiflora* Pall. 或川赤芍 *Paeonia veitchii* Lynch 的干燥根。生用。

【性味归经】苦，微寒。归肝经。

【功效应用】

1. 清热凉血，用于温热病营血分热证 本品清热凉血、活血化瘀之功与牡丹皮相似，常相须用于温病热入营血证和气血两燔证。治疗温病热入营血，迫血妄行之发斑，可与地黄、栀子、黄芩等配伍；治疗血热吐血、衄血，可与其他凉血止血药同用。

2. 祛瘀止痛，用于经闭痛经、癥瘕腹痛、跌打损伤、痈肿疮毒 本品活血散瘀与牡丹皮相似，而较长于散瘀止痛，适用于多种瘀血证，尤宜于瘀滞疼痛者。治疗血滞经闭、痛经、癥瘕腹痛，可与当归、川芎、延胡索等活血调经药共用；治疗跌打损伤，瘀血肿痛，可与活血止痛药同用。其清热凉血、散瘀消肿之功，还可用于热毒壅盛所致痈肿疮疡，常与其他清热消痈药同用。

3. 清泻肝火，用于目赤肿痛 本品苦寒入肝经而清泻肝火。治疗肝热目赤肿痛，羞明多眵，常与清肝明目药如菊花、夏枯草等同用。

【用法用量】煎服，6~12g。

【使用注意】孕妇慎用。不宜与藜芦同用。

【参考资料】

1. 本草精选 《神农本草经》："主邪气腹痛，除血痹，破坚积寒热，疝瘕，止痛，利小便，益气。"《本草汇言》："泻肝火，消积血，散疮疡。目痛赤肿，血脉缠睛，痈疡肿溃，疮疡痛痒，或妇人癥瘕腹痛，月经阻滞，或痢疾瘀积，红紫不清。"

2. 化学成分　本品主要含芍药苷、芍药内酯苷、氧化芍药苷、芍药吉酮、苯甲酰芍药苷、芍药新苷等。尚含有没食子酸、鞣质、挥发油、糖类、β-谷甾醇等。

3. 药理作用　本品有扩张冠状动脉、增加冠状动脉血流量、抑制血小板聚集、保护心脑血管、抗病原微生物、抗炎、解热、镇痛、镇静、抗溃疡、解痉等作用。

zǐ cǎo
紫 草
《神农本草经》

为紫草科植物新疆紫草 *Arnebia euchroma*（Royle）Johnst. 或内蒙紫草 *Arnebia guttata* Bunge 的干燥根。生用。

【性味归经】甘、咸，寒。归心、肝经。

【功效应用】

1. 清热凉血，活血，用于温热病血热毒盛之斑疹紫黑　本品既能凉血活血，又善解毒透疹。治疗温热病血热毒盛之斑疹紫黑者，常与牡丹皮、地黄、水牛角等药配伍。

2. 解毒透疹，用于麻疹不透、疮疡、湿疹、水火烫伤　本品既能解毒，又可透疹，为治麻疹之常用药。预防麻疹，多配伍甘草水煎服；治疗麻疹疹出不畅，疹色紫暗，咽喉肿痛，常与牛蒡子、连翘、山豆根等解毒透疹、利咽之品配伍。本品有凉血、解毒、活血之用，还适宜于疮疡、湿疹、水火烫伤等，多作外用。治疮痈久溃不收口，常与活血生肌敛疮之品配伍；治湿疹瘙痒，可与黄连、黄柏等清热燥湿药同用；治水火烫伤，常熬膏或用植物油浸泡后滤取油液外涂患处。

【用法用量】煎服，5～10g。外用适量，熬膏或用植物油浸泡涂擦。

【使用注意】本品有缓下通便作用，脾虚便溏者忌服。

【参考资料】

1. 本草精选　《神农本草经》："主心腹邪气五疸，补中益气，利九窍，通水道。"《本草纲目》："治斑疹痘毒，活血凉血，利大肠。"

2. 化学成分　本品主要含紫草素、乙酰紫草素、去氧紫草素、异丁酰紫草素、异戊酰紫草素、紫草烷、β, β'-二甲基丙烯酰阿卡宁、β-羟基-异戊酰紫草素、α-甲基-正-异戊酰紫草素等。尚含生物碱、酯类、多糖类等成分。

3. 药理作用　本品有抑菌、抗病毒、抗炎、抗过敏、解热、镇痛、降血糖等作用。

shuǐ niú jiǎo
水 牛 角
《名医别录》

为牛科动物水牛 *Bubalus bubalis* Linnaeus 的角。镑片或锉成粗粉用。

【性味归经】苦，寒。归心、肝经。

【功效应用】

1. 清热凉血，定惊，用于温病高热神昏、惊风抽搐、癫狂、血热出血证　本品入心肝血分，既善清营凉血，又长于退热定惊、泻火解毒，是治疗温病热入营血之证的常用药。治疗高热神昏，惊风抽搐，常与清心开窍、息风止痉之品配伍；治疗癫狂，常与化痰开窍、镇心安神药同用；治疗血热衄血、斑疹，又可与地黄、玄参、紫草等药配伍。

2. 泻火解毒，用于疮痈肿毒、咽喉肿痛　本品具有清热泻火解毒功效，适宜于热毒壅盛之疮痈、咽痛。治热毒疮痈红肿，多与清热消痈药连翘、蒲公英等配伍；治热毒喉痹咽痛，常与散结利咽之玄参、桔梗等同用。

【用法用量】15～30g，宜先煎3小时以上。

【参考资料】

1. 本草精选　《名医别录》："疗时气寒热头痛。"《日华子本草》："煎治热毒风并壮热。"《陆川本草》："凉血解毒，止衄。治热病昏迷，麻痘斑疹，吐血，衄血，血热溺赤。"

2. 化学成分　本品含胆甾醇、肽类、氨基酸、胍基衍生物及蛋白质等。

3. 药理作用　本品有镇静、抗惊厥、解热、抗炎、强心等作用。

第四节　清热解毒药

以清热解毒为主要作用，常用以治疗热毒内蕴证的药，称为清热解毒药或清解热毒药。热毒为火热壅盛之义，其所致病证较多，常见温热病、疮痈疔疖、咽喉肿痛、痢疾、丹毒、痄腮等，均为本类药物主治之证。有的药物还可用于水火烫伤、虫蛇咬伤及癌肿等。部分药物兼有泻火、凉血等功效，亦可用于相应热证。

本类药物苦寒之性较甚，易伤阳败胃，故阳虚寒凝、脾虚便溏者禁用。

jīn yín huā
金银花
《名医别录》

为忍冬科植物忍冬 *Lonicera japonica* Thunb. 的干燥花蕾或带初开的花。生用或制成露剂使用。

【性味归经】甘，寒。归肺、心、胃经。

【功效应用】

1. 清热解毒，用于多种热毒病证　本品具轻宣疏散之性，且清热解毒之力较强，又有利咽、凉血、止痢之效，适宜于咽喉肿痛、疮痈疔疖、热毒血痢等多种热毒病证。本品为治一切内痈外痈之要药，治疮痈初起，红肿热痛，常与清热解毒、活血散结之品配伍；治疔疮之坚硬根深，多与蒲公英、紫花地丁、野菊花等同用；治肠痈腹痛，常与败酱草、大黄、红藤等同用；治肺痈咳吐脓血，常与清泄肺热、消痈排脓之品同用。治咽喉肿痛，不论热毒内盛或风热外袭者均可选用，常与解毒、散风热、利咽喉药同用。治疗热毒痢疾，大便脓血者，可单用本品浓煎频服，或配伍其他清热解毒、燥湿和止痢药以增强作用。

2. 疏散风热，用于风热表证及温热病　本品气味芳香，既善疏风透热，又能清解热毒。既是治疗外感风热表证的常用药，又可入营血，通过配伍可用于温热病的各个阶段。治风热表证或温病初起，常与连翘相须为用，并与其他发散风热之品配伍；若治气分热盛，常配伍清热泻火之品；治热入营血，高热神昏，斑疹吐衄，常与清热凉血药同用。

3. 清解暑热，用于暑热证　本品有清解暑热之效，治疗暑热烦渴，常蒸馏制成金银花露使用，或与清暑热之品配伍。还可用于小儿热疖、痱子等。

【用法用量】煎服，6～15g。

【参考资料】

1. 本草精选 《名医别录》："主治寒热、身肿。"《本草拾遗》："主热毒，血痢，水痢。浓煎服之。"《滇南本草》："清热，解诸疮、痈疽发背、无名肿毒、丹瘤、瘰疬。"

2. 化学成分 本品含挥发油、木犀草素、环己六醇、黄酮类、肌醇、皂苷、鞣质等。其中分离出的氯原酸和异氯原酸是抗菌的主要成分。

3. 药理作用 本品有抗菌、抗病毒、解热、抗炎、抗内毒素、降血脂、抗肿瘤细胞等作用。

lián qiào

连 翘

《神农本草经》

为木犀科植物连翘 *Forsythia suspensa*（Thunb.）Vahl 的干燥果实。生用。

【性味归经】苦、微寒。归心、肺、小肠经。

【功效应用】

1. 清热解毒，消痈散结，用于热毒疮痈、瘰疬痰核等热毒病证 本品苦寒，能清热解毒，适宜于多种热毒病证。其长于清心火、解热毒而消痈散结，有"疮家圣药"之称。治疗疮痈初起，红肿热痛，常与其他清热解毒药配伍；治疮疡红肿溃烂，脓出不畅，则与清热排脓之品同用；治热毒所致咽喉肿痛，可与其他清热解毒、利咽之品配伍。取其解毒散结之功，亦用于瘰疬痰核、瘿瘤，多与软坚散结之品同用。

2. 疏散风热，用于风热表证及温热病 本品与金银花相似，亦为外散风热、内解热毒之药，故常用于风热表证及温热病卫、气、营、血各阶段，且多与金银花相须为用。本品轻宣疏散之力虽稍逊于金银花，但苦寒清降之性较强，尤长于清泻心火，治疗热邪内陷心包、高热、烦躁、神昏等症，常与清心火之品配伍。

此外，本品苦寒通降，善清泻心与小肠之火，且兼能利尿，可用于热淋涩痛。

【用法用量】煎服，6～15g。

【参考资料】

1. 本草精选 《神农本草经》："主寒热，鼠瘘，瘰疬，痈肿恶疮，瘿瘤，结热，蛊毒。"《珍珠囊》："连翘之用有三：泻心经客热，一也；去上焦诸热，二也；为疮疡须用，三也。"

2. 化学成分 本品含三萜皂苷、果皮含甾醇、连翘酚、生物碱、皂苷、齐墩果酸、香豆精类，尚含丰富的维生素 P 和少量挥发油（主要存在于种子中）。

3. 药理作用 本品有抗菌、抗病毒、解热、抗炎、抗内毒素、降血脂、抑制肿瘤细胞等作用。所含的齐墩果酸有强心、利尿、降压等作用。

dà qīng yè

大青叶

《名医别录》

为十字花科植物菘蓝 *Isatis indigotica* Fort. 的干燥叶。生用。

【性味归经】苦，大寒。归心、肺、胃经。

【功效应用】

1. 清热解毒，凉血消斑，用于温热病、痄腮、丹毒等 本品功似板蓝根，然味苦大寒，解热毒与凉血之力均较板蓝根强，且善解瘟疫时毒，常与板蓝根配伍用于温热病的各个阶段。治疗温病初起，邪在卫分之发热咽痛，宜与发散风热药配伍；治疗温病热入营血或气血两燔，高热、神昏、发斑发疹，常与清热凉血之品同用；治疗瘟毒上攻，发热头痛之痄腮，可与清热解毒之品配伍；治疗丹毒红肿，可用鲜品捣烂外敷，或与清热解毒药蒲公英、紫花地丁、野菊花等煎汤内服。

2. 利咽，用于咽喉肿痛 本品既能清肺胃心经实火，又能解毒利咽、凉血消肿。治疗心胃火盛、咽喉肿痛、口舌生疮，常与清热凉血、泻火解毒之品配伍；治疗热盛咽喉肿痛，亦可用鲜品捣汁内服。

【用法用量】煎服，9～15g。

【参考资料】

1. 本草精选 《名医别录》："疗时气头痛，大热，口疮。"《本草正》："治天行瘟疫，热毒发狂，风热斑疹，痈疡肿痛，除烦渴，止鼻衄，吐血，杀疳蚀，金创箭毒。"

2. 化学成分 本品含靛蓝、菘蓝苷、靛玉红、靛红烷B、葡萄糖芸苔素、铁、锰、铜、锌等无机元素及挥发性成分等。

3. 药理作用 本品有抗病毒、抗菌、解热、抗炎、抗内毒素、降血脂、保肝、增强免疫、抑制肿瘤细胞等作用。

pú gōng yīng
蒲 公 英
《新修本草》

为菊科植物蒲公英 *Taraxacum mongolicum* Hand.－Mazz.、碱地蒲公英 *Taraxacum borealisinense* Kitam. 或同属数种植物的干燥全草。生用或鲜用。

【性味归经】苦、甘，寒。归肝、胃经。

【功效应用】

1. 清热解毒，消痈散结，用于热毒疮痈及内痈 本品苦甘性寒，功善清泄热毒、消散痈肿，适宜于热毒壅盛所致内痈外痈。其长于入肝、胃二经，兼能疏郁通乳，故为治乳痈要药。治疗乳痈疗毒肿痛，单用浓煎或鲜品捣汁内服，其渣可敷患处，也可配伍其他清热解毒、消痈散结之品；治疗肠痈腹痛，常与活血化瘀之大黄、牡丹皮、桃仁等同用；治肺痈吐脓，常与清热排脓之鱼腥草、芦根、冬瓜仁等同用；治其他外痈，常与金银花、紫花地丁、野菊花等配伍；若治咽喉肿痛，多与板蓝根、玄参等配伍。

2. 清利湿热，利水通淋，用于热淋、湿热黄疸等 本品有清利湿热、利水通淋之功。治疗热淋涩痛，常与利水通淋药同用；治疗湿热黄疸，常与利湿退黄药配伍。

此外，本品尚有清肝明目作用，可用于肝火上炎所致目赤肿痛。

【用法用量】煎服，10～15g；鲜品加倍。外用鲜品适量捣敷或煎汤熏洗患处。

【使用注意】用量过大可致缓泻。

【参考资料】

1. 本草精选 《新修本草》："主妇人乳痈肿。"《本草备要》："专治乳痈、疗毒，亦为通淋妙品。"《本草正义》："蒲公英，其性清凉，治一切疗疮、痈疡、红肿热毒诸证，可服可敷，颇有应验，而治乳痈乳疖，红肿坚块，尤为捷效。鲜者捣汁温服，干者煎服，一味亦可治之，而煎药方中必不可缺也。"

2. 化学成分　本品含蒲公英甾醇、蒲公英素、蒲公英苦素、胆碱、菊糖、果胶树脂等。

3. 药理作用　本品体外有较强的抑菌作用，还有利胆、保肝、提高免疫力、利尿、健胃及轻泻作用。

yú xīng cǎo
鱼腥草

《名医别录》

为三白草科植物蕺菜 *Houttuynia cordata* Thunb. 的新鲜全草或干燥地上部分。生用。

【性味归经】辛，微寒。归肺经。

【功效应用】

1. 清热解毒，消痈排脓，用于肺痈、肺热咳嗽、热毒疮痈等　本品清热解毒尤善消痈排脓，其长于清泻肺热，为治肺痈吐脓、肺热咳嗽之要药。治疗肺痈咳吐脓血，常与清热排脓药桔梗、芦根、薏苡仁等同用；治疗肺热咳嗽，痰黄黏稠，多与清热化痰药桑白皮、黄芩、瓜蒌等同用。本品消痈散肿，亦为外痈常用之品。治热毒疮痈，红肿热痛或热盛脓成，可单用本品内服，或与清热解毒药蒲公英、野菊花、连翘等同用，亦可用鲜品捣烂外敷。

2. 利尿通淋，用于湿热淋证　本品有清热除湿、利尿通淋之功。治疗热淋小便涩痛，常与利尿通淋药车前子、海金沙、金钱草等配伍。本品还可经配伍用于湿热所致带下、泻痢、黄疸等多种湿热证。

【用法用量】煎服，15～25g，不宜久煎；鲜品用量加倍，水煎或捣汁服。外用适量，捣敷或煎汤熏洗患处。

【参考资料】

1. 本草精选　《本草纲目》："散热毒痈肿。"《本草经疏》："治痰热壅肺，发为肺痈吐脓血之要药。"

2. 化学成分　本品主要含挥发油，其有效成分为癸酰乙醛、月桂醛、月桂烯、甲基正壬酮等。尚含蕺菜碱、槲皮素、槲皮苷、氯原酸、亚油酸、金丝桃苷、氯化钾等。

3. 药理作用　本品有抗病原微生物、抗炎、镇咳、平喘、增强机体免疫功能、利尿、抗肿瘤等作用。

shè gān
射 干

《神农本草经》

为鸢尾科植物射干 *Belamcanda chinensis*（L.）DC. 的干燥根茎。生用。

【性味归经】苦，寒。归肺经。

【功效应用】

1. 清热解毒，利咽，用于咽喉肿痛　本品苦寒泄降，主入肺经，既善清热解毒，利咽消肿，又有清肺祛痰之功，为治疗咽喉肿痛的常用药，尤宜于热毒或肺热兼痰浊阻滞咽痛。治疗热毒壅盛之咽喉肿痛，可单用，亦可与升麻、马勃等解毒利咽之品配伍；治疗外感风热之咽痛音哑，常与发散风热药牛蒡子、蝉蜕等同用。

2. 祛痰，用于痰壅咳喘　本品有清肺火、降气祛痰之功，适宜于痰壅咳喘证。治疗肺热咳喘，痰稠色黄，常与清肺化痰之品配伍；若治寒痰咳喘，须与温肺祛痰、止咳平喘之品同用。

【用法用量】煎服，3～10g。

【使用注意】脾虚便溏者慎用。孕妇忌用。

【参考资料】

1. 本草精选 《神农本草经》："主咳逆上气，喉痹咽痛，不得消息，散结气，腹中邪逆，食饮大热。"《本草纲目》："射干能降火，故古方治喉痹咽痛为要药。"

2. 化学成分 本品含射干定、鸢尾苷、鸢尾黄酮、鸢尾黄酮苷、紫檀素、射干酮、草夹竹桃苷、多种二环三萜及其衍生物、苯酚类化合物等。

3. 药理作用 本品有抗病原微生物、抗炎、镇咳、平喘、增强机体免疫功能、利尿、抗肿瘤等作用。

bái tóu wēng
白头翁

《神农本草经》

为毛茛科植物白头翁 *Pulsatilla chinensis*（Bge.）Regel 的干燥根。生用。

【性味归经】苦，寒。归胃、大肠经。

【功效应用】

清热解毒，凉血止痢，用于热毒血痢、疮痈肿毒等 本品苦寒降泄，专入大肠经。功擅清热解毒、凉血止痢，尤善清大肠湿热及血分热毒，适宜于湿热痢疾和热毒血痢，故为治痢之良药。治疗热毒痢疾，常与清热燥湿止痢药如黄连、黄柏、秦皮等同用；治疗赤痢下血，日久不愈，腹中冷痛，可与温中散寒、收涩止痢之品配伍。治疗疮痈肿毒、痔疮肿痛等热毒证，内服或捣敷外用均可；也可与清热解毒、消痈散结药配伍。

【用法用量】煎服，9～15g。外用适量。

【使用注意】虚寒泻痢者忌服。

【参考资料】

1. 本草精选 《神农本草经》："主温疟，狂易，寒热，癥瘕积聚，瘿气，逐血，止痛，疗金疮。"《药性论》："止腹痛及赤毒痢，治齿痛，主项下瘰疬。"《伤寒蕴要》："热毒下痢紫血鲜血者宜之。"

2. 化学成分 本品主要含三萜皂苷。尚含白头翁素、原白头翁素、胡萝卜苷等。

3. 药理作用 本品有抑制阿米巴原虫、抑菌、镇静、镇痛及抗惊厥等作用。

bǎn lán gēn
板蓝根

《本草纲目》

为十字花科植物菘蓝 *Isatis indigotica* Fort. 的干燥根。生用。

【性味归经】苦，寒。归心、肺、胃经。

【功效应用】

1. 清热解毒，凉血，用于温热发斑、大头瘟疫、丹毒、痄腮、痈肿疮毒等 本品能清热解毒，又入血分而凉血，可广泛用于温热病各个阶段。治疗温病气血两燔，或热入营血见高热、发斑者亦常用之，多与清热解毒、凉血消斑之品配伍。其解毒、凉血消肿，又可用于大头瘟疫、头面红肿、丹毒、痄腮、痈肿疮毒等热毒病证，常与其他解毒消肿之品配伍。

2. 利咽，用于咽喉肿痛 本品善清肺胃之热而利咽喉，又有较好退热及凉血利咽功效，尤宜于温病初起发热，咽痛较甚者，单用或与其他清热解毒、利咽之品配伍。

【用法用量】煎服，9~15g。

【参考资料】

1. 本草精选 《本草纲目》："治妇人败血。"《分类草药性》："解诸毒恶疮，散毒去火，捣汁，或服或涂。"《本草便读》："板蓝根即靛青根，其功用性味与靛青叶同，能入肝胃血分，不过清热、解毒、辟疫、杀虫四者而已。"

2. 化学成分 本品含靛蓝、靛玉红及板蓝根乙素、丙素、丁素等。尚含 β-谷甾醇、γ-谷甾醇、植物性蛋白、树脂状物、芥子苷、糖类、多种氨基酸等。

3. 药理作用 本品有抗病毒、抗菌、解热、抗炎、抗内毒素、降血脂、增强免疫、抗肿瘤细胞等作用。靛玉红有抗肿瘤、破坏白血病细胞等作用。

青 黛
qīng dài

《药性论》

为爵床科植物马蓝 *Baphicacanthus cusia* (Nees) Bremek.、蓼科植物蓼蓝 *Polygonum tinctorium* Ait. 或十字花科植物菘蓝 *Isatis indigotica* Fort. 的叶或茎叶经加工制得后的干燥粉末、团块或颗粒。研细用。

【性味归经】咸，寒。归肝、肺经。

【功效应用】

1. 清热解毒，凉血消斑，用于温毒发斑、咽痛疮肿、痄腮、血热出血证 本品苦能清泄，咸入血分，其清热解毒、凉血消斑之功与大青叶、板蓝根相似，但解热作用较逊。尤善治温热病温毒发斑，常与泻火、凉血之品配伍。其清热解毒散肿，又可治咽痛口疮，多与牛黄、冰片等同用，吹撒患处或与清热解毒之板蓝根、甘草同用。治疗热毒疮肿，多与解毒消疮之蒲公英、紫花地丁等药同用。治疗痄腮肿痛，可单用以醋调涂患处；或与寒水石等共研为末，外敷患处。

本品尚可凉血止血，治疗血热妄行之吐血衄血等，轻者单用，水调服；重者与凉血止血药配伍。

2. 清肝泻火，定惊，用于肝热惊痫、惊风抽搐、咳嗽胸痛等 本品主归肝经，长于泻肝火而定惊，适宜于肝热生风，惊痫抽搐。治疗小儿高热，惊风抽搐，多与钩藤、牛黄等息风止痉之品配伍。本品凉血又兼泻肺热，善治肝火犯肺，咳嗽胸痛，咯血或痰中带血等，轻者与化痰止咳之品配伍，重者与凉血清热化痰之牡丹皮、瓜蒌等同用。

【用法用法】内服 1~3g。本品难溶于水，多作丸散剂服用，不宜入汤剂。外用适量。

【参考资料】

1. 本草精选 《药性论》："能解小儿疳热，消瘦，杀虫。"《开宝本草》："主解诸药毒，小儿诸热，惊痫发热，天行头痛寒热，并水研服之，并摩傅热疮恶肿，金疮下血，蛇犬等毒。"《得配本草》："除郁火，解热毒。杀小儿疳虫，散时疫赤斑，消膈痰，止血痢。"

2. 化学成分 本品主要含靛蓝、靛玉红。尚含靛棕、靛黄、鞣酸、β-谷甾醇、蛋白质及大量无机盐。

3. 药理作用　本品有抑菌、抗癌、保肝等作用。

shān dòu gēn
山 豆 根
《开宝本草》

为豆科植物越南槐 *Sophora tonkinensis* Gagnep. 的干燥根及根茎。生用。

【性味归经】苦，寒；有毒。归肺、胃经。

【功效应用】

1. 清热解毒，利咽消肿，用于咽喉肿痛、牙龈肿痛　本品大苦大寒，功善清热解毒、利咽消肿，为治热毒蕴结、咽喉肿痛之要药。轻者可单味煎服或含漱，或磨醋含咽；重者可与解毒利咽之品配伍。治疗风热犯肺之咽痛，可与薄荷、牛蒡子等配伍；治乳蛾喉痹，可与清热利咽之射干、天花粉、麦冬等同用。

2. 清肺胃热，用于肺热咳嗽、牙龈肿痛　本品能清肺热、胃热，适宜于肺热咳嗽。因其又能解毒消肿，常用于胃火炽盛之牙龈肿痛，可单用煎汤漱口，或与善清胃泻火之黄连、生石膏、升麻等同用。

【用法用量】煎服，3~6g。

【使用注意】本品大苦大寒，且有毒，过量服用易致恶心、呕吐、腹泻、腹痛、心悸胸闷、乏力、头晕头痛等，甚至四肢厥冷、抽搐，故用量不宜过大。

【参考资料】

1. 本草精选　《本草图经》："采根用，今人寸截含之，以解咽喉肿痛极妙。"《本草汇言》："山豆根，苦寒清肃，得降下之令，善除肺胃郁热。凡一切暴感热疾，凉而解毒，表里上下，无不宜之。"《本草求真》："山豆根，功专泻心保肺，及降阴经火逆，解咽喉肿痛第一要药。"

2. 化学成分　本品含多种生物碱、黄酮类衍生物等。

3. 药理作用　本品有抗病原微生物、抗炎、保肝、抑制胃酸分泌等作用。

chuān xīn lián
穿 心 莲
《岭南采药录》

为爵床科植物穿心莲 *Andrographis paniculata*（Burm. f.）Nees 的干燥地上部分。生用。

【性味归经】苦，寒。归心、肺、大肠、膀胱经。

【功效应用】

1. 清热解毒，凉血消肿，用于温热病、痈肿疮疡、咽喉肿痛　本品清热解毒，并有清热泻火之功，长于清泻肺胃气分之热，还能凉血消肿。治疗外感风热或温病初起，肺热内盛，咽痛咳嗽，可与金银花、连翘、薄荷等发散风热药协同增效；治热毒咽喉肿痛，可与山豆根、射干、牛蒡子等解毒利咽药同用。治温热病邪入气分，发热不退，可与石膏、知母等清热泻火药同用。治热毒疮疡，可用鲜品捣烂外敷，亦可单用穿心莲片内服，若与金银花、连翘、蒲公英等解毒消痈药配伍则疗效更佳。

2. 清热燥湿，用于湿热病证　本品性寒而味甚苦，入大肠、膀胱等经以清热燥湿，适宜于泻痢、黄疸、淋证、湿疹等多种湿热病证。治疗湿热泄泻、痢疾、淋证小便灼热疼痛、黄疸尿赤短少，可单用或用穿心莲片内服。治湿疹瘙痒，可用本品研末，局部外用。

3. 清热泻火，用于肺热咳嗽、肝热目疾等　本品能清热泻火而解脏腑实热，尤善清泻肺热。治疗肺热咳嗽，或肺痈咳吐脓痰，可与黄芩、鱼腥草等清肺、排脓消痈药同用；治肝热目赤肿痛，可与菊花、夏枯草等清肝明目药同用。

【用法用量】6～9g。因其味甚苦，入汤剂易致恶心呕吐，故多作丸、片剂服用。外用适量。

【参考资料】

1. 本草文献　《岭南采药录》："能解蛇毒，又能理内伤咳嗽。"《泉州本草》："清热解毒，消炎退肿，治咽喉炎症，痢疾，高热。"

2. 化学成分　本品含穿心莲内酯等多种二萜内酯化合物，多种黄酮类化合物，另含穿心莲烷、穿心莲甾醇、穿心莲酮、甾醇皂苷、酚类、糖类等。

3. 药理作用　本品有抗病原微生物、解热、抗炎、镇静、增强机体免疫功能、保肝、利胆、抗蛇毒、抗肿瘤、抗血栓形成、降血脂、降血压等作用。

guàn　zhòng
贯 众
《神农本草经》

为鳞毛蕨科植物粗茎鳞毛蕨 *Dryopteris crassirhizoma* Nakai 的干燥根茎和叶柄残基。生用或炒炭用。

【性味归经】苦，微寒；有小毒。归肝、胃经。

【功效应用】

1. 清热解毒，用于温毒发斑、痄腮、热毒疮痈、风热感冒　本品既能清气分之实热，又能解血分之热毒，适宜于温热毒邪所致诸证，并有一定预防作用。治疗温毒发斑、痄腮，可与板蓝根、大青叶、紫草等同用；治疗热毒疮疡，常配伍其他清热解毒药，亦可和油调涂外用；治疗风热感冒、温热病邪在卫分，宜与牛蒡子、金银花等发散风热药配伍。

2. 凉血止血，用于血热出血　本品苦寒，主归肝经，能凉血止血，适宜于血热出血证。治疗血热崩漏下血，可单味研末调服，或与其他止血药配伍；治血热吐衄、便血，常与侧柏叶、白茅根等凉血止血药同用。

3. 杀虫，用于绦虫、蛔虫等寄生虫病　本品有杀虫之功，适宜于绦虫、蛔虫等多种肠道寄生虫病，多与其他驱虫药配伍。

【用法用量】煎服，5～10g。清热解毒、杀虫宜生用；止血宜炒炭用。

【使用注意】本品有小毒，用量不宜过大。服用本品时忌油腻，孕妇慎用。

【参考资料】

1. 本草精选　《神农本草经》："主腹中邪，热气，诸毒，杀三虫。"《本草纲目》："治下血、崩中、带下，产后血气胀痛，斑疹毒，漆毒，骨鲠。"

2. 化学成分　本品含间苯三酚衍生物，其主要成分为绵马酸类、黄绵马酸类。尚含微量白绵马素、绵马酚，以及挥发油、鞣质、树脂等。

3. 药理作用　本品对各型流感病毒有不同程度抑制作用，对乙脑病毒、腮腺炎病毒、脊髓灰质炎病毒亦有较强的抑制作用；能麻痹绦虫，抑制整体猪蛔虫的活动；对家兔在体或离体子宫均有明显收缩作用；还有抗早孕、抗肿瘤、止血、保肝等作用。

土茯苓
<small>tǔ fú líng</small>

《本草经集注》

为百合科植物光叶菝葜 *Smilax glabra* Roxb. 的干燥根茎。生用。

【性味归经】甘、淡，平。归肝、胃经。

【功效应用】

1. 清热解毒，用于痈肿疮毒、梅毒 本品有清热解毒之功，兼能消肿散结，适宜于疮痈疔毒、咽痛等症。治疗痈疮红肿溃烂，可内服，亦可以本品研末调醋外敷。本品甘淡渗利，又善解毒利湿，通利关节，解汞毒，尤宜于梅毒或因梅毒服汞剂中毒而致肢体拘挛，故为治梅毒要药。治疗梅毒，可单味大剂量水煎服，也可与清热解毒药配伍以增效；若治梅毒伴有肢体拘挛者，常与木瓜、薏苡仁等同用。

2. 清利湿热，用于热淋、带下、湿疹瘙痒 本品能清利湿热，适用于湿热下注所致淋证、带下等。治疗热淋，常与利水通淋药木通、车前子、海金沙等配伍；治湿热带下、湿疹瘙痒，常与清热燥湿药黄柏、苦参等同用。

【用法用量】煎服，15～60g。

【参考资料】

1. 本草精选 《本草纲目》："健脾胃，强筋骨，祛风湿，利关节，止泄泻。治拘挛骨痛，恶疮痈肿。解汞粉、银朱毒。"《本草正义》："土茯苓，利湿去热，能入络，搜剔湿热之蕴毒。其解水银、轻粉毒者，彼以升提收毒上行，而此以渗利下导为务，故专治杨梅疮毒，深入百络，关节疼痛，甚至腐烂，又毒火上行，咽喉痛溃。一切恶症。"

2. 化学成分 本品含落新妇苷、异黄杞苷、胡萝卜苷、生物碱、挥发油、鞣质、树脂、淀粉、甾醇等。

3. 药理作用 本品有抑菌、利尿、镇痛、抗肿瘤、抗棉酚毒性等作用。

白花蛇舌草
<small>bái huā shé shé cǎo</small>

《广西中药志》

为茜草科植物白花蛇舌草 *Oldenlandia diffusa* (Willd.) Roxb. 的干燥全草。生用。

【性味归经】微苦、甘，寒。归胃、大肠、小肠经。

【功效应用】

1. 清热解毒消痈，用于疮痈肿毒、咽喉肿痛 本品功善清热解毒、消散痈肿，为治外痈、内痈之常用品。治疗热毒疮痈，可单用鲜品捣烂外敷，亦可与蒲公英、野菊花、紫花地丁等药配伍煎汤内服；治疗肠痈腹痛，常与大血藤、败酱草、牡丹皮等药同用；治疗咽喉肿痛，多与牛蒡子、玄参、射干等药配伍。本品尚能解蛇毒，治疗毒蛇咬伤，可单用鲜品捣烂绞汁内服或水煎服，渣敷伤口，亦可与半边莲、紫花地丁、重楼等同用。此外，本品亦用于癌肿而见热毒内盛者。

2. 利湿通淋，用于热淋 本品有清热除湿、利水通淋之效。治疗湿热淋证，小便淋沥涩痛，常与利水通淋药配伍。

【用法用量】煎服，15～60g。外用适量。

【参考资料】

1. 本草精选 《广西中药志》："治小儿疳积，毒蛇咬伤，癌肿，外治白泡疮，蛇癞疮。"《广西中草药》："清热解毒，活血利尿。治扁桃体炎，咽喉炎，阑尾炎，肝炎，痢疾，尿路感染，小儿疳积。"《广东中药》："消肿解毒，驱风，止痛，消炎。主治蛇伤、癌症及盲肠炎、痢疾等症。"

2. 化学成分 本品含齐墩果酸、乌索酸等有机酸，还含臭蚁苷、黄酮苷、蒽醌类、三十一烷、甾醇及白花蛇舌草素、对位香豆苷等。

3. 药理作用 本品对兔实验性阑尾炎有显著治疗效果。粗制剂在体外高浓度有抑菌、抗肿瘤作用；能增强白细胞的吞噬能力，有抗炎作用。尚有镇痛、镇静催眠、抑制生精、保肝、利胆等作用。

mǎ bó
马 勃
《名医别录》

为灰包科真菌脱皮马勃 *Lasiosphaera fenzlii* Reich.、大马勃 *Calvatia gigantea*（Batsch ex Pers.）Lloyd 或紫色马勃 *Calvatia lilacina*（Mont. et Berk.）Lloyd 的干燥子实体。生用。

【性味归经】辛，平。归肺经。

【功效应用】

1. 清热解毒，利咽，用于咽喉肿痛、咳嗽失音 本品味辛质轻，专入肺经，能清肺热，又长于解毒利咽消肿，为治咽喉肿痛的常用药。因其性平，不论热毒、风热或虚火上炎所致的咽痛均可选用，症轻者，可单味研末含咽；症重者随证配伍。治疗风热和肺火上攻引起的咽痛，可与板蓝根、黄芩、连翘等药同用。本品尚能清肺止咳、利咽开音，治疗肺热咳嗽失音，可与蝉蜕、桔梗等药配伍。

2. 止血，用于吐血衄血、外伤出血 本品又有凉血止血功效，适宜于血热妄行所致出血。治疗吐血、衄血，可单用研末吞服，或与凉血止血药同用；治疗外伤出血及手术伤口出血，可研末敷压伤口。

【用法用量】煎服，2~6g。外用适量。

【参考资料】

1. 本草精选 《名医别录》："主恶疮、马疥。"《本草衍义》："治喉痹咽痛。"《本草纲目》："马勃轻虚，上焦肺经药也。故能清肺热咳嗽，喉痹，衄血，失音诸病。"

2. 化学成分 本品含马勃素、紫颓马勃酸、马勃素葡萄糖苷、麦角甾醇、亮氨酸、酪氨酸、尿素、磷酸钠、砷及 α-直链淀粉酶等。尚含抗坏血酸成分。

3. 药理作用 本品有止血、抑菌、抗真菌等作用。

dà xuè téng
大血藤
《本草图经》

为木通科植物大血藤 *Sargentodoxa cuneata*（Oliv.）Rehd. et Wils. 的干燥藤茎。生用。

【性味归经】苦、平。归大肠、肝经。

【功效应用】

1. 清热解毒，用于肠痈、外痈 本品苦降开泄，主入大肠经，善解肠中热毒，行肠中瘀滞，亦为治肠痈之要药。其清热解毒之力虽不及败酱草，但活血作用过之，故尤以肠痈初起、热毒瘀滞、腹痛胀满者为宜。治肠痈腹痛，常与清热解毒、活血凉血之败酱草、桃仁、牡丹皮等配伍。治疗皮肤疮痈，多与清热解毒药蒲公英、野菊花等配伍。

2. 活血止痛，用于跌打损伤、经行腹痛、风湿痹痛 本品有活血祛瘀、消肿止痛之功，可广泛用于瘀血阻滞所致的多种疼痛。治跌打损伤，瘀肿疼痛，常与活血药赤芍、牛膝、续断等同用。治瘀滞痛经，常与活血调经、理气止痛之香附、当归、丹参等配伍。

本品兼有祛风通络之功，可用治风湿痹痛，关节不利，常与祛风湿药独活、络石藤、威灵仙等同用。

【用法用量】煎服，9~15g。外用适量。

【参考资料】

1. 本草文献 《本草图经》："攻血，治血块。"《中药志》："祛风通络，利尿杀虫。治肠痈，风湿痹痛，麻风，淋病，蛔虫腹痛。"

2. 化学成分 本品含大黄素、大黄素甲醚、大黄酚、β-谷甾醇、胡萝卜苷、硬脂酸、毛柳苷、右旋丁香酚二葡萄糖苷、右旋二氢愈创木脂酸、香草酸、鞣质等。

3. 药理作用 煎剂对金黄色葡萄球菌、大肠埃希菌、乙型链球菌、奈瑟卡他球菌、铜绿假单胞菌等有抑制作用；能抑制血小板聚集，抑制血栓形成；还能增加冠脉流量，扩张冠状动脉，缩小心肌梗死范围。

bài jiàng cǎo
败 酱 草
《神农本草经》

为败酱科植物黄花败酱 *Patrinia scabiosaefolia* Fisch ex . Link. ，或白花败酱 *Patrinia villosa*（Thunb.）Juss. 的干燥全草。生用或鲜用。

【性味归经】苦、辛，微寒。归大肠、胃、肝经。

【功效应用】

1. 清热解毒，消痈排脓，用于肠痈、肺痈、外痈 本品苦泄辛散，性寒清热，主入大肠经，功善清热解毒、消痈排脓，为治肠痈要药，兼治肺痈或皮肤疮痈。治疗肠痈初起，常与凉血活血之品配伍；治肠痈脓已成者，常与清热排脓之品同用。治疗肺痈吐脓，常与鱼腥草、桔梗等清肺排脓之品同用。治疗皮肤疮痈肿痛，既可单味煎汤顿服，也可配解毒消痈之紫花地丁、连翘等；或用鲜品捣烂外敷。

2. 祛瘀止痛，用于瘀阻腹痛 本品辛散行滞，有祛瘀通经止痛之功，适宜于瘀血阻滞所致妇科病证。治疗月经不调、痛经、产后腹痛等，可单用本品煎服，或与活血止痛药红花、川芎、当归等同用。

【用法用量】煎服，6~15g。外用适量。

【参考资料】

1. 本草精选 《神农本草经》："主暴热火疮，赤气，疥瘙，疽痔，马鞍，热气。"《药性论》："治毒风顽痹，主破多年瘀血，能化脓为水及产后诸病。"《本草纲目》："善排脓破血，故仲景治痈，及古方妇人科皆用之。"

2. 化学成分 黄花败酱根及根茎含挥发油，其主要成分为败酱烯、异败酱烯等。尚含多种皂苷、常春藤皂苷元、β-谷甾醇-β-D-葡萄糖苷、齐墩果酸等。白花败酱含挥发油，根及根茎含白花败酱苷、莫诺苷、马钱苷等。

3. 药理作用　本品有抑菌、抗病毒、保肝、利胆等作用。

yě jú huā
野菊花
《本草正》

为菊科植物野菊 *Chrysanthemum indicum* L. 的干燥头状花序。生用。

【性味归经】苦、辛，微寒。归肝、心经。

【功效应用】

1. 清热解毒，用于疮痈疔肿、咽喉肿痛　本品辛散苦泄，清热解毒之力强于菊花，为治热毒疮痈之良药。治疗热毒炽盛的疮痈疔肿，常与其他清热解毒之品配伍，也可与蒲公英、紫花地丁、金银花等同用。治疗热盛咽喉肿痛，多与板蓝根、山豆根、牛蒡子等药同用。

2. 清肝，平肝，用于目赤肿痛、肝阳上亢之头痛眩晕　本品既能清肝热，又兼可平肝阳。治疗风热上攻或肝火上炎之目赤肿痛，多与蝉蜕、密蒙花、决明子等配伍；治疗肝阳上亢之头痛眩晕，常与夏枯草、石决明、钩藤等同用。

【用法用量】煎服，9～15g。外用适量，煎汤外洗或制膏外涂。

【参考资料】

1. 本草精选　《本草正》："散火散气，消痈毒疔肿瘰疬，眼目热痛，亦破妇人瘀血。"《本草求真》："凡痈毒疔肿，瘰疬，眼目赤痛，妇人瘀血等症，无不得此则治。"

2. 化学成分　本品含刺槐素 - 7 - 鼠李糖葡萄糖苷、野菊花内酯、矢车菊苷、苦味素、α - 侧柏酮、挥发油，另含维生素 A 类物质和维生素 B_1 等。

3. 药理作用　本品有抗病原微生物、降压、抗炎等药理作用。

xióng dǎn
熊　胆
《新修本草》

为脊椎动物熊科棕熊 *Ursus arctos* Linnaeus、黑熊 *Selenarctos thibetanus* Cuvier 的干燥胆汁。现多以人工养殖熊无管造瘘引流取胆汁干燥后入药，称为"熊胆粉"。

【性味归经】苦，寒。归肝、胆、心经。

【功效应用】

1. 清热解毒，用于热毒疮痈、咽喉肿痛　本品苦寒，清热解毒之效颇佳，又能消散痈肿，适宜于热毒蕴结所致疮痈肿痛等。治疗疮疡痈疽、痔疮肿痛、咽喉肿痛等，可用水调化或加入少许冰片涂于患部，也可与其他清热解毒药配伍。

2. 息风止痉，用于热极生风、惊痫抽搐　本品苦寒清热，入肝、心经，又能清心凉肝，息风止痉。治疗肝火炽盛，热极生风所致高热惊风、手足抽搐，或痰蒙清窍之癫痫、子痫，可单用本品温开水化服。

3. 清肝明目，用于目赤翳障　本品主入肝经，有清肝明目退翳之功。治疗肝热目赤肿痛、羞明流泪及目生障翳等，可蒸水外洗，或以本品与冰片研细化水，外用点眼。

【用法用量】内服，入丸、散，0.25～0.5g。由于本品有腥苦味，口服易引起呕吐，故宜用胶囊剂。外用适量，调涂患处。

【参考资料】

1. 本草精选 《本草蒙筌》:"治男妇时气热蒸,变为黄疸;疗小儿风痰壅塞,发出惊痫。驱五痫杀虫,敷恶疮散毒。痔病久发不愈,涂之立建奇功。"《本草纲目》:"退热,清心,平肝,明目去翳,杀蛔、蛲虫。"

2. 化学成分 本品主含熊去氧胆酸,次为鹅去氧胆酸、去氧胆酸、牛黄熊脱氧胆酸、牛黄鹅脱氧胆酸、牛黄胆酸、胆固醇、胆红素、无机盐、脂肪、磷质及4～12种氨基酸等。引流熊胆化学成分与天然熊胆基本一致。

3. 药理作用 本品有利胆、抑菌、抗炎、抗过敏、镇咳、祛痰、平喘、降血脂、降血压、抗心律失常等药理作用。

<h1 style="text-align:center">zǐ huā dì dīng
紫花地丁</h1>

《本草纲目》

为堇菜科植物紫花地丁 *Viola yedoensis* Makino 的全草。生用。

【性味归经】苦、辛,寒。归心、肝经。

【功效应用】

清热解毒,凉血消肿,用于热毒疮痈 本品苦泄辛散,寒能清热,入心肝血分能清热解毒、凉血消痈,为治热毒内盛兼血热壅滞所致疔疮疮痈、红肿热痛的常用药物,尤善治疗疮。治疗疔毒肿痛,可单用鲜品捣汁内服,以渣外敷;也可与金银花、蒲公英、野菊花等配伍。治疗乳痈,常与蒲公英同用,煎汤内服,并以渣外敷,或熬膏摊贴患处;治肠痈,常与大黄、大血藤等药同用。其清热解毒,还可配伍用于咽喉肿痛、痢疾等其他热毒证。本品兼能解蛇毒,治毒蛇咬伤,可用鲜品捣汁内服,亦可配雄黄少许,捣烂外敷。

【用法用量】煎服,15～30g。外用鲜品适量,捣烂敷患处。

【参考资料】

1. 本草精选 《本草纲目》:"一切痈疽发背,疔肿瘰疬,无名肿毒恶疮。"《本草正义》:"地丁专为痈肿疔毒通用之药。"

2. 化学成分 本品含苷类、黄酮类。尚含棕榈酸、对羟基苯甲酸、反式对羟基桂皮酸、丁二醇、山奈酚－3－O－鼠李吡喃苷和蜡。

3. 药理作用 本品有抗菌、抗病毒、抗内毒素、解热、抗炎等作用。

<h1 style="text-align:center">mǎ chǐ xiàn
马齿苋</h1>

《新修本草》

为马齿苋科植物马齿苋 *Portulaca oleracea* L. 的干燥地上部分。生用或鲜用。

【性味归经】酸,寒。归肝、大肠经。

【功效应用】

1. 清热解毒,止痢,用于热毒痢疾、疮痈肿毒 本品入大肠经,有清热解毒、凉血止痢之效,为治痢疾之常用药。治疗热毒痢疾,单味水煎服,可以鲜品捣汁加蜜调服,或与粳米煮粥服;治湿热泻痢,可与黄连、黄柏、白头翁等药配伍。本品清热解毒,凉血消肿,还常用于热盛疮痈肿痛,可单味煎汤内服或与其他的解毒消痈药同用,亦可取鲜品捣敷或捣汁外涂。

2. 凉血止血，用于崩漏、便血 本品入肝，有凉血止血之效，适用于血热妄行之出血证。治疗血热崩漏下血，可用鲜品捣汁内服或与茜草炭、苎麻根等止血药配伍；治疗大肠湿热便血痔血，可单用，亦常与地榆、槐花等同用。

【用法用量】煎服，9~15g。鲜品用量加倍。外用适量，捣敷患处。

【使用注意】脾胃虚寒者及孕妇慎用。

【参考资料】

1. 本草精选 《新修本草》："治诸肿瘘疣目，捣揩之；饮汁主反胃，诸淋，金疮血流，破血癥瘕痕，小儿尤良。"《本草纲目》："散血消肿，利肠滑胎，解毒通淋。治产后虚汗。"《生草药性备要》："治红痢症，清热毒，洗痔疮痔疔。"

2. 化学成分 本品含三萜醇类、黄酮类、氨基酸类、糖类、有机酸及其盐，钙、磷、铁、硒、硝酸钾、硫酸钾等微量元素及无机盐；尚含大量的去甲基肾上腺素和钾盐。

3. 药理作用 本品有抑菌、兴奋子宫、利尿、升高血钾、降血脂、抗衰老、润肤美容等作用。

鸦胆子
yā dǎn zǐ

《本草纲目拾遗》

为苦木科植物鸦胆子 *Brucea javanica*（L.）Merr. 的干燥成熟果实。生用。

【性味归经】苦，寒；有小毒。归大肠、肝经。

【功效应用】

1. 清热解毒，止痢，用于热毒血痢、冷积久痢 本品苦寒，能清热解毒，尤善清大肠蕴热，凉血止痢，适宜于热毒血痢、便下脓血、里急后重等。其又能燥湿杀虫止痢，尤宜于冷积久痢，多采取口服与灌肠并用方法疗效较佳。治疗久痢久泻、迁延不愈者，可与涩肠止泻药同用。

2. 截疟，用于各型疟疾 本品既能清肝胆湿热，并有杀虫截疟之功，适宜于各型疟疾，尤宜于间日疟及三日疟，单用或配伍其他截疟药，亦可用于恶性疟疾。

3. 外用腐蚀赘疣，用于鸡眼赘疣 本品外用有腐蚀作用，适宜于鸡眼、寻常疣等，可取鸦胆子仁捣烂涂敷患处，或用鸦胆子油局部涂敷。

【用法用量】内服，0.5~2g，以干龙眼肉包裹或装入胶囊吞服，亦可压去油制成丸剂、片剂服，不宜入煎剂。外用适量。

【使用注意】本品有毒，对胃肠道及肝肾功能均有损害，内服需严格控制剂量，不宜多用久服。外用注意用胶布保护好周围正常皮肤，以防止对正常皮肤的刺激。孕妇及小儿慎用。胃肠出血及肝肾病患者，应忌用或慎用。

【参考资料】

1. 本草精选 《本草纲目拾遗》："治冷痢久泻……外无烦热燥扰，内无肚腹急痛，有赤白相兼，无里急后重，大便流利，小便清长。"《医学衷中参西录》："味极苦，性凉，为凉血解毒之要药。善治热痢赤痢，二便因热下血，最能清血中之热及肠中之热，防腐生肌，诚有奇效""捣烂醋调敷疔毒。善治疣"。

2. 化学成分 本品主要含苦木苦味素类、生物碱（鸦胆子碱、鸦胆宁等）、苷类（鸦胆灵、鸦胆子苷等）、酚性成分、黄酮类成分、香草酸、鸦胆子甲素及鸦胆子油等。

3. 药理作用　本品有抗阿米巴原虫、驱杀肠道寄生虫（如鞭虫、蛔虫、绦虫）及阴道滴虫、抗疟、抗肿瘤、抗病毒等作用。

shān cí gū
山 慈 菇
《本草拾遗》

为兰科植物杜鹃兰 *Cremastra appendiculata*（D. Don）Makino、独蒜兰 *Pleione bulbocodioides*（Franch.）Rolfe 或云南独蒜兰 *Pleione yunnanensis* Rolfe 的干燥假鳞茎。生用。

【性味归经】甘、微辛，凉。归肝、脾经。

【功效应用】

清热解毒，消痈散结，用于痈疽疔毒、瘰疬痰核、癥瘕痞块　本品味辛能散，寒能清热，故有清热解毒、消痈散结之效。治疗痈疽发背，疔疮肿毒，瘰疬痰核，蛇虫咬伤，常与雄黄、朱砂、麝香等解毒疗疮药同用，内服外用均可。治疗癥瘕痞块，常与软坚散结、破血消癥药配伍。

此外，本品尚能化痰，可与茶同研调服，治疗由风痰所致的癫痫等证。

【用法用量】煎服，3~9g。外用适量。

【使用注意】正虚体弱者慎用。

【参考资料】

1. 本草精选　《本草拾遗》："主痈肿疮瘘，瘰疬结核等，醋磨敷之。"《本草纲目》："主疔肿，攻毒破皮。解诸毒，蛇虫、狂犬伤。"

2. 化学成分　本品含黏液质、葡配甘露聚糖及甘露糖等。

3. 药理作用　本品对抗氧化、降血脂、抗动脉粥样硬化、增强免疫等作用。

lòu lú
漏 芦
《神农本草经》

为菊科植物祁州漏芦 *Rhaponticum uniflorum*（L.）DC. 的干燥根。生用。

【性味归经】苦，寒。归胃经。

【功效应用】

1. 清热解毒，消痈散结，用于乳痈肿痛、瘰疬疮毒　本品苦寒降泄，有清热解毒、消痈散结之效，适宜于多种热毒疮痈初起之红肿热痛。因其能通经下乳，尤宜于乳痈肿痛，可与蒲公英、连翘等药配伍；治疗痰火郁结之瘰疬，可与软坚散结药同用。

2. 通经下乳，用于乳汁不下　本品有良好的通经下乳之功，为治产后乳汁不通之常用药。治疗乳脉塞滞之乳汁不下、乳房胀痛，常与活血通经通乳之品配伍；若治气血亏虚所致乳少清稀者，多与黄芪、鹿角胶等补气血之品同用。

3. 舒筋通脉，用于湿痹拘挛　本品性善通利，又有舒筋通脉活络之功。治疗湿痹，筋脉拘挛，骨节疼痛，常与地龙等祛风湿、通络药物配伍。

【用法用量】煎服，5~9g。外用，研末调敷或煎水洗。

【使用注意】气虚、疮疡平塌者及孕妇忌服。

【参考资料】

1. 本草精选　《神农本草经》："主皮肤热，恶疮疽痔，湿痹，下乳汁。"《本草正义》："漏芦，滑利泄热，与王不留行功用最近，而寒苦直泄，尤其过之。"

2. 化学成分 本品含挥发油、牛蒡子醛、牛蒡子醇、棕榈酸，β-谷甾醇、硬脂酸乙酯、蜕皮甾酮、土克甾酮、漏芦甾酮等。

3. 药理作用 本品有抗氧化、降血脂、抗动脉粥样硬化、增强免疫等作用。

第五节 清虚热药

以清虚热为主要作用，常用以治疗阴虚内热证的药，称清虚热药，又称退虚热药。阴虚内热证以骨蒸潮热、五心烦热、遗精盗汗、舌红少苔、脉细数等为主要表现。部分药物亦能清实热用于各种实热证。

qīng hāo
青 蒿
《神农本草经》

为菊科植物黄花蒿 *Artemisia annua* L. 的干燥地上部分。生用。

【性味归经】苦、辛，寒。归肝、胆经。

【功效应用】

1. 清虚热，凉血，用于阴虚发热证 本品有清虚热、退骨蒸之功，适宜于肝肾阴虚、虚火内扰之证。治疗骨蒸潮热、五心烦热、盗汗等，多与鳖甲、知母、地骨皮等药配伍。本品还长于清透阴分伏热，并有凉血之功，又常用于热病后期，余热未清，邪伏阴分所致的夜热早凉、热退无汗或低热不退等症，常与养阴透热之品同用。

2. 清暑热，用于暑热外感 本品辛香透散，苦寒清热，能解暑热、透表热、清湿热。治疗暑季外感夹湿，症见发热口渴，头痛头晕，常与辛凉解表、清解暑热及化湿之品同用。

3. 截疟，用于疟疾寒热 本品有良好的截疟功效，尤善除疟疾寒热，为治疟疾之要药。治疗疟疾寒热，可单用，以大量鲜品绞汁服用。本品长于清解肝胆之热邪，亦可用于湿热郁遏少阳所致寒热如疟、胸痞作呕，多与黄芩、竹茹、陈皮等药同用。

【用法用量】煎服，6~12g。不宜久煎。

【参考资料】

1. 本草精选 《神农本草经》："主疥瘙，痂痒，恶疮，杀虫，留热在骨节间。明目。"《本草新编》："专解骨蒸劳热，尤能泄暑热之火。"

2. 化学成分 本品含倍半萜类、黄酮类、香豆素类、东莨菪内酯及挥发油等成分。倍半萜类主要成分为青蒿素、青蒿酸、青蒿内酯、青蒿醇等。

3. 药理作用 本品有抗病原微生物、抗内毒素、解热、抗炎、镇痛、降血压、调节免疫等作用。抗疟成分是青蒿素，速效、低毒，对各型疟疾均疗效显著。

dì gǔ pí
地骨皮
《神农本草经》

为茄科植物枸杞 *Lycium chinense* Mill. 或宁夏枸杞 *Lycium barbarum* L. 的干燥根皮。生用。

【性味归经】甘，寒。归肺、肝、肾经。

【功效应用】

1. 清虚热，用于阴虚发热 本品甘寒清润，既能清肝肾之虚热，又可除有汗之骨蒸，为退虚热、疗骨蒸之佳品。治阴虚内热，盗汗骨蒸，肌瘦潮热，常与滋阴清热之品配伍。

2. 凉血止血，用于血热出血证 本品又能凉血止血。治血热妄行之吐血、衄血、尿血，可与其他凉血止血药配伍。

3. 清肺降火，用于肺热咳嗽 本品尚可清泄肺热，且又不伤肺阴。治肺火郁结之咳嗽气喘等，常与桑白皮等药配伍。

4. 生津止渴，用于内热消渴 本品甘寒，还能生津止渴。治疗内热消渴，常与天花粉、芦根、地黄等药配伍。

【用法用量】煎服，9～15g。

【参考资料】

1. 本草精选 《神农本草经》："主五内邪气，热中，消渴，周痹。"《珍珠囊》："解骨蒸肌热，消渴，风湿痹，坚筋骨，凉血。"

2. 化学成分 本品含生物碱类、桂皮酸、酚类物质、环肽类等成分。

3. 药理作用 本品有抗病原微生物、解热、镇痛、降血糖、降血压、降血脂、调节免疫及兴奋子宫等作用。

hú huáng lián
胡 黄 连
《新修本草》

为玄参科植物胡黄连 *Picrorhiza scrophulariiflora* Pennell 的干燥根茎。生用。

【性味归经】苦，寒。归肝、胃、大肠经。

【功效应用】

1. 清虚热，除疳热，用于阴虚发热、疳积发热 本品有退虚热、除骨蒸之效。治疗阴虚内热，骨蒸潮热，常与银柴胡、地骨皮等药配伍。其又除疳热，治疗小儿疳积，消瘦腹胀，低热不退，又常与健脾消食之品同用。

2. 清湿热，用于湿热泻痢 本品又能清除胃肠之湿热。治疗湿热泻痢，常与清热燥湿药配伍。

此外，本品又可泻火解毒，还可用于痔疮肿痛、热毒疮痈、目赤肿痛等。其清大肠湿火蕴结，治痔疮肿痛，单用研末，以鹅胆汁调涂局部；或与活血止痛之品配伍内服。治疗热毒疮痈肿痛，肝热目赤肿痛，宜与其他清热解毒药同用。

【用法用量】煎服，3～10g。

【参考资料】

1. 本草精选 《新修本草》："主骨蒸劳热，补肝胆，明目，治冷热泄痢，益颜色，厚肠胃，治妇人胎蒸虚惊，三消五痔，大人五心烦热。"《药品化义》："独入血分而清热，主治血虚骨蒸，五心烦热，日晡肌热，脏毒痔疮。"

2. 化学成分 含环烯醚萜苷，以及少量生物碱、酚酸、糖苷、甾醇等。

3. 药理作用 本品有利胆、抗皮肤真菌等药理作用。

yín chái hú

银柴胡

《本草纲目拾遗》

为石竹科植物银柴胡 *Stellaria dichotoma* L. var. *lanceolata* Bge. 的干燥根。生用。

【性味归经】甘，微寒。归肝、胃经。

【功效应用】

清虚热，除疳热，用于阴虚发热，疳积发热 本品甘寒而有退热、除疳热之效。治肝肾阴虚，骨蒸劳热，潮热盗汗，常与地骨皮、青蒿等清虚热药配伍。治小儿食滞或虫积所致疳积发热、腹大消瘦、毛发焦枯等，常与健胃消食药及驱虫药配伍。

【用法用量】煎服，3～10g。

【参考资料】

1. 本草精选 《本草纲目拾遗》："治虚劳肌热，骨蒸劳疟，热从髓出，小儿五疳羸热。"《本草正义》："退热而不苦泄，理阴而不升腾，固虚热之良药。"

2. 化学成分 本品含黄酮类、甾体类、环肽类及挥发性成分等。

3. 药理作用 本品有解热、降血脂、抗动脉粥样硬化等作用。

bái   wēi

白 薇

《神农本草经》

为萝藦科植物白薇 *Cynanchum atratum* Bge. 或蔓生白薇 *Cynanchum versicolor* Bge. 的干燥根及根茎。生用。

【性味归经】苦、咸，寒。归胃、肝、肾经。

【功效应用】

1. 清虚热，用于阴虚发热，产后虚热 本品清虚热之力缓和，治阴虚发热，骨蒸潮热，多与其他清虚热养阴之品配伍；若治产后血虚，低热不退者，常与补气养血药同用。

2. 清热凉血，用于温热病热入营血 本品能入血分，清退营血邪热，适宜于热入营血之高热烦躁，舌绛红等，常与地黄、水牛角等药配伍。

3. 利尿通淋，用于热淋、血淋 本品既能利尿通淋，又可清热凉血。治疗膀胱湿热所致热淋、血淋，多与利水通淋药同用。

4. 解毒疗疮，用于疮痈肿毒、咽喉肿痛 本品有清热解毒疗疮之效。治热毒疮痈，可单味捣烂外敷，亦可与蒲公英、连翘等配伍内服。治热盛咽喉肿痛，多与清热利咽药配伍。

此外，本品常与玉竹、薄荷等药配伍，用于阴虚外感。

【用量用法】煎服，5～10g。

【参考资料】

1. 本草精选 《神农本草经》："主暴中风，身热肢满，忽忽不知人，狂惑，邪气，寒热酸疼，温疟、洗洗发作有时。"《本草正义》："凡阴虚有热者，自汗、盗汗者，久疟伤津者，病后阴液未复，余热未清者，皆为必不可少之药。而妇女血热，又为恒用之品矣。"

2. 化学成分 本品含挥发油、强心苷等。其中强心苷中主要为甾体多糖苷，挥发油的主要成分为白薇素。

3. 药理作用 本品有抑菌、解热、利尿、增强心肌收缩力、减慢心率等作用。

表7-1 本章知识拓展参考药

药名	性味归经	功效	主治	用法用量注意
竹叶	甘、辛、淡，寒。归心、胃、小肠经	清热除烦，生津，利尿	热病心烦，口舌生疮，热淋，小便不利	煎汤：6~15g
青葙子	苦，微寒。归肝经	清肝泻火，明目退翳	肝火上炎，目赤肿痛，目生翳膜	煎汤：9~15g 有扩瞳作用，青光眼患者忌服
密蒙花	甘，微寒。归肝经	清肝养肝，明目退翳	肝热目赤，羞明多泪，目生翳膜；肝虚目昏	煎汤：3~9g
谷精草	辛，甘，平。归肝、肺经	疏散风热，明目退翳	风热目赤，目生翳膜，风热头痛	煎汤：5~10g
重楼	苦，微寒；有小毒。归肝经	清热解毒，消肿止痛，凉肝定惊	痈肿疮毒，虫蛇咬伤，跌打损伤，外伤出血，小儿惊风抽搐	煎汤：3~9g
半边莲	辛，平。归心、小肠、肺经	清热解毒，利水消肿	痈肿疮毒，虫蛇咬伤，腹胀水肿，湿疹湿疮	煎汤：9~15g；鲜品30~60g
半枝莲	辛、苦，寒。归肺、肝、肾经	清热解毒，散瘀止血，利水消肿	痈肿疮毒，虫蛇咬伤，血淋，吐血，衄血	煎汤：15~30g；鲜品30~60g
金荞麦	微辛、涩，凉。归肺经	清热解毒，祛痰排脓，散瘀止痛	肺痈，肺热喘咳，血瘀经闭或痛经，产后瘀滞腹痛，风湿痹痛	煎汤：15~45g
垂盆草	甘、淡，凉。归肝、胆、小肠经	清热解毒，利湿退黄	痈肿疮毒，蛇伤，烫伤，湿热黄疸，小便不利	煎汤：15~30g
木蝴蝶	苦、甘，凉。归肺、肝、胃经	清热利咽，疏肝和胃	咽痛音哑，肺热咳嗽，肝胃气滞疼痛	煎汤：1~3g

重点小结

1. 考核要点

表7-2 清热药的考核要点

章节	层次	要点
清热药	掌握	石膏、知母、栀子、夏枯草、黄芩、黄连、黄柏、地黄、玄参、牡丹皮、赤芍、金银花、连翘、大青叶、蒲公英、鱼腥草、射干、白头翁、青蒿、地骨皮的性能特点、功效与应用
	熟悉	芦根、天花粉、淡竹叶、决明子、龙胆、苦参、紫草、水牛角、板蓝根、青黛、贯众、土茯苓、山豆根、白花蛇舌草的功效与主治病证
	了解	秦皮、白鲜皮、穿心莲、紫花地丁、大血藤、败酱草、马勃、马齿苋、鸦胆子、熊胆、山慈菇、漏芦、野菊花、白薇、银柴胡、胡黄连的功效；石膏、知母、栀子、决明子、黄芩、黄连、黄柏、穿心莲、青黛、鸦胆子、熊胆、山豆根、水牛角、青蒿的用法用量；石膏、知母、天花粉、苦参、地黄、玄参、牡丹皮、赤芍、紫草、穿心莲、射干、山豆根、鸦胆子、山慈菇、漏芦、青蒿的使用注意

2. 效用相似药物比较

（1）清热泻火药　比较石膏与知母，芦根与天花粉功效、主治病证的异同。

表7-3 石膏与知母性味及效用比较

	石膏	知母
同	甘寒；清热泻火，生津止渴→温病气分证，肺胃实热证，热病烦渴等，相须为用	
异	煅后研末外用收湿敛疮→疮疡不敛、湿疹及水火烫伤	甘润＞石膏，滋阴润燥→肺热燥咳、肾阴虚；骨蒸潮热、内热消渴、肠燥便秘等

表7-4 芦根与天花粉性味及效用比较

	芦根	天花粉
同	甘寒；清热泻火，生津止渴→温病气分证，肺胃实热证，热病烦渴等	
异	清胃热止呕→胃热呕逆；清肺祛痰排脓→肺热咳嗽及肺痈	甘润＞芦根，清热润燥→肺热燥咳、内热消渴；消肿排脓→疮疡肿毒

（2）清热燥湿药 比较黄芩、黄连与黄柏性能、功效、主治病证的异同。

表7-5 黄芩、黄连与黄柏性味及效用比较

	黄芩	黄连	黄柏
同	苦寒；清热燥湿，泻火解毒→各种湿热、实火、热毒诸证		
异	善清中上焦湿热，善清泻肺火及少阳胆热→湿温暑湿、肺热痰咳、少阳证多用；凉血止血→血热出血证；清热安胎→血热胎动不安	善清中焦脾胃大肠湿热→治泻痢要药；善清心、胃热→心火亢盛之高热神昏、心烦不寐，胃火炽盛之消渴证	善清下焦湿热→湿热带下、黄疸、热淋涩痛、湿热脚气、痿证；退虚热→阴虚骨蒸潮热，盗汗遗精等

（3）清热解毒药 比较金银花与连翘，大青叶、板蓝根与青黛功效、主治病证的异同。

表7-6 金银花与连翘性味及效用比较

	金银花	连翘
同	苦寒；清热解毒，疏散风热→热毒证，风热表证及温病卫分证，多相须为用	
异	清解暑热→暑热烦渴	清心热＋消痈散结→痈肿疮毒，瘰疬痰核；"疮家圣药"；利尿→热淋涩痛

表7-7 大青叶、板蓝根与青黛性味及效用比较

	大青叶	板蓝根	青黛
同	苦寒；清热解毒，凉血，利咽→热毒证，营血分热证，咽喉肿痛，痄腮，丹毒等		
异	凉血消斑力强	以利咽散结见长	清肝定惊、凉血消斑力强；清肝火，肺火，止血→肝火犯肺之咳嗽胸痛、痰中带血；定惊→肝热惊痫，惊风抽搐；

（4）清热凉血药 比较地黄与玄参、牡丹皮与赤芍性能、功效、主治病证的异同。

表7-8 地黄与玄参性味及效用比较

	地黄	玄参
同	甘寒，归心肝经；清热凉血，养阴→温病营血分证及肺胃肾阴虚证	
异	止血→血热出血	解毒散结利咽→热毒所致的咽喉肿痛、疮痈肿痛及瘰疬痰核等

表 7 - 9　牡丹皮与赤芍性味及效用比较

	牡丹皮	赤芍
同	苦寒，归心肝经；清热凉血→温病营血分证，血热出血； 活血止痛→经闭痛经，癥瘕腹痛，跌打损伤，痈肿疮毒等瘀血证	
异	退虚热→为治无汗骨蒸之要药	活血止痛＞牡丹皮，较长于瘀滞疼痛者； 清肝火→肝郁化火胁痛及肝火目赤肿痛

（5）清虚热药　比较牡丹皮与地骨皮、黄连与胡黄连功效、主治病证的异同。

表 7 - 10　牡丹皮与地骨皮性味及效用比较

	牡丹皮	地骨皮
同	甘寒；退虚热→骨蒸潮热；清热凉血→温病营血分证，血热出血	
异	活血化瘀→瘀血证； 退虚热→为治无汗骨蒸之要药	凉血＜牡丹皮； 退虚热→善治有汗骨蒸； 清肺降火→肺热咳嗽； 生津止渴→内热消渴

表 7 - 11　黄连与胡黄连性味及效用比较

	黄连	胡黄连
同	清湿热，泻火解毒→湿热泻痢、热毒疮痈、痔疮肿痛等	
异	清热燥湿，泻火解毒之力强→各种湿热、实火、热毒之证； 善清中焦脾胃大肠湿热→治泻痢要药； 善清心、胃热→心火亢盛之高热神昏、心烦不寐，胃火炽盛之消渴证	清湿热，泻火解毒＜黄连； 清虚热，除疳热→阴虚发热，疳积发热

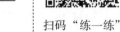

（秦旭华）

扫码"练一练"

第八章 泻下药

📖 **要点导航**

学习泻下药的概述、分类及各药的功效与临床应用等基础知识，为今后理解泻下剂的用药特点及配伍规律奠定基础。

重点理解泻下药的含义、功效与主治、性能特点；常用药物的分类归属、性能特点、主要功效与临床应用、用法用量及使用注意；比较重要药对的功效与主治病证异同。

概　　述

1. 含义　凡是以泻下通便为主要作用，主治便秘及里实积滞证的药物，称为泻下药。

2. 功效与主治病证

（1）功效　泻下药主要具有泻下通便，排除胃肠积滞功效；或引起剧烈腹泻，使水湿停饮随大便排除，而有逐水退肿之功。部分药物还兼有清热泻火、解毒、活血祛瘀等功效。

（2）主治　该类药适宜于大便秘结，胃肠积滞，实热内结及水肿停饮等里实积滞诸证。部分药还可用于脏腑火热证、疮痈肿毒及瘀血证。

（3）分类　根据作用强弱及主治特点，将该类药可分为攻下药、润下药及峻下逐水药三类。

3. 性能特点　本类药主归大肠经，有沉降的作用趋向。其中兼能清热的药，其性味多苦寒；兼能滋养润肠的药，其性味多甘平。

4. 配伍应用　使用泻下药，应根据里实证的病机、病因及兼证，进行适当配伍。①依据病机进行配伍：泻下药主治的里实积滞证，通常由各种实邪阻碍气机导致气滞腹胀腹痛，故常与行气药配伍，既可消除胀满之症，又可增强泻下通便之效。②依据病因配伍：因宿食、湿热、瘀血、肠道寄生虫等原因引起的积滞诸证，可酌情配伍消食、清热燥湿、活血及驱虫药。③因证配伍：热积便秘，应与清热药配伍；寒积便秘，与温里药配伍；里实积滞兼有表邪者，应与解表药配伍以表里双解；里实而正虚者，应与补虚药配伍，使攻邪而不伤正气。

5. 使用注意　本类药使用时，尤其当注意树立安全合理用药思想。①药物特性：攻下、峻下逐水药作用峻猛，尤其峻下药均有毒性，应严格炮制，控制用量，掌握用法，避免中毒现象发生，确保用药安全。②病证禁忌：作用峻猛或有毒性的泻下药，易损伤正气及脾胃功能，故年老、体弱、小儿及脾胃虚弱者慎用；妇女胎前产后及月经期当禁用。

第一节 攻下药

以泻下通便、攻下积滞为主要作用，常用以治疗便秘及胃肠积滞诸证的药物，称为攻下药。

本类药物多具有苦寒沉降之性，主归胃、大肠经，均能攻下通便、荡涤胃肠、排除积滞，主治便秘及宿食积滞、湿热泻痢、虫积腹痛、毒物等积滞于胃肠的里实积滞证。部分药物兼有较强的清热泻火作用，还可用治温病高热神昏，谵语发狂；火热上炎之头痛、目赤、咽痛、牙龈肿痛，以及火热炽盛，迫血妄行的吐血、衄血、咯血等上部出血证。针对上述诸症，不论有无便秘，均可起到"釜底抽薪"的作用。

本类药泻下之力较猛，故孕妇及体弱无积滞者禁用。

大 黄
dà huáng

《神农本草经》

为蓼科植物掌叶大黄 *Rheum palmatum* L.、唐古特大黄 *Rheum tanguticum* Maxim. ex Balf. 或药用大黄 *Rheum officinale* Baill. 的干燥根及根茎。生用，或酒炙、酒蒸、炒炭用。

【性味归经】苦，寒。归脾、胃、大肠、肝、心包经。

【功效应用】

1. 泻下攻积，用于便秘及胃肠积滞证 本品泻下作用强，能荡涤肠胃，推陈致新，为治疗积滞便秘之要药。因其苦寒沉降，善能泄热，尤宜于热结便秘，常与芒硝相须为用。治热结便秘而气血不足者，常与益气补血药物配伍；治脾阳不足之寒积便秘，可与温里散寒类药物配伍；治热结便秘而津伤者，可与养阴生津、润肠通便药物配伍；治宿食积滞胃肠，配伍消食药；治大肠湿热泻痢，里急后重，可与清热燥湿药物配伍；治疗肠道寄生虫病，虫积腹痛，多与驱虫药同用，以促使虫体排出。

2. 清热泻火，凉血止血，用于目赤咽肿、血热吐衄 本品苦降，能泻上炎之实火，具有清热泻火、凉血止血之功。治疗热邪壅滞，火邪上炎所致目赤、咽喉肿痛、牙龈肿痛等症，常与石膏、知母、黄连等配伍。治疗血热妄行所致吐血、衄血、咯血等上部出血证，多与栀子、黄芩等清热泻火、凉血之品同用。

3. 清热解毒，用于热毒疮疡、烧伤烫伤、肠痈腹痛 本品能清热解毒，并借其泻下通便之功，使热毒下泄，适宜于热毒所致内痈外疡。治疗热毒疮疡，常与金银花、蒲公英、连翘等同用；治疗烧伤烫伤，可单用或与地榆配伍；治疗肠痈腹痛，可与牡丹皮、桃仁、芒硝等同用。

4. 逐瘀通经，用于瘀血经闭、产后腹痛、跌打损伤 本品入血分，能活血逐瘀通经，既下瘀血，又清瘀热，为治疗瘀血诸证的常用药物。治疗妇女瘀血经闭，可与桃仁、桂枝等配伍；治疗妇女产后瘀阻腹痛，恶露不尽，常与桃仁、土鳖虫等同用；治疗跌打损伤，瘀血肿痛，常与活血化瘀止痛药物配伍。

5. 利湿退黄，用于湿热泻痢、黄疸、淋证 本品能利湿退黄，且泻下通便又导湿热外出。治疗湿热泻痢，单用或与黄连、黄芩、白芍等配伍；治湿热黄疸，常与茵陈、栀子配伍；治湿热淋证，小便热痛，常与利尿通淋之品配伍。

【用法用量】3~15g；外用适量。大黄生用泻下力强，久煎则泻下力减弱，故泻下通便宜生用或开水泡服。酒炙大黄泻下力较弱，长于活血，宜用于瘀血证。大黄炭则长于止血，多用于出血证。

【使用注意】本品苦寒，易伤胃气，故脾胃虚弱者慎用。妇女妊娠期、月经期、哺乳期慎用或禁用。

【参考资料】

1. 本草精选 《神农本草经》："下瘀血，血闭，寒热，破癥瘕积聚，留饮宿食，荡涤肠胃，推陈致新，通利水谷，调中化食，安和五脏。"《本草纲目》："下痢赤白，里急腹痛，小便淋沥，实热燥结，潮热谵语，黄疸，诸火疮。"

2. 化学成分 本品主含蒽醌衍生物，又含大黄鞣质、有机酸和雌激素样物质等。

3. 药理作用 本品有促进排便、抗菌、抗病毒、抗炎、解热、镇痛、降血压、降血脂、利尿、止血、抗血栓形成、保肝、利胆、抑制胃排空、抑制胃蛋白酶及胰蛋白酶活性、抗十二指肠溃疡等作用；尚能调节免疫、抗肿瘤等。所含鞣质有收敛作用，大量服用可导致继发性便秘。

芒 硝
máng xiāo

《名医别录》

为含硫酸盐类矿物芒硝族芒硝，经加工精制而成的结晶体。主含含水硫酸钠（$Na_2SO_4 \cdot 10H_2O$）。

【性味归经】咸、苦，寒。归胃、大肠经。

【功效应用】

1. 泻下通便，润燥软坚，用于积滞便秘 本品苦寒清热，味咸润燥软坚泻下，尤宜于实热积滞，大便燥结，常与大黄相须为用，以增强泻下通便作用。近年来，常用于胆石症便秘腹痛。

2. 清热消肿，用于咽痛、口疮、目赤及痈疮肿痛 本品外用有良好的清热消肿作用，为五官科、外科常用之品。治疗咽喉肿痛，口舌生疮，可与硼砂、冰片同用；或以芒硝置西瓜中制成的西瓜霜外用。治疗目赤肿痛，可用玄明粉配制滴眼液，外用滴眼。治疗乳痈初起，红肿热痛，可用本品化水或用纱布包裹外敷；治疗痔疮肿痛，可单用本品煎汤外洗。

此外，本品清热消肿，而又有回乳之效。

【用法用量】6~12g，冲入药汁或沸水溶化后服用。外用适量。

【使用注意】孕妇及哺乳期妇女慎用。不宜与三棱同用。

【参考资料】

1. 本草精选 《名医别录》："主五脏积聚，久热胃闭，除邪气，破留血，腹中痰实结搏，通经脉，利大小便及月水，破五淋，推陈致新。"《药品化义》："味咸软坚，故能通燥结；性寒降下，故能去火烁。主治时行热狂，六腑邪热，或上焦膈热，或下部便坚。"

2. 化学成分 本品主含含水硫酸钠（$Na_2SO_4 \cdot 10H_2O$），尚含少量氯化钠、硫酸镁、硫酸钙等无机盐。

3. 药理作用 本品有泻下、抗炎、抗菌、利尿、利胆、改善微循环作用。

芦荟

《药性论》

为百合科植物库拉索芦荟 *Aloe barbadensis* Miller、好望角芦荟 *Aloe ferox* Miller 或其他同属近缘植物叶的汁液浓缩干燥物。

【性味归经】苦，寒。归肝、胃、大肠经。

【功效应用】

1. 泻下通便，用于热结便秘 本品苦寒降泄，有泻热通便之功，适宜于热结便秘。因其有通便、清肝双重功效，尤宜于便秘兼有肝火内扰、烦躁失眠之证，常与其他通便、泻热之品同用。

2. 清肝泻火，用于肝经实火证 本品能清泻肝火，有较好的清肝定惊作用，尤宜于肝经实火兼大便秘结者，可起到"釜底抽薪"功效。治疗肝经火盛之便秘、尿赤、头晕头痛、烦躁易怒、惊风抽搐等，常与龙胆、栀子、青黛等同用。

3. 杀虫疗疳，用于小儿疳积 本品既能泻热通便，又能杀虫。治疗虫积腹痛、面色萎黄、形瘦体弱等小儿疳积，可与消食健脾、驱虫药配伍。此外，本品杀虫，外用可治疗癣疮。

【用法用量】2~5g，宜入丸散。外用适量。

【使用注意】脾胃虚弱、食少便溏者及孕妇慎用。

【参考资料】

1. 本草精选 《药性论》："杀小儿疳蛔。主吹鼻杀脑疳，除鼻痒。"《开宝本草》："主热风烦闷，胸膈间热气，明目镇心，小儿癫痫惊风，疗五疳，杀三虫及痔病疮瘘，解巴豆毒。"《本草经疏》："寒能除热，苦能泄热燥湿，苦能杀虫，至苦至寒，故为除热杀虫之要药。"

2. 化学成分 本品含芦荟大黄素苷、芦荟大黄素、芦荟多糖、芦荟大黄酚，还有多种氨基酸、有机酸、维生素和酶类，并含微量挥发油。

3. 药理作用 本品所含蒽醌衍生物具有刺激性泻下作用，并能抗菌、抗炎、镇痛、降血糖、降血脂、保肝、增强免疫、抗辐射、抗肿瘤。

番泻叶

《饮片新参》

为豆科植物狭叶番泻 *Cassia angustifolia* Vahl 或尖叶番泻 *Cassia acutifolia* Delile 的干燥小叶。生用。

【性味归经】甘、苦，寒。归大肠经。

【功效应用】

泻下通便，用于热结便秘，腹胀腹痛 本品苦寒降泄，既能泻下导滞，又能清导实热，适用于多种便秘。治疗热结便秘，腹满胀痛，可与枳实、厚朴配伍以增强泻下导滞之效。治疗习惯性便秘、老年便秘，单味开水泡服，小剂量缓泻，大剂量则可攻下。

此外，本品又能行水消胀，用于水肿胀满。

【用法用量】2~6g，后下，或开水泡服。

【使用注意】妇女孕期、月经期、哺乳期慎用。用量过大可致恶心、呕吐、腹痛等不良反应。

【参考资料】

1. 本草精选 《饮片新参》:"泄热,利肠腑,通大便。"

2. 化学成分 本品含番泻苷、芦荟大黄素葡萄糖苷、大黄酸葡萄糖苷,以及芦荟大黄素、大黄酸、山柰酚、植物甾醇及其苷等。

3. 药理作用 本品有泻下、抑菌作用。

第二节　润下药

以润肠缓泻通便为主要功效,常用以治肠燥便秘的药,称润肠通便药。

本类药物多为植物种子或种仁,富含油脂,味甘质润,多入脾、大肠经,能润滑大肠,促使排便。适用于年老津枯、产后血虚、失血、热病伤津及病后津液未复等所致的肠燥津枯便秘。

火麻仁
huǒ má rén

《神农本草经》

为桑科植物大麻 *Cannabis sativa* L. 的干燥成熟种子。生用。

【性味归经】甘,平。归脾、胃、大肠经。

【功效应用】

润肠通便,用于津亏血虚,肠燥便秘 本品甘平质润多脂,能润肠通便,且又兼有滋养补虚作用,适用于老人、产妇及体弱等津血不足的肠燥便秘。治疗热邪伤阴或素体阴虚火旺之大便秘结、痔疮便秘、习惯性便秘等,常与瓜蒌仁、苏子、杏仁等润肠通便药同用;或与大黄、厚朴等配伍。

【用法用量】10~15g。

【使用注意】用量不宜过大,超量服用可致中毒。

【参考资料】

1. 本草精选 《神农本草经》:"补中益气,久服肥健。"《药品化义》:"能润肠,体润能去燥,专利大肠气结便秘。凡年老血液枯燥,产后气血不顺,病后元气未复,或禀弱不能运行者皆治。"

2. 化学成分 本品含脂肪油约30%,油中含有大麻酚、植物酸钙镁。

3. 药理作用 本品有促进排便、降血压、降胆固醇、镇痛、抗炎、抗溃疡、延缓衰老等作用。

郁李仁
yù lǐ rén

《神农本草经》

为蔷薇科植物欧李 *Prunus humilis* Bge. 、郁李 *Prunus japonica* Thunb. 或长柄扁桃 *Prunus pedunculata* Maxim. 的干燥成熟种子。生用。

【性味归经】辛、苦、甘，平。归脾、大肠、小肠经。

【功效应用】

1. 润肠通便，用于肠燥便秘 本品功似火麻仁，质润多脂，能润肠通便，且兼可行大肠之气滞，适宜于气滞肠燥便秘，常与火麻仁等润肠通便药同用。

2. 利水消肿，用于水肿胀满及脚气浮肿 本品能利水消肿，治疗小便不利、水肿腹胀、脚气浮肿等，常与利水消肿药同用。

【用法用量】6~10g。

【使用注意】孕妇慎用。

【参考资料】

1. 本草精选 《神农本草经》："主大腹水肿，面目四肢浮肿，利小便水道。"《本草纲目》："郁李甘苦而润，其性降，故能下气利水。"

2. 化学成分 本品含苦杏仁苷、脂肪油、挥发性有机酸、皂苷、植物甾醇等。

3. 药理作用 本品有促进肠蠕动、缩短排便时间、降血压、抗炎、镇痛、镇咳、祛痰、抗惊厥、扩张血管等作用。

sōng zǐ rén
松 子 仁
《开宝本草》

为松科植物红松 *Pinus koraiensis* Sieb. et Zucc 等的种仁。生用。

【性味归经】甘，温。归肺、大肠经。

【功效应用】

1. 润肠通便，用于肠燥便秘 本品质润气香，甘润入肠亦有润肠通便之功，适宜于津枯肠燥便秘之证。治疗老年虚秘，可与火麻仁、柏子仁等配伍。

2. 润肺止咳，用于肺燥干咳 本品又可入肺而润肺止咳。治疗肺燥咳嗽，可与核桃仁等配伍，或同米煮粥食用。

【用法用量】煎服，5~10g。

【使用注意】脾虚便溏，湿痰者慎用。

【参考资料】

1. 本草精选 《本草纲目》："润肺，治燥结咳嗽。"《玉楸药解》："松子仁与柏子仁相同，收涩不及而滋润过之，润肺止咳，滑肠通秘，开关逐痹，泽肤荣毛，亦佳善之品。"

2. 化学成分 本品含脂肪油74%，主要为油酸脂、亚油酸脂。另尚含掌叶防己碱、蛋白质、挥发油等。

3. 药理作用 本品有抑制实验性主动脉粥样硬化的作用。

第三节 峻下逐水药

以泻水逐饮为主要作用，常用以治水肿胀满等水饮内停实证的药物，称为峻下逐水药。

本类药物大多苦寒有毒，药力峻猛，服药后能引起剧烈腹泻，部分药兼能利尿，能使体内潴留的水饮通过二便排出体外。适用于全身水肿、胸胁停饮、大腹胀满等邪实而正气未衰之证。

本类药攻伐力强，驱邪力猛，易伤正气，临床应用当"中病即止"，不可久服。使用时可配伍补益药以保护正气。体虚及孕妇禁用。此外，使用本类药物应注意选择炮制品，控制剂量，注意用法及禁忌等，以确保用药安全。

甘 遂
gān suí

《神农本草经》

为大戟科植物甘遂 *Euphorbia kansui* T. N. Liou ex T. P. Wang 的干燥块根。生用或醋制用。

【性味归经】苦，寒；有毒。归肺、肾、大肠经。

【功效应用】

1. 泻水逐饮，用于水肿、臌胀、胸胁停饮、风痰癫痫 本品苦寒性降，善行经隧之水湿，引起剧烈腹泻，使潴留水饮排出体外，泻下逐饮力峻，适宜于水饮内停之实证。治疗水肿、臌胀、胸胁停饮而正气未衰者，可单用研末服，或与京大戟、芫花等配伍。本品逐痰，可用于风痰癫痫病证。

2. 消肿散结，用于痈肿疮毒 本品外用能消肿散结。治疗疮痈肿毒，可单味研末，水调外敷。

【用法用量】炮制后多入丸散用，每次 0.5～1.5g。外用适量，生用。内服宜醋制，以降低毒性。

【使用注意】孕妇及体弱者禁用。不宜与甘草同用。

【参考资料】

1. 本草精选 《神农本草经》："主大腹疝瘕，腹满，面目浮肿，留饮宿食，破癥瘕积聚，利水谷道。"《本草纲目》："泻肾经及隧道水湿，脚气，阴囊肿坠，痰迷癫痫，噎膈痞塞。"

2. 化学成分 本品含四环三萜类化合物 α－大戟醇和 γ－大戟醇、甘遂醇、大戟二烯醇。此外，尚含棕榈酸、枸橼酸、鞣质、树脂等。

3. 药理作用 本品能引起剧烈腹泻，并有利尿、镇痛、抗早孕、引产、抑制免疫、抗肿瘤、抗氧化等作用。

牵牛子
qiān niú zǐ

《名医别录》

为旋花科植物裂叶牵牛 *Pharbitis nil*（L.）Choisy 或圆叶牵牛 *Pharbitis purpurea*（L.）Voigt 的干燥成熟种子。生用或炒用。

【性味归经】苦，寒；有毒。归肺、肾、大肠经。

【功效应用】

1. 泻下逐水，用于水肿、臌胀、二便不通、痰饮喘咳 本品苦寒降泄，能通利二便以排泄水湿，其逐水作用虽不及甘遂、京大戟，但仍属峻下逐水之品，适宜于水湿壅滞，正气未衰者。治疗水肿臌胀，二便不利，可单用，或与甘遂、京大戟等同用；治疗肺气壅滞，痰饮喘咳，面目浮肿，常与葶苈子、杏仁、桑白皮等药配伍。

2. 杀虫去积，用于虫积腹痛 本品能杀虫攻积，并可借其泻下通便作用以排除虫体。治疗蛔虫、绦虫及虫积腹痛者，可与驱虫药同用。

【用法用量】煎服，3～6g。入丸散服，每次1.5～3g。炒制毒性减缓。

【使用注意】孕妇禁用。不宜与巴豆、巴豆霜同用。

【参考资料】

1. 本草精选 《名医别录》："主下气，疗脚满水肿，除风毒，利小便。"《本草纲目》："逐痰消饮，通大肠气秘风秘，杀虫。"《本草正》："牵牛，古方多为散丸，若用救急，亦可佐群药煎服，然大泄元气，凡虚弱之人须忌之。"

2. 化学成分 本品含牵牛子苷、牵牛子酸甲、没食子酸及生物碱麦角醇、裸麦角碱、喷尼棒麦角碱、异喷尼棒麦角碱、野麦碱。

3. 药理作用 牵牛子素能刺激肠道引起腹泻；并能利尿、抗菌、驱杀蛔虫和绦虫、兴奋子宫。

bā dòu
巴 豆

《神农本草经》

为大戟科植物巴豆 *Croton tiglium* L. 的干燥成熟果实。生用或制霜用。

【性味归经】辛，热；有大毒。归胃、大肠经。

【功效应用】

1. 峻下冷积，用于寒积便秘 本品辛热，峻下冷积，开通肠道闭塞而有"斩关夺门"之功，适用于寒邪食积，阻滞肠道，大便不通，腹满胀痛，病起急骤，气血未衰者。治疗寒积便秘，可单用巴豆霜装入胶囊服，或与大黄、干姜合用制丸服。

2. 逐水退肿，用于腹水臌胀 本品有较强的逐水退肿作用。治疗腹水臌胀，二便不通，可配杏仁为丸服。

3. 祛痰利咽，用于喉痹痰阻 本品能祛痰利咽，以利呼吸。治疗喉痹痰涎壅塞气道，呼吸困难，甚则窒息欲死者，可将巴豆霜吹入喉部，催吐以排出痰涎，使梗阻症状得以缓解。现今少用。

4. 外用蚀疮，用于痈肿未溃、疥癣恶疮 本品外用有蚀腐肉、疗疮毒作用。治疗痈肿脓成未溃者，常与乳香、没药等熬膏外敷，以腐蚀皮肤，促进破溃排脓；治疥癣恶疮，可单用本品炸油，以油调雄黄、轻粉末，外涂疮面。

【用法用量】入丸散服，每次0.1～0.3g。内服宜用巴豆霜，以减低毒性。外用适量。

【使用注意】孕妇及体虚者禁用。不宜与牵牛子同用。

【参考资料】

1. 本草精选 《神农本草经》："破癥瘕结聚，坚积，留饮痰癖，大腹水胀，荡涤五脏六腑，开通闭塞，利水谷道，去恶肉。"《本草拾遗》："主癥癖，痃气，痞满，腹内积聚，冷气血块，宿食不消，痰饮吐水。"

2. 化学成分 本品含巴豆油为34%～57%，其中含巴豆油酸和甘油脂。此外，还含巴豆毒素、巴豆苷、生物碱、β-谷甾醇等。

3. 药理作用 本品能引起剧烈水泻，并有抗病原微生物、镇痛、促血小板聚集、抗肿瘤等作用。巴豆油、巴豆树脂和巴豆醇脂类有较弱致癌活性，对皮肤有强烈刺激作用。

jīng dà jǐ
京大戟

《神农本草经》

为大戟科植物大戟 *Euphorbia pekinensis* Rupr. 的干燥根。生用或醋煮用。

【性味归经】苦，寒；有毒。归肺、脾、肾经。

【功效应用】

1. 泻水逐饮，用于水肿、臌胀、胸胁停饮　本品泻水逐饮之功类似甘遂而稍逊，偏行脏腑之水湿，适宜于水饮内停之实证。治疗水肿、臌胀、痰水停留积聚而正气未衰者，常与甘遂、芫花等逐水药同用。

2. 消肿散结，用于瘰疬痰核、痈肿疮毒　本品亦能消肿散结，似甘遂。治疗痰火互结之瘰疬痰核，可与其他消肿散结药同用；治疗热毒痈肿疮毒，可用鲜品捣烂外敷。

【用法用量】煎服，1.5~3g。入丸散服，每次1g。外用适量，生用。内服宜醋制，以降低毒性。

【使用注意】孕妇及体虚者禁用。不宜与甘草同用。

【参考资料】

1. 本草精选　《神农本草经》："主十二水，腹满急痛，积聚，中风皮肤疼痛，吐逆。"《药性论》："下恶血癖块，腹内雷鸣，通月水，善治瘀血，能堕胎孕。"《本草正》："性峻烈，善逐水邪痰涎，泻湿热胀满。"

2. 化学成分　本品含大戟酮苷、生物碱、树胶、树脂等。

3. 药理作用　本品能引起剧烈腹泻，并能利尿、镇痛、兴奋子宫、扩张血管。

yuán huā
芫　花

《神农本草经》

为瑞香科植物芫花 *Daphne genkwa* Sieb. et Zucc. 的干燥花蕾。生用或醋制用。

【性味归经】苦、辛，温；有毒。归肺、脾、肾经。

【功效应用】

1. 泻水逐饮，用于胸胁停饮、水肿、臌胀　本品泻水逐饮作用与甘遂、京大戟相似而力稍逊，但长于泻胸胁之水饮，适宜于胸胁停饮。治疗饮停胸胁之咳喘、胸胁引痛、心下痞等，常与甘遂、京大戟等峻下逐水药配伍。

2. 祛痰止咳，用于咳喘痰多　本品兼能祛痰止咳，适宜于咳嗽、喘逆、痰多之症。现代有用醋制芫花的粉剂、胶囊或水泛丸，防治慢性支气管炎。

3. 杀虫疗疮，用于头疮、白秃、顽癣　本品外用能杀虫疗疮，适宜于多种皮肤病。治头疮、白秃、顽癣等皮肤病，可单用研末，或配雄黄，以猪脂调敷。

【用法用量】煎服，1.5~3g。醋芫花研末吞服，每次0.6~0.9g，1日1次。外用适量。

【使用注意】孕妇及体虚者禁用。不宜与甘草同用。

【参考资料】

1. 本草精选　《神农本草经》："主咳逆上气，喉鸣喘，咽肿短气……疝瘕，痈肿，杀虫鱼。"《名医别录》："消胸中痰水，喜唾，水肿，五水在五藏皮肤及腰痛，下寒毒、肉毒。"《本草纲目》:"治水饮痰癖,胁下痛。"

2. 化学成分 本品含芫花酯甲、乙、丙、丁、戊,芫花素,羟基芫花素,芹菜素及谷甾醇;另含苯甲酸及刺激性油状物。

3. 药理作用 芫花素能刺激肠黏膜引起剧烈腹泻;并能利尿、抗菌、镇静、镇咳、祛痰、镇静、抗惊厥及收缩子宫的作用。

表8-1 本章知识拓展参考药

药名	性味归经	功效	主治	用法用量注意
红大戟	苦,寒;有小毒。归肺、脾、肾经	泻水逐饮;消肿散结	腹水,水肿;痈肿疮毒	煎汤:1.5~3g,入丸散服每次1g;内服醋制用。外用适量,生用;虚证及孕妇忌用。不与甘草同用
千金子	辛,温;有毒。归肝、肾、大肠经	泻水逐饮;破血消癥	腹水,水肿;癥瘕、经闭	煎汤:1~2g,多入丸散;严重溃疡及心脏病患者不可过量

重点小结

1. 考核要点

表8-2 本章节的考核要点

章节	层次	要点
泻下药	掌握	大黄、芒硝性能、功效与应用;火麻仁、郁李仁、松子仁、甘遂、牵牛子、巴豆的功效和主治病证
	熟悉	番泻叶、大戟、芫花的功效
	了解	大黄、芒硝、番泻叶、芦荟、甘遂、京大戟、芫花、牵牛子、巴豆用法用量及使用注意;火麻仁用法用量;郁李仁使用注意

2. 效用相似药物比较

比较大黄与芒硝,甘遂、京大戟与芫花的功效与主治病证。

表8-3 大黄与芒硝性味及效用比较

	大黄	芒硝
同	苦寒、归胃、大肠经;泻下攻积→实热积滞,大便秘结;二者相须为用 清热泻火→热毒疮痈	
异	苦寒沉降,尤宜于热结便秘; 清热泻火→目赤咽肿,血热吐衄; 凉血解毒→肠痈腹痛,热毒疮疡,烧伤烫伤; 逐瘀通经→血瘀经闭,产后腹痛,跌打损伤; 利湿退黄→湿热黄疸,淋证	味咸软坚,尤宜于大便燥结; 清热消肿→咽痛、口疮、目赤及痈疮肿痛

表8-4 甘遂、京大戟与芫花性味与效用比较

	甘遂	京大戟	芫花
同	有毒;内服宜醋制减毒;多入丸散剂;不宜与甘草同用; 泻水逐饮→水肿、臌胀、胸胁停饮;多配伍使用; 外用消肿散结→疮痈肿毒		
异	峻下逐水力最强	峻下逐水力次于甘遂	峻下逐水力次于京大戟; 祛痰止咳→咳喘痰多; 杀虫疗疮→头疮、白秃、顽癣

(王诗源)

扫码"练一练"

扫码"学一学"

第九章 祛风湿药

要点导航

　　学习祛风湿药的概述及各药的主要功效与临床应用等基础知识，为学习、理解由该类药物组成的祛风胜湿剂主治风湿痹证的用药特点及配伍规律奠定基础。

　　重点理解祛风湿药的含义、功效与主治、性能特点；常用药物的分类归属、性能特点、主要功效与临床应用、用法及使用注意；比较重要药对的功效与主治病证异同。

概　述

　　1. 含义　凡以祛除风湿为主要作用，主治风湿痹证的药物，称为祛风湿药。

　　2. 功效与主治病证

　　（1）功效　祛风湿药均能通过祛除留滞于肌肉、经络、筋骨、关节的风湿之邪而具有祛风湿的功效。部分药物还兼有散寒、清热、止痛、舒筋、通络、补肝肾、强筋骨等功效。

　　（2）主治　该类药适宜于风湿痹证，以肢体肌肉或关节疼痛、酸楚、重着、麻木、关节屈伸不利、肿大甚至变形等为主要表现，又称风湿痹痛。根据感受病邪的不同而有行痹、痛痹、着痹、热痹之分。部分药还适用于肝肾不足之腰膝酸软、下肢痿弱等。

　　（3）分类　依据性能特点与主治，将该类药分为祛风寒湿药、祛风湿热药、祛风湿强筋骨药三类。

　　3. 性能特点　大多味辛，性温，主入肝、肾经；有升浮趋向。其中兼能清热，主治湿热痹证的药，性偏寒凉。

　　4. 配伍应用　使用祛风湿药时，应根据痹证的类型、邪犯的部位、病程的新久等，选择药物并作适当的配伍。①根据病因配伍：风邪偏盛的行痹，选择善能祛风止痛的祛风湿药，佐以养血和营之品；湿邪偏盛的着痹，选用温燥性较强的祛风湿药，佐以健脾祛湿之品；寒邪偏盛的痛痹，当选用温热性较强的祛风湿药，佐以通阳温经之品；外邪入里，从热而化或郁久化热的热痹，当选用寒凉性的祛风湿药，并配伍清热通络之品。②根据病程、病位配伍：感邪初期，病邪在表，当配伍散风胜湿的解表药；痹证日久，损及肝肾，久病体虚者，应选用强筋骨的祛风湿药，配伍补肝肾、益气血的药物，以扶正祛邪；痹痛每因血行不畅而为病，故须与活血化瘀、舒筋活络药同用，以增强疗效。

　　5. 使用注意　①药性特征：本类药中药性温燥者，易伤阴耗血，故阴虚血亏者慎用；少数药有毒，不宜过量或久服，注意炮制，确保用药安全。②使用剂型：风湿痹证多属慢性病，可作酒剂或丸散剂，现代还有片剂、胶囊及外用膏剂等，便于使用。

第一节 祛风寒湿药

以祛风除湿、散寒止痛为主要作用，常用以治疗风寒湿痹的药，称祛风寒湿药。风寒湿痹证以肢体关节疼痛、痛有定处，遇寒痛增，得热痛减等为特点。本类药物大多兼有止痛，经配伍亦可用于风湿热痹。

本类药性偏温燥，味多辛苦，个别药物有毒，故阴虚血亏，里热偏盛者慎用。

独 活
dú huó

《神农本草经》

为伞形科植物重齿毛当归 *Angelica pubescens* Maxim. f. *biserrata* Shan et Yuan 的干燥根。生用。

【性味归经】辛、苦，微温。归肾、膀胱经。

【功效应用】

1. 祛风湿，止痛，用于风寒湿痹、腰膝疼痛　本品辛散苦燥，性温能通，功善祛风湿、止痛，为治风湿痹痛主药，适宜于风寒湿邪所致肌肉、腰背、手足疼痛之痹证，无论新久，均可配伍应用。因其入肾经而性善下行，尤善祛除在下在里之风湿，故尤宜于风寒湿痹偏于下半身者。治疗腰膝、脚足关节酸重疼痛等，常与其他祛风湿止痛药同用；治痹证日久、腰膝酸软、关节屈伸不利者，常与桑寄生、杜仲等配伍。

2. 解表，用于外感风寒夹湿证　本品辛散温通苦燥，能散风寒湿而解表。治外感风寒夹湿所致的头痛头重，一身尽痛，多与羌活、防风、藁本等配伍。

此外，本品止痛，还可用于少阴头痛、齿痛及瘀血疼痛证等。

【用法用量】煎服，3～10g。

【使用注意】本品辛温苦燥，易伤阴液，故阴虚血燥者慎用。

【参考资料】

1. 本草精选　《神农本草经》："主风寒所击，金疮止痛，奔豚，痫痉，女子疝瘕。"《本草正》："专理下焦风湿，两足痛痹，湿痒拘挛。"

2. 化学成分　本品含二氢山芹醇、乙酸酯、欧芹酚甲醚、异欧前胡内酯、香柑内酯、花椒毒素、二氢山芹醇当归酸酯、二氢山芹醇葡萄糖苷、毛当归醇、当归醇D、当归醇G、当归醇B、γ-氨基丁酸及挥发油等。

3. 药理作用　本品有镇静、镇痛、抗炎、解痉、抗菌、抗心律失常、抗血栓形成、降血压、抗氧化等作用；所含香柑内酯、花椒毒素等有光敏及抗肿瘤作用。

威灵仙
wēi líng xiān

《新修本草》

为毛茛科植物威灵仙 *Clematis chinensis* Osbeck、棉团铁线莲 *Clematis hexapetala* Pall. 或东北铁线莲 *Clematis manshurica* Rupr. 的干燥根及根茎。生用。

【性味归经】辛、咸，温。归膀胱经。

【功效应用】

1. 祛风湿，通络止痛，用于风湿痹证 本品辛散温通，性猛善走，既能祛风湿，又能通络止痛，适宜于风湿痹证，尤宜于风邪偏盛、疼痛游走不定者。治疗风湿痹痛，肢体麻木，筋脉拘挛，屈伸不利，可单用或与独活、羌活、防风等配伍。本品通络止痛，还可治跌打伤痛、头痛、牙痛等。

2. 消骨鲠，用于骨鲠咽喉 本品味咸，能软化而消骨鲠。治疗骨鲠咽喉，可单用或与砂糖、醋煎后慢慢咽下。

此外，本品消痰逐饮，还可配伍用于痰饮、噎膈、痞积。

【用法用量】煎服，6～10g。

【使用注意】本品辛散走窜，久服易伤正气，气血虚弱者慎服。

【参考资料】

1. 本草精选 《新修本草》："腰肾脚膝，积聚，肠内诸冷病，积年不瘥，服之无不立效。"《药品化义》："性猛急，善走而不守，宣通十二经脉。主治风、湿、痰壅滞经络中，致成痛风走注，骨节疼痛，或肿，或麻木。"

2. 化学成分 本品含原白头翁素、白头翁内酯、甾醇、糖类、多种皂苷等成分。

3. 药理作用 本品有镇痛、抗炎、抗菌、抗肿瘤、利胆、免疫抑制、松弛咽及食管平滑肌等作用。

qí shé

蕲 蛇

《雷公炮炙论》

为蝰科动物五步蛇 *Agkistrodon acutus*（Güenther）的干燥体。生用或酒制用。

【性味归经】甘、咸，温；有毒。归肝经。

【功效应用】

1. 祛风，通络，用于风湿顽痹、中风半身不遂 本品性善走窜，内走脏腑，外达肌表，透骨搜风，为治风要药，广泛用于各型风湿痹证。治病深日久之风湿顽痹，关节不利、麻木拘挛及中风之口眼㖞斜、半身不遂等，常与当归、防风、天麻等配伍。

2. 止痉，用于小儿惊风、破伤风 本品入肝经，既能祛外风，又能息内风而止痉。治小儿急慢惊风、破伤风之痉挛抽搐，多与其他息风止痉药同用。

3. 祛风止痒，用于麻风、疥癣 本品能祛风止痒，并可以毒攻毒。治麻风，可配伍大黄、蝉蜕、皂角刺等；治疥癣，可与祛风、止痒药同用。

【用法用量】煎汤，3～9g；研末吞服，一次1～1.5g，一日2～3次。

【使用注意】阴虚内热者忌服。

【参考资料】

1. 本草精选 《药性论》："主治肺风鼻塞，身生白癜风，疬疡斑点及浮风瘾疹。"《开宝本草》："主中风湿痹不仁，筋脉拘急，口面㖞斜，半身不遂，骨节疼痛，大风疥癞及暴风瘙痒，脚弱不能久立。"《本草纲目》："能透骨搜风，截惊定搐，为风痹、惊搐、癫癣、恶疮要药，取其内走脏腑，外彻皮肤，无处不到也。"

2. 化学成分 本品含多种毒蛋白，由18种氨基酸组成；并含透明质酸酶、出血毒素等。

3. 药理作用 本品有镇静、催眠、镇痛、降血压、抗炎、抗凝、增强巨噬细胞吞噬能力等作用。

木 瓜
mù guā

《名医别录》

为蔷薇科植物贴梗海棠 *Chaenomeles speciosa*（Sweet）Nakai 的干燥近成熟果实。生用。

【性味归经】酸，温。归肝、脾经。

【功效应用】

1. 舒筋活络，用于风湿痹证、筋脉拘挛 本品味酸入肝，善舒筋活络，且能祛湿除痹，为治湿痹筋脉拘挛之要药。治疗风寒湿痹，筋急项强，不可转侧，以及腰膝关节酸重疼痛，常与其他祛风湿止痛药同用。

2. 化湿和胃，用于吐泻转筋、脚气肿痛 本品入脾，能化湿和胃；味酸入肝，能舒筋活络而缓挛急。治疗湿阻中焦之腹痛、吐泻、转筋，偏寒者，常与温里散寒止痛药配伍；偏热者，多与薏苡仁、黄连等同用。治疗寒湿脚气肿痛，常与温中燥湿、利水之品配伍。

【用法用量】煎服，6~9g。

【使用注意】胃痛泛酸者慎用。

【参考资料】

1. 本草精选 《名医别录》："主湿痹邪气，霍乱大吐下，转筋不止。"《本草经疏》："木瓜温能通肌肉之滞，酸能敛濡满之湿，则脚气湿痹自除也。霍乱大吐下、转筋不止者，脾胃病也，夏月暑湿饮食之邪，伤于脾胃则挥霍撩乱，上吐下泻，甚则肝木乘脾，而筋为之转也。酸温能和脾胃，固虚脱，兼入肝而养筋，所以能疗肝脾所生之病也。"

2. 化学成分 本品含齐墩果酸、苹果酸、枸橼酸、酒石酸及皂苷等成分。

3. 药理作用 本品有抗炎、抗菌、保肝、抗肿瘤、降血脂、降血糖等作用。

川 乌
chuān wū

《神农本草经》

为毛茛科植物乌头 *Aconitum carmichaelii* Debx. 的干燥母根。生用或制后用。

【性味归经】辛、苦，热。归心、肝、肾、脾经。生川乌有大毒，制川乌有毒。

【功效应用】

1. 祛风散寒除湿，用于风寒湿痹 本品辛热苦燥，既能祛风除湿，又可温经散寒，并有明显的止痛作用，为治风寒湿痹的要药，尤宜于寒邪偏盛之痛痹。治疗寒湿侵袭，骨节疼痛，不可屈伸，常与温经散寒止痛之品配伍。

2. 温经止痛，用于心腹冷痛、寒疝腹痛 本品辛散温通、散寒止痛之功显著，尤宜于阴寒内盛之心腹冷痛、治疗心痛彻背、背痛彻心者，常与温里散寒止痛药配伍；治疗寒疝腹痛、手足厥冷者，多与蜂蜜同用。

此外，本品有明显的止痛作用，还可用于跌打损伤、瘀肿疼痛等各种疼痛；古方中常作麻醉止痛药使用。

【用法用量】煎服，1.5~3g，宜先煎、久煎。外用适量。

【使用注意】生品有大毒，内服应炮制后用。孕妇禁用。不宜与半夏、瓜蒌、瓜蒌子、瓜蒌皮、天花粉、川贝母、浙贝母、平贝母、伊贝母、湖北贝母、白蔹、白及等同用。

【参考资料】

1. 本草精选 《神农本草经》："主中风恶风，洒洒出汗，除寒湿痹，咳逆上气，破积聚寒热。"《本草正义》："乌头主治，温经散寒，虽与附子大略相近，而温中之力较为不如。且专为祛除外风外寒之响导者。"

2. 化学成分 本品主要含有多种生物碱（如乌头碱、次乌头碱、中乌头碱等），以及乌头多糖A、B、C、D等。

3. 药理作用 本品有明显的抗炎、局部麻醉、镇痛、强心等作用。大剂量可引起心律不齐、血压升高、心脏毒性等。

wū shāo shé
乌 梢 蛇
《药性论》

为游蛇科动物乌梢蛇 Zaocys dhumnades（Cantor）的干燥体。生用或酒制。

【性味归经】甘，平。归肝经。

【功效应用】

1. 祛风通络，用于风湿顽痹、中风半身不遂 本品效用似蕲蛇而力弱，性亦善走窜，能搜风邪、通经络，适宜于风湿痹证，尤宜于风湿顽痹、日久不愈者，无论寒热均可应用。治疗风痹，手足麻木，挛急疼痛，不能伸举，常与其他祛风通络之品同用；治疗中风、口眼喎斜、半身不遂，多与活血化瘀、养血通络之品配伍。

2. 定惊止痉，用于小儿惊风、破伤风 本品善于祛风定惊止痉，为治惊风抽搐的要药。治小儿急慢惊风，可与息风止痉药同用；治疗破伤风之痉挛抽搐，多与祛风止痉药配伍。

3. 祛风止痒，用于麻风、疥癣 本品善能祛风止痒。治疗麻风，可与祛风燥湿止痒之品；治疗疥癣皮肤瘙痒，常与苦参、白鲜皮、地肤子等同用。

此外，本品又可通过配伍治疗瘰疬、恶疮。

【用法用量】煎服，6～12g。

【使用注意】血虚生风者慎服。

【参考资料】

1. 本草精选 《开宝本草》："主诸风瘙瘾疹，疥癣，皮肤不仁，顽痹。"《本草纲目》："功与白花蛇（即蕲蛇）同而性善无毒。"

2. 化学成分 本品含赖氨酸、亮氨酸、谷氨酸、丙氨酸、胱氨酸等17种氨基酸，并含果糖－1，6－二磷酸酶，原肌球蛋白等。

3. 药理作用 本品有抗炎、镇静、镇痛等作用。

qīng fēng téng
青 风 藤
《本草纲目》

为防己科植物青藤 Sinomenium acutum（Thunb.）Rehd. et Wils. 及毛青藤 Sinomenium acutum（Thunb.）Rehd. et Wils. var. cinereum Rehd. et Wils. 的干燥藤茎。生用。

【性味归经】苦、辛，平。归肝、脾经。

【功效应用】

1. 祛风湿，通经络，用于风湿痹证 本品辛散苦燥，有较强的祛风湿、通经络功效。

治疗风湿痹痛，关节肿胀，单用即效，也可与防己、桂枝、防风等配伍；治疗风湿肩臂疼痛，可与姜黄、桑枝、羌活等同用；治疗腰膝疼痛，可与独活、牛膝、桑寄生等配伍。

2. 利小便，用于水肿、脚气肿痛　本品又有利小便功效。治疗水肿，可与其他利水消肿之品配伍；治疗脚气湿肿，可与吴茱萸、木瓜等药同用。

【用法用量】煎服，6～12g。外用适量。

【参考资料】

1. 本草精选　《本草纲目》："治风湿流注，历节鹤膝，麻痹瘙痒，损伤疮肿。入药酒中用。"《本草汇言》："青风藤，散风寒湿痹之药也，能舒筋活血，正骨利髓，故风病软弱无力，并劲强偏废之证，久服常服，大建奇功。"

2. 化学成分　本品含青风藤碱、青藤碱、尖防己碱、N-去甲尖防己碱、白兰花碱、光千金藤碱、木兰花碱、四氢表小檗碱、异青藤碱、土藤碱、豆甾醇、β-谷甾醇、消旋丁香树脂酚及十六烷酸甲酯等。

3. 药理作用　本品有抗炎、镇痛、镇静、镇咳、降压作用，有抗心肌缺血、保护再灌注损伤的作用，对心律失常有明显拮抗作用。

第二节　祛风湿热药

以祛风除湿、清热消肿为主要作用，常用于治疗风湿热痹的药物称为祛风湿热药，又称为祛风湿清热药。风湿热痹以肢体关节局部红肿热痛、筋脉拘挛、屈伸不利为特点。本类药物善清热消肿、通络止痛，经配伍亦可用于风寒湿痹。

本类药物味多辛苦，性偏寒凉，脾胃虚寒慎用。

秦　艽
qín　jiāo

《神农本草经》

为龙胆科植物秦艽 *Gentiana macrophylla* Pall.、麻花秦艽 *Gentiana straminea* Maxim.、粗茎秦艽 *Gentiana crassicaulis* Duthie ex Burk. 或小秦艽 *Gentiana dahurica* Fisch. 的干燥根。生用。

【性味归经】辛、苦，平。归胃、肝、胆经。

【功效应用】

1. 祛风湿，通络止痛，用于风湿痹证、中风不遂　本品性平质润而不燥，为风药中之润剂，适宜于风湿痹痛、筋脉拘挛、骨节酸痛，不论寒热新久，均可配伍应用。因其性偏寒，兼有清热作用，尤宜于热痹之证，常与防己、知母、忍冬藤等配伍；治疗寒痹，常与羌活、独活、桂枝等同用。本品既祛风邪，又舒筋活络，亦可用于中风半身不遂、口眼㖞斜等，可单用大剂量水煎服，或随证配伍相应药物。

2. 退虚热，用于骨蒸潮热、小儿疳积发热　本品退虚热，除骨蒸，为治虚热要药。治疗阴虚骨蒸潮热，常与青蒿、地骨皮等同用；治疗小儿疳积发热，多与地骨皮、银柴胡、胡黄连同用。

3. 清湿热，用于湿热黄疸　本品味苦降泄，能清肝胆湿热而退黄。治疗湿热黄疸，单用，或与茵陈蒿、栀子、大黄配伍。

【用法用量】煎服，3～10g。

【参考资料】

1. 本草精选 《神农本草经》："主寒热邪气，寒湿风痹，肢节痛，下水，利小便。"《冯氏锦囊秘录》："秦艽风药中之润剂，散药中之补剂，故养血有功。中风多用之者，取祛风活络，养血舒筋。盖治风先治血，血行风自灭耳。"

2. 化学成分 本品含秦艽碱甲、乙、丙，以及龙胆苦苷、当药苦苷、褐煤酸、褐煤酸甲酯、栎瘿酸、α-香树脂醇、β-谷甾醇等成分。

3. 药理作用 本品有抗炎、抗菌、镇静、镇痛、解热、降血压、利尿、保肝、抗氧化、促进胃液分泌、抗过敏等作用。

防 己
fáng jǐ

《神农本草经》

为防己科植物粉防己 Stephania tetrandra S. Moore 的干燥根。习称"汉防己"。生用。

【性味归经】苦，寒。归膀胱、肺经。

【功效应用】

1. 祛风止痛，用于风湿痹证 本品辛能行散，苦寒清热利湿，适宜于风湿热痹。治疗痹证湿热偏盛，肢体酸重，关节红肿疼痛及湿热身痛，常与滑石、薏苡仁、栀子等配伍；治疗风寒湿痹，关节冷痛，则须与祛风散寒止痛药物同用。

2. 利水消肿，用于水肿、小便不利、脚气肿痛 本品苦寒降泄，能清热利水，善泄下焦膀胱湿热，适宜于水肿、脚气等。治疗下肢水肿、小便不利者，可与葶苈子、大黄等同用；治疗脾虚所致头面一身悉肿、小便短少者，常与补气利水之品配伍；治脚气肿痛，可与吴茱萸、槟榔、木瓜等同用。

3. 清利湿热，用于湿疹疮毒 本品苦以燥湿，寒以清热而有清利湿热功效。治湿疹疮毒，可与苦参、金银花等配伍。

【用法用量】煎服，5～10g。

【使用注意】本品苦寒，易伤胃气，胃纳不佳及阴虚体弱者慎服。

【参考资料】

1. 本草精选 《名医别录》："疗水肿、风肿，去膀胱热，伤寒，寒热邪气，中风手足挛急……通腠理，利九窍。"《本草求真》："防己，辛苦大寒，性险而健，善走下行，长于除湿、通窍、利道，能泻下焦血分湿热，及疗风水要药。"

2. 化学成分 本品含粉防己碱、防己诺灵碱、轮环藤酚碱、氧防己碱、防己斯任碱、小檗胺及粉防己碱A、B、C、D等。

3. 药理作用 本品有抗炎、解热、镇痛、抑制免疫、抗过敏、利尿、降血压、扩张冠状动脉、抗心律失常、抑制血小板聚集、抗阿米巴原虫等作用。

豨莶草
xī xiān cǎo

《新修本草》

为菊科植物豨莶 Siegesbeckia orientalis L. 、腺梗豨莶 Siegesbeckia pubescens Makino 或毛梗

豨莶 Siegesbeckia glabrescens Makino 的干燥地上部分。生用或黄酒蒸制用。

【性味归经】辛、苦，寒。归肝、肾经。

【功效应用】

1. 祛风湿、利关节，用于风湿痹证、中风半身不遂 本品辛散苦燥，能祛筋骨间风湿。生用性寒，适宜于风湿热痹，常与臭梧桐合用。酒制长于祛风通络，治疗风湿痹痛，关节屈伸不利，四肢麻痹，可单用为丸服；治疗中风口眼㖞斜，半身不遂，可配蕲蛇、黄芪、当归等。

2. 清热解毒，用于瘾疹、湿疮、痈肿疮毒 本品苦寒又能清热解毒。治疗瘾疹、湿疮，可单用内服或外洗，亦可与祛风利湿止痒之品配伍；治疗疮痈肿毒，红肿热痛，可与蒲公英、野菊花等清热解毒药配伍。

此外，本品尚能降血压，可辨证配伍用于高血压病之头痛眩晕。

【用法用量】煎服，9～12g。外用适量。治风湿痹证、中风半身不遂宜酒制用，治疮疡、湿疹宜生用。

【参考资料】

1. 本草精选　《本草图经》："治肝肾风气，四肢麻痹，骨间疼，腰膝无力者，亦能行大肠气……兼主风湿疮，肌肉顽痹。"《本草蒙筌》："疗暴中风邪，口眼㖞斜者立效；治久渗湿痹，腰脚酸痛者殊功。"《本草纲目》："生捣汁服则令人吐，故云有小毒。九蒸九暴则补人去痹，故云无毒。生则性寒，熟则性温，云热者，非也。"

2. 化学成分　本品含生物碱、豨莶苷、豨莶苷元、氨基酸、有机酸及部分微量元素等。

3. 药理作用　本品有抗炎、镇痛、降血压、扩张血管、抗血栓形成、免疫抑制、抗风湿、抗病毒、抗菌、兴奋子宫、抗早孕作用。

luò shí téng

络石藤

《神农本草经》

为夹竹桃科植物络石 Trachelospermum jasminoides（Lindl.）Lem. 的干燥带叶藤茎。生用。

【性味归经】苦，微寒。归心、肝、肾经。

【功效应用】

1. 祛风通络，用于风湿热痹 本品苦能燥湿，微寒能清热，善祛风通络，尤宜于风湿热痹。治疗湿热痹证、筋脉拘挛、腰膝酸痛者，常与忍冬藤、秦艽、地龙等配伍。

2. 凉血消肿，用于喉痹、痈肿疮毒 本品又能清热凉血以消肿。治疗热毒壅盛之喉痹，可单用水煎，慢慢含咽，或配伍清热解毒利咽之品。治疗痈肿疮毒，可与清热解毒药同用。

此外，本品通络止痛、凉血消肿，还可用治跌打损伤，瘀滞肿痛，常与其他活血化瘀、消肿止痛药同用。

【用法用量】煎服，6～12g。

【参考资料】

1. 本草精选　《本草纲目》："络石，气味平和，其功主筋骨关节风热痈肿。"《要药分剂》："络石之功，专于舒筋活络，凡病人筋脉拘挛不易伸屈者，服之无不获效。"

2. 化学成分　本品含络石苷、去甲络石苷、牛蒡苷、穗罗汉松树脂酚苷、橡胶肌醇等；

叶含生物碱、黄酮类化合物。

3. 药理作用　本品有抗炎、抗菌、镇痛、抗痛风、强心、促进血液循环、降血压、抑制肠及子宫平滑肌痉挛等作用。

sāng　zhī
桑　枝

《本草图经》

为桑科植物桑 *Morus alba* L. 的干燥嫩枝。晒干，生用或炒用。

【性味归经】微苦，平。归肝经。

【功效应用】

祛风湿、利关节，用于风湿痹证，肩臂酸痛　本品性平，祛风湿而善达四肢经络，通利关节，广泛用于多种风湿痹证，不论寒热新久均可应用，尤宜于上肢肩臂关节酸痛麻木，单用或随证配伍。治风湿痹证偏寒者，与祛风湿散寒止痛药配伍；偏热者，与络石藤、忍冬藤等同用；若兼气血虚者，多与补气补血、舒筋活血药配伍。

此外，本品尚能利水消肿，可用于水肿，脚气浮肿。

【用法用量】煎服，9～15g。

【参考资料】

1. 本草精选　《本草图经》：“《近效方》云：疗遍体风痒干燥，脚气风气，四肢拘挛，上气，眼晕，肺气嗽，消食，利小便，久服轻身，聪明耳目，令人光泽，兼疗口干。”《本草备要》：“利关节，养津液，行水祛风。”

2. 化学成分　本品含鞣质、蔗糖、果糖、水苏糖、葡萄糖、麦芽糖、棉子糖、阿拉伯糖、木糖等。近来从桑枝水提物中分得4个多羟基生物碱及2个氨基酸（γ-氨基丁酸和 L-天门冬氨酸）。

3. 药理作用　本品有抗炎、增强免疫的作用。

第三节　祛风湿强筋骨药

以祛风湿、补肝肾、强筋骨为主要作用，常用以治疗痹证日久，肝肾虚损，腰膝酸软的药，称祛风湿强筋骨药。风湿痹证日久，易损肝肾；肝肾虚损，风寒湿邪又易犯腰膝部位，故常见腰膝、筋骨酸软疼痛，脚弱无力等。本类药主入肝肾经，既能祛风湿，又能补肝肾、强筋骨，有扶正祛邪、标本兼顾之功。亦可用于肾虚腰痛、骨痿、软弱无力等。

sāng　jì　shēng
桑寄生

《神农本草经》

为桑寄生科植物桑寄生 *Taxillus chinensis*（DC.）Danser 的干燥带叶茎枝。晒干，切片，生用。

【性味归经】苦、甘，平。归肝、肾经。

【功效应用】

1. 祛风湿、补肝肾、强筋骨，用于风湿痹证　本品既能祛风湿，又长于补肝肾、强筋骨，尤宜于风湿久痹及肝肾不足筋骨不健者。治疗痹证日久，损及肝肾，腰膝酸软，筋骨无力者，常与独活、杜仲、牛膝同用。

2. 安胎，用于胎漏下血、胎动不安、崩漏经多 本品能补肝肾，固冲任，养血安胎，适宜于肝肾不足所致病证。治疗肝肾亏虚，胎漏下血，胎动不安，月经量多，崩漏，常与其他补肝肾、养血安胎之品配伍。

此外，本品尚能降血压，可配伍用于高血压病之头痛、眩晕。

【用法用量】煎服，9～15g。

【参考资料】

1. 本草精选 《神农本草经》："主腰痛，小儿背强，痈肿，安胎，充肌肤，坚发齿，长须眉。"《名医别录》："主金疮，去痹，女子崩中，内伤不足，产后余疾，下乳汁。"

2. 化学成分 本品含槲皮素、槲皮苷、萹蓄苷及少量的右旋儿茶酚等成分。

3. 药理作用 本品有抗炎、降血压、降血脂、利尿、镇静、扩张冠脉动脉、抗心律失常、抗氧化、抗过敏、抗血栓、抗菌等作用。

五加皮
wǔ jiā pí

《神农本草经》

为五加科植物细柱五加 *Acanthopanax gracilistylus* W. W. Smith 的干燥根皮。生用。

【性味归经】辛、苦，温。归肝、肾经。

【功效应用】

1. 祛风除湿，用于风湿痹证 本品功似桑寄生，既能祛风除湿，又能补肝肾、强筋骨，为扶正除痹的要药，适宜于年老体弱或痹证日久。治疗风湿久痹，损及肝肾，筋骨痿软，腰膝无力者。可单用或与祛风湿、补肝肾、强筋骨之品配伍。

2. 补益肝肾，强筋骨，用于肝肾不足、筋骨痿软、小儿行迟、体虚乏力 本品善能补肝肾、强筋骨。治疗肝肾不足，筋骨痿软，常与补肝肾、强筋骨药配伍；治小儿骨软行迟，则与龟甲、牛膝、木瓜等同用。单用或配伍还可治疗体虚乏力。

3. 利水消肿，用于水肿、脚气肿痛 本品具有较强的利水消肿功效。治疗水肿、小便不利，多与茯苓皮、大腹皮、生姜皮等配伍；治寒湿脚气肿痛，可与其他利水消肿药同用。

【用法用量】煎服，5～10g。

【参考资料】

1. 本草精选 《神农本草经》："主心腹疝气腹痛，益气，疗躄，小儿不能行，疽疮阴蚀。"《名医别录》："主男子阴痿，囊下湿，小便余沥，女人阴痒及腰脊痛，两脚疼痹风弱，五缓，虚羸，补中益精，坚筋骨，强志意，久服轻身耐老。"

2. 化学成分 本品含丁香苷、刺五加苷 B_1、右旋芝麻素、16α-羟基-（-）-贝壳松-19-酸、左旋对映贝壳松烯酸、β-谷甾醇、β-谷甾醇葡萄糖苷、硬脂酸、棕榈酸、亚麻酸、维生素 A、维生素 B_1 及挥发油等。

3. 药理作用 本品有抗炎、抗菌、镇痛、镇静、调节免疫、抗排斥、抗应激、抗溃疡、抗疲劳、保肝、降血脂、降血糖及抗肿瘤等作用。

狗 脊

^{gǒu jǐ}

《神农本草经》

为蚌壳蕨科植物金毛狗脊 *Cibotium barometz*（L.）J. Sm. 的干燥根茎。生用或砂烫用。

【性味归经】苦、甘，温。归肝、肾经。

【功效应用】

1. 祛风湿，用于风湿痹证 本品入肝肾经，既能祛风散寒除湿，又能补肝肾、强腰脊，尤宜于肝肾不足兼有风寒湿邪之腰痛脊强。治疗腰痛脊强，不能俯仰者，常与杜仲、续断等配伍。

2. 补肝肾，强腰膝，用于腰膝酸软、下肢无力 本品既能补肝肾，又善强腰膝。治疗肝肾虚损，腰膝酸软，下肢无力，可与补肝肾、强筋骨之品配伍。

本品补肝肾，还可用于肾虚不固之尿频、遗尿、带下清稀，常与补肾固涩之品同用。

【用法用量】煎服，6～12g。

【使用注意】肾虚有热，小便不利，或短涩黄赤者慎服。

【参考资料】

1. 本草精选 《神农本草经》："主腰背强，关机缓急，周痹，寒湿膝痛。颇利老人。"《本草纲目》："强肝肾，健骨，治风虚。"《本草正义》："能温养肝肾，通调百脉，强腰膝，坚脊骨，利关节，而驱痹着，起痿废；又能固摄冲带，坚强督任，疗治女子经带淋露，功效甚宏，诚虚弱衰老恒用之品；且温中而不燥，走而不泄，尤为有利无弊，颇有温和中正气象。"

2. 化学成分 本品含蕨素、金粉蕨素、金粉蕨素－2'－O－葡萄糖苷、金粉蕨素－2'－O－阿洛糖苷、欧蕨伊鲁苷、原儿茶酸、5－甲糠醛、β－谷甾醇、胡萝卜素等。

3. 药理作用 本品有止血、抗炎、降血脂、改善心肌供血、抗菌、抗病毒、抗肿瘤等作用。

表9－1 本章知识拓展参考药

药名	性味归经	功效	主治	用法用量注意
徐长卿	辛，温。归肝、胃经	祛风湿止痛 活血通络 止痒 解蛇毒	风湿痹痛，多种疼痛证 跌打损伤 风疹，湿疹 毒蛇咬伤	煎汤：3～12g，不宜久煎
海风藤	辛、苦，微温。归肝经	祛风湿 通经络	风湿痹痛，跌打损伤，瘀肿疼痛	煎汤：6～12g
雷公藤	苦、辛，寒；有大毒。归肝、肾经	祛风除湿 活血通络 消肿止痛 杀虫解毒	风湿顽痹 疔疮肿毒 湿疹、顽癣、疥疮等	煎汤：1～3g 孕妇禁用；内脏器质性病变及白细胞减少者慎用；外敷不超过半小时
臭梧桐	辛、苦、甘，凉。归肝经	祛风湿 通经络 降血压	风湿痹证 热毒疮痈	煎汤：5～15g

续表

药名	性味归经	功效	主治	用法用量注意
丝瓜络	甘，平。归肺、胃、肝经	祛风通络；化痰解毒，下乳	风湿痹证；胸胁胀痛；乳汁不通，乳痈	煎汤：6～10g；大剂量可用至60g
伸筋草	微苦、辛，温。归肝、脾、肾经	祛风湿；舒筋活络	风寒湿痹；跌打损伤	煎汤：3～12g
路路通	苦，平。归肝、肾经	祛风活络；利水；通经下乳；止痒	风湿痹证；水肿、小便不利；经闭，乳汁不通；风疹瘙痒	煎汤：5～10g；孕妇及月经过多者慎用
千年健	苦、辛，温。归肝、肾经	祛风湿；强筋骨	风寒湿痹；腰膝冷痛	煎汤：5～10g
穿山龙	甘、苦，温。归肝、肾、肺经	祛风除湿；活血通络；化痰止咳	风湿痹证；热痰喘咳	煎汤：9～15g
鹿衔草	甘、苦，温。归肝、肾经	祛风湿；强筋骨；调经止血；补肺止咳	风寒湿痹；风湿久痹，筋骨不健；出血证；久咳劳嗽	煎汤：9～15g

重点小结

1. 考核要点

表 9 - 2 祛风湿药的考核要点

章节	层次	要点
祛风湿药	掌握	独活、威灵仙、蕲蛇、木瓜、秦艽、防己、桑寄生的性能特点、功效与应用
	熟悉	川乌、乌梢蛇、青风藤、五加皮的功效与主治病证
	了解	豨莶草、络石藤、桑枝、狗脊的功效；川乌、蕲蛇的用法；川乌、木瓜、防己的使用注意；豨莶草的用法用量

2. 效用相似药物比较

（1）祛风寒湿药 比较羌活与独活、独活与威灵仙功效、主治病证的异同。

表 9 - 3 羌活与独活性味及效用比较

	羌活	独活
同	辛温；祛风湿、止痹痛→风湿痹证；解表→风寒夹湿表证	
异	主入膀胱经，发散力强，长于解表散寒，善治风寒表证及上半身痹证	主入肾经，发散力缓，长于祛风湿、止痛，善治下半身痹证

表 9 - 4 独活与威灵仙性味及效用比较

	独活	威灵仙
同	辛温；祛风湿、止痹痛→风湿痹证	
异	止痛作用好，善治痛痹；解表→风寒夹湿表证	走窜性强，善治行痹；消骨鲠→骨鲠咽喉

（2）祛风湿热药 比较秦艽与防己功效、主治病证的异同。

表9-5　秦艽与防己性味及效用比较

	秦艽	防己
同	辛苦寒；祛风湿→风湿痹证，尤为湿热痹证	
异	性平，风药中之润剂→各种痹证均可； 退虚热→骨蒸潮热，小儿疳热； 清湿热→湿热黄疸	性苦寒，清热止痛→善治湿热痹证； 利水消肿→水肿，小便不利，脚气肿痛； 清利湿热→湿疹疮毒

（3）祛风湿强筋骨药　比较五加皮与桑寄生功效、主治病证的异同。

表9-6　五加皮与桑寄生性味及效用比较

	五加皮	桑寄生
同	祛风湿、补肝肾、强筋骨→痹证日久，肝肾亏虚，筋骨痿软无力	
异	利水消肿→水肿，脚气肿痛	安胎→胎漏下血，胎动不安

扫码"练一练"

（朱　姝）

扫码"学一学"

第十章　化湿药

概　述

1. 含义　凡以化湿运脾为主要作用，主治湿阻中焦证的药物，称为化湿药。因本类药物大多气味芳香，故又称芳香化湿药。

2. 功效与主治病证

（1）功效　化湿药均有促进脾胃运化以消除或减轻脾胃湿浊的治疗功效。部分药物还兼有行气、止呕、解暑等作用。味苦性温而力强者，称燥湿。

（2）主治　该类药适宜于湿阻中焦（脾胃）证，症见脘腹痞满、恶心呕吐、大便溏薄、食少体倦、口甘多涎、舌苔白腻等。兼有止呕、行气功效者，尤宜于湿阻脾胃、气机升降失常之呕吐、腹胀；兼有解暑功效者，还可治疗暑湿、湿温等证。

3. 性能特点　大多气味辛香，性偏温燥，主归脾、胃经。

4. 配伍应用　①根据病机及兼证予以配伍：湿阻脾胃，易致气滞而见脘腹胀满痞闷，故常与行气药物配伍；脾虚不运而脘痞纳呆，神疲乏力者，常与补气健脾药配伍。②根据兼有病邪予以配伍：湿温、湿热、暑湿者，常与清热燥湿、解暑、利湿之品同用；偏于寒湿之脘腹冷痛者，常与温中祛寒之品同用。③根据治法协同配伍："治湿不利小便，非其治也"，故可与淡渗利湿之品同用，以提高化湿效果。

5. 使用注意　①药物特性：多数化湿药物芳香辛散，含挥发性成分，易于散失，一般以散剂服用疗效为佳；若入汤剂宜后下，不宜久煎，以免降低疗效。②病证禁忌：本类药物多为辛温香燥之品，易于耗气伤阴，故阴虚血燥及气虚者宜慎用。

guǎng huò xiāng
广　藿　香
《名医别录》

为唇形科植物广藿香 *Pogostemon cablin*（Blanco）Benth. 的干燥地上部分。生用。

【性味归经】辛、微温。归脾、胃、肺经。

【功效应用】

1. 化湿，用于湿阻中焦证 本品气味辛香，为芳香化湿之要药；又因其性微温，尤宜于寒湿阻中所致者。治疗湿阻中焦、脘腹痞闷、食少呕吐、神疲体倦等症，常与苍术、厚朴等燥湿行气药配伍。

2. 止呕，用于多种呕吐 本品入脾、胃经，既能芳化湿浊，又能和中止呕，广泛用于多种原因所致呕吐，尤宜于湿浊中阻者，常与燥湿、降逆止呕药同用以增效。治湿热呕吐，可与黄连、竹茹等清热燥湿药配伍；治疗妊娠呕吐，可与和胃止呕药配伍；脾胃虚弱者，可与健脾益气药配伍。

3. 解暑，用于暑湿、湿温证 本品外能发表解暑，内能化湿浊，适宜于夏季外感风寒，内伤生冷而致恶寒发热、头痛脘闷、呕恶吐泻等暑湿证，常与紫苏、厚朴、半夏等配伍；若湿温病初起，湿热并重者，可与清热利湿药配伍。

【用法用量】煎服，3～10g。鲜品加倍。

【使用注意】本品辛温香燥，阴虚血燥者不宜用。

【参考资料】

1. 本草精选 《名医别录》："疗风水毒肿，去恶气，疗霍乱，心痛。"《药品化义》："其气芳香，善行胃气，以此调中，治呕吐霍乱，以此快气，除秽恶痞闷。"

2. 化学成分 本品主要含挥发油，其中主要为广藿香醇、广藿香酮，尚含丁香油酚、桂皮醛、广藿香吡啶等；另含倍半萜和生物碱等。

3. 药理作用 本品有促进胃液分泌、缓解胃肠道平滑肌痉挛、保护肠黏膜、镇吐、抗炎、镇痛、解热、抗病原微生物、平喘、祛痰、抑制子宫收缩、防腐等作用。

cāng　zhú

苍　术

《神农本草经》

为菊科植物茅苍术 *Atractylodes lancea*（Thunb.）DC. 或北苍术 *Atractylodes chinensis*（DC.）Koidz. 的干燥根茎。生用、麸炒或米泔水炒用。

【性味归经】辛、苦，温。归脾、胃、肝经。

【功效应用】

1. 燥湿健脾，用于湿阻中焦、暑湿或湿温证 本品味苦性温而长于燥湿，辛香健脾，适宜于湿阻中焦证。治疗湿滞中焦，脾失健运所致脘腹胀闷、呕恶食少、吐泻乏力等症，常与厚朴、陈皮等同用；治脾虚湿聚，水湿内停之痰饮、水肿，常与利水渗湿药配伍；治暑湿或湿温证，常与清热燥湿药、解暑药配伍。

2. 祛风湿，用于风湿痹证 本品辛散苦燥而长于祛风湿，适宜于湿痹及湿浊诸证。治疗痹证湿胜者，常与祛风湿药配伍；治湿热痹痛，常与黄柏、薏苡仁等同用，或与其他清热泻火药同用；若治湿热痿证，或下部湿浊带下、湿疮、湿疹等，常与清热燥湿药或利湿药配伍。

3. 发汗，用于风寒夹湿表证 本品辛香燥烈，能发汗以祛风寒表邪，又长于胜湿。治疗风寒表证夹湿者，常与羌活、白芷、防风等散寒解表药配伍。

此外，本品明目，用于夜盲症，可单用，或与羊肝、猪肝蒸煮同食。

【用法用量】煎服，3～9g。

【使用注意】本品辛香燥烈，故阴虚内热，气虚多汗者忌用。

【参考资料】

1. 本草精选 《神农本草经》："主风寒湿痹，死肌痉疸，止汗，除热，消食。"《本草纲目》："治湿痰留饮……脾湿下流，浊沥带下，滑泄肠风。"《本草备要》："补脾燥湿，宣升阳散邪。"

2. 化学成分 本品含挥发油，其中主要为苍术醇，尚有少量苍术酮、维生素 A 样物质、维生素 B、菊糖及多种无机元素等。

3. 药理作用 本品有抗炎、镇痛、促进胃肠蠕动、抗溃疡、降糖、利尿、保肝、抗缺氧、抗菌、抗心律失常等作用。其维生素 A 样物质可治疗夜盲及角膜软化症。

厚 朴
hòu pò

《神农本草经》

为木兰科植物厚朴 *Magnolia officinalis* Rehd. et Wils. 或凹叶厚朴 *Magnolia officinalis* Rehd. et Wils. var. *biloba* Rehd. et Wils. 的干燥干皮、根皮及枝皮。生用或姜汁炙用。

【性味归经】辛、苦，温。归脾、胃、肺、大肠经。

【功效应用】

1. 燥湿，用于湿阻中焦、脘腹胀满 本品苦燥辛散而能燥湿，并能行气除胀满，尤宜于湿阻中焦证。治疗湿阻而脾胃气滞之脘腹胀满、不思饮食、腹痛、呕逆等，常与苍术、陈皮等配伍。

2. 行气，消积，用于胃肠积滞、大便秘结 本品行气除胀，能促进胃肠动力而消除积滞，为消积除胀之要药。治疗脾胃气滞，脘腹胀满，大便不通，常与大黄、枳实配伍，即厚朴三物汤；治疗热结便秘，常与大黄、芒硝、枳实配伍，即大承气汤；治疗食积不化，脘腹胀痛，嗳腐吞酸，常与行气药、消食药配伍。

3. 平喘，用于痰饮咳喘、梅核气 本品既能燥湿化痰，又可下气平喘。治疗痰饮阻肺、咳喘短气、胸膈满闷者，常与陈皮、半夏等配伍；若治素有喘疾，因外感风寒而诱发者，常与发散风寒、宣肺平喘药配伍。本品尚可配其他燥湿化痰药，治疗七情郁结，痰气互结于喉部之梅核气。

【用法用量】煎服，3~10g。

【使用注意】本品辛苦温燥，易耗气伤津，故气虚津亏者及孕妇当慎用。

【参考资料】

1. 本草精选 《神农本草经》："主中风，伤寒，头痛，寒热，惊悸气，血痹，死肌，去三虫。"《药性论》："能主疗积年冷气，腹内雷鸣虚吼，宿食不消，除痰饮，去结水，破宿血，消化水谷，止痛，大温胃气，呕吐酸水，主心腹满，病人虚而尿白。"《本草纲目》："主肺气胀满，膨而喘咳。"

2. 化学成分 本品主含有 β-桉油醇、厚朴酚、和厚朴酚。此外，尚含木兰箭毒碱、厚朴碱、鞣质、皂苷及 Na、K、Ca、Mg 等微量元素。

3. 药理作用 本品有抗溃疡、抑制肠痉挛、抗炎、镇痛、保肝、降压、镇静、抗焦虑、保护心肌、抑制病原微生物等作用。

砂 仁

shā rén

《药性论》

为姜科植物阳春砂 *Amomum villosum* Lour.、绿壳砂 *Amomum villosum* Lour. var. *xanthioides* T. L. Wu et Senjen 或海南砂 *Amomum longiligulare* T. L. Wu 的干燥成熟果实。生用。

【性味归经】辛，温。归脾、胃、肾经。

【功效应用】

1. 化湿行气，用于湿阻中焦及脾胃气滞证　本品辛散且气味芬芳，既能化湿醒脾，又可行气温中，"为醒脾调胃要药"，适宜于湿阻气滞所致脘腹胀痛，尤宜于寒湿气滞者。治疗湿阻中焦气滞证，常与其他化湿、行气止痛药配伍；治疗脾胃虚弱者所致脘腹胀满，常与健脾益气药配伍。

2. 温中止泻，用于脾胃虚寒呕泻　本品性温入脾胃，而长于温中化湿，重在温脾止泻。治疗脾胃虚寒之呕吐、泄泻，单味研末吞服，或与温脾止泻药同用。

3. 安胎，用于妊娠恶阻及胎动不安　本品既能行气和中止呕，又能安胎。治疗妊娠呕逆不能进食，可单用，或与其他止呕、安胎药配伍；若治气血不足，胎动不安，可与益气养血安胎药配伍。

【用法用量】煎服，3～6g，入汤剂宜后下。

【使用注意】阴虚血燥者慎用。

【参考资料】

1. 本草精选　《药性论》："主冷气腹痛，止休息气痢，劳损，消化水谷，温暖脾胃。"《本草衍义补遗》："安胎、止痛，行气故也。"

2. 化学成分　本品含挥发油，阳春砂油中主要为乙酸龙脑酯、樟烯、樟脑、龙脑、柠檬烯等；海南砂油中主要为 α-蒎烯及 β-蒎烯、桉叶醇、对-聚花伞素、芳樟醇等。绿壳砂油中主要为橙花叔醇、樟脑、乙酸龙脑酯、龙脑等。其他尚有皂苷、黄酮苷、有机酸等。

3. 药理作用　本品有促进胃肠蠕动、促进消化液分泌、利胆、抗炎、镇痛、抑制血小板聚集、扩张血管、改善微循环等作用。

豆 蔻

dòu kòu

《名医别录》

为姜科植物白豆蔻 *Amomum kravanh* Pierre ex Gagnep. 或瓜哇白豆蔻 *Amomum compactum* Soland ex Maton 的干燥成熟果实。生用。

【性味归经】辛，温。归肺、脾、胃经。

【功效应用】

1. 化湿行气，用于湿阻中焦之脾胃气滞证　本品气味辛香，既化湿，又行气，适宜于湿阻中焦、脾胃气滞腹胀之证。治疗湿浊阻中，脘腹胀痛兼脾虚证，常与健脾益气药配伍。治疗湿温初起，湿邪偏重者，常与利水渗湿药配伍；热重于湿者，常与清热燥湿药配伍。

2. 温中止呕，用于胃寒湿阻之呕吐腹胀　本品能行气宽中，温胃止呕。尤宜于胃寒湿阻气滞呕吐，单味研末服，或与其他温中化湿、行气止呕药同用；若治小儿胃寒，吐乳不食者，可与温中化湿药配伍。

【用法用量】煎服，3~6g，入汤剂宜后下。

【使用注意】阴虚血燥者慎用。

【参考资料】

1. 本草精选　《开宝本草》："主积冷气，止吐逆反胃，消谷下气。"《本草通玄》："其功全在芳香之气，一经火炒，便减功力；即入汤液，但当研细，乘沸点服尤妙。"

2. 化学成分　本品含挥发油，主要成分为1，4-桉叶素、α-樟脑、莳草烯及其环氧化物等。

3. 药理作用　本品有促进胃肠蠕动、促消化液分泌、抗菌、解热、镇痛、平喘等作用。

pèi　lán
佩　兰
《神农本草经》

为菊科植物佩兰 *Eupatorium fortunei* Turcz. 的干燥地上部分。生用，或鲜用。

【性味归经】辛，平。归脾、胃、肺经。

【功效应用】

1. 化湿，用于湿阻中焦证　本品气味芳香，而能化湿和中。治疗湿阻中焦，脘腹胀满，呕恶不食，常与广藿香相须为用；治脾经湿热，口中甜腻、多涎、口臭，可单味煎汤服用，或与清热燥湿药同用。

2. 解暑，用于暑湿、湿温　本品功似广藿香，能外散表邪，内化湿浊。治疗暑湿、湿温证，常与广藿香、青蒿等清热、化湿、解暑药同用。

【用法用量】煎服，3~10g。鲜品加倍。

【使用注意】本品味辛性散，易伤阴耗气，故阴虚、气虚者不宜使用。

【参考资料】

1. 本草精选　《神农本草经》："主利水道，杀蛊毒，辟不祥。"《本草拾遗》："主恶气，香泽可作膏涂发。"《本草经疏》："开胃除恶，清肺消痰，散郁结。"

2. 化学成分　本品主要含挥发油，其中主要成分为对-聚伞花素、乙酸橙花醇酯、5-甲基麝香草醚、菖蒲烯酮、长叶烯、胡萝卜烯、百里香酚甲醚等，尚还有三萜类化合物及生物碱等。

3. 药理作用　本品有抑菌、抗病毒、抗炎、增强免疫力、祛痰、抗癌及钙拮抗等作用。

cǎo　guǒ
草　果
《饮膳正要》

为姜科植物草果 *Amomum tsao-ko* Crevost et Lemaire 的干燥成熟果实。生用。

【性味归经】辛，温。归脾、胃经。

【功效应用】

1. 燥湿温中，用于寒湿阻中证　本品辛温燥烈，气味浓厚，燥湿温中之力较强，适宜于寒湿偏盛者。治疗寒湿阻中之脘腹冷痛、呕吐泄泻、舌苔浊腻，常与温中止呕药配伍。

2. 除痰截疟，用于疟疾寒热　本品芳香辟浊，而能温脾燥湿，除痰截疟。治疗寒湿偏盛或中焦寒痰凝结之疟疾寒热，并据疟疾寒热多少随证配伍。

【用法用量】煎服，3～6g。

【使用注意】阴虚血燥者慎用。

【参考资料】

1. 本草精选　《饮膳正要》："治心腹痛，止呕，补胃，下气。"《本草纲目》："引李杲云：'温脾胃，止呕吐，治脾寒湿、寒痰；益真气，消一切冷气膨胀，化疟母，消宿食，解酒毒、果积。兼辟瘴解瘟。'"

2. 化学成分　本品含挥发油，油中主要成分为 α - 蒎烯及 β - 蒎烯、1，8 - 桉油素、对 - 聚伞花烃、芳樟醇、樟脑、草果酮等，此外，尚有淀粉、油脂及 Zn、Cu、Fe、Mn 等微量元素。

3. 药理作用　本品能增加胃黏膜血流量和胃泌素水平、调节肠道平滑肌活动，有抗胃溃疡、抗氧化、镇痛、解热、镇咳、祛痰、抑菌、抗病毒等作用。

表 10 - 1　本章知识拓展参考药

药名	性味归经	功效	主治	用法用量注意
草豆蔻	辛，温。归 脾、胃经	燥湿行气，温中止呕	寒湿阻中证 寒湿呕吐	入散剂较佳，入汤剂宜后下；煎服，3～6g；阴虚血燥者慎用

重点小结

1. 考核要点

表 10 - 2　化湿药的考核要点

章节	层次	要点
化湿药	掌握	广藿香、苍术、厚朴的性能特点、功效与应用
	熟悉	砂仁、豆蔻的功效与主治病证
	了解	佩兰、草果的功效；砂仁、豆蔻的用法用量

2. 效用相似药物比较

（1）化湿药　比较苍术与厚朴、砂仁与豆蔻相似功效、主治病证的异同。

表 10 - 3　苍术与厚朴性味及效用比较

	苍术	厚朴
同	辛、苦，温；燥湿→湿阻中焦证；二者相须为用	
异	燥湿兼能健脾→湿阻兼脾虚食少便溏者；祛风湿→风湿痹证；发汗→风寒夹湿表证；明目→夜盲症，视物不清	行气→湿阻兼气滞，胃肠气滞胀满；消积→食积胀满或大便秘结；平喘→咳喘痰多

表 10 - 4　砂仁与豆蔻性味及效用比较

	砂仁	豆蔻
同	芳香辛温；化湿，行气，温中→湿阻中焦、脾胃气滞及胃寒呕吐	
异	止泻→湿滞或虚寒泄泻；安胎→妊娠气滞恶阻及胎动不安	止呕→胃寒湿阻之呕吐

扫码"练一练"

（赵海平）

扫码"学一学"

第十一章　利水渗湿药

概　　述

1. 含义　凡以通利水道、渗泄水湿为主要作用，主治水湿病证的药物，称为利水渗湿药。

　　水与湿，异名而同类。弥散存在者为湿，凝聚停蓄者为水。以通利水道，增加尿量，减轻或消除水湿内停病证的作用，称为利水或利尿；而使水湿慢慢渗透，形成尿液，从小便而去的作用，称为渗湿，二者合称为利水渗湿。

2. 功效与主治病证

　　（1）功效　利水渗湿药均能消除体内蓄积的水湿之邪而有利湿功效。部分药物兼可清热。

　　（2）主治　该类药适宜于水湿病证，如小便不利、水肿、淋证、黄疸、泄泻、痰饮、带下、湿疹、湿疮、暑湿、湿温、湿痹等病证。

　　（3）分类　依据主治不同，将该类药分为利水消肿药、利尿通淋药和利湿退黄药三类。

3. 性能特点　味多甘淡而性平，具沉降作用趋向；主归肾、膀胱经；主治湿热病证的药物，多味苦而性偏寒凉。

4. 配伍应用　①根据病因及兼邪予以配伍：湿热合邪者，与清热药配伍；寒湿并重者，与温里祛寒药配伍；痰饮壅滞者，与化痰药配伍。②依据兼证配伍：水肿骤起兼表证者，与宣肺解表药配伍；水肿日久，脾肾阳虚者，与温补脾肾药配伍；热伤血络而尿血者，与凉血止血药配伍。③依据病机配伍：湿停气滞者，与行气药配伍。

5. 使用注意　利水渗湿药多具滑泄之性，易耗伤津液，对阴亏津少、肾虚遗精遗尿者宜慎用或忌用。部分药物通利作用较强，孕妇慎用。

第一节　利水消肿药

　　以渗湿利水消肿为主要作用，常用于治疗水肿、小便不利及泄泻、痰饮等多种水湿病证的药物，称为利水消肿药。部分药物兼能健脾，尤宜于脾虚有湿之证，有标本兼顾之功。

茯　苓
fú líng

《神农本草经》

为多孔菌科真菌茯苓 *Poria cocos*（Schw.）Wolf 的干燥菌核。生用。

【性味归经】甘、淡，平。归心、肺、脾、肾经。

【功效应用】

1. 利水渗湿，用于多种水湿病证　本品甘能补脾，淡能渗湿，药性平和，利水而不伤正气，适宜于寒热虚实多种水肿。治疗水肿、小便不利，常与猪苓、泽泻配伍；治脾肾阳虚水肿，常与附子、白术等同用；治水热互结，热伤阴津，小便不利，水肿，常与滑石、泽泻、阿胶等配伍。

2. 健脾，用于脾虚不运诸证　本品健脾渗湿而止泻，适宜于脾气虚所致之证。治疗脾虚湿盛之泄泻，常与健脾渗湿药配伍；治疗脾胃虚弱，倦怠乏力，食少便溏，常与人参、白术等配伍。

3. 宁心安神，用于心神不宁　本品能补益心脾而宁心安神。治疗心脾两虚，气血不足之心悸、失眠、健忘等，常与补气养血药或宁心安神药同用。

【用法用量】煎服，10~15g。

【参考资料】

1. 本草精选　《神农本草经》："主胸胁逆气，忧恚惊邪恐悸，心下结痛，寒热，烦满，咳逆，口焦舌干，利小便。久服安魂、养神、不饥、延年。"《本草衍义》："茯苓一味，为治痰主药，痰之本，水也，茯苓可以行水。痰之动，湿也，茯苓又可以行湿。"

2. 化学成分　本品含 β-茯苓聚糖、乙酰茯苓酸、茯苓酸等三萜类化合物，以及麦角街醇、甾醇、胆碱、组氨酸、卵磷脂、腺嘌呤、微量蛋白酶等。

3. 药理作用　本品有利尿、镇静、抗溃疡、保肝作用；多糖有抗肿瘤、免疫调节作用。还能降糖、抗氧化、抗炎、抗病毒、强心、升高白细胞等。

薏苡仁
yì yǐ rén

《神农本草经》

为禾本科植物薏苡 *Coix lacryma*-*jobi* L. var. *ma*-*yuen*（Roman.）Stapf 的干燥成熟种仁。生用或炒用。

【性味归经】甘、淡，凉。归脾、胃、肺经。

【功效应用】

1. 利水渗湿，用于多种水湿病证　本品甘补淡渗，功似茯苓而力弱，适宜于脾虚湿盛之多种水湿病证。治疗水湿内停之水肿、小便不利，常与茯苓、猪苓、泽泻等配伍；治疗湿热淋浊，常与金钱草、车前子等配伍；治疗脚气浮肿，常与除湿通络药配伍。

2. 健脾止泻，用于脾虚泄泻　本品亦能健脾，并可渗湿而止泻。尤宜于脾虚湿盛之泄泻，常与人参、茯苓、白术等同用。

3. 除痹，用于湿痹拘挛　本品渗湿除痹，又能舒筋脉，缓和拘挛，适宜于痹证湿重者。治疗湿痹之筋脉挛急疼痛，常与祛风湿、通经络药同用；治疗湿热蕴于经络，筋脉不舒，常与防己、蚕砂等配伍；治疗风湿在表，身痛发热，常与麻黄、杏仁、炙甘草等配伍；治疗风湿久痹，筋脉挛急，单用或与其他祛风湿、强筋骨药配伍。

4. 排脓，用于肺痈、肠痈 本品能清肺、肠之热，排脓消痈，为治肺痈、肠痈常用药。治疗肺痈胸痛，咳吐脓痰，常与桃仁、苇茎等配伍；治疗肠痈，常与附子、败酱草等配伍。

【用法用量】煎服，9～30g。清利湿热宜生用，健脾止泻宜炒用。

【使用注意】本品力缓，用量宜大。除入汤、丸、散剂外，也可作粥食用，为食疗佳品。孕妇慎用。

【参考资料】

1. 本草精选 《神农本草经》："主筋急拘挛，不可屈伸，风湿痹，下气。"《本草纲目》："阳明药也，能健脾益胃。虚则补其母，故肺痿、肺痈用之。筋骨之病，以治阳明为本，故拘挛筋急、风痹者用之。土能胜水除湿，故泄泻、水肿用之。"

2. 化学成分 本品含薏苡仁酯、薏苡仁内酯、薏苡仁多糖、蛋白质、脂肪油、甾醇、氨基酸、维生素 B_1 等。

3. 药理作用 本品有兴奋子宫、抗肿瘤等作用。脂肪油有抗炎、镇痛、解热、镇静、降血糖、调节免疫等作用。

泽 泻
zé xiè
《神农本草经》

为泽泻科植物泽泻 *Alisma orientale*（Sam.）Juzep. 的干燥块茎。生用，麸炒或盐水炒用。

【性味归经】甘、淡，寒。归肾、膀胱经。

【功效应用】

1. 利水渗湿，用于水肿、痰饮眩晕 本品淡渗利湿，利水作用强于茯苓。治疗水湿停蓄之水肿、小便不利，常与茯苓、猪苓等配伍；治疗痰饮停聚，清阳不升之头晕目眩，常与白术配伍，如泽泻汤。

2. 泄热，用于淋证、带下、阴痒 本品性寒，既能清膀胱之热，又能泄肾经之虚火，尤宜于下焦湿热证。治疗淋证，小便短赤，淋漓涩痛，或带下量多，阴痒，常与清热燥湿、利水渗湿药同用。

此外，尚能化浊降脂，防治高脂血症。

【用法用量】煎服，6～10g。

【使用注意】本品性寒通利，肾虚精滑无湿热者忌用。

【参考资料】

1. 本草精选 《名医别录》："主补虚损五劳，除五脏痞满，起阴气，止泄精、消渴、淋沥，逐膀胱三焦停水。"《药性论》："主肾虚精自出，治五淋，利膀胱热，宣通水。"《本草纲目》："渗湿热，行痰饮，止呕吐、泻痢、疝痛、脚气。"

2. 化学成分 本品含三萜类化合物、挥发油、生物碱、天门冬素、糖类、树脂、β - 谷甾醇、淀粉、蛋白质、氨基酸等。

3. 药理作用 本品有利尿、抑制肾结石形成、保肝、降血脂、增加冠状动脉血流量、抗动脉粥样硬化、调节免疫、抑菌等作用。

猪 苓

《神农本草经》

为多孔菌科真菌猪苓 *Polyporus umbellatus*（Pers.）Fries 的干燥菌核。生用。

【性味归经】甘、淡，平。归肾、膀胱经。

【功效应用】

利水渗湿，用于多种水湿病证　本品甘淡渗泄，利水作用强于茯苓，适宜于水湿停滞所致水肿、小便不利、淋浊、带下等水湿病证。治疗水肿、小便不利，单用或与泽泻、茯苓等配伍；治疗脾虚水肿，常与茯苓、白术等同用；治疗热淋，小便不通，淋沥涩痛，常与滑石、木通等配伍。

【用法用量】煎服，6～12g。

【参考资料】

1. 本草精选　《神农本草经》："主痎疟，解毒，蛊毒、蛊注，不祥，利水道。"《本草蒙筌》："通淋消肿满，除湿利小便。"《本草纲目》："开腠理，治淋肿脚气，白浊带下，妊娠子淋胎肿，小便不利。"

2. 化学成分　本品含有麦角甾醇、生物素、猪苓酸、猪苓多糖、猪苓聚糖、猪苓酮、氨基酸、粗蛋白、维生素等。

3. 药理作用　本品有利尿、抑菌、抗炎、促进血小板聚集等作用。猪苓多糖有调节免疫、保肝、抗辐射、抗诱变等作用。

香 加皮

《中药志》

为萝藦科植物杠柳 *Periploca sepium* Bge. 的干燥根皮。生用。

【性味归经】辛、苦，温；有毒。归肝、肾、心经。

【功效应用】

1. 利水消肿，用于水肿、小便不利　本品辛散温通，能利水消肿。治疗水肿、小便不利，常与大腹皮、茯苓皮等配伍。

2. 祛风湿，强筋骨，用于风湿痹痛、筋骨痿软　本品辛散苦燥，既能祛风湿止痛，又能强筋骨，适宜于风湿久痹。治疗风寒湿痹、关节拘挛疼痛者，常与其他祛风湿、通经络药同用；治疗风湿久痹，肝肾不足，筋骨痿软者，常与其他祛风湿、强筋骨药同用。

【用法用量】煎服，3～6g。浸酒或入丸、散。

【使用注意】本品辛温有毒，内服不宜过量。

【参考资料】

1. 本草精选　《四川中药志》："镇痛，除风湿。治风寒湿痹，脚膝拘挛及筋骨疼痛。"

2. 化学成分　本品含多种苷类化合物，其中主要是强心苷杠柳苷、皂杠杠柳苷。此外，尚有 4 - 甲氧基水杨醛、β - 谷甾醇、葡糖苷、香树脂醇、萝卜甾醇、乙酸酯等。

3. 药理作用　本品有抗炎、升压、抗肿瘤、强心、兴奋呼吸中枢、免疫调节等作用。大剂量应用可产生类毒毛旋花苷 K 作用，使心脏停搏。

dōng guā pí

冬 瓜 皮

《开宝本草》

为葫芦科植物冬瓜 *Benincasa hispida*（Thunb.）Cogn. 的干燥外层果皮。生用。

【性味归经】甘，凉。归脾、小肠经。

【功效应用】

1. 利水消肿，用于水肿、小便不利　本品味甘性凉，利水消肿之力较弱。治水肿、小便不利偏热者，常与利水消肿之品配伍。

2. 清热解暑，用于暑热烦渴　本品有清热解暑之功。治暑热烦渴，单用或与西瓜皮同用，煎水代茶饮；治暑湿证，常与其他解暑化湿药同用。

【用法用量】煎服，9~30g。

【参考资料】

1. 本草精选　《滇南本草》："止渴，消痰，利小便。"《药性切用》："行皮间水湿，善消肤肿。"《本草再新》："走皮肤，去湿追风，补脾泻火。"

2. 化学成分　本品含蜡类及树脂类物质、烟酸、胡萝卜素、葡萄糖、果糖、蔗糖、有机酸等，另含维生素 B_1、B_2、C 等。

3. 药理作用　本品有利尿作用。

第二节　利尿通淋药

以清热利湿、利尿通淋为主要作用，常用以治疗下焦湿热之淋证的药物，称利尿通淋药。淋证以尿频、尿急、尿痛为主要症状特点，又依据主要症状，有热淋、血淋、石淋及膏淋之分。部分药分别兼有清解暑热、通经下乳、清肺化痰、止痒之功，又兼治暑温湿温、经闭、乳汁不下、肺热咳痰、湿疹瘙痒等。

chē qián zǐ

车 前 子

《神农本草经》

为车前科植物车前 *Plantago asiatica* L. 或平车前 *Plantago depressa* Willd. 的干燥成熟种子。生用或盐水炙用。

【性味归经】甘，寒。归肝、肾、肺、小肠经。

【功效应用】

1. 利尿通淋，用于湿热淋证、小便不利、水肿　本品甘寒而利，善通利水道，清膀胱热结，为治下焦湿热及水肿兼热的常用药。治疗湿热淋证，常与木通、滑石、瞿麦等配伍；治疗水湿内停之水肿兼热象者，常与其他清热利尿消肿药配伍；治疗久病肾虚，腰重腿肿，常与牛膝、熟地黄、肉桂等配伍。

2. 渗湿止泻，用于暑湿泄泻　本品能利水湿，分清浊而止泻，利小便以实大便，为治暑湿水泻的要药。治疗水湿偏盛于大肠之水样腹泻，可单味研末，米汤送服或与茯苓、猪苓、薏苡仁等利水渗湿药同用。

3. 清肝明目, 用于肝热目疾 本品善清肝热而明目, 为治疗肝热目疾之常用药。治疗肝热目赤涩痛, 多与菊花、决明子等配伍; 若治肝肾阴亏, 视物昏花, 常与养肝明目药同用。

4. 清肺止咳, 用于肺热咳嗽 本品入肺经, 能清肺化痰止咳。治疗肺热咳嗽痰多, 多与清肺化痰药配伍。

【用法用量】煎服, 9~15g。宜包煎。

【使用注意】本品包煎时不宜过紧, 以免影响有效成分溶出。

【参考资料】

1. 本草精选 《神农本草经》: "主气癃, 止痛, 利水道小便, 除湿痹。"《名医别录》: "男子伤中, 女子淋沥, 不欲食。养肺强阴益精, 令人有子, 明目疗赤痛。"《本草纲目》: "导小肠热, 止暑湿泻痢。"

2. 化学成分 本品含黏液质 (多糖类化合物)、琥珀酸、车前子酸、腺嘌呤、挥发油、黄酮类、树脂、胆碱、车前子碱、脂肪油、β-谷甾醇、维生素 A 样物质及维生素 B 等。

3. 药理作用 本品有利尿、祛痰、镇咳、抑菌、抗炎、降血脂、促进眼损伤恢复等作用。车前子多糖有促进肠蠕动、调节菌群失调作用。

滑 石
huá shí

《神农本草经》

为硅酸盐类矿物滑石族滑石, 主要为含水硅酸镁 $[Mg_3(Si_4O_{10})(OH)_2]$。

【性味归经】甘、淡, 寒。归膀胱、肺、胃经。

【功效应用】

1. 利尿通淋, 用于湿热淋证、小便不利 本品善清膀胱湿热而有利尿通淋之功。治疗湿热下注所致小便不利、热淋及尿闭, 常与木通、车前子等药配伍; 治疗石淋, 常与海金沙、金钱草等同用。

2. 清热解暑, 用于暑湿、湿温证 本品甘淡而寒, 既能利水湿, 又能解暑热, 为治疗暑湿、湿温之佳品。治疗暑热烦渴, 小便短赤, 可与甘草配伍, 即六一散; 若治湿温初起及暑温夹湿, 头痛恶寒, 身重胸闷, 常与薏苡仁、豆蔻、苦杏仁等配伍。

3. 收湿敛疮, 用于湿疹、湿疮 本品外用能清热, 收湿敛疮。治疗湿疹、湿疮, 可单用或与煅石膏、黄柏等研末, 撒布患处; 治疗痱子, 常与薄荷、甘草等研粉外用。

【用法用量】煎服, 10~20g。包煎, 先煎。外用适量。

【使用注意】脾虚、热病伤津及孕妇忌用。

【参考资料】

1. 本草精选 《神农本草经》: "主身热泄澼, 女子乳难, 癃闭, 利小便, 荡胃中积聚寒热。"《药性论》: "能疗五淋, 主难产, 除烦热心躁, 偏主石淋。"《本草纲目》: "疗黄疸, 水肿脚气, 吐血衄血, 金疮出血, 诸疮肿毒。"

2. 化学成分 本品含硅酸镁、氧化铝、氧化镍等。

3. 药理作用 本品内服有利尿、抑菌、保护胃肠黏膜、止泻、镇吐作用; 外用有保护创面、吸附分泌物、促进结痂的形成。

石 韦

shí wéi

《神农本草经》

为水龙骨科植物庐山石韦 *Pyrrosia sheareri*（Bak.）Ching、石韦 *Pyrrosia lingua*（Thunb.）Farwell 或有柄石韦 *Pyrrosia petiolosa*（Christ）Ching 的干燥叶。生用。

【性味归经】甘、苦，微寒。归肺、膀胱经。

【功效应用】

1. 利尿通淋，用于血淋、石淋、湿热淋证 本品药性寒凉，清利膀胱而通淋，兼可止血，适宜于多种淋证，尤宜于血淋。治疗血淋或尿血，常与凉血止血药配伍；治疗石淋，常与鸡内金、金钱草、海金沙等同用；治疗湿热淋证，常与滑石、木通、车前子等配伍。

2. 清肺止咳，用于肺热咳嗽 本品能清肺热、止咳嗽。治疗肺热咳嗽，可单用，或与清热化痰、止咳平喘药同用。

3. 凉血止血，用于血热出血 本品既止血又凉血，适宜于血热妄行之出血。治疗吐血、衄血、尿血、崩漏等血热出血证，可单用，或与其他凉血止血药同用。

【用法用量】煎服，6～12g。

【参考资料】

1. 本草精选 《神农本草经》："主劳热邪气，五癃闭不通，利小便水道。"《本草纲目》："主崩漏金疮，清肺气。"

2. 化学成分 本品含里 β - 谷甾醇、白烯、芒果苷、异芒果苷、绿原酸、槲皮素、异槲皮素、蔗糖等多种成分。

3. 药理作用 本品具有利尿、抗泌尿系统结石及升高白细胞的作用；异芒果苷有镇咳、祛痰、抑菌、抗病毒作用；绿原酸有兴奋中枢神经系统作用。

木 通

mù tōng

《神农本草经》

为木通科植物木通 *Akebia quinata*（Thunb.）Decne.、三叶木通 *Akebia trifoliata*（Thunb.）Koidz. 或白木通 *Akebia trifoliata*（Thunb.）Koidz. var. *australis*（Diels）Rehd. 的干燥藤茎。生用。

【性味归经】苦，寒。归心、小肠、膀胱经。

【功效应用】

1. 利尿通淋，用于湿热淋证、水肿、脚气 本品能利水，兼以苦寒清热，善清膀胱湿热。治疗湿热淋证，常与车前子、滑石等配伍；治疗水肿，常与泽泻、茯苓等同用；治疗水湿脚气，常与其他利水渗湿药配伍。

2. 清心除烦，用于口舌生疮、心烦尿赤 本品上清心经之火，下泄小肠之热，适宜于心热移于小肠之证。治疗心火上炎，口舌生疮，或心火下移下肠之心烦、尿赤等，多与地黄、甘草、竹叶等同用。

3. 通经下乳，用于经闭、乳少、湿热痹证 本品既能通月经，又可通乳络而下乳。治疗瘀血经闭，常与其他活血化瘀通经药配伍；治疗产后乳少或不通，常与通草、王不留行等配伍。本品还能利血脉，通关节，治疗湿热痹痛，常与其他清热祛风除痹药同用。

【用法用量】煎服，3～6g。

【使用注意】本品苦寒，脾胃虚寒者慎用，孕妇慎用。

【参考资料】

1. 本草精选 《日华子本草》："安心，除烦，止渴，退热，治健忘，明耳目，治鼻塞，通小肠，下水，破积聚血块，排脓，治疮疖，止痛，催生下胞，女人血闭，月候不匀，天行时疾，头痛目眩，羸劳乳结及下乳。"《本草纲目》："上能通心清肺，治头痛、利九窍；下能泄湿热，利小便，通大肠，治遍身拘痛。"

2. 化学成分 本品含三萜皂苷、豆甾醇、β-谷甾醇、胡萝卜苷、白桦脂醇、肌醇、齐墩果酸、蔗糖等。

3. 药理作用 本品有利尿、抑菌、抗炎等作用。

tōng cǎo
通 草
《本草拾遗》

为五加科植物通脱木 *Tetrapanax papyrifer*（Hook.）K. Koch 的干燥茎髓。生用。

【性味归经】甘、淡，微寒。归肺、胃经。

【功效应用】

1. 利尿清热，用于湿热淋证、水肿尿少 本品性微寒味淡，既能利水，又能清热，功似木通而力弱。治疗湿热淋证，常与其他利尿通淋药配伍；治水湿停蓄之水肿尿少，常与茯苓、猪苓等同用。

2. 通气下乳，用于产后乳汁不通或乳少 本品入胃经，通胃气上达而下乳汁。治疗产后乳脉不通而乳少，常与其他通经下乳药等配伍。

【用法用量】煎服，3～5g。

【使用注意】本品甘淡渗利，孕妇慎用。

【参考资料】

1. 本草精选 《本草拾遗》："利大小便，宣通，去烦热。食之令人心宽，止渴，下气。"《医学启源》："通阴窍涩不利，利小便，除水肿，癃闭，五淋。"《日华子本草》谓其"明目，退热，催生，下胞，下乳"。

2. 化学成分 本品含肌醇、多聚戊糖、葡萄糖、半乳糖醛酸及多种氨基酸等。

3. 药理作用 本品能利尿、促进乳汁分泌。通草多糖有调节免疫和抗氧化作用。

qú mài
瞿 麦
《神农本草经》

为石竹科植物瞿麦 *Dianthus superbus* L. 或石竹 *Dianthus chinensis* L. 的干燥地上部分。生用。

【性味归经】苦，寒。归心、小肠经。

【功效应用】

1. 利尿通淋，用于热淋、血淋、石淋 本品苦寒泄降，能清心、小肠之火，利尿通淋，为治湿热淋证常用药。治热淋，常与萹蓄、木通、车前子等配伍；治血淋，常与凉血止血、通淋药同用；治石淋，常与利尿通淋排石药配伍。

2. 破血通经，用于瘀血经闭　本品性寒，活血而通月经之力强，善破血通经。治疗血热瘀阻之经闭或月经不调，常与活血通经药同用。

【用法用量】煎服，9～15g。

【使用注意】本品性寒味苦，活血通经，孕妇忌服。

【参考资料】

1. 本草精选　《神农本草经》："主关格，诸癃结，小便不通……明目去翳，破胎堕子，下闭血。"《日华子本草》："催生，治月经不通，破血块，排脓。"《本草备要》："降心火，利小肠，逐膀胱邪热，为治淋要药。"

2. 化学成分　本品含有黄酮类化合物，花色苷、生物碱、磷酸、维生素 A 类样物质、水杨酸甲酯、丁香油酚等成分。

3. 药理作用　本品有利尿、兴奋子宫与肠道平滑肌、降压、抑制心肌、扩张血管、抗氧化、调节免疫及抑菌等作用。

dì fū zǐ
地肤子
《神农本草经》

为藜科植物地肤 *Kochia scoparia*（L.）Schrad. 的干燥成熟果实。生用。

【性味归经】辛、苦，寒。归肾、膀胱经。

【功效应用】

1. 清热利湿，用于淋证、湿热带下　本品苦寒，长于清利湿热而又通淋，适宜于湿热下注病证。治疗湿热下注膀胱之淋证，常与其他清热通淋药配伍；治疗湿热下注带脉之带下量多色黄，常与清热除湿药同用。

2. 祛风止痒，用于湿疹、湿疮、瘾疹瘙痒　本品既能清利湿热，又能祛风止痒，为治皮肤瘙痒之常用药。治疗瘾疹，湿疹之皮肤瘙痒，常与白鲜皮、蝉蜕等祛湿止痒药配伍；治疗下焦湿热，外阴湿痒，常与苦参、龙胆、白矾等煎汤外洗患处。

【用法用量】煎服，9～15g。外用适量。

【参考资料】

1. 本草精选　《神农本草经》："主膀胱热，利小便。"《滇南本草》："利膀胱小便积热，洗皮肤之风，疗妇人诸经客热，清利胎热，妇人湿热带下用之良。"

2. 化学成分　本品含三萜类及其皂苷、脂肪油、维生素 A 类物质。

3. 药理作用　本品有利尿、抑制真菌、抗炎、抗过敏、降血糖及保护胃黏膜等作用。

hǎi jīn shā
海金沙
《嘉佑本草》

为海金沙科植物海金沙 *Lygodium japonicum*（Thunb.）Sw. 的干燥成熟孢子。生用。

【性味归经】甘、咸，寒。归膀胱、小肠经。

【功效应用】

利尿通淋，止痛，用于多种淋证涩痛、水肿、小便不利　本品善清小肠、膀胱湿热，功专利尿而止尿道疼痛，兼可排石，为治诸淋涩痛之要药。治疗石淋，常与鸡内金、金钱草等配伍；治疗血淋，常与石韦、小蓟等配伍；治疗膏淋，常与滑石、麦冬、萆薢等同用；

治疗热淋，常与其他清热、利尿通淋药配伍。本品又可利水消肿，治疗水肿，小便不利，多与泽泻、猪苓等配伍。

【用法用量】煎服，6~15g。宜包煎。

【参考资料】

1. 本草精选 《嘉佑本草》："主通利小肠。"《本草品汇精要》："主通关窍，利水道。"《本草纲目》："治湿热肿满，小便热淋、膏淋、血淋、石淋、茎痛，解热毒气。"

2. 化学成分 本品主要含水溶性成分海金沙素，并含高丝氨酸、咖啡酸、香豆酸、脂肪油等。

3. 药理作用 本品注射剂有利尿排石作用。其他尚有抑菌、利胆等作用。

mián bì xiè
绵 萆 薢
《神农本草经》

为薯蓣科植物绵萆薢 *Dioscorea spongiosa* J. Q. Xi，M. Mizuno et W. L. Zhao 或福州薯蓣 *Dioscorea futschauensis* Uline ex R. Kunth 的干燥根茎。生用。

【性味归经】苦，平。归肾、胃经。

【功效应用】

1. 利湿去浊，用于膏淋、白浊、湿热带下 本品善利湿而分清去浊，为治膏淋要药。治疗膏淋，小便混浊，白如米泔，常与乌药、石菖蒲、益智仁等同用，如萆薢分清饮；治疗湿热下注之带下证，常与其他利水渗湿药配伍。

2. 祛风湿，用于风湿痹证 本品祛风除湿，通络止痛，适宜于风湿痹证，关节疼痛，筋脉屈伸不利。偏寒湿者，常与温经散寒止痛药配伍；偏湿热者，常与清热祛风除痹药同用。

【用法用量】煎服，9~15g。

【使用注意】本品苦泄易伤阴，故肾阴亏虚遗精滑泄者慎用。

【参考资料】

1. 本草精选 《神农本草经》："主腰背痛，强骨节，风寒湿周痹，恶疮不瘳，热气。"《滇南本草》："治风寒，温经络，腰膝疼，遍身顽麻，利膀胱水道，赤白便浊。"《本草纲目》："治白浊，茎中痛，痔瘘坏疮。"

2. 化学成分 本品主要含有薯蓣皂苷、棕榈酸、β-谷甾醇。此外，尚有鞣质、蛋白质等。

3. 药理作用 本品有降血脂、抗动脉粥样硬化、抗心肌缺血及抗真菌等作用。

biān xù
萹 蓄
《神农本草经》

为蓼科植物萹蓄 *Polygonum aviculare* L. 的干燥地上部分。生用。

【性味归经】苦，微寒。归膀胱经。

【功效应用】

1. 利尿通淋，用于热淋、血淋 本品性微寒，功似瞿麦，能清利下焦湿热。治热淋，常与木通、瞿麦、车前子等配伍；治血淋，常与凉血止血药配伍。

2. 杀虫止痒，用于虫证、湿疹、阴痒　本品有杀蛔虫、蛲虫作用。治疗蛔虫腹痛，单味浓煎服用；治疗小儿蛲虫，肛门瘙痒，单用煎汤，熏洗肛门，或空腹保留灌肠，可与其他驱虫药同用；治疗湿疹、湿疮、阴痒等，单味煎水外洗，或与地肤子、蛇床子、荆芥等，煎水外洗。

【用法用量】煎服，9～15g。鲜品加倍。外用适量。

【参考资料】

1. 本草精选　《神农本草经》："主浸淫疥瘙，疽痔，杀三虫。"《本草汇言》："利湿热，通小便之药也。"《本草分经》："苦，平。利小便，去湿热，通淋杀虫。"

2. 化学成分　本品主要含有槲皮素、萹蓄苷、绿原酸、槲皮苷、儿茶精、没食子酸、咖啡酸、钾盐、葡萄糖、果糖及蔗糖等。

3. 药理作用　本品有利尿、降压、抗真菌、驱蛔虫与蛲虫及缓下作用。此外，尚有促进血液凝固、增强子宫张力等作用。

第三节　利湿退黄药

以清泄湿热、利胆退黄为主要作用，常用以治疗湿热黄疸的药，称利湿退黄药。湿热黄疸以目黄、身黄、小便黄等为主要表现。部分药物也用治淋证、湿热疮疹等水湿病证。寒湿偏盛之阴黄，常与温里药、化湿药配伍使用。

茵　陈
yīn　chén
《神农本草经》

为菊科植物滨蒿 *Artemisia scoparia* Waldst. et Kit. 或茵陈蒿 *Artemisia capillaris* Thunb. 的干燥地上部分。生用。

【性味归经】苦、辛，微寒。归脾、胃、肝、胆经。

【功效应用】

1. 利胆退黄，用于黄疸　本品有良好的利胆退黄之效，不论阳黄、阴黄均可配伍使用，为治黄疸要药，因其兼能清热利湿，尤宜于湿热黄疸。治疗湿热发黄之阳黄，黄色鲜明者，常与栀子、黄柏、大黄等配伍；治疗黄疸湿邪偏重者，可与茯苓、猪苓等同用；治疗寒湿阴黄，黄色晦暗者，常与温里散寒药配伍。

2. 清利湿热，用于湿疮、湿疹瘙痒　本品清热利湿，有助于改善湿热内蕴所致皮肤瘙痒症状。治疗湿疮、湿疹瘙痒，可单用煎汤外洗，或与黄柏、苦参、地肤子等配伍。

【用法用量】煎服，6～15g。外用适量。

【参考资料】

1. 本草精选　《神农本草经》："主风湿寒热邪气，热结黄疸。"《名医别录》："通身发黄，小便不利，除头热，去伏瘕。"《本草再新》："泻火平肝，化痰止咳，发汗，利湿消肿，疗疮火诸毒。"

2. 化学成分　本品含挥发油，其中主要成分为茵陈二炔、β-蒎烯、茵陈炔酮、D-柠檬烯和少量单萜烯类化合物，其他还有茵陈色原酮、茵陈黄酮、异茵陈黄酮、蓟黄素和香豆酸等。

3. 药理作用　本品有利胆、保肝、利尿、降压、解热、抗炎、镇痛、抗病原微生物、抑制钩端螺旋体、抗肿瘤及调节免疫等作用。

jīn qián cǎo
金钱草

《本草纲目拾遗》

为报春花科植物过路黄 *Lysimachia christinae* Hance 的干燥全草。生用。

【性味归经】甘、咸，微寒。归肝、胆、肾、膀胱经。

【功效应用】

1. 利湿退黄，用于湿热黄疸　本品既能除下焦湿热，又能清肝胆之火，并能排石，为治湿热黄疸、肝胆结石之佳品。治疗湿热黄疸，常与茵陈、栀子、虎杖等配伍；治疗肝胆结石，多与其他利胆排石药同用。

2. 利尿通淋，用于热淋、石淋、砂淋　本品利尿通淋，善消结石，又为治石淋、砂淋要药。治疗石淋、砂淋，可单味大剂量煎汤代茶饮，或与其他通淋排石药配伍。本品兼能清泄膀胱湿热，适宜于热淋，常与车前子、萹蓄等配伍。

3. 解毒消肿，用于痈肿疮毒、毒蛇咬伤　本品有清热解毒消肿之功。治疗痈肿疮毒、毒蛇咬伤等，可用鲜品捣汁内服或捣烂外敷，或与其他清热解毒药同用。

【用法用量】煎服，15～60g。鲜品加倍。外用适量。

【参考资料】

1. 本草精选　《本草纲目拾遗》："去风散毒。煎汤洗一切疮疥。"《四川中药志》："清血热，清肺止咳，消水肿。治肾结石，胆结石，跌打损伤及疟疾。"《安徽药材》："治膀胱结石。"

2. 化学成分　本品主要含酚性成分、黄酮类、苷类、鞣质、挥发油、氨基酸、胆碱、甾醇、氯化钾、内脂类等成分。

3. 药理作用　本品有利胆、利尿、排石、镇痛、抑菌等作用。此外，尚有松弛血管平滑肌、抑制血小板聚集、抗移植排斥及排铅等作用。

hǔ　zhàng
虎　杖

《名医别录》

为蓼科植物虎杖 *Polygonum cuspidatum* Sieb. et Zucc. 的干燥根茎和根。生用或鲜用。

【性味归经】苦，微寒。归肝、胆、肺经。

【功效应用】

1. 利湿退黄，用于湿热黄疸、淋浊、带下病　本品既清利肝胆湿热，又可利小便。治疗湿热黄疸，可单用，或与其他清热利湿退黄药配伍；治疗湿热蕴结膀胱之小便涩痛、淋浊，单味研末，米汤送服，或与利尿通淋药配伍；治疗湿热带下，量多色黄，可与清热燥湿止带药同用。

2. 清热解毒，用于水火烫伤、疮痈肿毒、毒蛇咬伤　本品既能凉血，又能清热解毒。治疗水火烫伤，单用研末，香油调敷，或与地榆、冰片同用，研末外敷；治疗热毒疮痈，常与其他清热解毒药同用；治疗毒蛇咬伤，取鲜品捣烂敷患处，亦可煎浓汤内服。

3. 活血散瘀止痛，用于经闭、跌打损伤、癥瘕 本品具有活血散瘀止痛功效，适宜于多种瘀血病证。治疗瘀血经闭、痛经，常与活血通经药配伍；治疗跌打损伤、瘀肿疼痛，常与活血疗伤药配伍；治疗癥瘕积聚，常与活血消癥药同用。

4. 化痰止咳，用于肺热咳嗽 本品既能清泄肺热，又能化痰止咳。治疗肺热咳嗽，可单味煎服，或与其他清热化痰、止咳平喘药配伍。

5. 泻热通便，用于热结便秘 本品苦寒而又能泻热通便，治疗热结便秘，可与其他泻下通便药配伍。

【用法用量】煎服，9～15g。外用适量，制成煎液或油膏涂敷。

【使用注意】孕妇慎用。

【参考资料】

1. 本草精选 《名医别录》：“主通利月水，破流血癥结。”《本草拾遗》：“主风在骨节间及瘀血，煮汁作酒服之。”《本草纲目》：“治男妇诸般淋疾。”

2. 化学成分 本品主要含有蒽醌类化合物，如大黄素、大黄酚、大黄素甲醚等；二苯乙烯类化合物，包括白藜芦醇、白藜芦醇苷等；尚含有多糖、游离氨基酸、鞣质、维生素等。

3. 药理作用 本品有利胆、保肝、祛痰、镇咳、平喘、泻下、抗炎、镇痛、抑菌、抗病毒、降压、降血脂、降血糖、抗血栓、抗休克及抗肿瘤等作用。

表11-1 本章知识拓展参考药

药名	性味归经	功效	主治	用法用量注意
灯心草	甘、淡，微寒。归心、肺、小肠经	利尿通淋；清心除烦	热淋；心烦失眠	煎汤：1～3g
冬葵子	甘、涩，凉。归大肠、小肠、膀胱经	利水通淋；下乳；润肠通便	湿热淋证，水肿；乳汁不通，乳房胀痛；肠燥便秘	煎汤：3～9g；脾虚便溏及孕妇慎用
广金钱草	甘、淡，凉。归肾、肝、膀胱经	清热利湿；利尿通淋	黄疸尿赤；多种淋证，水肿尿少	煎汤：15～30g；鲜品30～60g
连钱草	辛、微苦，微寒，归肝、肾、膀胱经	利湿通淋；清热解毒；散瘀消肿	石淋，热淋，湿热黄疸；疮痈肿痛；跌打损伤	煎汤：15～30g

重点小结

1. 考核要点

表11-2 利水渗湿药的考核要点

章节	层次	要点
利水渗湿药	掌握	茯苓、薏苡仁、泽泻、车前子、茵陈、金钱草的性能特点、功效与应用
	熟悉	猪苓、滑石、石韦、木通、虎杖的功效与主治病证
	了解	香加皮、冬瓜皮、通草、瞿麦、地肤子、海金沙、草薢、萹蓄的功效；薏苡仁、车前子、滑石、海金沙的用法；香加皮、木通的使用注意

2. 效用相似药物比较

（1）利水消肿药 比较茯苓与猪苓、茯苓与薏苡仁相似功效、主治病证的异同。

表11-3 茯苓与猪苓性味及效用比较

	茯苓	猪苓
同	甘淡；利水渗湿→小便不利，水肿、痰饮、泄泻等水湿内停证；二者相须为用	
异	健脾→脾虚不运诸证；宁心安神→心悸、失眠	功专渗利，其力胜于茯苓，无补益之功

表11-4 茯苓与薏苡仁性味及效用比较

	茯苓	薏苡仁
同	甘淡；利水渗湿，兼能健脾→水肿，小便不利，脾虚湿盛泄泻等	
异	利水力优于薏苡仁，性平，多种原因致水湿内停；健脾→脾虚不运诸证；宁心安神→心悸、失眠	性寒，兼清热→水湿内停或兼热者；除痹→湿痹拘挛疼痛；清热排脓→肺痈，肠痈

（2）利尿通淋药　车前子与滑石相似功效、主治病证的异同。

表11-5 车前子与滑石性味及效用比较

	车前子	滑石
同	甘寒；清热利尿通淋→湿热淋痛、小便不利、水肿兼热及暑湿泄泻	
异	长于渗湿止泻→暑湿泄泻；清肝明目→肝热目疾或肝肾亏虚目暗不明；清肺化痰→肺热咳嗽	长于清解暑热→暑湿证，湿温证；祛湿敛疮→湿疮、湿疹及痱子

（3）利湿退黄药　大黄与虎杖相似功效、主治病证的异同。

表11-6 大黄与虎杖性味及效用比较

	大黄	虎杖
同	苦寒；利湿退黄，泻下通便，活血化瘀，清热解毒→湿热黄疸，热结便秘，血瘀经闭，跌打损伤，痈肿疮毒，毒蛇咬伤，水火烫伤	
异	泻下通便力优于虎杖；泻火→脏腑火热证；凉血止血→血热出血	清利湿热之力优于大黄；化痰止咳→肺热咳嗽

扫码"练一练"

（赵海平）

扫码"学一学"

第十二章　温里药

概　　述

1. 含义　凡以温里散寒为主要作用，主治里寒证的药物，称为温里药，又称祛寒药。

2. 功效与主治病证

（1）功效　本章药物通过温散在里之寒邪达到温散寒凝，均具有温里散寒止痛功效。部分有温助肾阳，回阳功效；部分长于暖肝散寒。

（2）主治　该类药适宜于里寒证，多由外寒直中或阳虚生寒所致。脾胃受寒，或脾胃虚寒证，症见脘腹冷痛、呕吐泄泻、食欲不振、舌淡苔白等；肝经受寒证，症见少腹冷痛、寒疝作痛或厥阴头痛等；肾阳不足，阳虚生寒证，症见腰膝冷痛、阳痿宫寒、夜尿频多、遗尿滑精等；心肾阳虚证，症见畏寒肢冷、心悸怔忡、小便不利、肢体浮肿等；肺寒痰饮证，症见痰鸣咳喘、痰白清稀、舌淡白而滑等；亡阳证，症见畏寒蜷卧、汗出神疲、四肢厥冷、脉微欲绝等。

3. 性能特点　味辛，性温热。归经无明显规律，因主治病证不同而异。少数药物有毒。

4. 配伍应用　①根据病机予以配伍：寒凝气滞者，应配伍行气药；寒凝血瘀者，应配伍活血祛瘀药；寒湿内停者，应配伍化湿、利湿之品；脾肾阳虚者，应配伍温补脾肾药；亡阳气脱者，宜配伍大补元气药。②依据兼证配伍：若外寒内侵，兼表寒证者，应当配伍辛温解表药。

5. 使用注意　①病证禁忌：本类药物性多辛温燥烈，易助火、伤阴，故实热、阴虚火旺、津血亏虚者禁用；孕妇慎用。②关注安全性：部分药物有毒，应注意炮制、剂量及用法，避免中毒，以保证用药安全；注意十八反用药禁忌。

附　子
<small>fù zǐ</small>

《神农本草经》

本品为毛茛科植物乌头 *Aconitum carmichaelii* Debx. 子根的加工品。多用炮制品，有盐附子、黑顺片、白附片。

【性味归经】辛、甘，大热；有毒。归心、肾、脾经。

【功效应用】

1. 回阳救逆，用于亡阳证　本品味辛大热，主入心、肾经，能助心阳以复脉，又可补肾阳以益火，挽救散失之元阳，故为"回阳救逆第一品药"。治疗亡阳证，症见冷汗淋漓，四肢厥冷，脉微欲绝，常与干姜、甘草配伍；治疗亡阳兼气脱者，常与大补元气的人参同用。

2. 补火助阳，用于肾、脾、心诸脏阳虚证　本品能下补肾阳，中温脾阳，上助心阳，具有良好的补火助阳功效，广泛用于肾、脾、心诸脏阳虚证。治疗肾阳不足，症见腰膝冷痛，阳痿滑精，宫冷不孕，夜尿频多，多与肉桂同用；治疗脾肾阳虚，见脘腹冷痛，食少便溏或泄泻，多与温中健脾药同用；治疗脾肾阳虚，水湿内停的肢体浮肿，小便不利，可与健脾利水药同用；治疗心阳虚，心悸气短，胸痹心痛，多与温阳补气药同用。若治阳虚外感风寒者，多与麻黄、细辛等同用。

3. 散寒止痛，用于风寒痹证　本品辛散温通，善祛经络风湿之邪，有较强散寒止痛作用，适宜于风寒湿痹，周身骨节疼痛。尤善治寒痹痛剧者，常与祛风除湿、散寒止痛药同用。

【用法用量】煎服，3～15g。宜先煎、久煎，至口尝无麻感为度。

【使用注意】本品辛热燥烈，易伤阴助火，故热证、阴虚阳亢及孕妇禁用。本品有毒，生品内服须炮制，并注意用量和煎煮方法以免中毒。不宜与半夏、瓜蒌、瓜蒌子、瓜蒌皮、天花粉、川贝母、浙贝母、平贝母、伊贝母、湖北贝母、白蔹、白及同用。

【参考资料】

1. 本草精选　《神农本草经》："主风寒咳逆邪气，温中，金疮，破癥坚积聚，血瘕，寒湿痿躄，拘挛，膝痛不能行步。"《珍珠囊》："温暖脾胃，除脾湿肾寒，补下焦之阳虚。"《本草正义》："附子，本是辛温大热，其性善走，故为通行十二经纯阳之要药，外则达皮毛而除表寒，里则达下元而温痼冷，彻内彻外，凡三焦经络，诸脏诸腑，果有真寒，无不可治。"

2. 化学成分　本品含乌头碱、次乌头碱、新乌头碱、塔拉乌头碱、川乌碱甲、川乌碱乙及消旋去甲基乌药碱、棍掌碱等。

3. 药理作用　本品能抗炎、抗心肌缺血缺氧、增加血管血流量、升压、提高免疫功能、兴奋垂体－肾上腺皮质系统。所含消旋去甲基乌药碱能强心、抗休克、抗缓慢性心律失常；所含乌头碱、乌头原碱能镇痛、镇静。

gān　jiāng

干　姜

《神农本草经》

为姜科植物姜 *Zingiber officinale* Rosc. 的干燥根茎。生用或炒炭用。

【性味归经】辛，热。归脾、胃、肾、心、肺经。

【功效应用】

1. 温中散寒，用于脾胃寒证　本品辛热，主入脾、胃经，长于温中散寒，健运脾阳，为温煦中焦之主药，适宜于脾胃寒证，不论外寒内侵之实证，还是阳气不足之虚证，均可选用。治疗寒邪犯胃，脘腹疼痛，恶心呕吐，多与高良姜、半夏等温中降逆止呕药配伍；治疗脾胃虚寒，脘腹冷痛，食欲不振，大便溏泻，常与补气健脾药同用。

2. 回阳通脉，用于亡阳证　本品性热，入心经，能温通心阳以回阳复脉。治疗亡阳证之冷汗淋漓、四肢厥冷、脉微欲绝，常与附子配伍，以增效减毒。

3. 温肺化饮，用于寒饮喘咳　本品味辛性热入肺经，又能温肺散寒化饮。治疗寒饮伏肺之喘咳痰多清稀、形寒背冷，多与细辛、麻黄等同用。

【用法用量】煎服，3～10g。

【参考资料】

1. 本草精选　《神农本草经》："主胸满，咳逆上气，温中止血，出汗，逐风湿痹，肠澼下利，生者尤良。"《珍珠囊》："干姜其用有四：通心助阳，一也；去脏腑沉寒痼冷，二也；发诸经之寒气，三也；治感寒腹痛，四也。"

2. 化学成分　本品含挥发油2%，主要成分是姜烯、水芹烯、莰烯、姜辣素、姜烯酮、姜酮、龙脑、姜醇、柠檬醛等。

3. 药理作用　本品能镇静、镇痛、止吐、镇咳、抗溃疡、强心、保肝、利胆、抗肿瘤、抗菌、抗血小板聚集、抗血栓。

ròu　guì

肉 桂

《神农本草经》

为樟科植物肉桂 *Cinnamomum cassia* Presl 的干燥树皮。生用。

【性味归经】辛、甘，大热。归肾、脾、心、肝经。

【功效应用】

1. 补火助阳，引火归原，用于肾、脾、心诸脏阳虚证及虚阳上浮之证　本品辛甘性热，补火助阳，类似附子有温补肾、脾、心阳气之功，其作用缓和，而尤善补命门之火，引火归原。治疗肾阳不足，命门火衰的畏寒肢冷、腰膝冷痛、夜尿频多、阳痿宫寒、滑精早泄等，常与附子同用；治疗下元虚冷，虚阳上浮之面红目赤、牙痛、虚喘、心悸、汗出、脉微弱者，常与山茱萸、五味子、牡蛎等同用；若治脾肾阳虚、四肢逆冷、食少神疲、大便稀溏，多与温脾补肾药配伍；治疗心阳不足、心悸气短、胸闷不舒，可与温阳补气药同用。

2. 散寒止痛，用于腹痛、胸痹心痛、风湿痹痛及寒疝　本品具有温经散寒止痛之功，为治寒凝诸痛之良药。治疗寒邪内侵或脾胃虚寒之脘腹冷痛，可与干姜、高良姜等同用；治疗胸阳不振，寒邪内侵之胸痹心痛，可与温里散寒、活血止痛药同用；治疗风寒湿痹，腰膝冷痛，常与独活、桑寄生等配伍；治疗寒疝腹痛，常与小茴香、吴茱萸等同用。

3. 温经通脉，用于寒凝血瘀诸证　本品辛散温通，能温通经脉，促进血行，散寒止痛，适宜于寒邪凝滞所致瘀血证。治疗冲任虚寒，寒凝血滞之经行不畅、痛经、经闭，常与温经散寒、活血止痛药同用；治疗产后瘀血阻滞，恶露不尽，腹痛不止，可与活血祛瘀药配伍。治疗阳虚寒凝，血滞痰阻的阴疽、流注，常与温经通阳、散寒行滞之品同用。

此外，久病体虚，气血不足者，在补气养血方中加入少量肉桂，有温运阳气、鼓舞气血生长之功。

【用法用量】煎服，1～5g，宜后下，或焗服；研末冲服，每次1～2g。

【使用注意】本品辛热，伤阴动血，故阴虚火旺，里有实热，血热出血者，以及孕妇慎用。不宜与赤石脂同用。

【参考资料】

1. 本草精选　《神农本草经》："主上气咳逆结气，喉痹吐吸，利关节，补中益气。"

《汤液本草》："补命门不足，益火消阴。"《本草正》："肉桂味重，故能温补命门，坚筋骨，通血脉，治心腹寒气……腰足脐腹疼痛，一切沉寒痼冷之病。"

2. 化学成分　本品含挥发油（桂皮油），油中主要成分为桂皮醛、肉桂醇、肉桂醇醋酸酯、肉桂酸、醋酸苯丙酯等。

3. 药理作用　本品能扩张血管、增加冠状动脉及脑血流量、降低血管阻力、抗血小板聚集、抗凝血酶。桂皮油、桂皮醛、肉桂酸钠能镇痛、镇静、解热、抗惊厥。桂皮油能促进胃肠动力、增强消化功能，排除消化道积气、缓解胃肠痉挛性疼痛。

wú zhū yú
吴茱萸

《神农本草经》

为芸香科植物吴茱萸 Euodia rutaecarpa（Juss.）Benth.、石虎 Euodia rutaecarpa（Juss.）Benth. var. officinalis（Dode）Huang 或 疏 毛 吴 茱 萸 Euodia rutaecarpa（Juss.）Benth. var. bodinieri（Dode）Huang 的干燥近成熟果实。生用或用甘草汤炙过用。

【性味归经】辛、苦，热；有小毒。归肝、脾、胃、肾经。

【功效应用】

1. 散寒止痛，用于寒凝疼痛证　本品辛能行散，性热祛寒，善入肝经，既散肝经之寒邪，又能疏肝行气，并可止痛，为治肝寒气滞诸痛常用药。治疗厥阴头痛，干呕涎沫，常与温中降逆、散寒止痛药配伍；治疗寒疝腹痛，常与小茴香、木香等同用；治疗冲任虚寒、瘀血阻滞的痛经，多与温经散寒、活血止痛药配伍；若治寒湿脚气肿痛，可与散寒除湿药同用。

2. 降逆止呕，用于呕吐泛酸　本品既能降逆止呕，又能疏肝解郁、散寒温中，兼能制酸止痛，为治呕吐吞酸之要药。治疗肝郁化火、肝胃不和的胁痛口苦、呕吐吞酸，常与黄连同用；治疗胃寒呕吐，常与生姜、半夏等温中散寒、降逆止呕药配伍。

3. 助阳止泻，用于虚寒泄泻　本品有温暖脾肾、助阳燥湿止泻之功。治疗脾肾阳虚的五更泄泻，常与温补脾肾、涩肠止泻药配伍。

此外，本品还能燥湿止痒，治湿疹、湿疮，单用，或与收湿止痒药配伍。

【用法用量】煎服，2~5g。外用适量。

【使用注意】本品辛热燥烈，易耗气动火，并有小毒，故不宜多用、久服。阴虚有热者忌用。

【参考资料】

1. 本草精选　《神农本草经》："主温中下气，止痛，咳逆寒热，除湿，血痹，逐风邪，开腠理。"《药性论》："霍乱转筋，胃中冷气，吐泻腹痛。"《本草纲目》："开郁化滞，治吞酸，厥阴痰涎头痛，阴毒腹痛，疝气血痢，喉舌口疮。"

2. 化学成分　本品含挥发油、生物碱和柠檬苦素类成分等。挥发油主要为吴茱萸烯、α-罗勒烯、顺式-β-罗勒烯、反式-β-罗勒烯、月桂烯、吴茱萸内酯、吴茱萸内酯醇等；生物碱主要为吴茱萸碱、吴茱萸次碱、吴茱萸因碱、羟基吴茱萸碱、吴茱萸卡品碱等。

3. 药理作用　本品有镇痛、止呕、抗溃疡、降血压及对抗动物药物性胃肠痉挛等作用。

xiǎo huí xiāng
小 茴 香

《新修本草》

为伞形科植物茴香 *Foeniculum vulgare* Mill. 的干燥成熟果实。生用或盐水炙用。

【性味归经】辛，温。归肝、肾、脾、胃经。

【功效应用】

1. 散寒止痛，用于寒疝腹痛、睾丸偏坠痛、少腹冷痛、痛经等　本品既能行气散寒止痛，又善温肾暖肝，为治寒疝之要药。治疗寒疝腹痛，睾丸偏坠痛，常与吴茱萸、乌药等配伍；治疗肝经受寒，少腹冷痛，或冲任虚寒、气滞血瘀的痛经，多与温经活血、行气止痛药同用。

2. 理气和胃，用于中焦寒凝气滞证　本品辛温气香，入脾、胃经，而有温中散寒止痛、理气开胃之功。治疗胃寒气滞之脘腹胀痛，可与高良姜、香附等药配伍；治疗脾胃虚寒，脘腹胀痛，呕吐食少，可与补气健脾、温中行气药同用。

【用法用量】煎服，3~6g。外用适量。

【参考资料】

1. 本草精选　《新修本草》："亦主膀胱、肾间冷气及盲肠气，调中止痛，呕吐。"《日华子本草》："治干、湿脚气并肾劳，疝气，开胃下食，治膀胱痛，阴疼。"《本草纲目》："小茴香性平，理气开胃……食料宜之。"

2. 化学成分　本品主要含挥发油，其主要成分为反式茴香脑、柠檬烯、爱草脑、葑酮、γ-松油烯、α-蒎烯、月桂烯等，尚含少量的香桧烯、茴香脑、茴香醛等。

3. 药理作用　本品有促进胃肠蠕动和胆汁分泌、抗菌、抗炎、镇痛等作用。

dīng xiāng
丁 香

《雷公炮炙论》

为桃金娘科植物丁香 *Eugenia caryophyllata* Thunb. 的干燥花蕾，习称公丁香。生用。

【性味归经】辛，温。归脾、胃、肾经。

【功效应用】

1. 温中降逆，用于胃寒呕吐、呃逆　本品温中散寒，尤善降逆止呕、止呃，为治胃寒呕吐、呃逆的要药。治疗胃寒呕吐，常与生姜、半夏等温中止呕药配伍；治虚寒呃逆，可与补气健脾、降逆止呕药同用；治疗脾胃虚寒，吐泻食少，可与健脾温中药配伍；治疗脾胃虚寒，妊娠呕吐，可与补气健脾药等同用。

2. 散寒止痛，用于脘腹冷痛　本品辛散温通而能温中散寒止痛。治疗胃寒脘腹冷痛，常与温中散寒止痛药配伍。

3. 温肾助阳，用于肾虚阳痿、宫冷不孕　本品辛温入肾经，又有温肾助阳之功，适宜于肾阳不足之证。治疗肾虚阳痿，宫冷不孕，常与温补肾阳药同用。

【用法用量】煎服，1~3g。外用适量。

【使用注意】热证及阴虚内热者忌用。不宜与郁金同用。

【参考资料】

1. 本草精选　《日华子本草》："治口气反胃……疗肾气，奔豚气，阴痛，壮阳，暖腰膝。"《药类法象》："温脾胃，止霍乱，消痃癖，气胀反胃，腹内冷痛，壮阳，暖腰膝，杀酒毒。"《本草正》："温中快气。治上焦呃逆，除胃寒泻痢、七情五郁。"

2. 化学成分　本品含挥发油，油中主要成分为丁香酚、乙酰丁香酚。

3. 药理作用　本品能促进胃液分泌，增强消化力，减轻恶心呕吐，缓解腹部气胀，能抗溃疡、镇痛、抗炎、抗腹泻。此外，尚有抗菌、杀虫、抗惊厥、抗血栓、抗血小板聚集、利胆、抗缺氧等作用。

huā　jiāo

花 椒

《神农本草经》

为芸香科植物青椒 *Zanthoxylum schinifolium* Sieb. et Zucc. 或花椒 *Zanthoxylum bungeanum* Maxim. 的干燥成熟果皮。生用或炒用。

【性味归经】辛，温。归脾、胃、肾经。

【功效应用】

1. 温中止痛，用于中寒腹痛　本品亦有温中散寒止痛之功，适宜于寒凝中焦之证。治疗脾胃受寒、脘腹冷痛、呕吐者，常与生姜、豆蔻等同用；治疗脾胃虚寒之脘腹冷痛、呕吐不食者，可与温中健脾药同用。

2. 杀虫，用于虫积腹痛　本品能驱杀肠道寄生虫。治疗虫积腹痛，手足厥逆，烦闷吐蛔，多与乌梅等安蛔之品配伍；治蛲虫病，可单用本品煎液保留灌肠。

3. 燥湿止痒，用于湿疹、阴痒　本品外用有燥湿杀虫止痒之功。治疗湿疹瘙痒，妇女阴痒，可与杀虫燥湿止痒药配伍，煎汤外洗。

【用法用量】煎服，3 ~ 6g。外用适量，煎汤熏洗。

【参考资料】

1. 本草精选　《神农本草经》："主邪气咳逆，温中，逐骨节皮肤死肌，寒湿痹痛，下气。"《本草纲目》："散寒除湿，解郁结，消宿食，通三焦，温脾胃，补右肾命门，杀蛔虫，止泄泻。"

2. 化学成分　主要含挥发油，油中主要成分为柠檬烯、1,8-桉叶素、月桂烯，以及 α-蒎烯、β-蒎烯、香桧萜、β-水芹烯、樟醇、乙酸萜品酯等。

3. 药理作用　本品能抗溃疡形成、镇痛、抗炎、保肝、止泻，对肠道平滑肌有兴奋和抑制双向作用，对多种细菌、皮肤癣菌有抑制作用，并能杀疥、螨等。

gāo liáng jiāng

高良姜

《名医别录》

为姜科植物高良姜 *Alpinia officinarum* Hance 的干燥根茎。生用。

【性味归经】辛，热。归脾、胃经。

【功效应用】

1. 散寒止痛，用于胃寒腹痛　本品善温散中焦寒邪，又能止痛，适宜于胃寒脘腹冷痛，每与炮姜相须为用。治疗胃寒气滞，肝郁犯胃，脘腹胀痛，常与香附同用，以疏肝解郁、散寒止痛。

2. 温中止呕，用于胃寒呕吐　本品既能温中散寒，又可止呕。治疗胃寒呕吐，常与半夏、生姜等温中止呕药配伍；若治虚寒呕吐，多与补气健脾药同用。

【用法用量】煎服，3~6g；研末服，每次3g。

【参考资料】

1. 本草精选　《名医别录》："主暴冷，胃中冷逆，霍乱腹痛。"《药性论》："治腹内久冷，胃气逆，呕吐，治风，破气，腹冷气痛，去风冷痹弱，疗下气冷逆冲心。"《本草从新》："暖胃散寒，消食醒酒，治胃脘冷痛。"

2. 化学成分　本品含挥发油，油中主要成分为1，8-桉叶素、桂皮酸甲酯、丁香油酚、蒎烯、荜澄茄烯及辛辣成分高良姜酚等。

3. 药理作用　本品能镇痛、抗炎、抗胃溃疡形成、止泻、兴奋肠管运动、抗血栓形成、抗血小板聚集、抗缺氧、抗菌等。

表12-1　本章知识拓展参考药

药名	性味归经	功效	主治	用法用量注意
荜茇	辛、热。归胃、大肠经	散寒止痛，止呕止泻	胃寒腹痛，呕吐，泄泻等	煎汤：1~3g

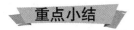 **重点小结**

1. 考核要点

表12-2　温里药的考核要点

章节	层次	要点
温里药	掌握	附子、干姜、肉桂、吴茱萸的性能特点、功效与应用
	熟悉	小茴香、丁香、花椒的功效与主治病证
	了解	高良姜的功效；附子、肉桂、吴茱萸、花椒的用法用量；附子、肉桂、吴茱萸、丁香的使用注意

2. 效用相似药物的比较　附子与干姜、附子与肉桂、干姜与生姜等相似药物功效、主治病证的异同。

表12-3　附子与干姜性味及效用比较

	附子	干姜
同	辛热；回阳救逆→亡阳证，二者相须为用；温中散寒→脾胃虚寒，脘腹冷痛，大便溏泄	
异	附子有毒，回阳力强；为回阳救逆第一品；补火助阳→肾阳虚、脾阳虚、心阳虚证；散寒止痛→寒湿痹痛	善能温中散寒，为温煦中焦之主药；温里散寒、回阳救逆之力不如附子；温肺化饮→寒饮咳喘

表12-4　附子与肉桂性味及效用比较

	附子	肉桂
同	辛热；补火助阳→肾阳虚、脾阳虚、心阳虚证；散寒止痛→寒湿痹痛	
异	补火助阳、散寒止痛之力较强；回阳救逆→亡阳证之要药	补火助阳，散寒止痛力较附子缓，长于温补命门之火；引火归元→下元虚衰，虚阳上浮证；温通经脉→寒凝血瘀证

表 12 – 5　干姜与生姜性味及效用比较

	干姜	生姜
同	温中→脾胃寒证；温肺→肺寒咳嗽	
异	温中散寒之力较强，为温煦中焦之主药； 温肺化饮→寒饮咳喘； 回阳通脉→亡阳证	温中而善止呕→善治胃寒呕吐； 温肺止咳→风寒或肺寒咳嗽； 发散风寒→风寒表证

（张一昕）

扫码"练一练"

扫码"学一学"

第十三章　理气药

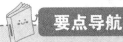

要点导航

学习理气药的概述及各药的功效与临床应用等基础知识，为今后理解理气剂的用药特点及配伍规律奠定基础。

重点理解理气药的含义、功效与主治、性能特点；常用药物的分类归属、性能特点、主要功效与临床应用、用法用量及使用注意；比较重要药对的功效与主治病证异同。

概　述

1. 含义　凡以疏理或调畅气机为主要作用，主治气滞或气逆证的药物，称为理气药，又称行气药。

2. 功效与主治病证

（1）功效　理气药均能通过调理或舒畅气机而理气、行气；作用较强者，称破气。因其作用部位及兼有功效不同，又有理气调中、疏肝理气、行气宽胸、行气消胀、行气止痛、破气散结表述。部分药物兼能降逆气，有止呕、止呃、平喘之功。

（2）主治　该类药适宜于气滞证，以胀、闷、痞满、疼痛为主要表现；气逆证，以恶心、呕吐、呃逆、喘息为主要特征。气机不畅主要与脾、胃、肝、肺等脏腑功能失调有关，可由外感、内伤等多种因素引起。气机阻滞在不同的脏腑，症状表现各异。脾胃气滞、气逆证，多见脘腹胀闷疼痛、嗳气吞酸、恶心呕吐、不思饮食、大便秘结或泻痢不爽等症；肝郁气滞证，多见胁肋胀痛、情志不舒、乳房胀痛、疝气疼痛、月经不调、痛经或经闭等症；肺气壅滞或上逆者，症见胸闷不畅、咳嗽气喘、胸痹心痛等。

3. 性能　特点味辛性多温，大多有升浮趋向；主归脾、胃（或胃、大肠）、肝、肺经。

4. 配伍应用　针对病证、病因及兼证合理选药，并予以相应的配伍。①脾胃气滞证，应选用理气调中的药物。若因饮食积滞所致者，宜配伍消食药；湿热阻滞所致者，可配伍清热燥湿药；寒湿困脾所致者，当与苦温燥湿药同用。若兼脾气虚者，又须配伍补气健脾药。②肝气郁滞证，应选用疏肝解郁的药物。若肝血不足者，需配伍养血柔肝药；肝经受寒者，当配伍暖肝散寒药；兼有瘀血阻滞者，宜配伍活血祛瘀药。③肺气壅滞证，应选用理气宽胸的药物。若外邪客肺所致者，宜配伍宣肺解表药；痰饮阻肺所致者，需配伍祛痰化饮药。

5. 使用注意　①药物特性：理气药多气味芳香，含挥发性成分，易于散失，故入汤剂不宜久煎，以免降低药效。②病证禁忌：理气药多辛温香燥，易耗气伤阴，故气阴不足者慎用。此外，妊娠妇女慎用破气药。

chén pí
陈 皮
《神农本草经》

为芸香科植物橘 *Citrus reticulata* Blanco 及其栽培变种的干燥成熟果皮。生用。

【性味归经】辛、苦，温。归脾、肺经。

【功效应用】

1. 理气健脾，用于脾胃气滞证 本品辛香入脾经，长于调畅中焦脾胃之气机而健脾和中，适宜于多种原因所致脾胃气滞之证，尤其适宜于寒湿中阻之证。治疗中焦寒湿，脾胃气滞，脘腹胀满，嗳气、恶心呕吐者，常与苍术、厚朴等同用；治疗脾虚气滞，脘腹胀满，腹痛喜按，饮食减少，或食后腹胀，大便溏泄，可与补气健脾药同用；治疗食积气滞，脘腹胀痛，常与山楂、神曲等消食药同用。

本品有苦降之性，理气调中以和胃止呕，亦为治呕吐、呃逆之佳品。治胃寒呕吐，常与生姜同用；治胃热呕吐，可与黄连等清胃止呕药配伍；治外感风寒、内伤湿滞的呕吐，可与紫苏、广藿香等同用。

2. 燥湿化痰，用于湿痰、寒痰咳嗽 本品苦温性燥，又善燥湿化痰，为治湿痰、寒痰之要药。治疗湿痰咳嗽，常与半夏、茯苓等同用；治寒痰咳嗽，多与干姜、细辛等同用；治疗痰阻胸中，胸闷气短之胸痹，可与枳实、生姜等品配伍。

【用法用量】煎服，3~10g。

【使用注意】本品性偏温燥，故气虚证，阴虚燥咳、吐血及舌赤少津、内有实热者慎服。

【参考资料】

1. 本草精选 《神农本草经》："主胸中瘕热，逆气，利水谷，久服去臭，下气。"《药性论》："能利胸膈间气，开胃，主气痢，消痰涎，治上气咳嗽。"《本草纲目》："陈皮，苦能泄能燥，辛能散，温能和，其治百病，总是取其理气燥湿之功。同补药则补，同泻药则泻，同升药则升，同降药则降。"

2. 化学成分 本品含黄酮类、挥发油、生物碱、肌醇等成分。黄酮类主含橙皮苷、川陈皮素、新橙皮苷、橙皮素等。挥发油主含柠檬烯、β-月桂烯、γ-松油烯等。

3. 药理作用 本品有促进胃液分泌和胃肠蠕动、抗胃溃疡、解痉、保肝、利胆、祛痰、平喘、镇咳、抗菌、抗病毒、抗炎、抗过敏、降血脂、升高血压等作用。

zhǐ shí
枳 实
《神农本草经》

本品为芸香科植物酸橙 *Citrus aurantium* L. 及其栽培变种或甜橙 *Citrus sinensis* Osbeck 的干燥幼果。生用或麸炒用。

【性味归经】苦、辛、酸，微寒。归脾、胃经。

【功效应用】

1. 破气消积，用于胃肠气滞证 本品辛散苦降，行气力强，善行中焦之气，功能破气散结、消积除痞，为破气消痞之要药，广泛用于热结便秘，食积腹胀，湿热泻痢等胃肠积滞诸证。治食积气滞，脘腹痞满胀痛、嗳腐气臭，可与消食药同用；治热结便秘，脘腹痞满胀痛，常与大黄、芒硝、厚朴等同用；治湿热泻痢，里急后重，可与黄连、黄芩等清热燥湿药配伍；若治脾胃虚弱，运化无力，食后脘腹痞满作胀者，需与补气健脾之品同用。

2. 化痰散痞，用于痰滞胸脘痞满、胸痹、结胸等　本品能化痰消痞，破气散结。治痰浊闭阻、胸阳不振之胸痹，胸中满闷、疼痛，每与薤白、桂枝等同用；治热痰结胸，可与黄连、瓜蒌、半夏等同用；治心下痞满，食欲不振，可与半夏曲、厚朴等同用。若治气滞胸胁疼痛，常与活血行气止痛药配伍。

此外，本品还可用于胃下垂、子宫脱垂、脱肛等脏器下垂者，常与补气升阳药配伍以增效。

【用法用量】煎服，3～10g。炒用性较平和。

【使用注意】孕妇慎用。

【参考资料】

1. 本草精选　《名医别录》："除胸胁痰癖，逐停水，破结实，消胀满，心下急痞痛，逆气，胁风痛，安胃气，止溏泄，明目。"《本草再新》："破气，化痰，消食宽肠，杀虫，败毒。"

2. 化学成分　本品含橙皮苷、新橙皮苷、柚皮苷、野漆树苷、忍冬苷等黄酮苷；辛弗林、N－甲基酪胺、乙酰去甲辛弗林等生物碱；α－水茴香萜、α－蒎烯、柠檬烯、芳樟醇等挥发油。此外，尚含蛋白质、脂肪、胡萝卜素、核黄素、钙、磷、铁等。

3. 药理作用　本品具有调节胃肠运动、抗胃溃疡、抗炎、保肝、利胆、镇痛、镇静、抗血栓、抗过敏、降血糖、降血脂、升高血压、强心、增加心脑肾血流量、降低血管阻力、利尿及调节子宫等作用。

mù　xiāng
木　香
《神农本草经》

为菊科植物木香 *Aucklandia lappa* Decne. 的干燥根。生用或煨用。

【性味归经】辛、苦，温。归脾、胃、大肠、胆、三焦经。

【功效应用】

行气止痛，用于脾胃气滞证，泻痢里急后重，胸胁腹痛等　本品辛散苦降温通，芳香气烈，主入脾、胃经，善行脾胃气滞，并可止痛，故为行气调中止痛之佳品。治疗脾胃气滞，脘腹胀痛，可与砂仁、厚朴等同用；治疗脾虚气滞，脘腹胀满，食少便溏，可与补气健脾药同用。本品还能疏利肝胆而止痛，治疗湿热郁蒸，肝失疏泄，气机阻滞之胸胁胀痛、黄疸，可与柴胡、茵陈、栀子等配伍；若治寒凝气滞，胸痹心痛，可与活血行气止痛药配伍。

本品又入大肠经，善行大肠之气滞，为治湿热泻痢之常用药。治疗湿热壅滞大肠，泻痢腹痛，里急后重，常与黄连配伍；治疗饮食积滞，脘腹胀满，大便秘结或泻而不爽，可与枳实、大黄等同用。

【用法用量】煎服，3～6g。生用行气力强，煨用行气力缓而多用于止泻。

【参考资料】

1. 本草精选　《神农本草经》："主邪气，辟毒疫温鬼，强志，主淋露。"《日化子本草》："治心腹一切气，止泻，霍乱，痢疾，安胎，健脾消食，疗羸劣，膀胱冷痛，呕逆反胃。"《本草正义》："以气用事，故专治气滞诸痛，于寒冷结痛尤其所宜。"

2. 化学成分　本品含挥发油，油中主要成分为紫杉烯、α-紫罗兰酮、木香烯内酯、木香酸、α-木香烃、β-木香烃、β-芹子烯、木香内酯、脱氢木香内酯、木香醇、水芹烯等。尚含有有机酸，如棕榈酸、天台乌药酸等。

3. 药理作用　本品有抗溃疡、抑制肠痉挛、抗腹泻、保肝、降血压、抗菌、抗炎、镇痛、抗肿瘤等作用。

香　附
xiāng fù

《名医别录》

为莎草科植物莎草 *Cyperus rotundus* L. 的干燥根茎。生用或醋炙用。

【性味归经】辛、微苦、微甘，平。归肝、脾、三焦经。

【功效应用】

1. 疏肝解郁，用于肝郁气滞证　本品辛香行散，入肝经，具有良好的疏肝理气作用，并可止痛，为疏肝解郁之要药。治疗肝郁气滞之胁肋胀痛，常与柴胡、枳壳等同用；治疗寒凝气滞，肝气犯胃之胃脘疼痛，每与高良姜配伍；治疗寒疝腹痛，多与小茴香、乌药等同用。

2. 调经止痛，用于月经不调、痛经、乳房胀痛　本品既善疏肝理气，又善调经止痛，为妇科调经止痛之要药。治疗月经不调、痛经，常与理气活血调经药同用；治疗乳房胀痛或有结块，可与柴胡、青皮等同用。

3. 理气调中，用于脾胃气滞证　本品味辛入脾经，又有理气调中之功。治疗脾胃气滞，脘腹胀痛，呕吐吞酸，纳呆食少，可与砂仁、陈皮等同用。

【用法用量】煎服，6～10g。醋制增强疏肝止痛作用。

【参考资料】

1. 本草精选　《本草正义》："香附，味辛甚烈，香气颇浓，皆以气用事，故专治气结为病。"《本草纲目》："利三焦，解六郁，消饮食积聚，痰饮痞满，跗肿腹胀，脚气，止心腹、肢体、头目、齿耳诸痛……妇人崩漏带下，月候不调，胎前产后百病。"

2. 化学成分　本品含挥发油，油中主要成分为香附烯、β-芹子烯、α-香附酮、β-香附酮、广藿香酮、α-莎香醇、莎草醇酮、香附奥酮、异香附醇、柠檬烯、樟烯等。此外，还有糖类、苷类、黄酮类、三萜类、酚类、生物碱等。

3. 药理作用　本品有抑制子宫及胃肠平滑肌收缩、促进胆汁分泌、镇痛、保肝、解热、抗菌、抗炎、减慢心率及降血压等作用。

沉　香
chén xiāng

《名医别录》

为瑞香科植物白木香 *Aquilaria Sinensis*（Lour.）Gilg 含有树脂的木材。生用。

【性味归经】辛、苦，微温。归脾、胃、肾经。

【功效应用】

1. 行气止痛，用于胸腹胀痛　本品辛香行散，有行气、散寒、止痛之功。治疗寒凝气滞之胸腹胀痛，常与乌药、木香等同用；治疗脾胃虚寒之脘腹冷痛，可与附子、干姜等同用。

2. 温中止呕，用于胃寒呕吐 本品能温中降逆以止呕。治疗寒邪犯胃，呕吐清水，可与陈皮、生姜等同用；治疗脾胃虚寒，呕吐呃逆，经久不愈者，可与健脾温中、降逆止呕药同用。

3. 纳气平喘，用于虚喘证 本品又能温肾纳气以平喘。治疗下元虚冷、肾不纳气之虚喘证，常与肉桂、附子等同用；治疗上盛下虚之痰饮喘咳，可与化痰止咳、降气平喘药配伍。

本品调畅气机，集理气、降气、纳气于一身，广泛用于多种气滞气逆证。

【用法用量】煎服，1~5g，后下。或入丸散剂，每次 0.5~1g。

【参考资料】

1. 本草精选 《名医别录》："疗风水毒肿，去恶气。"《本草通玄》："沉香温而不燥，行而不滞，扶脾而运行不倦，达肾而导火归元，有降气之功，无破气之害，洵为良品。"

2. 化学成分 本品含挥发油、树脂和酚性成分等。主要成分有白木香酸、白木香醛、沉香螺旋醇、白木香醇、苄基丙酮、呋喃白木香醛、呋喃白木香醇等。

3. 药理作用 本品有抑制胃肠道平滑肌运动、促进消化液与胆汁分泌、镇静、麻醉、镇痛、平喘、抗菌等作用。

乌 药
wū yào

《本草拾遗》

为樟科植物乌药 Lindera aggregata (Sims) Kosterm. 的干燥块根。生用或麸炒用。

【性味归经】辛，温。归肺、脾、肾、膀胱经。

【功效应用】

1. 行气止痛，用于寒凝气滞之胸腹诸痛 本品辛散温通，入肺、脾经，能行气散寒止痛，适宜于寒凝气滞诸痛证。治疗胸胁闷痛，可与散寒止痛、宽胸利气药同用；治疗脘腹胀痛，可与木香、青皮等药配伍；治疗寒疝腹痛，多与小茴香、高良姜等同用；治疗寒凝气滞的痛经，可与散寒行气、活血调经药同用。

2. 温肾散寒，用于尿频、遗尿 本品又入肾和膀胱，能温肾散寒、缩尿止遗。治疗肾阳不足，膀胱虚冷之小便频数、遗尿，常与补肾助阳缩尿药同用。

【用法用量】煎服，6~10g。

【参考资料】

1. 本草精选 《日华子本草》："治一切气，除一切冷，霍乱及反胃吐食泻痢、痈疖疥癞，并解冷热，其功不可悉。"《本草纲目》："治中气，脚气，疝气，气厥头痛，肿胀喘急，止小便频数及白浊。"

2. 化学成分 本品含挥发油和生物碱。油中主要成分为乌药烷、乌药烃、乌药醇、乌药酸、乌药醇酯等。

3. 药理作用 本品对胃肠道平滑肌有兴奋和抑制的双向调节作用，能促进消化液的分泌。其挥发油具有兴奋大脑皮质、兴奋呼吸、兴奋心肌、促进血液循环、升高血压及发汗等作用。

薤 白
_{xiè bái}

《神农本草经》

为百合科植物小根蒜 *Allium macrostemon* Bge. 或薤 *Allium chinense* G. Don 的干燥鳞茎。生用。

【性味归经】辛、苦，温。归心、肺、胃、大肠经。

【功效应用】

1. 通阳散结，用于胸痹证　本品辛散温通，上入心、肺经，既能通利胸中气机，又能温通胸中阳气，散阴寒之凝结，为治胸痹之要药。治疗寒痰闭阻胸中，胸阳不振之胸痹心痛，常与瓜蒌、桂枝、枳实等配伍；治疗痰浊、瘀血互结之胸闷刺痛，可与化痰宽胸、活血祛瘀止痛药同用。

2. 行气导滞，用于胃肠气滞证　本品入胃、大肠经，能行胃肠气机、消胀止痛。治疗湿热积滞胃肠，泻痢后重，常与木香、枳实等同用；若治胃寒气滞，脘腹痞满胀痛，可与温中散寒、行气止痛药同用。

【用法用量】煎服，5～10g。

【参考资料】

1. 本草精选　《名医别录》："除寒热，去水气，温中，散结，利病人。"《本草纲目》："治少阴病厥逆泄痢，及胸痹刺痛，下气散血，安胎。温补助阳道。"

2. 化学成分　本品含挥发油、皂苷、含氮化合物、前列腺素 PGA_1 和 PGB_1 等。挥发油主要为含硫化合物，如甲基烯丙基三硫、二甲基三硫、甲基正丙基三硫等。

3. 药理作用　本品有抗心肌缺血缺氧、抗血小板聚集、降血脂、抗动脉粥样硬化、抗氧化、抑菌、抗炎和镇痛等作用。

青 皮
_{qīng pí}

《本草图经》

为芸香科植物橘 *Citrus reticulata* Blanco 及其栽培变种的幼果或未成熟果实的干燥果皮。生用或醋炙用。

【性味归经】苦、辛，温。归肝、胆、胃经。

【功效应用】

1. 疏肝破气，用于肝郁气滞证　本品善入肝、胆经，行气作用较陈皮强，长于疏肝破气散结。治疗肝郁气滞，胸胁胀痛，常与柴胡、香附等同用；治疗乳房胀痛或结块，可与疏肝行气、散结消肿药同用；治疗乳痈肿痛，常与蒲公英、牛蒡子等药配伍；治疗寒疝疼痛，可与乌药、小茴香等同用。

2. 消积化滞，用于食积气滞腹痛　本品入胃经，既能消积化滞，又能行气止痛。治疗食积气滞，脘腹胀痛，可与消食药同用；治气滞脘腹疼痛，可与行气止痛药配伍；若气滞较甚，便秘腹痛者，可与大黄、枳实等同用。

此外，本品破气散结，还可用于气滞血瘀之癥瘕积聚、久疟痞块等，可与活血消癥、软坚散结药同用。

【用法用量】煎服，3～10g。醋炙用疏肝止痛之力增强。

【使用注意】本品性烈耗气，气虚者慎用。

【参考资料】

1. 本草精选　《本草图经》："主气滞，下食，破积结及膈气。"《本草纲目》："治胸膈气逆，胁痛，小腹疼痛，消乳肿，舒肝胆，泻肺气。"

2. 化学成分　本品所含主要成分与陈皮相似，但所含成分的量有所不同，如对羟福林含量青皮比较高。另外还含有多种氨基酸，如天冬氨酸、谷氨酸、脯氨酸等。

3. 药理作用　本品有解痉、利胆等作用。所含挥发油能促进消化液的分泌、促进胃肠道运动。其注射液静脉注射有升压、兴奋心肌作用。挥发油中的柠檬烯有祛痰、扩张支气管、平喘作用。

chuān liàn zǐ
川　楝　子
《神农本草经》

为楝科植物川楝树 *Melia toosendan* Sieb. et Zucc. 的干燥成熟果实。生用或炒用。

【性味归经】苦，寒。有小毒。归肝、小肠、膀胱经。

【功效应用】

1. 行气止痛，疏肝泄热，用于肝郁化火诸痛　本品苦寒清泄，入肝经，既能清泄肝火，又有疏肝行气止痛之功，为治肝郁气滞疼痛之佳品。善治肝郁化火之胸腹诸痛证，并常与延胡索同用；治肝胃不和之胸胁脘腹作痛，常与柴胡、枳壳等同用；治疗寒疝腹痛，多与暖肝散寒的小茴香、吴茱萸等同用。

2. 杀虫，用于虫积腹痛　本品既能杀虫，又能止痛。治疗蛔虫等肠道寄生虫引起的虫积腹痛，可与驱虫药同用。

此外，本品外用尚有疗癣止痒之功，治头癣，可单用本品焙黄研末，油调外涂。

【用法用量】煎服，5～10g。外用适量，研末调涂。炒用寒性减弱。

【使用注意】本品有毒，不宜过量或持续服用，以免中毒。脾胃虚寒者慎用。

【参考资料】

1. 本草精选　《神农本草经》："主温疾伤寒，大热烦狂，杀三虫，疥疡，利小便水道。"《本草纲目》："楝实，导小肠膀胱之热，因引心包相火下行，故心腹痛及疝气为要药。"

2. 化学成分　本品含川楝素、异川楝素、串联紫罗兰酮苷甲和乙、脂川楝醇、苦楝子萜酮、苦楝子内酯、苦楝子萜醇、印苦楝子素等。

3. 药理作用　本品有利胆、兴奋肠道平滑肌、镇痛、抗菌、抗炎、抗肿瘤和杀灭猪蛔虫、蚯蚓、水蛭等作用。

fó shǒu
佛　手
《滇南本草》

为芸香科植物佛手 *Citrus medica* L. var. *sarcodactylis* Swingle 的干燥果实。生用。

【性味归经】辛、苦、酸，温。归肝、脾、胃、肺经。

【功效应用】

1. 疏肝理气，用于肝郁气滞证　本品辛香行散，主入肝经，具有疏肝行气解郁之功。治疗肝郁气滞，胸胁胀痛，常与柴胡、香附等同用。

2. 行气和中，用于脾胃气滞证 本品入脾、胃经，又可理气和中。治疗脾胃气滞，脘腹胀痛，呕恶食少等，多与木香、砂仁等同用。

3. 燥湿化痰，用于湿痰咳嗽 本品辛散苦燥，既燥湿化痰，又行气宽胸。治疗湿痰咳嗽，痰多胸闷，可与燥湿化痰药同用。

【用法用量】煎服，3～10g。

【参考资料】

1. 本草精选 《本草纲目》："煮酒饮，治痰气咳嗽。煎汤，治心下气痛。"《本草便读》："佛手，理气快膈，惟肝脾气滞者宜之，阴血不足者，亦嫌其燥耳。"

2. 化学成分 本品含柠檬油素、柠檬烯、萜品油烯、β－月桂烯、β－蒎烯、邻－散花烃等挥发油，以及佛手内酯、柠檬内酯等香豆精类化合物。尚含黄酮、氨基酸等化合物。

3. 药理作用 本品有抑制肠道平滑肌收缩、扩张冠状动脉、增加冠状动脉血流量、抑制心肌收缩力、减缓心率、降血压、抗心肌缺血、平喘、祛痰、调节免疫功能、抗肿瘤等作用。

lì zhī hé
荔枝核
《本草衍义》

为无患子科植物荔枝 *Litchi chinensis* Sonn. 的干燥成熟种子。生用或盐水炙用。

【性味归经】辛、微苦，温。归肝、肾经。

【功效应用】

1. 行气散结，用于寒疝气痛、睾丸肿痛 本品辛散苦泄，性温祛寒，有疏肝理气、散结消肿、散寒止痛之功。治疗寒凝气滞之疝痛、睾丸肿痛，可与小茴香、吴茱萸等同用；若属肝经实火、湿热下注之睾丸肿痛，又当与清肝泻火、清热燥湿药同用。

2. 祛寒止痛，用于胃痛、痛经、产后腹痛 本品有疏肝和胃、祛寒止痛功效。治疗肝气郁结、肝胃不和之胃脘久痛，可与疏肝和胃、行气止痛药同用；治疗肝郁气滞血瘀之痛经、产后腹痛，可与疏肝理气，活血调经药同用。

【用法用量】煎服，5～10g。

【参考资料】

1. 本草精选 《本草衍义》："治心痛及小肠气。"《本草纲目》："行散滞气，治颓疝气痛，妇人血气痛。"《本草备要》："入肝肾，散滞气，辟寒邪，治胃脘痛，妇人血气痛。"

2. 化学成分 本品含3－羟基丁酮等挥发油，尚含多糖、皂苷和黄酮类化合物等。

3. 药理作用 本品能降血糖、调血脂、抗氧化、抗肿瘤、保肝、提高免疫功能，并对乙型肝炎病毒表面抗原有抑制作用。

tán xiāng
檀 香
《名医别录》

为檀香科植物檀香 *Santalum album* L. 树干的干燥心材。生用。

【性味归经】辛，温。归脾、胃、心、肺经。

【功效应用】

行气止痛，散寒调中，用于寒凝气滞，胸腹疼痛 本品芳香辛散温通，有行气止痛、利膈宽胸、散寒调中之功。治疗寒凝气滞，胸腹冷痛，可与行气散寒止痛药同用；治疗寒凝气滞之胸痹胸痛，可与温里散寒、行气活血药配伍；治疗胃脘寒痛，呕吐食少，可与温中散寒、降逆止呕药同用。

【用法用量】煎服，2~5g，宜后下；入丸散，1~3g。

【参考资料】

1. 本草精选 《日华子本草》："治心痛，霍乱，肾气腰痛。"《本草纲目》："治噎膈吐食。"《本草备要》："调脾肺，利胸膈，去邪恶，能引胃气上升，进饮食，为理气要药。"

2. 化学成分 本品含挥发油，油中主要成分为倍半萜类化合物，其中α-檀香醇、β-檀香醇占90%以上。此外还含有α-檀香烯、β-檀香烯、檀萜、檀萜醇、檀香酮、檀香酸、檀油酸、异戊醛、檀油醇、反式α-香柠檬烯，以及没药烯醇A、B、C、D、E等。

3. 药理作用 本品具有抑制肠蠕动、镇静、利尿、抗菌等作用。

dà fù pí
大腹皮
《开宝本草》

为棕榈科植物槟榔 *Areca catechu* L. 的干燥果皮。生用。

【性味归经】辛，微温。归脾、胃、大肠、小肠经。

【功效应用】

1. 行气宽中，用于胃肠气滞证 本品主入脾、胃、大肠经，善于调畅中焦气机，有行气宽中、消除胀满之功。治疗湿阻气滞，脘腹胀满，可与燥湿行气药同用。治疗食积气滞，脘腹痞胀，大便秘结或泻而不爽，可与消食行气药同用。

2. 利水消肿，用于水肿、脚气 本品能行气利水消肿。治疗水肿、小便不利，可与利水消肿药配伍；治疗脚气肿满、小便不利者，可与利水渗湿之品同用。

【用法用量】煎服，5~10g。

【参考资料】

1. 本草精选 《开宝本草》："主冷热气攻心腹，大肠壅毒，痰膈，醋心，并以姜、盐同煎。入疏气药良。"《本草纲目》："降逆气，消肌肤中水气浮肿，脚气壅逆，瘴疟痞满。"

2. 化学成分 本品含槟榔碱、槟榔次碱、去甲基槟榔碱、去甲基槟榔次碱、槟榔副碱、高槟榔碱、α-儿茶素等。

3. 药理作用 本品具有兴奋胃肠道平滑肌、促胃肠动力的作用。此外，还能促进纤维蛋白溶解、杀绦虫等。

表13-1 本章知识拓展参考药

药名	性味归经	功效	主治	用法用量注意
化橘红	辛、苦，温。归肺、脾、胃经	理气宽中；燥湿化痰；消食	湿痰、寒痰、咳嗽痰多；食积气滞	煎汤：3~6g
甘松	辛、甘，温。归脾、胃经	行气止痛；开郁醒脾	脾胃气滞疼痛证；不思饮食；寒湿脚气	煎汤：3~6g
枳壳	苦、酸，微寒。归脾、胃、大肠经	理气宽胸；消胀除痞	胃肠气滞证；痰湿阻滞之胸脘痞满	孕妇慎用；煎汤：3~10g
青木香	辛、苦，寒。有小毒。归肝、胃经	行气止痛；解毒消肿	肝胃气滞证；泻痢腹痛；痈肿疮毒，虫蛇咬伤	煎汤：3~10g 含马兜铃酸，对肾脏有损伤，肾功能不全者忌用

续表

药名	性味归经	功效	主治	用法用量注意
柿蒂	苦、涩，平。归胃经	降气止呃	呃逆证	煎汤：5~10g
橘红	辛、苦，温。归肺、脾经	理气宽中； 燥湿化痰； 发表散寒	湿痰、寒痰、咳嗽痰多； 食积气滞； 风寒咳嗽	煎汤：3~10g
香橼	辛、苦、酸，温。归肝、脾、肺经	疏肝理气； 和中化痰	肝气郁滞证； 脾胃气滞证； 痰饮咳嗽	煎汤：3~10g
玫瑰花	甘、微苦，温。归肝、脾经	行气解郁； 活血止痛	肝郁气滞证； 月经不调、痛经； 跌打损伤	煎汤：3~6g
绿萼梅	微苦、微酸、涩，平。归肝、胃、肺经	疏肝解郁； 和中化痰	肝胃气滞证； 梅核气	煎汤：3~5g

重点小结

1. 考核要点

表 13-2　理气药的考核要点

章节	层次	要点
理气药	掌握	陈皮、枳实、木香、香附的性能特点、功效与应用
	熟悉	青皮、沉香、川楝子、乌药、薤白的功效与主治病证
	了解	檀香、荔枝核、佛手、大腹皮的功效；木香、沉香、檀香的用法；枳实、川楝子、薤白的使用注意

2. 效用相似药物的比较　　比较陈皮与青皮，木香、乌药与香附功效、主治病证的异同。

表 13-3　陈皮与青皮性味及效用比较

	陈皮	青皮
同	行气调中→脾胃气滞，脘腹胀满	
异	药性和缓，善理气调中→脾胃气滞证； 燥湿化痰→湿痰、寒痰咳嗽	药性峻烈，善疏肝破气→肝郁气滞，胸胁胀痛，乳房胀痛或结块； 消积化滞→食积气滞

表 13-4　木香、乌药与香附性味及效用比较

	木香	乌药	香附
同	行气止痛→气滞疼痛		
异	行气调中止痛→脾胃气滞，脘腹胀痛及大肠气滞之泻痢后重	行气散寒止痛→寒凝气滞之胸腹诸痛； 温肾缩尿→肾阳不足，膀胱虚冷之尿频遗尿	疏肝解郁→肝郁气滞证； 调经止痛→月经不调、经闭、痛经； 理气宽中→脾胃气滞证

（张一昕）

扫码"练一练"

扫码"学一学"

第十四章 消食药

> 📖 **要点导航**
>
> 　　学习消食药的概述及各药的功效与临床应用等基础知识，为今后理解消食剂的用药特点及配伍规律奠定基础。
>
> 　　理解消食药的含义、功效与主治、性能特点；重点把握山楂、莱菔子、鸡内金的性能特点、主要功效与临床应用、用法用量及使用注意。

概　　述

1. 含义　凡以消食化积为主要功效，主治饮食积滞证的药物，称为消食药。

2. 功效与主治病证

（1）功效　消食药具有消食化积、开胃和中的功效。

（2）主治　该类药适宜于饮食积滞证，以脘腹胀满、嗳腐吞酸、恶心呕吐、不思饮食、大便失常为主要表现。

3. 性能特点　味甘，性平，主归脾、胃经。味甘能和，即消食和中。

4. 配伍应用　①依据病机配伍：饮食积滞，最易阻碍气机，引起气滞腹胀，常与行气药配伍；脾虚食积者，当与益气健脾之品配伍；若食积化热，当配苦寒清热或轻下之品。②依据兼证配伍：若兼寒湿困脾或胃有湿浊，宜与化湿药配伍；若中焦虚寒，宜配温中健脾之品。

5. 使用注意　本类药物虽多数效缓，仍不乏耗气之弊，故气虚而无积滞者慎用。

山　楂
<small>shān zhā</small>

《本草经集注》

为蔷薇科植物山里红 *Crataegus pinnatifida* Bge. var. *major* N. E. Br. 或山楂 *Crataegus pinnatifida* Bge. 的干燥成熟果实。生用或炒黄、炒焦用。

【性味归经】酸、甘，微温。归脾、胃、肝经。

【功效应用】

1. 消食化积，用于饮食积滞　本品酸甘，有良好的消食化积作用，善消肉食油腻积滞，适宜于多种饮食积滞证。治疗饮食积滞之脘腹胀满、嗳气吞酸、腹痛便溏者，可单用山楂煎服，也可与莱菔子、神曲等配伍，以增强消食化积之功。

2. 活血化瘀，用于瘀血经闭、产后腹痛、胸痹心痛等　本品性温入肝经血分，能行血中瘀滞，有活血化瘀之功。治疗产后瘀阻腹痛，恶露不尽或痛经，经闭不通，可与当归、红花等药物同用；治疗胸痹心痛，常与川芎、丹参、薤白等药物同用。本品还能化浊降脂，治疗高脂血症、高血压病、冠心病，可与丹参、三七等药物配伍。

此外，本品还可配伍用于泻痢腹痛或疝气疼痛。治疗泻痢腹痛，单用焦山楂水煎内服，或与黄连、木香等解毒、行气导滞之品同用。治疗疝气疼痛，常配伍橘核、荔枝核等药物。

【用法用量】煎服，9～12g。焦山楂消食导滞作用增强，用于肉食积滞、泻痢腹痛。

【使用注意】脾胃虚弱而无积滞者或胃酸分泌过多者均当慎用。

【参考资料】

1. 本草精选 《日用本草》："化食积，行结气，健胃宽膈，消血痞气块。"《本草纲目》："化饮食，消肉积，癥瘕，痰饮痞满吞酸，滞血痛胀。"

2. 化学成分 本品含黄酮类、三萜皂苷类（熊果酸、齐墩果酸、山楂酸等）、皂苷类鞣质、脂肪酸、绿原酸、咖啡酸、维生素C、无机盐等。

3. 药理作用 本品所含脂肪酸能增加胃消化酶的分泌，解脂酶可促进脂肪分解；山楂提取物能扩张冠状动脉、增加冠状动脉血流量、强心、降血压、抗心律失常、降血脂、抗动脉粥样硬化。此外，还能抗血小板聚集、抗氧化、增强免疫、收缩子宫、抑菌等。

mài　yá

麦 芽

《药性论》

为禾本科植物大麦 *Hordeum vulgare* L. 的成熟果实经发芽干燥的炮制加工品。生用或炒黄、炒焦用。

【性味归经】甘，平。归脾、胃、肝经。

【功效应用】

1. 消食健胃，用于饮食积滞 本品甘平，能消食健脾开胃，尤善于促进淀粉类食物的消化。治疗米面薯芋类饮食积滞，常与山楂、神曲、鸡内金等药同用。治疗小儿乳食停滞，单用本品煎服或研末服均有效。治脾虚食少，常与白术、陈皮等药同用。

2. 回乳消胀，用于乳汁郁积、乳房胀痛、妇女断乳 本品有回乳消胀之功，可减少乳汁分泌，单味煎服用于妇女断乳或乳汁郁积所致乳房胀痛。

3. 疏肝解郁，用于肝郁气滞 本品入肝亦能疏肝理气以解郁。治疗肝气郁滞或肝胃不和，胁肋及脘腹胀痛，常与柴胡、香附等药配伍。

【用法用量】煎服，10～15g，回乳可用至60g。生麦芽长于消食和胃；炒麦芽长于回乳消胀。

【使用注意】授乳期妇女不宜使用。

【参考资料】

1. 本草精选 《名医别录》："消食和中。"《本草纲目》："消化一切米面诸果食积。"

2. 化学成分 本品含 α-淀粉酶及 β-淀粉酶、催化酶、麦芽糖、大麦芽碱、腺嘌呤、胆碱、蛋白质、氨基酸，以及维生素B、D、E和细胞色素C等。

3. 药理作用 本品有促进消化液分泌，调节肠道菌群，抑制泌乳素分泌、降血糖等作用。

jī nèi jīn

鸡内金

《神农本草经》

为雉科动物家鸡 *Gallus gallus domesticus* Brisson 的干燥沙囊内壁。生用、炒用或醋炙用。

【性味归经】甘，平。归脾、胃、小肠、膀胱经。

【功效应用】

1. 消食健胃，用于饮食积滞 本品消食化积作用较强，既直接促进食积消化，又健运脾胃以防食积，广泛用于多种食积之证。治食积较轻者，单用研末服即有效；治食积较重者，常与山楂、麦芽等药物同用，以增强消食化积之力。治小儿脾虚疳积，常与白术、山药等药同用。

2. 涩精止遗，用于肾虚遗精、遗尿 本品有固精、缩尿止遗功效。治疗遗精，可单用本品炒焦研末，温酒送服，或与补肾固精之品同用；治疗遗尿，常与菟丝子、桑螵蛸等药配伍。

3. 化坚消石，用于石淋、胆结石 本品入膀胱经，有化坚消石之功。治疗石淋、胆结石，常与金钱草、虎杖等药配伍。

【用法用量】煎服，3~10g。研末服，每次1.5~3g。研末服效果优于煎剂。

【使用注意】脾虚无积滞者慎用。

【参考资料】

1. 本草精选 《神农本草经》："主泄利。"《日华子本草》："止泄精，并尿血、崩中、带下，肠风泻痢。"《滇南本草》："宽中健脾，消食磨胃。治小儿乳食结滞，肚大筋青，痞积疳积。"

2. 化学成分 本品含胃激素、角蛋白、微量胃蛋白酶、淀粉酶、多种维生素与微量元素，以及多种氨基酸等。

3. 药理作用 本品有调节或促进胃液分泌、胃肠动力、抗凝血、降血脂、降血糖、抑制乳腺增生等作用。鸡内金酸提取物可加速放射性锶的排泄。

lái fú zǐ

莱菔子

《日华子本草》

为十字花科植物萝卜 *Raphanus sativus* L. 的干燥成熟种子。生用或炒用，用时捣碎。

【性味归经】辛、甘，平。归肺、脾、胃经。

【功效应用】

1. 消食除胀，用于食积气滞 本品味辛行散，又善行气消胀。治疗食积气滞所致的脘腹胀满或疼痛、嗳气吞酸，常与山楂、神曲、陈皮等配伍。治疗食积气滞兼脾虚者，常与白术同用，攻补兼施。

2. 降气化痰，用于咳喘痰多、胸闷食少 本品既能消食化积，又能降气消痰。尤宜于咳喘痰壅，胸闷兼食积者，常与芥子、苏子等药物配伍。

【用法用量】煎服，5~12g。炒后性缓，有香气，可避免生品服后恶心的副作用。

【使用注意】辛散耗气，气虚无食积、痰滞者慎用。不宜与人参同用。

【参考资料】

1. 本草精选 《本草纲目》："下气定喘，治痰，消食，除胀，利大小便，止气痛，下痢后重，发疮疹。"《医学衷中参西录》："莱菔子无论或生或炒，皆能顺气开郁，消胀除满。"

2. 化学成分　本品含莱菔素、芥子碱、脂肪油、β-谷甾醇、糖类及多种氨基酸、维生素等。

3. 药理作用　本品有促进消化、祛痰、镇咳、平喘、降血压、降低胆固醇、防止动脉硬化、抗菌等作用。

shén qǔ
神　曲
《日华子本草》

为面粉或麸皮和药物混合后经发酵而成的加工品。生用或炒用。

【性味归经】甘、辛，温。归脾、胃经。

【功效应用】

消食化积，用于饮食积滞　本品味辛以行散消食，甘能健胃和中。治疗食积停滞、脘腹胀满、食少纳呆、肠鸣腹泻者，常与山楂、麦芽、木香等药物同用。因本品又含解表之品，味辛行散，尤宜食滞兼外感表证者。炒焦后具有止泻之功，治疗食积腹泻，可发挥消食和止泻双重作用，并常与焦山楂、焦麦芽同用，习称"焦三仙"。

此外，丸剂中含有金石、贝壳类药物，难以消化吸收者，常用本品为糊丸以助消化，如磁朱丸。

【用法用量】煎服，6～15g。消食止泻宜炒焦用。

【参考资料】

1. 本草精选　《药性论》："化水谷宿食，癥结积滞，健脾暖胃。"《本草纲目》："消食下气，除痰逆霍乱，泄痢胀满。"

2. 化学成分　本品含酵母菌、淀粉酶、维生素B复合体、麦角甾醇、蛋白质及脂肪、挥发油等。

3. 药理作用　本品有增进食欲、改善肠道菌群失调、抗肠易激综合征（IBS）等作用。

dào yá
稻　芽
《名医别录》

为禾本科植物稻 *Oryza sativa* L. 的成熟果实经发芽干燥的炮制加工品。生用或炒用。

【性味归经】甘，平。归脾、胃经。

【功效应用】

消食和中，健脾开胃，用于食积不消、脾虚食少　本品消食和中，健脾开胃，作用和缓，助消化而不伤胃气。治疗米面薯芋类食积不化和脾虚食滞证，常与麦芽相须为用；治疗脾胃虚弱，食少不饥，常与白术、砂仁等药物同用。

【用法用量】煎服，9～15g。炒稻芽偏于消食，用于食少不饥；焦稻芽善化积滞，用于积滞不化。

【参考资料】

1. 本草精选　《名医别录》："主寒中，下气，除热。"《本草纲目》："消导米面诸果食积。"

2. **化学成分** 本品含淀粉酶，含量较麦芽低。尚含蛋白质、脂肪油、淀粉、麦芽糖、腺嘌呤、胆碱及多种氨基酸等。

3. **药理作用** 所含淀粉酶能帮助消化，但本品所含的 α – 淀粉酶和 β – 淀粉酶量较少，其消化淀粉的功能不及麦芽。

重点小结

考核要点

表 14 – 1　消食药的考核要点

章节	层次	要点
消食药	掌握	山楂、莱菔子、鸡内金的性能、功效、应用
	熟悉	神曲、麦芽的功效与主治病证
	了解	稻芽的功效；鸡内金、麦芽的用法；山楂、麦芽、莱菔子的使用注意

（郝　蕾）

扫码"练一练"

扫码"学一学"

第十五章 驱虫药

概 述

1. 含义 凡以驱除或杀灭人体内寄生虫为主要功效，主治肠道寄生虫病证的药物，称为驱虫药。

2. 功效与主治病证

（1）功效 驱虫药具有驱虫作用，对人体肠道各种寄生虫虫体有杀灭或麻痹作用，促使其排出体外。

（2）主治 该类药适宜于多种肠道寄生虫病，如蛔虫病、绦虫病、蛲虫病、钩虫病及姜片虫病。此类寄生虫病多由湿热内蕴或饮食不洁，食入或感染寄生虫卵所致。症见不思饮食或多食善饥，嗜食异物，绕脐腹痛，时发时止，胃中嘈杂，呕吐清水，肛门瘙痒等；迁延日久，可见面色萎黄，肌肉消瘦，腹部膨大，青筋浮露，周身浮肿等。部分患者症状较轻，无明显证候，只在检查大便时才被发现。

3. 性能特点 主归小肠、大肠经，具有沉降作用趋向；部分药物具有毒性。该类药的驱虫功效与四气、五味无直接对应关系。

4. 配伍应用 ①常与泻下药配伍：以利虫体排出。②依据兼证或兼邪配伍：兼大便秘结，当配伍泻下药；兼有积滞者，可与消积导滞药同用；若脾胃虚弱者，配伍健脾和胃之品；兼寒者，配伍温里药；兼热者，配伍清热药。③根据体质配伍：体质虚弱者，须先补后攻或攻补兼施。

5. 使用注意 ①病证禁忌：发热或腹痛剧烈者，不宜急于驱虫，待症状缓解后，再行施用驱虫药；素体虚弱、年老体衰及孕妇宜慎用。②关注药性：本类药物多具毒性，故注意控制剂量，防止用量过大中毒或损伤正气。③服药时间：驱虫药一般应在空腹时服用，使药物充分作用于虫体而保证药效。

bīng láng

槟 榔

《名医别录》

为棕榈科常绿乔木植物槟榔 *Areca catechu* L. 的干燥成熟种子。多切片生用或捣碎用。

【性味归经】苦、辛，温。归胃、小肠、大肠经。

【功效应用】

1. 杀虫，用于多种肠道寄生虫病 本品具有良好的杀虫功效，又兼能缓泻而有助于虫体排除，广泛用于绦虫、蛔虫、蛲虫、姜片虫、钩虫等多种肠道寄生虫病。治疗绦虫病，单用有效，亦多与南瓜子同用；治疗蛔虫病、蛲虫病，可与使君子、苦楝皮等药物配伍；治疗其他肠道寄生虫病，可与雷丸、榧子等同用。

2. 缓泻消积，用于食积气滞、泻痢后重 本品又善行胃肠之气而消积导滞，兼能缓泻通便。治疗食积气滞，腹胀便秘，常与木香、青皮、大黄等药同用；治疗湿热泻痢，常与黄连、木香、白芍等药配伍。

3. 行气，利水，用于水肿、脚气肿痛 本品既能利水，又能行气。治疗水肿实证，二便不利，常与牵牛子、泽泻等药配伍；治疗寒湿脚气肿痛，可与木瓜、吴茱萸等药同用。

4. 截疟，用于疟疾 本品尚能截疟，常与常山、草果等药配伍。

【用法用量】煎服，3~10g。驱绦虫、姜片虫30~60g。生用力佳，炒用力缓；鲜者优于陈久者。

【使用注意】本品缓泻，并易耗气，故脾虚便溏、气虚下陷者忌用；孕妇慎用。

【参考资料】

1. 本草精选 《名医别录》："主消谷，逐水，除痰癖，杀三虫伏尸，疗寸白。"《本草纲目》："治泻痢后重，心腹诸痛，大小便气秘，痰气喘息。疗诸疟，御瘴疠。"

2. 化学成分 本品含生物碱，主要为槟榔碱，其余有槟榔次碱、去甲基槟榔次碱、槟榔副碱、高槟榔碱等，又含脂肪油、鞣质及槟榔红色素。

3. 药理作用 槟榔能使绦虫虫体引起弛缓性麻痹；对蛲虫、蛔虫、钩虫、血吸虫均有麻痹或驱杀作用；对皮肤真菌、流感病毒、幽门螺杆菌均有抑制作用；有拟胆碱作用。

使君子
shǐ jūn zǐ

《开宝本草》

为使君子科攀援状灌木植物使君子 *Quisqualis indica* L. 的干燥成熟果实。去壳，取种仁生用或炒香用。

【性味归经】甘，温。归脾、胃经。

【功效应用】

1. 杀虫，用于蛔虫病 本品味甘气香而不苦，性温入脾胃经，有良好的驱杀蛔虫作用，为驱蛔要药，尤宜于小儿蛔虫病。治疗蛔虫病轻证者，可单用本品炒香嚼服；重证可配伍苦楝皮、槟榔等药物。治疗蛲虫病，可与百部、槟榔等药同用。

2. 消积，用于小儿疳积 本品既能驱虫，又能健脾消积。治疗小儿疳积，症见面色萎黄、形瘦腹大、绕脐腹痛者，常与槟榔、神曲、麦芽等配伍；治疗小儿五疳，腹大青筋，不进饮食，可与厚朴、陈皮、川芎等药同用。

【用法用量】煎服，9~12g，捣碎。使君子仁6~9g，多入丸散或单用，1~2次分服。小儿每岁1~1.5粒，一日总量不能超过20粒。

【使用注意】大量服用可致呃逆、眩晕、呕吐、腹泻等反应。若与热茶同服，亦能引起呃逆、腹泻，故服用时当忌饮浓茶。

【参考资料】

1. 本草精选 《开宝本草》："主小儿五疳，小便白浊，杀虫，疗泻痢。"《本草纲目》："健脾胃，除虚热，治小儿百病疮癣……此物味甘气温，既能杀虫，又益脾胃，所以能敛虚热而止泻痢，为小儿诸病要药……忌饮热茶，犯之则泻。"《本草正》："使君子，凡小儿食此，亦不宜频而多，大约性滑，多则能伤脾也。但使君子专杀蛔虫，榧子专杀寸白虫耳。"

2. 化学成分 种仁含使君子氨酸、脂肪油等。

3. 药理作用 本品对人和动物均有明显的驱蛔效果；其粉有驱蛲虫作用。

苦楝皮

kǔ liàn pí

《名医别录》

为楝科乔木植物川楝 *Melia toosendan* Sieb. et Zucc. 或楝 *Melia azedarach* L. 的干燥树皮和根皮。鲜用，或切段生用。

【性味归经】苦，寒。有毒。归肝、脾、胃经。

【功效应用】

1. 杀虫，用于蛔虫病、蛲虫病、钩虫病 本品苦寒有毒，有较强的杀虫作用，适宜于多种肠道寄生虫病。治疗蛔虫病，可单用水煎、煎膏或制成片剂、糖浆服用，亦可与使君子、槟榔、大黄等药同用；治疗蛲虫病，常与百部、乌梅同煎，取浓液于晚间作保留灌肠；治疗钩虫病，可与石榴皮配伍同煎服之。

2. 疗癣，用于疥癣、湿疮 本品苦寒外用能清热燥湿、杀虫止痒、治疗疥癣、头癣、湿疮、湿疹瘙痒，可单用本品研末，用醋或猪脂油调涂患处。

【用法用量】煎服，3~6g。外用，适量。有效成分难溶于水，需文火久煎。

【使用注意】本品有毒，不宜过量或持续久服。孕妇及肝肾功能不良者慎用。

【参考资料】

1. 本草精选 《名医别录》："疗蛔虫，利大肠。"《日华子本草》："治游风热毒，风疹恶疮疥癞，小儿壮热，并煎汤浸洗。"《滇南本草》："根皮，杀小儿寸白虫。"

2. 化学成分 本品含川楝素、苦楝酮、苦楝萜酮内酯、苦楝萜醇内酯、苦楝萜酸甲酯、苦楝子三醇等。

3. 药理作用 本品对猪蛔虫有抑制以至麻痹作用。对小鼠蛲虫有麻痹作用，并能抗血吸虫。

雷丸

léi wán

《神农本草经》

为白蘑科真菌雷丸 *Omphalia lapidescens* Schroet. 的干燥菌核。生用。

【性味归经】微苦，寒。归胃、大肠经。

【功效应用】

1. 杀虫，用于多种肠道寄生虫病 本品有杀虫功效，适宜于绦虫、钩虫、蛔虫等多种肠道寄生虫病，尤长于驱杀绦虫。治疗绦虫病，可单用研末吞服；治疗蛔虫病，可与槟榔、牵牛子、苦楝皮等药物同用；治疗蛲虫病，常配伍大黄、牵牛子等药物。

2. 消积，用于小儿疳积 本品又有消积之功，并能行滞消疳。治疗小儿疳积，常与使君子、榧子肉、槟榔各等份，为末，乳食前温米饮调下；亦可配伍使君子、苍术，另以鸡蛋入药蒸食。

【用法用量】入丸散，15～21g，不宜入煎剂。一般研粉服，一次5～7g，饭后用温开水调服，一日3次，连服3日。

【使用注意】本品因含蛋白酶，加热60℃左右易被破坏而失效，故不入煎剂。有虫积而脾胃虚寒者慎用。

【参考资料】

1. 本草精选 《神农本草经》："主杀三虫，逐毒气，胃中热。"《名医别录》："逐邪气，恶风汗出，除皮中热、结积、蛊毒，白虫、寸白自出不止。"《本草求真》："雷丸味苦而咸，性寒小毒，本竹余气所结，得霹雳而生，故有雷丸之号。功专入胃除热，消积化虫。"

2. 化学成分 主要成分为雷丸素。另含雷丸多糖S－4002、钙、铝、镁等。

3. 药理作用 雷丸素可使虫体蛋白质分解破坏、虫头不再附于肠壁而排出；雷丸乙醇提取物对猪蛔、蚯蚓及水蛭有杀灭作用。雷丸多糖S－4002有抗炎及提高动物免疫功能的作用。雷丸素对小鼠肉瘤S180有一定的抑制作用。

榧 子
fěi zǐ

《名医别录》

为红豆杉科常绿乔木植物榧 *Torreya grandis* Fort. 的干燥成熟种子。生用或炒用。

【性味归经】甘，平。归肺、胃、大肠经。

【功效应用】

1. 杀虫消积，用于多种肠道寄生虫病、小儿疳积 本品既能驱虫消积，又能润肠通便，且甘平而不伤胃，广泛用于蛔虫、钩虫、绦虫、姜片虫等多种肠道寄生虫病引起的腹痛。治疗蛔虫病，常与使君子、苦楝皮等药同用；治疗钩虫病，单用或与槟榔、贯众等药配伍；治疗绦虫病，可与槟榔、南瓜子等药同用。

2. 润肠通便，用于肠燥便秘 本品甘润平和，入大肠经，有润肠通便之功。治肠燥便秘，可单用本品，炒熟嚼服，亦可与火麻仁、郁李仁、瓜蒌仁等同用。

3. 润肺止咳，用于肺燥咳嗽 本品甘润入肺，能润肺燥、止咳嗽，但力弱。治疗肺燥咳嗽轻证，可与川贝母、瓜蒌仁、北沙参等药配伍。

【用法用量】煎服，9～15g。炒熟嚼服，一次15g。

【使用注意】大便溏薄、肺热咳嗽者不宜使用。

【参考资料】

1. 本草精选 《名医别录》："主五痔，去三虫。"《日用本草》："杀腹间大小虫，小儿黄瘦，腹中有虫积者食之即愈。又带壳细嚼食下，消痰。"

2. 化学成分 本品含脂肪油，油中主要成分为亚油酸、硬脂酸、油酸，并含麦朊、甾醇、草酸、葡萄糖、多糖、挥发油、鞣质等。

3. 药理作用 榧子有驱除猫绦虫的有效成分；浸膏体外对猪蛔虫、蚯蚓、蚂蟥有毒性作用；榧实油有驱钩虫作用；日本产榧子所含生物碱可使子宫收缩，民间用于堕胎。

表 15 -1　本章知识拓展参考药

药名	性味归经	功效	主治	用法用量注意
南瓜子	甘，平。归胃、大肠经	杀虫	绦虫病	研粉：60 ~ 120g；冷开水调服
鹤草芽	苦、涩，凉。归肝、小肠、大肠经	杀虫	绦虫病	研粉：30 ~ 50g，小儿每日按体重0.7 ~ 0.8g/kg。晨起空腹服用

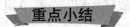 重点小结

考核要点

表 15 -2　驱虫药的考核要点

章节	层次	要点
驱虫药	掌握	槟榔的性能特点、功效与应用、用量用法和使用注意
	熟悉	使君子、苦楝皮、雷丸的功效与应用、用量用法和使用注意
	了解	榧子的功效、用量用法和使用注意

扫码"练一练"

（郝　蕾）

扫码"学一学"

第十六章 止血药

学习止血药的概述及各药的功效与临床应用等基础知识，为今后理解理血剂的用药特点及配伍规律奠定基础。

重点理解止血药的含义、功效与主治、性能特点；常用药物的分类归属、性能特点、主要功效与临床应用、用法用量及使用注意；比较重要药对的功效与主治病证异同。

概　述

1. 含义　以制止体内外出血为主要功效，主治各种出血病证的药物，称为止血药。

2. 功效与主治病证

（1）功效　止血即指能制止出血，改善各种出血病证的治疗功效。止血药均有直接制止出血的功效，有的还能消除导致出血的原因，分别兼有凉血、化瘀、收涩、温经等功效。

（2）主治　该类药适宜于多种原因所致的出血病证。根据出血的部位与原因不同而治疗不同出血病证，常见咳血、衄血、吐血、便血、尿血、崩漏及外伤出血等体内外出血；又依据病因分为血热出血、瘀滞出血、虚寒性出血等等。

（3）分类　根据止血药的药性和主治病证不同，分为凉血止血药、化瘀止血药、收敛止血药与温经止血药四类。

3. 性能特点　主归心、肝经；有沉降趋向。凉血止血药大多性寒味苦，温经止血药与化瘀止血药大多辛温，收敛止血药大多平涩。

4. 配伍应用　①依据病因配伍：由于导致出血的病因不同，病情各异，故须根据出血的原因，选择相应的止血药并予以配伍，以标本兼顾。如血热妄行之出血，宜选用凉血止血药，并配伍清热泻火、清热凉血药；瘀血内阻，血不循经之出血，宜选用化瘀止血药，并配伍行气活血药；虚寒性出血，宜选用温经止血药或收敛止血药，并配伍益气健脾、温阳药。②依据出血部位配伍：前贤有"下血必升举，吐衄必降气"的用药经验，故对于便血、崩漏等下部出血病证，应适当配伍升举之品；而对于衄血、吐血等上部出血病证，可适当配伍降气之品。

5. 使用注意　①药物特性：凉血止血药和收敛止血药，易凉遏恋邪，有止血留瘀之弊，故出血兼有瘀滞者不宜单独使用。在大剂量使用凉血止血药和收敛止血药时，可适当加入活血之品，以防止血而留瘀。②病机变化：出血过多，气随血脱者，若单用止血药则缓不济急，当急投大补元气之品，益气固脱以救其急。③止血炒炭：通常多数药物炒炭后其性变苦、涩，可产生或增强止血之效。如寒凉性质的止血药炒炭，其寒凉之性减弱或消失，使其变为收敛止血药，可扩大适应范围；但也有以鲜用为佳者。因此，止血药是否炒炭用，应视具体药物而定。

第一节　凉血止血药

既能制止出血，又能清热凉血，主治血热出血证的药物，称为凉血止血药。药性大多寒凉而味苦。适用于血热妄行所致多部位出血病证，症见血色鲜红、黏稠、口干、脉数等热象。

本类药性寒凉，原则上不宜用于虚寒性出血。又因其寒凉易于凉遏留瘀，故不宜过量久服。

小　蓟
xiǎo　jì

《名医别录》

为菊科植物刺儿菜 *Cirsium setosum*（Willd.）MB. 的干燥地上部分。生用或炒炭用。

【性味归经】苦，凉。归心、肝经。

【功效应用】

1. 凉血止血，用于血热出血证　本品苦泄凉清，入心肝血分，长于清血分热邪而凉血止血，适宜于血热所致的吐血、咯血、衄血、尿血、血淋等多种出血。治疗血热出血，可单用本品捣汁服，或与大蓟、侧柏叶、茜草等凉血止血药配伍；又因其兼能利尿通淋，尤宜于尿血、血淋，常与栀子、滑石、淡竹叶等清热泻火、利尿通淋之品同用。若治金疮出血，可以鲜品捣烂外敷。

2. 散瘀解毒消痈，用于热毒疮痈　本品性凉又能清热解毒、散瘀消痈，适用于热毒疮痈初期，红肿热痛，可单用鲜品捣敷患处，亦可与其他清热解毒药同用。

【用法用量】煎服，5～12g，鲜品可用 30～60g；外用适量，捣敷患处。

【使用注意】本品寒凉，易伤脾胃之阳气，故脾胃虚寒者慎用。

【参考资料】

1. 本草精选　《本草拾遗》：“破宿血，止新血、暴下血、血痢、金疮出血、呕血等”。《医学衷中参西录》：“鲜小蓟根……性凉濡润，故善入血分，最清血分之热，凡咳血、吐血、衄血、二便下血之因热者，服者莫不立愈……并治一切疮疡肿疼、花柳毒淋、下血涩疼，盖其性不但能凉血止血，兼能活血解毒，是以有以上种种诸效也。”

2. 化学成分　本品含芦丁等黄酮、蒲公英甾醇等三萜及生物碱、绿原酸等有机酸、甾醇、氯化钾等。

3. 药理作用　本品有止血、抗菌、降脂、利胆、利尿、强心、镇静、升压等作用。

地　榆
dì　yú

《神农本草经》

为蔷薇科植物地榆 *Sanguisorba officinalis* L. 或长叶地榆 *Sanguisorba officinalis* L. var. lon-

gifolia（Bert.）Yü et Li 的干燥根。生用或炒炭用。

【性味归经】苦、酸、涩，微寒。归肝、大肠经。

【功效应用】

1. 凉血止血，用于血热出血证 本品苦寒降泄，味酸涩收敛，长于凉血收敛止血，适宜于多种血热出血证。因其沉降之性偏作用于下焦，为治便血、痔血、血痢及崩漏的要药。治疗痔疮出血、血色鲜红者，常与槐花、栀子等清热凉血止血药同用；治疗下痢脓血、里急后重，可与黄连、木香等配伍；治血热崩漏，常与地黄、黄芩等同用。

2. 解毒敛疮，用于烫伤、湿疹、疮疡痈肿 本品既能泻火解毒，又可敛疮，为治水火烫伤之要药。治疗水火烫伤，可单味研末麻油调敷，或与大黄粉同用，或与黄连、冰片配伍研末调敷；治疗湿疹及皮肤溃烂，可以本品浓煎外洗，或用纱布浸药外敷，亦可配煅石膏、枯矾研末外掺患处。治疗疮疡痈肿，不论成脓与否均可配伍使用。若疮痈初起未成脓者，可单用地榆煎汁浸洗，或湿敷患处；若已成脓者，可用单味鲜地榆，或与鱼腥草、蒲公英、败酱草等配伍捣烂外敷局部。

【用法用量】煎服，9～15g，大剂量可用至30g；或入丸、散。外用适量，研末涂敷患处。止血多炒炭用，解毒敛疮多生用。

【使用注意】本品性寒苦涩，虚寒性出血或有瘀者慎用。大面积烧烫伤患者，不宜大面积外涂地榆制剂，以防其含鞣质被大量吸收而引起中毒性肝炎。

【参考资料】

1. 本草精选 《本草纲目》："地榆除下焦热，治大小便血证。"《本草求真》："其性主收敛，既能清降，又能收涩，则清不虑其过泄，涩亦不虑其或滞，实为解热止血药也。但血热者当用，虚寒者不宜用。久病者宜用，初起者不宜用。"

2. 化学成分 本品含三萜皂苷、黄酮类化合物、鞣质及地榆酸双内酯等。

3. 药理作用 本品有止血、抗炎、抗菌、促进烧烫伤伤口愈合、增强免疫等作用。

大 蓟
dà jì

《名医别录》

为菊科植物大蓟 *Cirsium japonicum* Fisch. ex DC. 的干燥地上部分。生用或炒炭用。

【性味归经】苦，凉。归心、肝经。

【功效应用】

本品功效与主治同小蓟。治疗血热出血证及热毒疮疡，二者常配伍同用。一般认为，大蓟凉血止血，解毒消痈之功优于小蓟；而小蓟因兼能利尿通淋，故以治尿血、血淋为佳。

【用法用量】煎服，9～15g；炒炭，多入丸散服，5～10g。

【使用注意】同小蓟。

【参考资料】

1. 本草精选 《本草图经》："止吐血、衄血、下血皆验。大蓟根……破血之外亦疗痈肿，小蓟专主血疾。"《本草经疏》："大蓟根最能凉血，血热解则诸证自愈矣。"

2. 化学成分 本品含挥发油、三萜、甾体、黄酮及其多糖。

3. 药理作用 本品有止血、降血压、抑制人型结核杆菌、抑制单纯疱疹病毒等作用。

huái huā
槐 花

《本草拾遗》

为豆科植物槐 *Sophora japonica* L. 的干燥花及花蕾。生用或炒用、炒炭用。

【性味归经】苦，微寒。归肝、大肠经。

【功效应用】

1. 凉血止血，用于血热出血证 本品功善凉血止血，适宜于血热妄行所致各种出血。因其主入大肠经，善清大肠之火热而止血，尤宜于痔血、便血等下部出血。治疗肠风下血，常与侧柏叶、荆芥、枳壳等凉血止血、祛风、行气药配伍。

2. 清肝泻火，用于肝火上炎之目赤头痛 本品入肝经而又长于清泻肝火，适宜于肝火上炎所致病证。治疗肝火上炎之目赤肿痛、头痛眩晕等，可单用本品煎汤代茶饮，或与夏枯草、菊花等清泻肝火药配伍。

【用法用量】煎服，5～10g，外用适量。止血多炒炭用，清热泻火宜生用。

【使用注意】脾胃虚寒及无实火者慎用。

【参考资料】

1. 本草精选 《日华子本草》："治五痔，心痛，眼赤，杀腹藏虫及热，治皮肤风，并肠风泻血，赤白痢。"《本草备要》："入肝、大肠血分而凉血，治风热目赤、赤白泻痢、五痔肠风、吐崩诸血。"

2. 化学成分 本品含芦丁、槲皮素等黄酮类成分。尚含槐花皂苷Ⅰ等多种皂苷，以及白桦脂醇、植物凝集素等。

3. 药理作用 本品有止血、抗炎、降血压、降血脂、防治动脉粥样硬化、扩张冠状血管、改善心肌血液循环、抗菌、抗病毒等作用。

cè bǎi yè
侧柏叶

《名医别录》

为柏科植物侧柏 *Platycladus orientalis*（L.）Franco 的干燥枝梢及叶。生用或炒炭用。

【性味归经】苦、涩，寒。归肺、肝、脾经。

【功效应用】

1. 凉血止血，用于血热出血证 本品味苦性寒，有凉血止血之功，尤宜于血热妄行所致多部位出血。治疗血热吐血、衄血，常与地黄、鲜荷叶等凉血止血药同用；治疗肠风下血、痔血或血痢，可与槐花、地榆等配伍；若治虚寒性出血，可与艾叶、炮姜等温经止血药同用。

2. 化痰止咳，用于肺热咳嗽痰多 本品苦寒入肺经，又能清肺化痰止咳。治疗肺热咳嗽痰多，可单用，或与清热化痰药同用。

3. 生发乌发，用于脱发、须发早白 本品有生发、乌发功效。治疗血热脱发及须发早白，可制成酊剂外涂。

【用法用量】煎服，6～12g。外用适量。止血多炒炭用，化痰止咳生用。

【使用注意】不宜久服、多服，否则易致胃脘不适及食欲不振。

【参考资料】

1. 本草精选 《名医别录》："主吐血，衄血，痢血，崩中赤白。轻身益气，令人耐寒暑，去湿痹，生肌。"《本草正》："善清血凉血，止吐血衄血，痢血尿血，崩中赤白，去湿热湿痹，骨节疼痛。捣烂可傅火丹，散痄腮肿痛热毒及汤火伤，止痛灭瘢。灸捣可敷冻疮。烧汁涂发，可润而使黑。"

2. 化学成分 本品含挥发油，其主要成分为α-侧柏酮、侧柏烯、小茴香酮等。尚含侧柏双黄酮类、鞣质、脂肪类成分及钾、钠、氮、磷、钙、镁、锰和锌等微量元素。

3. 药理作用 本品有止血、镇咳、祛痰、平喘、抗菌、镇静等作用。

bái máo gēn
白茅根

《神农本草经》

为禾本科植物白茅 *Imperata cylindrica* Beauv. var. *major*（Nees）C. E. Hubb. 的干燥根茎。生用。

【性味归经】甘，寒。归肺、胃、膀胱经。

【功效应用】

1. 凉血止血，用于血热出血证 本品甘寒清利，长于清热凉血止血，适用于血热妄行之多部位出血。因其能清肺、胃热，又兼能利尿，故尤宜于血热所致肺、胃出血及尿血。治疗尿血，可单用大剂量煎服，或与大蓟、小蓟、茜草等药同用。

2. 清热利尿，用于热淋、水肿、黄疸 本品又能清热利尿通淋，适宜于热淋、血淋、水肿及湿热黄疸等水湿病证。治疗热淋、血淋，常与小蓟、瞿麦、蒲黄等利尿通淋药配伍；治疗水肿、小便不利，可与车前子、赤小豆等药同用；治疗湿热黄疸，多与茵陈、栀子等同用。

3. 清肺胃热，用于胃热呕吐、肺热咳喘 本品既能清肺热而止咳，又能清胃热而止呕。治疗肺热咳喘，可与清肺化痰、止咳平喘药配伍；治胃热呕吐，常与芦根、竹茹等清胃止呕药同用。

【用法用量】煎服，9～30g，鲜品加倍。多生用，止血亦可炒炭用。

【参考资料】

1. 本草精选 《本草纲目》："白茅根甘，能除伏热，利小便，故能止诸血、哕逆、喘急、消渴，治黄疸水肿，及良物也。"《本草正义》："白茅根，寒凉而味甚甘，能清血分之热而不伤于燥，又不黏腻，故凉血而不虑其积瘀，以主吐衄呕血。泄降火逆，其效甚捷。"

2. 化学成分 本品含淀粉及葡萄糖、蔗糖等糖类成分。尚含枸橼酸等有机酸、白茅素等三萜及白头翁素等。

3. 药理作用 本品有止血、利尿、镇痛、抗炎、抑菌、抗病毒等作用。

zhù má gēn
苎麻根

《名医别录》

为荨麻科植物苎麻 *Boehmeria nivea*（L.）Gaud. 的干燥根和根茎。生用。

【性味归经】甘，寒。归心、肝经。

【功效应用】

1. 凉血止血，用于血热出血证 本品甘寒，入心肝血分，有凉血止血之功，为治血热出血证之常品。治疗血热妄行所致咯血、咳血、衄血、吐血、尿血、崩漏等多部位出血，可单用煎服或与其他止血药配伍。治疗出血不止，有气随血脱之象者，常与人参同用以益气固脱。

2. 清热安胎，用于胎动不安、胎漏下血　本品性寒，又有清热止血安胎之效。治疗胎热之胎漏下血、胎动不安，可单用，或与当归、阿胶等养血安胎止血之品同用。

3. 清热解毒，用于热毒疮疡　本品还能清热解毒，治疗热毒疮疡，多外用，常以鲜品捣敷患处或煮浓汁外洗患处。

4. 清热利尿，用于湿热淋证　本品甘寒滑利，还能清热利尿。治疗湿热淋证、血淋等，常与利尿通淋类药物同用。

【用法用量】煎服，10 ~ 15g；鲜品 30 ~ 60g，捣汁服。外用适量，煎汤外洗，或鲜品捣敷。

【参考资料】

1. 本草精选　《名医别录》："主小儿赤丹，其渍苎汁治渴。安胎，贴热丹毒肿有效。"《本草纲目拾遗》："治诸毒，活血，止血。功能发散，止渴，安胎，涂小儿丹毒，通蛊胀，崩淋，哮喘，白浊，滑精，牙痛，喉闭骨鲠，疝气……跌扑损伤。"

2. 化学成分　本品含酚类、三萜（或甾醇）、绿原酸、咖啡酸等。

3. 药理作用　本品有明显的止血作用；对金黄色葡萄球菌有抑制作用；尚有安胎、抗辐射作用。

第二节　化瘀止血药

既能制止出血，又能活血化瘀，主治瘀滞出血证的药物，称为化瘀止血药。其适宜于瘀血内阻而血不循经之各种出血，常伴见刺痛、出血夹血块、舌紫暗或有瘀斑等瘀血特征。

本类药物具有止血而不留瘀的特点，通过配伍还可用于其他类型出血证。部分药物尚能消肿、止痛，还可用于跌打损伤、瘀滞心腹疼痛、经闭、痛经等症。

该类药物具行散之性，出血而无瘀者及孕妇应慎用。

三　七
sān　qī
《本草纲目》

为五加科植物三七 *Panax notoginseng*（Burk.）F. H. Chen 的干燥根和根茎。生用或研细粉用。

【性味归经】甘、微苦，温。归肝、胃经。

【功效应用】

1. 化瘀止血，用于体内外各种出血证　本品味甘性温而入肝、胃经，长于止血，又善化瘀，有止血不留瘀、化瘀不伤正之特点，为治出血证的良药，广泛用于体内外各种出血，不论有无瘀滞均可应用，而尤宜于瘀滞所致者。治疗上、下各部位出血，可单用本品内服，或配入复方使用；治疗外伤出血，可研末外掺，若配入凉血止血、收敛止血等方中，既可助其止血之效，又可防其留瘀之弊。

2. 消肿定痛，用于跌打肿痛等多种瘀血证　本品又有良好的活血消肿定痛之效，为伤科要药，金疮杖疮之圣药。治疗跌打损伤、瘀血肿痛或筋骨折伤等，可单味为末，黄酒或白开水送服；或与其他活血消肿之品配伍以增效。因本品活血化瘀定痛效佳，现代广泛用于胸痹心痛、癥瘕、血瘀经闭、痛经及产后瘀阻腹痛等瘀血诸证。治疗胸痹心痛，常与丹参、川芎等活血化瘀药配伍；治疗血瘀经闭、痛经，可与当归、益母草等活血调经药配伍。

此外，本品尚有补虚强壮作用，用于虚损劳伤，民间常以之与母鸡或猪肉炖服。

【用法用量】煎服，3～9g，研末吞服，一次1～3g。外用适量，研末外掺或调敷。

【参考资料】

1. 本草精选　《本草纲目》："止血，散血，定痛。金刃箭伤，跌打杖疮，血出不止者，嚼烂涂，或为末掺之，其血即止。亦主吐血、衄血、下血、血痢、崩中、经水不止、产后恶血不下、血运、血痛、赤目、痈肿、虎咬、蛇伤诸病。"《本草新编》："三七根，止血之神药也，无论上中下之血，凡有外越者，一味独用亦效，加入于补血补气药之中则更神。盖此药得补而无沸腾之患，补药得此而有安静之休也。"

2. 化学成分　本品含四环三萜皂苷活性成分，其主要成分为三七皂苷。尚含黄酮苷、氨基酸等。

3. 药理作用　本品有显著止血、抗凝作用；三七总皂苷有增加冠状动脉流量与心输出量、降低心肌耗氧量、促进冠心病冠状动脉梗死区侧枝循环的形成、抗心律失常、抗动脉粥样硬化作用；能扩张脑血管，增加脑血管流量。尚有促进肾上腺皮质功能、镇静、镇痛、抗炎、调节糖代谢、保肝、抗衰老、抗肿瘤、耐缺氧、抗休克等作用。

qiàn　cǎo
茜　草

《神农本草经》

为茜草科植物茜草 *Rubia cordifolia* L. 的干燥根及根茎。生用或炒炭用。

【性味归经】苦，寒。归肝经。

【功效应用】

1. 凉血化瘀止血，用于血热夹瘀之出血证　本品苦寒降泄，专入肝经血分，既善凉血止血，又善活血化瘀，适用于血热或血瘀所致出血证，尤宜于血热夹瘀的各种出血。治疗血热咳血、吐血、衄血、尿血等，轻者可单用煎服，重者常与小蓟、白茅根等凉血止血之品配伍；治疗大肠蕴热之肠风便血，多与黄芩、槐角等同用；治疗血热崩漏，可与地黄、生蒲黄等同用。

2. 活血通经，用于血瘀经闭、跌打损伤、风湿痹痛　本品有活血通经作用，适用于血瘀所致经闭、跌打损伤、风湿痹痛等症，尤宜于妇科血瘀证。治疗血瘀经闭，可单用本品酒煎服，或与桃仁、红花、当归等活血通经之品配伍；治跌打损伤，瘀肿疼痛，可单味泡酒服，或与三七、乳香、没药等同用；治疗痹证，也可单用浸酒服，或与独活、海风藤等药配伍。

【用法用量】煎服，6～10g；亦入丸散。止血炒炭用，活血通经生用或酒炒用。

【参考资料】

1. 本草精选　《神农本草经》："主寒湿风痹，黄疸，补中。"《本草纲目》："通经脉，治骨节风痛，活血行血。"

2. 化学成分　本品含蒽醌类及其糖苷类、萘醌及其苷类，以及环己肽类等。

3. 药理作用　本品有明显的促凝血作用；水提取物有升高白细胞作用；煎剂有明显的镇咳和祛痰作用；水提液有抑菌作用。

蒲 黄
pú huáng

《神农本草经》

为香蒲科植物水烛香蒲 *Typha angustifolia* L.、东方香蒲 *Typha orientalis* Presl 或同属植物的干燥花粉。生用或炒炭用。

【性味归经】甘，平。归肝、心包经。

【功效应用】

1. 止血，用于体内外各种出血证　本品甘缓不峻，性平无寒热之偏，既能止血，又善活血，广泛用于多种出血证，不论寒热及有无瘀血，皆可选用，而尤宜于实证夹瘀者。治疗血热出血，可单味冲服，或与白茅根、大蓟、小蓟等药配伍；治疗虚寒性出血，可与炮姜、艾叶等温经止血药同用。若治创伤出血，可以本品外敷。

2. 化瘀，用于瘀滞痛证　本品既能活血通经，又可化瘀止痛。治疗瘀血所致痛经、产后瘀痛、跌打损伤、心腹疼痛等多种瘀痛证，尤宜于妇科瘀痛病证，常与五灵脂相须为用，也可于其他活血化瘀药配伍。

3. 利尿，用于血淋尿血　本既能化瘀止血，又可利尿通淋。治疗热结膀胱，血淋涩痛，可与地黄、冬葵子等同用。

【用法用量】煎服，5~10g；本品为花粉类药材，质地轻浮，入汤剂宜包煎。外用适量，敷患处。止血多炒用，化瘀、利尿多生用。

【使用注意】孕妇慎服。

【参考资料】

1. 本草精选　《神农本草经》："主心腹膀胱寒热，利小便，止血，消瘀血。"《本草汇言》："蒲黄，血分行止之药也，主诸家失血。至于治血之方，血之上者可清，血之下者可利，血之滞者可行，血之行者可止。凡生用则性凉，行血而兼消；炒用则味涩，调血而兼止也。"

2. 化学成分　本品含黄酮类，其主要成分为香蒲新苷、异鼠李素、柚皮素、槲皮素等。尚含琥珀酸等有机酸、棕榈酸、脂肪酸酯、蛋白质、氨基酸及多糖等。

3. 药理作用　本品有显著而持久的促凝血作用；能降血压、降血脂，减轻心脏负荷，增加冠状动脉血流量，改善微循环，提高机体耐缺氧能力，减轻心肌缺血性病变，抗动脉粥样硬化；还有兴奋子宫、抗炎、利胆、利尿、镇痛及抗缺血再灌注损伤等作用。

降 香
jiàng xiāng

《海药本草》

为豆科植物降香檀 *Dalbergia odorifera* T. Chen 树干和根的干燥心材。生用。

【性味归经】辛，温。归肝、脾经。

【功效应用】

1. 化瘀止血，用于瘀滞性出血证　本品辛温行散，入肝、脾经，善能化瘀止血，适用于瘀滞出血证，尤宜于跌打损伤所致内外伤出血，为伤科常用之品。治疗刀伤出血，可单味研末外敷，亦可与其他化瘀止血药同用。本品降气化瘀止血，还适宜于内伤吐血，咯血属血瘀或气火上逆所致者，并常与牡丹皮、郁金等凉血泻火药同用。

2. 理气止痛，用于瘀滞痛证 本品既能活血化瘀，又能行气止痛，适用于血瘀气滞之胸胁心腹诸痛。治疗胸胁疼痛，常与郁金、姜黄等行气活血之品配伍；治疗胸痹卒痛，多与丹参、川芎、赤芍等同用；治疗瘀滞之胃脘痛，可与蒲黄、五灵脂等同用；治疗跌打损伤肿痛，可与活血消肿止痛药配伍。

此外，本品芳香降气辟秽，可用治夏季秽浊之气内阻脾胃，吐泻腹痛，常与广藿香、木香等同用。

【用法用量】煎服，9～15g，宜后下；研末吞服，每次 1～2g。外用适量，研细末敷患处。

【参考资料】

1. 本草精选 《本草纲目》："疗折伤金疮，止血定痛，消肿生肌。"《本经逢原》："降真香色赤，入血分而下降，故内服能行血破滞，外涂可止血定痛。"

2. 化学成分 本品含挥发油和异黄酮，油中主要成分为苦橙油醇等；异黄酮中主要成分为刺芝柄花素、降香黄酮等。尚含黄酮、异黄酮双聚体衍生物、苯并呋喃衍生物等。

3. 药理作用 本品有降低全血黏度与血浆黏度、抑制血小板聚集、改善微循环障碍，有促进微动脉收缩后的恢复及局部微循环的恢复作用。尚有镇静、抗惊厥、镇痛及抑制胆囊收缩作用。

第三节 收敛止血药

具有敛涩之性，有制止出血作用，主治多种出血的药物，称为收敛止血药。本类药物大多性平或凉；味多涩，或质黏，或为炭类，故能收敛止血，尤宜于出血日久不止，无明显邪气和瘀血的出血证。

因本类药物性收涩，有留瘀恋邪之弊，故出血有瘀或出血初期邪实者，不宜单纯使用。

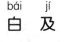

白 及

《神农本草经》

为兰科植物白及 *Bletilla striata* (Thunb.) Reichb. f. 的干燥块茎。生用。

【性味归经】苦、甘、涩，寒。归肺、胃、肝经。

【功效应用】

1. 收敛止血，用于各种出血证 本品味涩质黏，为收敛止血要药，适用于体内外诸种出血证。因其主归肺、胃经，故尤善治肺、胃出血。治疗肺痨咳血，常与三七等化瘀止血药合用，不仅增强止血之功，还可避免留瘀之弊；治胃出血之吐血、便血，常与海螵蛸等收敛止血、制酸止痛药同用。现代用于消化性溃疡所致胃出血及肺结核空洞出血，不仅有良好的止血作用，且能促进病灶的愈合。治疗诸内出血，还可单味研末，糯米汤调服；治外伤或金刀创伤出血，可单味研末外掺或水调外敷。

2. 消肿生肌，用于痈肿疮疡、水火烫伤、手足皲裂、肛裂 本品既能消散痈肿，又能敛疮生肌，故为消肿生肌常用药，内服与外用皆宜。治疗痈肿疮疡，初起可与清热解毒消痈之品配伍；若疮痈已溃，久不收口者，可单用本品研末外撒，或与消肿生肌敛疮之品配伍外用。治疗水火烫伤、手足皲裂、肛裂，可单用研末，麻油调涂；或以之研末，配伍煅石膏粉，凡士林调膏外用。

【用法用量】煎服，6~15g；研末吞服3~6g。外用适量。

【使用注意】不宜与川乌、草乌、附子同用。

【参考资料】

1. 本草精选 《神农本草经》："主痈肿恶疮败疽，伤阴死肌，胃中邪气，贼风鬼击，痱缓不收。"《本草汇言》："白及，敛气、渗痰、止血、消痈之药也。此药质极黏腻，性极收涩，味苦气寒，善入肺经。凡肺叶破损，因热壅血瘀而成疾者，以此研末日服，能坚敛肺藏，封填破损，痈肿可消，溃破可托，死肌可去，脓血可洁，有托旧生新之妙用也。"

2. 化学成分 本品含黏液质，其主要成分为白及甘露聚糖。尚含挥发油、淀粉、蒽醌类等。

3. 药理作用 本品有止血、抗溃疡、预防肠粘连、抗结核杆菌、抗肿瘤、抗失血性休克及血管栓塞等作用。

xiān hè cǎo
仙鹤草
《本草图经》

为蔷薇科植物龙牙草 *Agrimonia pilosa* Ledeb. 的干燥地上部分。生用或炒炭用。

【性味归经】苦、涩、平。归心、肝经。

【功效应用】

1. 收敛止血，用于各种出血证 本品味涩性平，功善收敛止血，不论寒热虚实多种原因所致上下各部位出血，皆可配伍应用。治疗血热妄行所致咯血、吐血、衄血、尿血、便血、崩漏等，常与地黄、牡丹皮等凉血止血药配伍；若属虚寒出血者，多与补气摄血、温经止血之品同用。

2. 止痢，用于泻痢 本品具涩敛之性，能涩肠止泻止痢，因又能止血，适宜于血痢及久病泻痢，可单用本品水煎服，或与其他凉血止痢药同用。

3. 补虚，用于脱力劳伤 本品有一定补虚作用。治疗劳力过度所致脱力劳伤，神疲乏力，可与大枣同用。

此外，本品还有截疟、解毒、杀虫作用，可用于疟疾、疮痈肿毒、阴痒带下等症。

【用法用量】煎服，6~12g。外用适量。

【参考资料】

1. 本草精选 《滇南本草》："调治妇人月经或前或后，红崩白带，面寒背寒，腰痛，发热气胀，赤白痢疾。"《本草纲目拾遗》："葛祖方：消宿食，散中满，下气，疗吐血各病，翻胃噎膈，疟疾，喉痹，闪挫，肠风下血，崩痢，食积，黄白疸，疗肿痈疽，肺痈，乳痈，痔肿。"

2. 化学成分 本品含仙鹤草素等止血成分，其主要成分为鹤草甲素、乙素等6种。尚含鞣质、甾醇、皂苷和挥发油。

3. 药理作用　本品有止血、抑制胃肠运动、加强心肌收缩、减慢心率、降血压、降血糖、抗肿瘤、抗菌、抗炎、镇痛等作用；并能抑制和杀灭多种绦虫、疟原虫和阴道滴虫。

棕榈炭

zōng lú tàn

《本草拾遗》

为棕榈科植物棕榈 *Trachycarpus fortunei*（HooK. f.）H. Wendl. 的干燥叶柄制成的炭化物。研末用。

【性味归经】苦、涩，平。归肝、肺、大肠经。

【功效应用】

收敛止血，用于出血证　本品药性平和，味苦而涩，能收敛止血，适宜于吐血、衄血、崩漏、便血、尿血等多种出血证。其善治崩漏，可单用或随证配伍应用；治疗血热妄行之吐血、衄血、咳血，常与小蓟、栀子等凉血止血药配伍；治疗脾不统血、冲任不固之崩漏下血，常与益气固涩之品配伍。

此外，本品苦涩收敛，尚能止泻、止带，可用于久泻久痢、妇女带下等症。

【用法用量】煎服，3~9g；研末服1~1.5g。

【使用注意】出血兼有瘀滞、湿热下痢初起及带下有邪热者慎用。

【参考资料】

1. 本草精选　《日华子本草》："止鼻洪、吐血，破癥，治崩中带下，肠风，赤白痢。入药烧灰用，不可绝过。"《本草纲目》："棕灰性涩，若失血去多，瘀滞已尽者，用之切当，所谓涩可去脱也。与乱发同用更良，年久败棕入药尤妙。"

2. 化学成分　本品含大量纤维素及鞣质，并含有较丰富的金属元素锌、铁、铜、锰等。

3. 药理作用　棕榈水煎剂、棕榈炭水煎液及混悬液均有缩短出、凝血时间作用。棕榈子粉醇提物能收缩小鼠子宫，并有凝血作用。

血余炭

xuè yú tàn

《神农本草经》

为人头发闷煅而制成的炭化物。研末用。

【性味归经】苦、涩，平。归肝、胃经。

【功效应用】

1. 收敛止血，用于出血证　本品有类似棕榈炭之收敛止血功效，但兼能化瘀，而有止血不留瘀的特点，适宜于各种出血证。治疗吐血、衄血，常配藕汁服之；治崩漏下血，每与棕榈炭相须为用；治便血、血痢及痔疮出血，多与槐花、侧柏叶等凉血止血药同用。

2. 化瘀、利尿，用于小便不利、血淋、瘀阻黄疸　本品有化瘀利尿作用，略兼有益阴之功。治疗小便不利或点滴不通，可与滑石、冬葵子等利尿通淋药配伍；治疗血淋尿赤涩痛，可与清热利尿止血药同用；治疗瘀阻黄疸，可与大黄、虎杖等药配伍。

【用法用量】煎服，5~10g；研末服1.5~3g；外用适量。

【使用注意】因本品煅后有焦发气味，易致恶心呕吐，故胃弱者慎用。

【参考资料】

1. 本草精选　《神农本草经》："主五癃，关格不通，利小便水道，疗小儿痫，大人痉。"《日华子本草》："止血闷血运，金疮伤风，血痢。入药烧灰，勿令绝过。煎膏长肉，消瘀血也。"

2. 化学成分　本品含炭素、胱氨酸及脂类。

3. 药理作用　本品有明显缩短出、凝血时间及血浆复钙时间作用；尚有抗菌作用。

第四节　温经止血药

既能制止出血，又能温通经脉，主治虚寒性出血证的药物，称为温经止血药。本类药物性温热，能温内脏、益脾阳、固冲脉而统摄血液，适用于脾不统血、冲脉失固之虚寒性出血病证，如便血、崩漏、衄血、紫癜等，出血日久，血色暗淡者。此外，部分药物尚有温经散寒之功，还可用于脾胃虚寒之脘腹冷痛、呕吐、泄泻，下焦虚寒之痛经、月经不调等症。

应用本类药物时，若属脾不统血所致者，当配伍益气健脾温阳药；若属肾虚冲脉失固者，宜配益肾暖宫补摄之品。

本类药物性温热，热盛火旺之出血禁用。

艾　叶
ài　yè
《名医别录》

为菊科植物艾 *Artemisia argyi* Lévl. et Vant. 的干燥叶。生用、捣绒或制炭用。

【性味归经】辛、苦，温；有小毒。归肝、脾、肾经。

【功效应用】

1. 温经止血，用于虚寒性出血证　本品辛香性温，入肝、肾经，能温散经脉寒邪而温经止血，适宜于虚寒性出血证。治疗崩漏下血，可单用本品水煎服，或与温经散寒、养血止血之品同用。若配入多数凉血止血药中，也可用于血热出血，且多用鲜品，既可防寒凉太过而留瘀，又可增强止血之效。

2. 散寒止痛，用于虚寒性腹痛　本品有温经散寒止痛之功。治脾胃虚寒之腹中冷痛，可与干姜、陈皮等散寒调中之品配伍。另外，用艾叶装入布袋兜于脐部，或将艾绒制成艾条、艾炷，点燃烧灸，能温煦气血、透达经络、散寒止痛，治疗虚寒腹痛及痛经。

3. 调经安胎，用于虚寒性月经不调、胎动不安　本品既能温经散寒，又可调经止痛，止血安胎，为治妇科下焦虚寒或寒客胞宫之要药。治疗妇女宫寒腹痛、痛经、月经不调，可与散寒调经止痛药配伍；治下焦虚寒之胎漏下血、胎动不安，多与阿胶、桑寄生等养血安胎药同用。

此外，本品苦温燥湿，能祛湿止痒。治疗寒湿下注之泻痢、带下，单用即效，或与干姜、陈皮、苍术等同用；治疗皮肤湿疹、疥癣，可单用，或与黄柏、花椒、防风等煎水外洗，或配枯矾研末外敷。

【用法用量】煎服，3～9g；外用适量，供灸治或熏洗用。温经止血宜炒炭用，余则生用。

【使用注意】本品所含挥发油可引起皮肤黏膜灼热潮红。口服对胃肠可产生刺激，可引发中毒性黄疸性肝炎；可使中枢神经过度兴奋，导致惊厥。一般一次服用艾叶20～30g，即可引起中毒。故用量不宜过大。

【参考资料】

1. 本草精选 《名医别录》："主灸百病，可作煎，止下痢，吐血，下部䘌疮，妇人漏血，利阴气，生肌肉，辟风寒，使人有子。"《药性论》："止崩血，安胎，止腹痛。"

2. 化学成分 本品含挥发油，油中主要成分为柠檬烯、香叶烯、β-蒎烯、龙脑等。尚含α-香树脂醇等三萜、倍半萜、黄酮醇、甾醇等。

3. 药理作用 本品有止血、抗炎、利胆、促进免疫功能、保护胃黏膜等作用。艾叶油有明显的平喘、镇咳、祛痰作用；体外实验对多种致病细菌及真菌有抑制作用，对离体子宫平滑肌有兴奋作用。

炮 姜
pào jiāng

《珍珠囊》

为干姜的炮制加工品。

【性味归经】苦、辛、微涩，温。归脾、胃、肝经。

【功效应用】

1. 温经止血，用于虚寒性出血证 本品苦涩性温，主归脾经，既能直接止血，又能温脾而助统血，尤宜于脾胃虚寒，脾不统血之吐血、便血等多种出血证。治疗虚寒性吐血、便血，可以本品为末，米饮下，或与附子、人参、黄芪等温阳益气药配伍；治冲任虚寒，崩漏下血，可与艾叶等温经止药同用。

2. 温中止痛，用于腹痛、腹泻 本品性温，善暖脾胃，有温中止痛止泻之功，适用于中焦受寒或脾胃虚寒所致的腹痛、腹泻。治中焦有寒的腹痛，常与温中散寒止痛之高良姜配伍；治虚寒性腹泻，可与温中止泻之品同用。还可用于产后血虚寒凝、小腹疼痛，多与当归、川芎等活血止痛药配伍。

【用法用量】煎服，3～9g；或入丸散。外用适量。

【参考资料】

1. 本草精选 《医学入门》："温脾胃，治里寒水泄，下痢肠澼，久疟，霍乱，心腹冷痛胀满，止鼻衄，唾血，血痢，崩漏。"《得配本草》："炮姜守而不走，燥脾胃之寒湿，除脐腹之寒癖，暖心气，温肝经，能去恶生新，使阳生阴长，故吐衄下血有阴无阳者宜之。"

2. 化学成分 本品含挥发油，油中主要成分为姜烯、姜烯酮、姜辣素、姜酮、龙脑、姜醇等；尚含树脂、淀粉等。

3. 药理作用 本品有显著缩短出血和凝血时间作用；煎剂对应激性及幽门结扎型胃溃疡、醋酸诱发的胃溃疡均有抑制作用，能够使溃疡面缩小，减少疮面出血，加速溃疡愈合。

表16-1 本章知识拓展参考药

药名	性味归经	功效	主治	用法用量注意
景天三七	甘、微酸，平。归心、肝经	化瘀止血；宁心安神；解毒	出血证；心神不宁证；虫蛇咬伤	煎汤：10～15g，鲜品50～100g，捣汁内服

续表

药名	性味归经	功效	主治	用法用量注意
鸡冠花	甘、涩，凉。归肝、大肠经	收敛止血，凉血；止带；止痢	出血证；带下；久泄久痢	煎汤：6～12g
紫珠叶	苦、涩，凉。归肝、肺、胃经	收敛凉血止血；散瘀解毒消肿	出血证；热毒疮痈，水火烫伤	煎汤：3～15g
藕节	甘、涩，平。归肝、心、胃经	收敛止血	出血证	煎汤：10～15g

重点小结

1. 考核要点

表 16－2　止血药的考核要点

章节	层次	要点
止血药	掌握	小蓟、地榆、三七、茜草、白及、艾叶的性能特点、功效与应用
	熟悉	大蓟、槐花、侧柏叶、白茅根、苎麻根、蒲黄、仙鹤草、棕榈炭、血余炭的功效与主治病证
	了解	炮姜的功效；三七、蒲黄、降香的用法用量；三七、蒲黄、白及的使用注意

2. 效用相似药物比较

（1）凉血止血药　比较大蓟与小蓟、芦根与白茅根相似功效、主治病证的异同。

表 16－3　大蓟与小蓟性味及效用比较

	大蓟	小蓟
同	苦凉；凉血止血，解毒消痈→血热出血证、热毒疮痈	
异	解毒消痈之功较强→热毒疮痈多用	利尿→尿血、血淋

表 16－4　芦根与白茅根性味及效用比较

	芦根	白茅根
同	甘寒；清热利尿→湿热淋证、水肿；清肺胃热→胃热呕吐、肺热咳喘	
异	清气分热→温热病热入气分证；生津→热伤津液之口渴心烦；祛痰排脓→肺痈咳吐脓痰	凉血止血→血热出血证

（2）化瘀止血药　比较三七、茜草与蒲黄相似功效、主治病证的异同。

表 16－5　三七、茜草与蒲黄性味及效用比较

	三七	茜草	蒲黄
同	化瘀止血→瘀血内阻，血不循经之出血证		
异	活血定痛→跌打损伤，多种瘀血证	清热凉血→血热出血证；通经→血瘀经闭、风湿痹痛、跌打损伤等	化瘀→瘀滞痛证，跌打损伤、痛经、产后腹痛、心腹瘀痛；利尿→血淋、尿血

扫码"练一练"

（秦华珍）

第十七章　活血化瘀药

要点导航

　　学习活血化瘀药的概述及各药的功效与临床应用等基础知识，为今后理解理血剂的用药特点及配伍规律奠定基础。

　　重点理解活血化瘀药的含义、功效与主治、性能特点；常用药物的分类归属、性能特点、主要功效与临床应用、用法用量及使用注意；比较重要药对的功效与主治病证异同。

概　　述

1. 含义　凡以促进血行、消散瘀血为主要作用，主治瘀血证的药物，称活血化瘀药。

2. 功效与主治病证

（1）功效　本类药均有活血化瘀功效，其中活血作用强者，称破血。部分药物分别兼有止痛、调经、消肿、疗伤、消癥等功效。

（2）主治　该类药适宜于瘀血证，以痛、肿、紫、出血等为特点。瘀血证涉及内、妇、外、伤各科。主要包括内科的胸、腹、头痛，痛如针刺，痛有定处，体内的癥瘕积聚，中风不遂，肢体麻木及关节痹痛日久；妇科的月经不调、经闭、痛经、产后腹痛；伤科的跌仆损伤、瘀肿疼痛；外科的疮疡肿痛等等。

（3）分类　依据主治病证及兼有功效，将本类药分为活血止痛、活血调经、活血疗伤、破血消癥药四类。

3. 性能特点　本类药物多具辛味，部分动物、昆虫类药物多味咸，主归心、肝两经为主。

4. 配伍应用　应用本类药物，除根据各类药物的不同效用特点而随证选用外，还需注意以下配伍。①根据病机与行气药配伍：因"气滞则血瘀"，"气行则血行"，故活血化瘀药常与理气药同用，以增强活血祛瘀之效。②根据病因予以配伍：如瘀血因寒凝、瘀热互结、痰湿阻滞或体虚致瘀者或久瘀致虚者，当分别配温通经脉、清热、化痰除湿、补虚药。③依据病证予以配伍：如风湿痹阻，络脉不通或癥瘕积聚者，应分别配伍祛风除湿通络、软坚散结药。

5. 使用注意　①药物特性：活血化瘀药行散走窜，活血动血，应注意防其破泄太过，做到化瘀而不伤正。②病证禁忌：有出血倾向，月经过多及孕妇均当慎用或禁用；不宜多用久用。

第一节　活血止痛药

既能活血化瘀，又有良好的止痛作用，常用以治瘀血所致各种疼痛证的药物，称为活血止痛药。本类药物味辛而大多性温，具有行、散之性，既能活血，又可止痛，适宜于瘀血阻滞所致头痛、胸胁痛、心腹痛、痛经、产后腹痛、痹痛及跌打损伤瘀肿疼痛等；亦可配伍用于其他瘀血证。因多数药物兼能行气，故尤宜于血瘀气滞所致诸痛。

本类药物中行散力强者，孕妇、月经过多者及瘀滞不明显者不宜使用。

chuān xiōng
川　芎

《神农本草经》

为伞形科植物川芎 *Ligusticum chuanxiong* Hort. 的干燥根茎。生用或酒炙。

【性味归经】辛，温。归肝、胆、心包经。

【功效应用】

1. 活血行气，用于血瘀气滞诸痛证　本品辛散温通，既能活血，又能行气，为"血中气药"，适宜于血瘀气滞所致胸胁、心腹诸痛证。治疗心脉瘀阻之胸痹心痛，常与丹参、桂枝、檀香等配伍；治疗肝郁气滞之胁痛，常与柴胡、白芍、香附等同用；治疗癥瘕积聚、胸胁刺痛，常与桃仁、红花等配伍；治疗跌打损伤、瘀肿疼痛，常与活血止痛、散瘀消肿之品同用。因其又能下行血海，长于下调经水，又为妇科活血调经之要药，适宜于多种妇科病证。治疗血瘀经闭、痛经、产后恶露不尽、瘀阻腹痛等，多与当归、白芍、熟地等药同用。

现代将其主要成分川芎嗪制成注射剂，临床用于多种疾病，尤其多用于心脑血管性疾病。

2. 祛风止痛，用于头痛、风湿痹痛　本品味辛升散，能上行头目而祛风止痛，为治头痛要药，不论风寒、风湿、风热、血虚、血瘀所致头痛皆可配伍应用，故有"头痛必用川芎"之说。治疗风寒头痛，常与羌活、白芷、细辛配伍；治疗风热头痛，可与清利头目之品同用；治风湿头痛，可与羌活、独活、防风同用；治疗血虚头痛，常与当归、白芍等配伍；治疗瘀血头痛，可与活血通窍药同用。

【用法用量】煎服，3～10g。

【使用注意】本品辛温升散，凡阴虚火旺，舌红口干，多汗，月经过多及出血性疾病，忌用。

【参考资料】

1. 本草精选　《神农本草经》："主中风入脑，头痛，寒痹，筋挛，缓急，金疮，妇人血闭，无子。"《得配本草》："入手足厥阴经气分，血中气药。上行头目，下行血海。散风寒，疗头痛。破瘀蓄，调经脉。治寒痹筋挛，目泪多涕，痘疮不发，血痢滞痛，心胁诸痛。"

2. 化学成分　本品主要含川芎嗪等多种生物碱，阿魏酸等酚性物质，藁本内酯、川芎内酯等多种挥发油。尚含香草醛、甾醇类及维生素等。

3. 药理作用　本品有扩张冠状动脉、增加冠状动脉血流量、降低心肌耗氧量、改善微循环、抑制血小板聚集、预防血栓形成、镇静、镇痛、降压、调节免疫、利胆等作用。

延胡索

<small>yán hú suǒ</small>

《雷公炮炙论》

为罂粟科植物延胡索 *Corydalis yanhusuo* W. T. Wang 的干燥块茎。生用或醋炙用。

【性味归经】辛、苦，温。归肝、脾经。

【功效应用】活血，行气，止痛，用于气血瘀滞诸痛。本品味辛性温，既能活血，又能行气，有良好的止痛功效，"专治上下一身诸痛"，广泛用于气滞血瘀所致各部位疼痛，尤宜于肝、胃、胸腹等内脏诸痛，单用或随证配伍。治疗心脉瘀阻之胸痹心痛，常与丹参、桂枝、薤白等同用。本品善治胃痛，若属胃热所致者，常与川楝子配伍（金铃子散）；治胃寒所致者，与温中散寒止痛药配伍；中虚胃痛，与补气健脾之品配伍。治疗肝郁气滞之胁肋胀痛，可与柴胡、郁金等同用；治寒疝腹痛，可与小茴香、吴茱萸等同用。治妇科气滞瘀血之痛经、月经不调、产后瘀滞腹痛，常与当归、红花、香附等活血调经之品同用。治疗跌打损伤，瘀肿疼痛，常与其他活血消肿止痛药同用。

本品为临床常用止痛药，现已制成各种剂型，广泛用于多种病证，尤其以疼痛为主症的病证。

【用法用量】煎服，3～10g；研末服，每次1.5～3g。醋炙可增强止痛之功。

【参考资料】

1. 本草精选　《雷公炮炙论》："心痛欲死，速觅延胡。"《本草纲目》："延胡索，能行血中气滞，气中血滞，故专治一身上下诸痛。"

2. 化学成分　本品主要含生物碱，其主要成分为延胡索甲素、延胡索乙素、延胡索丙素（原阿片碱）、延胡索丁素等。尚含淀粉、挥发油、树脂等。

3. 药理作用　本品有镇痛、催眠、镇静作用，并能扩张冠状动脉、增加冠状动脉血流量、抗心肌缺血、提高耐缺氧能力、抗心律失常、扩张外周血管、降低血压。

郁　金

<small>yù　jīn</small>

《药性论》

为姜科植物温郁金 *Curcuma wenyujin* Y. H. Chen et C. Ling、姜黄 *Curcuma longa* L.、广西莪术 *Curcuma kwangsiensis* S. G. Lee et C. F. Liang 或蓬莪术 *Curcuma phaeocaulis* Val. 的干燥块根。生用，或矾水炙用。

【性味归经】辛、苦，寒；归肝、胆、心经。

【功效应用】

1. 活血止痛，行气解郁，用于血瘀气滞诸痛证　本品既能活血祛瘀止痛，又能行气解郁，适宜于气滞血瘀所致的胸、腹、胁肋诸痛证。治疗肝郁气滞之胸胁刺痛，常与柴胡、香附、白芍等同用；治疗心脉瘀阻之胸痹心痛，多与瓜蒌、薤白、丹参等配伍；治疗妇科痛经、乳房胀痛，常与柴胡、香附、当归等配伍；治疗癥瘕痞块，可与破血消癥、软坚散结药同用。

2. 清心开窍，用于热病神昏、癫痫病　本品性寒而入心、肝经，能清心热、解郁以开窍。治疗痰浊蒙蔽心窍、热陷心包之神昏，常与石菖蒲、竹沥、栀子等开窍、清心、化痰之品配伍；治疗痰火蒙心之癫痫，与明矾配伍。

3. 凉血止血，用于血热出血证　本品既能清肝经血分之热而凉血，又能顺气降火而达止血之效，适宜于肝郁化火、气火上逆之多部位出血。治疗吐血、衄血及妇女倒经等上部出血，常与地黄、牡丹皮、栀子等同用；治疗尿血、血淋等下焦出血，可与小蓟、白茅根等凉血止血药配伍。

4. 利胆退黄，用于肝胆湿热黄疸、胆石症　本品入肝胆经，又能清利肝胆湿热而退黄排石，适宜于湿热黄疸，湿热煎熬成石的胆石症。治湿热黄疸，常与茵陈、栀子配伍；治胆道结石，多与金钱草、大黄等同用。

【用法用量】煎服，3~10g。

【使用注意】不宜与丁香、母丁香同用。

【参考资料】

1. 本草精选　《药性论》："治女人宿血气心痛，冷气结聚。"《得配本草》："凉心，散郁，破血下气。治血气心腹诸痛，妇人经脉逆行，吐血衄血，产后败血冲心，失心颠狂，痰迷心窍，痘毒入心，挑生蛊毒。"

2. 化学成分　含莰烯、樟脑、倍半萜烯等挥发油，姜黄素、姜黄酮、脱甲氧基姜黄素、双脱甲氧基姜黄素、姜黄酮、芳基姜黄酮等。

3. 药理作用　本品有保肝、促进胆汁分泌和排泄、刺激胃酸及十二指肠液分泌、降低全血黏度、抑制血小板聚集、抗炎、镇痛等作用。

姜　黄
jiāng huáng

《新修本草》

为姜科植物姜黄 *Curcuma longa.* L. 的干燥根茎。生用。

【性味归经】辛、苦，温。归肝、脾经。

【功效应用】

1. 活血行气，用于血瘀气滞诸痛证　本品功似川芎，既入气分能行气，又入血分能活血祛瘀，可广泛用于血瘀气滞诸痛证。治疗胸胁腹痛、经闭、痛经、跌打损伤、癥瘕积聚等，分别与活血行气、活血调经、活血止痛、破血消癥药物同用。

2. 通经止痛，用于风湿痹证　本品能温通经脉，外散风寒，内行气血，长于通经止痛，尤善行肩臂而除痹痛，为治风湿肩臂疼痛之良药。治疗风湿痹痛，常与羌活、防风等祛风湿止痛药同用。

本品止痛，还可配伍用于牙痛、疮痈肿痛、皮癣痛痒等。

【用法用量】煎服，3~10g，外用适量。

【使用注意】血虚无气滞血瘀者慎用；孕妇忌用。

【参考资料】

1. 本草精选　《新修本草》："主心腹结积，疰忤，下气，破血，除风热，消痈肿，功力烈于郁金。"《本草纲目》："治风痹臂痛。"《本草备要》："理血中之气，下气破血，除风消肿，功力烈于郁金。治气胀血积，产后败血攻心，通月经，疗扑损。"

2. 化学成分　本品含姜黄酮、莪术酮、莪术醇、丁香烯龙脑、樟脑等挥发油及姜黄素等。

3. 药理作用 本品能抑制血小板聚集、降低血浆黏度和全血黏度、抗炎、抗氧化、降血脂、降压、保护胃黏膜、保肝、利胆等作用。

乳 香
rǔ xiāng

《名医别录》

为橄榄科植物乳香树 *Boswellia carterii* Birdw. 及其同属植物 *Boswellia bhawdajiana* Birdw. 树皮渗出的树脂。生用或清炒或醋炙。

【性味归经】辛、苦，温。归心、肝、脾经。

【功效应用】

1. 活血行气止痛，用于血瘀气滞诸痛证 本品既能活血化瘀，又能行气止痛，能"定诸经之痛"，适宜于血瘀气滞诸痛证，常与没药相须为用。治疗血瘀气滞之胃脘疼痛，可与延胡索、木香等同用；治疗瘀阻心脉之胸痹心痛，多与丹参、三七等同用；治疗痛经、经闭、产后瘀阻腹痛，常与当归、川芎、丹参等活血通经止痛之品同用；治疗风湿痹痛，多与祛风湿、止痛药同用。

2. 消肿生肌，用于跌打损伤、疮疡痈肿 本品既能活血散瘀，消肿止痛，又能祛腐生肌，为外伤科要药。治疗跌打损伤之瘀血肿痛，疮疡初起之红肿热痛，以及疮疡溃久不敛，可分别与活血消肿止痛、清热解毒、生肌敛疮之品同用。

【用法用量】煎汤或入丸散，3~5g；外用适量，研末调敷。

【使用注意】孕妇及胃弱者慎用。

【参考资料】

1. 本草精选 《名医别录》："疗风水毒肿，去恶气。疗风瘾疹痒毒。"《本草蒙筌》："疗诸般恶疮及风水肿毒，定诸经卒痛并心腹急疼。亦入敷膏，止痛长肉。更催生产，且理风邪。"《本草纲目》："消痈疽诸毒，托里护心，活血定痛，伸筋，治妇人难产，折伤。"

2. 化学成分 本品主要含树脂、树胶、挥发油及苦味质。

3. 药理作用 本品有镇痛、抗炎、促进伤口愈合、保护胃黏膜、抗溃疡等作用。

没 药
mò yào

《药性论》

为橄榄科植物地丁树 *Commiphora myrrha* Engl. 或哈地丁树 *Commiphora molmol* Engl. 的干燥树脂。生用或清炒或醋炙。

【性味归经】辛、苦，平。归心、肝、脾经。

【功效应用】

活血止痛，消肿生肌，用于跌打损伤瘀滞疼痛、痈疽肿痛、疮疡溃后难敛及多种瘀滞痛证 本品功用与乳香相似，二者常相须为用，治疗伤科、外科等瘀血病证。没药偏于活血化瘀，多用于血瘀气滞较重之胃痛；乳香偏于行气、伸筋，多用于血瘀气滞证及痹证。

【用法用量】煎服，3~5g，炮制去油，多入丸散用。

【使用注意】孕妇及胃弱者慎用。

【参考资料】

1. 本草精选 《药性论》："主打磕损，心腹血瘀，伤折跷跌，筋骨瘀痛，金刃所损，痛不可忍。"《本草纲目》:"散血消肿,定痛生肌。"

2. 化学成分　本品含树脂、树胶、挥发油等。

3. 药理作用　本品有改善微循环、降低血黏度、抗炎、抗血栓、降血脂、抗肿瘤、保肝、促进肠蠕动等作用。

wǔ líng zhī
五灵脂
《开宝本草》

为鼯鼠科动物复齿鼯鼠 *Trogopterus xanthipes* Milne – Edwards 的干燥粪便。生用或醋炙、酒炙用。

【性味归经】苦、咸、甘,温。归肝经。

【功效应用】

1. 活血止痛,用于瘀滞痛证　本品专入肝经血分,性温而善温通活血又止痛,为治疗瘀滞疼痛之常用药,常与蒲黄相须为用。治疗胸痹心痛、脘腹胁痛、痛经、经闭、产后瘀滞腹痛、骨折肿痛等多种瘀痛之症,可与其他活血化瘀、调经、疗伤、止痛之品同用。

2. 化瘀止血,瘀滞出血证　本品炒用,既能活血又能止血,适宜于瘀血内阻、血不归经之出血。治疗妇女崩漏经多,色紫多块,少腹刺痛,既可单味炒研末,温酒送服,也常与蒲黄、三七等化瘀止血药同用。

此外,本品能解毒消肿止痛,善解蛇毒,尚可用于蛇、蝎、蜈蚣咬伤,可内服,也可配雄黄外敷。

【用法用量】煎服,5~10g,包煎。

【使用注意】血虚无瘀及孕妇慎用。不宜与人参同用。

【参考资料】

1. 本草精选　《开宝本草》:"主疗心腹冷气,小儿五疳,辟疫,治肠风,通利气脉,女子月闭。"《本草新编》:"功专生血止血,通经闭,又治经行不止,去心疼,并疗血气刺痛,祛血痢肠风,逐心腹冷气,定产妇血晕,除小儿疳蛔,善杀虫,又止虫牙之痛,药笼中亦不可缺也。"

2. 化学成分　含尿嘧啶、尿素、尿酸等含氮物质,维生素A及多量树脂。

3. 药理作用　本品有抑制血小板聚集、降低血黏度、改善脑缺血、降低心肌细胞耗氧量、增强机体免疫功能、抗炎、缓解平滑肌痉挛等作用。

第二节　活血调经药

既能活血祛瘀,又能畅利经脉,通调月经,常用以治疗瘀血所致的月经不调、痛经、经闭及产后瘀滞腹痛等经产病证的药物,称为活血调经药。其活血化瘀,亦常用于其他瘀血病证,如瘀滞疼痛、癥瘕积聚、跌打损伤、疮痈肿毒等。

妇女经产之证,多与肝之疏泄失常有关,故使用本类药物时,常与疏肝理气之品同用。妇女多瘀多虚,若兼气血亏虚者,常配伍补气、补血之品。孕妇慎用或忌用。

丹 参

《神农本草经》

为唇形科植物丹参 *Salvia miltiorrhiza* Bge. 的干燥根及根茎。生用或酒炙用。

【性味归经】苦，微寒。归心、肝经。

【功效应用】

1. 活血调经，用于瘀血阻滞之月经不调、经闭、痛经、产后瘀滞腹痛 本品功善活血化瘀，调经止痛，祛瘀生新而不伤正，善"调妇人经脉不匀"，故为妇科调经要药，有"一味丹参散，功同四物汤"之说。治疗月经不调，经期错乱，经量稀少，经行腹痛，经色紫暗或伴血块，产后恶露不下，少腹作痛，可单味研末，酒调服；或与当归、川芎、香附等药同用。本品活血祛瘀，还可广泛用于瘀血诸证，因其性微寒，尤宜于血热瘀滞所致者。

2. 祛瘀止痛，用于瘀滞心痛、脘腹疼痛、癥瘕积聚、跌打损伤、风湿痹痛 本品善能通行血脉，祛瘀止痛，为治疗瘀血病证的要药。治疗瘀血阻滞心脉，胸痹心痛，脘腹疼痛，常与檀香、砂仁等配伍；治疗癥瘕积聚，常与三棱、莪术等同用；治疗跌打损伤，常与乳香、没药等配伍；治疗风湿痹痛，常与牛膝、杜仲、续断等同用。

现代单用或与三七、冰片等同用制成多种剂型，如注射剂、滴丸、片剂等，用于心脑血管疾病。

3. 凉血消痈，用于热毒疮痈 本品凉血活血以散瘀消痈，适宜于热壅血瘀所致者。治疗疮痈肿毒、红肿热痛及乳痈，常与金银花、连翘等清热解毒药同用。

4. 除烦安神，用于热病烦躁神昏、心悸失眠 本品性寒入心经，有清心凉血、除烦安神之功。治疗热入营血，高热神昏，烦躁不寐，常与地黄、玄参等药配伍；治疗心血不足之心悸失眠，取其养血安神，常与养心安神药如酸枣仁、柏子仁、五味子等同用。

【用法用量】煎服，10～15g。活血化瘀宜酒炙用。

【使用注意】不宜和藜芦同用。

【参考资料】

1. 本草精选 《神农本草经》："主心腹邪气，肠鸣幽幽如走水，寒热积聚，破癥除瘕，止烦满，益气。"《得配本草》："养血活血，生新血，去宿血。治风邪留热，除产后烦热，开心腹结气，调女人经脉。有孕能安，死胎可落。愈冷热痨，止骨节痛。"

2. 化学成分 本品含丹参酮、丹参新酮、丹参醇、丹参酚、丹参醛等脂溶性成分，以及水溶丹参素、丹参酸原儿茶酸、原儿茶醛等水溶性成分。

3. 药理作用 本品能扩张冠状动脉、增加冠状动脉血流量、调节血脂、抗动脉粥样硬化、改善微循环、抗血栓形成、提高耐缺氧能力、保护心肌；还可扩张血管、降血压、保护肝细胞、抗肝纤维化，以及有一定的镇静、镇痛、抗炎等作用。

红 花

《本草图经》

为菊科植物红花 *Carthamus tinctorius* L. 的干燥花。生用。

【性味归经】辛，温。归心、肝经。

【功效应用】

活血祛瘀，通经止痛，用于多种瘀血证 本品专入血分，辛散温通之力较强，为活血祛瘀、通经止痛之要药，适宜于多种妇产科瘀血病证。治疗痛经、经闭、产后瘀滞腹痛，单用与酒煎服，或与桃仁相须为用，亦可与川芎、当归、白芍等同用。本品还常用于癥瘕积聚、胸痹心痛、血瘀腹痛、胁肋刺痛及跌打损伤瘀肿疼痛等各种瘀血病证，常与其他活血祛瘀、消肿止痛药配伍。

此外，本品能活血通脉以化瘀消斑，可用于瘀热郁滞之斑疹色暗，常与紫草、大青叶等活血透疹消斑之品同用。

【用法用量】煎服，3~10g。

【使用注意】孕妇慎用。

【参考资料】

1. 本草精选 《开宝本草》："主产后血晕，口噤，腹内恶血不尽，绞痛，胎死腹中，并酒煮服。"《本草纲目》："活血润燥，止痛散肿，通经。"

2. 化学成分 本品含红花黄色素、黄色素、红花醌苷、新红花苷、红花苷和红花油。

3. 药理作用 本品有扩张冠状动脉、改善心肌缺血、扩张血管、降低血压、抑制血小板聚集、降低血黏度、兴奋子宫和肠道平滑肌、镇痛、镇静、抗炎、抗惊厥等作用。

táo rén
桃 仁
《神农本草经》

为蔷薇科植物桃 *Prunus persica*（L.）Batsch 或山桃 *Prunus davidiana*（Carr.）Franch. 的干燥成熟种子。生用或炒用。

【性味归经】苦、甘，平；有小毒。归心、肝、大肠经。

【功效应用】

1. 活血祛瘀，用于多种瘀血病证 本品入心肝血分，活血祛瘀之力强，适宜于妇科、内科、外伤等多种瘀血病证。治疗瘀血所致经闭、痛经、产后瘀滞腹痛，常与红花相须为用，或与当归、川芎、白芍等同用；治疗癥瘕积聚，常与桂枝、茯苓、牡丹皮等配伍；治疗跌打损伤，常与其他活血消肿止痛之品同用。

本品活血祛瘀以消痈，治疗肺痈、肠痈，常与清热解毒药配伍。

2. 润肠通便，用于肠燥便秘 本品富含油脂，能润滑肠道而通便，治疗肠燥便秘，常与当归、火麻仁等药同用。

3. 止咳平喘，用于咳嗽气喘 本品味苦降泄，能降泄肺气，以止咳平喘。治疗咳嗽气喘，既可单用煮粥食用，又常与杏仁同用。

【用法用量】煎服，5~10g。

【使用注意】孕妇慎用。

【参考资料】

1. 本草精选 《神农本草经》："主瘀血，血闭瘕邪气，杀小虫。"《药性解》："逐腹中恶血而补血虚，除产后败血而止血晕，疗跌扑损伤，疮毒肿胀，老人血少便结，女子经闭不行，催生下胎衣及死胎。"

2. 化学成分 本品含苦杏仁苷、苦杏仁酶、挥发油、脂肪油等成分。

3. 药理作用　本品有增加脑血流量、降低血管阻力、抑制血小板聚集、抗血栓形成、镇痛、抗炎、抗菌、抗过敏、镇咳平喘、抗肺纤维化等作用。

yì mǔ cǎo
益母草

《神农本草经》

为唇形科植物益母草 *Leonurus japonicus* Houtt. 的新鲜或干燥地上部分。生用或熬膏用。

【性味归经】辛、苦，微寒。归心包、肝、膀胱经。

【功效应用】

1. 活血调经，用于妇科经产瘀滞诸证　本品功善活血调经，祛瘀通经，为妇科经产要药，故有益母之名。治疗瘀阻经闭、痛经、经行不畅、产后腹痛、恶露不尽等妇产科病证，可单味本品煎汤或熬膏服用，或用益母草制剂，亦可与当归、川芎、乳香等药同用。治疗跌打损伤，瘀肿疼痛，可与活血止痛药配伍。

2. 利尿消肿，用于水肿、小便不利、尿血　本品既能利水消肿，又能活血化瘀，尤宜于水瘀互结之水肿，血热及瘀滞之出血。治疗水肿，常与利水消肿药配伍；治疗血淋、尿血，常与白茅根、车前子、石韦等利尿通淋药同用。

3. 清热解毒，用于疮痈肿毒、皮肤瘾疹　本品性寒清热解毒以消肿。治疗疮痈肿毒，皮肤瘾疹，可单用外洗或外敷，亦可与黄柏、蒲公英、苦参等同用。

【用法用量】煎服，9～30g；鲜品12～40g。或熬膏，入丸剂。外用适量捣敷或煎汤外洗。

【使用注意】孕妇慎用。

【参考资料】

1. 本草精选　《神农本草经》："茎主瘾疹痒，可作浴汤。"《本草正》："性滑而利，善调女人胎产诸证，故有益母之号。"《得配本草》："行血而新血不伤，养血而瘀血不滞。利二便，治产后血胀，疗血逆大热，消乳痈，解蛇毒。"

2. 化学成分　本品含益母草碱、水苏碱、益母草啶等生物碱。尚含苯甲酸、月桂酸等脂肪酸及二萜类等。

3. 药理作用　本品有兴奋子宫、增加冠状动脉流量、减慢心率、改善微循环障碍、抗血栓、改善肾功能、抑制皮肤真菌等作用。

niú　xī
牛　膝

《神农本草经》

为苋科植物牛膝（怀牛膝）*Achyranthes bidentata* Bl. 的干燥根。生用或酒炙用。

【性味归经】苦、甘、酸，平。归肝、肾经。

【功效应用】

1. 活血通经，用于多种瘀血证　本品活血祛瘀力强，且性善下行，长于活血通经，适宜于妇科、外科等多种瘀血病证。治疗瘀血经闭、痛经、经行腹痛、胞衣不下等妇科瘀血证，常与当归、桃仁、红花等配伍；治疗跌打损伤，瘀肿疼痛，可与乳香、续断、当归等舒筋活血止痛药同用。

2. 补益肝肾，强筋健骨，用于腰膝酸痛、下肢痿软　本品既能活血祛瘀，又能补益肝肾，强筋健骨，为治肝肾不足腰膝酸软之常用药。治疗肝肾不足，肾虚腰痛，常与其他补肝肾、强筋骨药配伍；治疗痹痛日久，腰膝酸痛，筋骨无力，常与五加皮、桑寄生、独活等同用。若治湿热成痿、足膝痿软者，常与黄柏、苍术同用。

3. 利水通淋，用于淋证、水肿 本品性善下行，能利水通淋，为治下焦多种水湿病证常用药。治疗热淋、血淋、砂淋，常与车前子、冬葵子、瞿麦等药配伍；治疗水肿、小便不利，常与利水消肿药同用。

4. 引火（血）下行，用于头痛眩晕、吐衄出血、齿痛口疮 本品味苦泄降，能引血下行，以降上炎之火，适宜于肝阳上亢及火热上冲诸证。治疗肝阳上亢之头痛眩晕，与平肝潜阳药配伍；治疗火热上冲之吐血、衄血，常与凉血止血药同用；治疗胃火上炎之齿痛、口舌生疮，常与石膏、知母等清泄胃热之品同用。

【用法用量】煎服，5～12g。活血祛瘀、利尿通淋、引血（火）下行宜生用；补肝肾、强筋骨宜酒炙用。

【使用注意】孕妇慎用。

【参考资料】

1. 本草精选 《神农本草经》："主寒湿痿痹，四肢拘挛，膝痛不可屈伸，逐血气，伤热，火烂，堕胎。"《得配本草》："益肝肾之精气，破瘀血之癥结。治筋骨痿痹，久疟，下痢，淋痛尿血，并心腹诸痛。又能引火下行，并疗喉痹齿痛。"

2. 化学成分 本品主要含三萜皂苷、甾酮类（蜕皮甾酮、牛膝甾酮等）、牛膝多糖和甜菜碱等成分。

3. 药理作用 本品有兴奋子宫、抗生育、抗着床、抗早孕、降血压、利尿、降低血黏度、降血脂、降血糖、抗炎、镇痛、提高免疫等作用。

jī xuè téng
鸡血藤

《本草纲目拾遗》

为豆科植物密花豆 *Spatholobus suberectus* Dunn 的干燥藤茎。生用。

【性味归经】苦、甘，温。归肝、肾经。

【功效应用】

1. 活血补血，用于月经不调、痛经、经闭 本品既能活血化瘀，又可调经止痛，兼可补血，适宜于妇科血虚血瘀诸证。治疗月经不调、痛经、经闭等，常与当归、白芍、川芎等补血活血、调经止痛之品同用。

2. 舒筋活络，用于风湿痹痛、肢体麻木、半身不遂 本品活血养血，又能舒筋活络，宜于血虚血瘀之风湿痹证。治疗血虚身痛，可与首乌藤、当归等同用；治疗风湿痹痛，肢体麻木，可与祛风湿药同用；治疗痹证日久，肝肾不足者，多与五加皮、桑寄生等补肝肾、强筋骨药配伍；治疗中风手足麻木，肢体瘫痪，常与益气活血通络之品同用。

【用法用量】煎服，9～15g。或熬膏服。

【参考资料】

1. 本草精选 《本草纲目拾遗》："壮筋骨，已酸痛，和酒服与老人最宜；治老人血气虚弱、手足麻木、瘫痪等症；男子虚损，不能生育及遗精白浊；男妇胃寒痛；妇人经水不调，赤白带下，妇女干血劳及子宫虚冷不受胎。"《饮片新参》："去瘀血，生新血，流利经脉。治暑痧，风血痹证。"

2. 化学成分　本品主要含异黄酮类、三萜类、甾体类等成分。

3. 药理作用　本品有兴奋子宫平滑肌、增加动脉血流量、降低血管阻力、抑制血小板聚集、抗炎、镇静、调节免疫系统功能、促进骨髓造血功能等作用。

wáng bù liú xíng
王 不 留 行
《神农本草经》

为石竹科植物麦蓝菜 *Vaccaria segetalis*（Neck.）Garcke 的干燥成熟种子。生用或炒用。

【性味归经】苦、平。归肝、胃经。

【功效应用】

1. 活血通经，用于血瘀经闭、痛经、难产　本品善于通利血脉，活血通经，走而不守，可用于妇科瘀滞经产病证。治瘀血阻滞之经行不畅、痛经及经闭，常与当归、川芎、香附等药同用。

2. 下乳消痈，用于产后乳汁不下　本品善行血脉，通乳汁，消痈肿，为治疗产后乳汁不下的常用之品。治疗气血不足，乳汁量少者，常与补气血之品同用；治乳汁郁积而致乳痈肿痛者，可与清热解毒消痈、通经下乳之品配伍。

3. 利尿通淋，用于热淋、血淋、石淋　本品性善下行，功善活血利尿通淋。治多种淋证，常与石韦、瞿麦、冬葵子等利尿通淋药同用。

【用法用量】煎服，5~10g。

【使用注意】孕妇慎用。

【参考资料】

1. 本草精选　《神农本草经》："主金疮，止血逐痛，出刺，除风痹内寒。"《名医别录》："止心烦鼻衄，痈疽恶疮，瘘乳，妇人难产。"《本草纲目》："利小便"；"王不留行能走血分，乃阳明冲任之药，俗有'穿山甲、王不留，妇人服了乳长流'之语，可见其性行而不住也"。

2. 化学成分　本品主要含三萜皂苷、黄酮苷、环肽、类脂、脂肪酸、单糖等。

3. 药理作用　本品有抗着床、抗早孕、兴奋子宫、促进乳汁分泌等作用。

zé lán
泽 兰
《神农本草经》

为唇形科植物毛叶地瓜儿苗 *Lycopus lucidus* Turcz. var. *hirtus* Regel 的干燥地上部分。生用。

【性味归经】苦、辛，微温。归肝、脾经。

【功效应用】

1. 活血调经，用于妇科、伤科瘀血病证　本品功善活血调经，尤宜于妇科经产瘀血病证。治疗血瘀经闭、痛经、产后瘀滞腹痛等妇科病证，常与其他活血调经或通经药物配伍。治疗跌打损伤、瘀肿疼痛证及疮痈肿痛，可单用捣碎，或与活血祛瘀、清热解毒等药同用。

2. 利水消肿，用于水肿、小便不利　本品利水消肿而又活血，适宜于瘀血阻滞及水瘀互结之证。治疗水肿、小便不利，常与其他利水消肿药配伍。

【用法用量】煎服，6～12g。

【使用注意】血虚及无瘀滞者慎用。

【参考资料】

1. 本草精选　《神农本草经》："主乳妇内衄，中风余疾，大腹水肿，身面四肢浮肿，骨节中水，金疮痛肿疮毒脓毒。"《本草新编》："理胎产，消身面、四肢浮肿，破宿血，去瘀痕，行瘀血，疗扑损，散头风目痛，逐痈肿疮脓，长肉生肌，利关开窍。此系女科佳品，然亦佐使之药也。"

2. 化学成分　本品主要含挥发油，尚含黄酮苷、鞣质、皂苷、树脂等。

3. 药理作用　本品有降低血黏度、抗凝血、抗血栓形成、改善微循环、调节脂代谢、强心、利胆、保肝等作用。

第三节　活血疗伤药

既能活血化瘀，又可消肿止痛、续筋接骨、生肌敛疮，常用以治跌打损伤之瘀肿疼痛，骨折筋损，金疮出血等骨伤疾患的药物，称活血疗伤药。也可用于其他血瘀病证。

骨折筋伤者，多与肝肾有关，故本类药物常与补肝肾、强筋骨药同用。用于瘀肿疼痛者或金创出血者，常与活血止痛药、化瘀止血药同用。

土鳖虫
tǔ biē chóng

《神农本草经》

为鳖蠊科昆虫地鳖 *Eupolyphaga sinensis* Walker. 或冀地鳖 *Steleophaga plancyi* （Boleny）的雌虫干燥体。生用。

【性味归经】咸，寒；有小毒。归肝经。

【功效应用】

1. 破血逐瘀，用于血瘀经闭、产后腹痛、癥积痞块　本品活血祛瘀之力强，长于破血逐瘀以通经消癥，为治瘀血重症常用药。治疗血瘀经闭，产后瘀滞腹痛，常与桃仁、红花等活血调经药配伍；治疗癥积痞块，常与大黄、水蛭等同用。

2. 续筋接骨，用于跌打损伤、筋伤骨折、瘀肿疼痛　本品性善走窜，既能破血逐瘀，消肿止痛，又可续筋接骨，为伤科疗伤常用药。治疗骨折筋伤，局部瘀肿疼痛，可单用本品研末调敷，或研末黄酒冲服；治疗骨折筋伤后期，筋骨软弱无力者，常与续断、骨碎补等补肝肾、强筋骨药同用。

【用法用量】煎服，3～10g。

【使用注意】孕妇忌服。

【参考资料】

1. 本草精选　《神农本草经》："主心腹寒热洗洗，血积癥瘕，破坚，下血闭。"《本草纲目》："行产后血，折伤瘀血，治重舌木舌口疮，小儿腹痛夜啼。"《本草求真》："凉血破积，软坚接骨。"

2. 化学成分　本品主要含多种活性蛋白酶、多种氨基酸、不饱和脂肪酸、微量元素、生物碱和脂溶性维生素等活性成分。

3. 药理作用 本品有抗凝血、改善血液流变学、促进骨折愈合、调节血脂、抗肿瘤等作用。

苏 木

《新修本草》

为豆科植物苏木 *Caesalpinia sappan* L. 的干燥心材。生用。

【性味归经】甘、咸，平。归心、肝、脾经。

【功效应用】

1. 活血疗伤，用于跌打损伤、骨折筋伤、瘀滞肿痛 本品也有活血散瘀、消肿止痛功效，亦是伤科常用药。治疗跌打损伤，骨折筋伤，常与乳香、没药、自然铜等药同用。

2. 祛瘀通经，用于血滞经闭痛经、产后瘀阻、胸腹刺痛，痈肿疮毒 本品具有活血祛瘀、通经止痛功效，适宜于多种瘀血病证。治疗经闭、痛经等妇科瘀滞经产诸疾，常与活血调经或通经药配伍；治疗胸腹刺痛，可与活血止痛药配伍；治疗痈肿疮毒，多与清热解毒药配伍。

【用法用量】煎服，3~9g。

【使用注意】孕妇慎用。

【参考资料】

1. 本草精选 《新修本草》："主破血，产后血胀闷欲死者。"《本草蒙筌》："入药惟取中心，煎酒专行积血。女科资通月水，产后败血立除。外科仗散肿痛，跌扑死血即逐。"

2. 化学成分 主含巴西苏木素类、查耳酮类、原苏木素类、原苏木素苷元及高异黄酮类衍生物。

3. 药理作用 本品有增强心肌收缩力、增加冠状动脉流量、促进微循环、抑制血小板聚集、镇静、催眠、抑菌、消炎、抑制免疫、抗肿瘤等作用。

血 竭

《雷公炮炙论》

为棕榈科植物麒麟竭 *Daemonorops draco* Bl. 的果实渗出的树脂经加工制成。生用。

【性味归经】甘、咸，平。归肝、心经。

【功效应用】

1. 活血定痛，用于跌打损伤、瘀滞心腹疼痛 本品能活血散瘀，疗伤止痛，也为伤科常用药，尤宜于跌打损伤、瘀肿疼痛。因其祛瘀止痛力强，还可配伍其他活血化瘀药，用于产后瘀滞腹痛、痛经、经闭及瘀血阻滞的心腹刺痛。

2. 化瘀止血，用于外伤出血 本品既能化瘀，又能止血，有止血不留瘀的特点，适用于瘀血阻滞、血不循经的出血病证。治疗外伤出血，既可单用研末外敷患处，亦可与儿茶、乳香、没药等同用。

3. 敛疮生肌，用于疮疡久溃不敛 本品外用能活血祛瘀消肿、敛疮生肌，治疗疮疡溃久不敛，单用本品研末外敷，亦可与乳香、没药等配伍。

【用法用量】研末，1~2g，或入丸剂。外用研末撒或入膏药用。

【参考资料】

1. 本草精选 《新修本草》:"主五脏邪气,带下,心痛,破积血,金疮生肉。"《本草备要》:"补心包肝血不足,专除血痛,散瘀生新,为和血之圣药。治内伤血聚,金疮折跌,疮口不合,止痛生肌。"

2. 化学成分 含血竭素、血竭红素、去甲基血竭素、去甲基血竭红素及黄烷醇、查耳酮、树脂酸等成分。

3. 药理作用 本品有抗血栓形成、改善血流变、抗炎、镇痛、抗菌、止血、降血糖等作用。

zì rán tóng
自然铜

《雷公炮炙论》

为硫化物类矿物黄铁矿族黄铁矿。生用或水飞用。

【性味归经】辛,平。归肝经。

【功效应用】

散瘀止痛,接骨疗伤,用于跌打损伤,骨折筋伤,瘀肿疼痛 本品主入肝经血分,功能活血散瘀,续筋接骨,通经止痛,长于促进骨折愈合,为伤科要药。治疗跌打损伤,筋骨折伤,常与其他活血疗伤药配伍,外敷内服均可。

【用法用量】煎服,3~9g。多入丸散服,若入煎剂宜先煎,外用适量。

【参考资料】

1. 本草精选 《日华子本草》:"排脓,消瘀血,续筋骨,治产后血邪,安心,止惊悸。"《开宝本草》:"疗折伤,散血止痛,破积聚。"《本草新编》:"治跌损,接骨续筋,疗折伤,散血止痛,热酒调服,立建奇功。"

2. 化学成分 主含二硫化铁,并混有铜、砷、锑等20余种物质。

3. 药理作用 本品能促进骨折愈合、对多种病原性真菌有不同程度的拮抗作用。

gǔ suì bǔ
骨碎补

《药性论》

为水龙骨科植物槲蕨 *Drynaria fortunei*(Kunze)J. SM. 的干燥根茎。生用或砂烫用。

【性味归经】苦,温。归肝、肾经。

【功效应用】

1. 破血续伤,用于跌打损伤或创伤、筋骨损伤、瘀滞肿痛 本品入肾而既能破血通经,又可散瘀消肿,续筋接骨,亦为伤科要药。治疗跌打损伤、筋骨折伤所致瘀肿疼痛,可单用本品浸酒服,并外敷,亦可水煎服;或与没药、自然铜等药同用。

2. 补肾强骨,用于肾虚诸证 本品性温入肾,又能补肾阳,强筋骨。治疗肾阳虚损之腰膝酸痛、筋骨痿软、或耳鸣耳聋、牙齿松动、久泻不止等肾虚诸证,常与桑寄生、五加皮、杜仲等补肝肾、强筋骨药同用。

【用法用量】煎服,3~9g。

【参考资料】

1. 本草精选　《药性论》："主骨中毒气，风血疼痛，五老六极，口手不收，上热下冷。"《本草逢原》："骨伤碎者能疗之，故名。主骨中毒气风气，耳鸣牙疼骨痛，破血止血，折伤接骨。又治肾虚久泻。"

2. 化学成分　含有柚皮苷、甲基丁香酚、骨碎补双氢黄酮苷、骨碎补酸、谷甾醇、原儿茶酸等成分。

3. 药理作用　本品有促进骨钙吸收、提高血钙水平、改善软骨细胞、推迟骨细胞的退行性病变、降血脂、抗动脉硬化、镇静、镇痛等作用。

第四节　破血消癥药

以破血逐瘀、消癥散积为主要作用，常用以治癥瘕积聚等瘀血重症的药物，称破血消癥药。亦可用于经闭、瘀肿疼痛、偏瘫等症状偏重的瘀血病证。

使用本类药物，常与行气药配伍以增效，或与攻下药同用以增攻逐瘀血之力。本类药物作用峻猛，大多有毒，易耗血、动血、耗气、伤阴，故凡出血病证、阴血亏虚、气虚体弱者及孕妇当禁用或慎用。

é zhú
莪　术
《药性论》

为姜科植物蓬莪术 Curcuma phaeocaulis Val.、广西莪术 Curcuma kwangsiensis S. G. lee et C. F. Liang 或温郁金 Curcuma wenyujin Y. H. Chen et C. Ling 的干燥根茎。生用或醋炙用。

【性味归经】辛、苦，温。归肝、脾经。

【功效应用】

1. 破血行气，用于血瘀气滞之癥瘕积聚、经闭及心腹痛　本品既入血分，又入气分，有破血行气、散瘀消癥、化积止痛之功，适用于血瘀气滞日久所致癥瘕积聚重症。治疗气滞、血瘀、食停、寒凝所致诸种痛证，常与三棱相须为用。治疗体虚而久瘀不消，常与黄芪、党参等补气血药物同用，以攻补兼施。

2. 消积止痛，用于食积气滞、脘腹胀痛　本品具有消食化积、行气止痛之功，适宜于食积重症。治疗食积日久，脘腹胀痛之气滞胀痛甚者，可与其他消食化积之品同用。

此外，本品既破血祛瘀，又消肿止痛，还可用于跌打损伤，瘀肿疼痛，常与其他祛瘀疗伤药同用。

【用法用量】煎服，6~9g。醋炙后可加强祛瘀止痛作用。外用适量。

【使用注意】孕妇忌用。

【参考资料】

1. 本草精选　《药性论》："治女子血气心痛，破痞癖冷气，以酒醋摩服。"《日华子本草》："治一切气，开胃消食，通月经，消瘀血，止扑损痛，下血及内损恶血等。"《本草图经》："治积聚诸气，为最要之药。"

2. 化学成分　主含挥发油，另含莪术醇、莪术双酮等。

3. 药理作用　本品有抗血小板聚集、抗凝血、改善血液流变学、抗肿瘤、保护白细胞、抗组织纤维化、抑菌、抗炎、镇痛、保肝和抗早孕等作用。

shuǐ　zhì

水　蛭

《神农本草经》

为水蛭科动物蚂蟥 *Whitmania pigra* Whitman、水蛭 *Hirudo nipponica* Whitman 及柳叶蚂蟥 *Whitmania acranulata* Whitman 的干燥全体。生用，或用滑石粉烫后用。

【性味归经】咸、苦，平；有小毒。归肝经。

【功效应用】

破血通经，逐瘀消癥，用于癥瘕积聚、血瘀经闭、跌打损伤、心腹疼痛　本品力强峻猛，长于破血逐瘀，而有消癥、通经、疗伤之效，亦适宜于瘀滞重症，多与虻虫相须为用。治疗癥瘕积聚、血瘀经闭及跌打损伤瘀肿疼痛之重症，常与三棱、莪术、桃仁等药配伍；若瘀血重症兼体虚者，可与人参、当归等补益气血药同用。

现代用水蛭粉或提取的水蛭素注射液，治疗瘀血所致心脑血管疾病。

【用法用量】煎服，1~3g。以入丸散或研末服为宜。

【使用注意】孕妇禁用。

【参考资料】

1. 本草精选　《神农本草经》："主逐恶血，瘀血，月闭，破血瘕、积聚，无子，利水道。"《神农本草经百种录》："主逐恶血，瘀血月闭，破血瘕积聚，诸败血结滞之疾皆能除之。"

2. 化学成分　本品含水蛭素、蛋白质、肝素、抗血栓素及组胺样物质。

3. 药理作用　本品有抗凝血、抑制血小板聚集、抑制血栓形成、降血脂、抗动脉粥样硬化、增加心肌血流量、保护脑组织、抗肾缺血、降低血清尿素氮及肌酐水平等作用。

sān　léng

三　棱

《本草拾遗》

为黑三棱科植物黑三棱 *Sparganium stoloniferum* Buch. - Ham 的干燥块茎。生用或醋炙用。

【性味归经】辛、苦，平。归肝、脾经。

【功效应用】

破血行气，消积止痛　本品的功效和主治与莪术相同，且二者常相须为用，适宜于血瘀气滞及食积胀痛之重症，亦可随证配伍。然三棱辛平，偏于破血；莪术辛温，偏于破气。

【用法用量】煎服，5~10g。醋炙后可加强祛瘀止痛作用。

【使用注意】孕妇禁用。不宜与芒硝、玄明粉同用。

【参考资料】

1. 本草精选　《日华子本草》："治妇人血脉不通，心腹痛，落胎，消恶血，补劳，通月经，治气胀，消扑损瘀血，产后血痛，血晕，并宿血不下。"《得配本草》："破血中之气。散一切血积气结，癥癖坚硬作痛，消肿，通乳堕胎。"

2. 化学成分　主含挥发油，尚含脂肪酸、甾醇类、黄酮类等。

3. 药理作用　本品有抑制血小板聚集、降低全血黏度、抗血栓形成、增加心肌耗氧量、抗肿瘤、镇痛、抗纤维化、抗动脉粥样硬化等作用。

chuān shān jiǎ

穿 山 甲

《名医别录》

为鲮鲤科动物穿山甲 *Manis pentadactyla* Linnaeus 的鳞甲。生用或砂烫或炒后再以醋淬用。

【性味归经】咸，微寒。归肝、胃经。

【功效应用】

1. 活血消癥，用于癥瘕、血滞经闭、风湿痹痛、中风瘫痪　本品性善走窜，功专行散，内达脏腑，外通经络，既能活血祛瘀，又能消癥通经，还能通利经络，透达关节，适宜于多种瘀血病证。治疗癥瘕积聚，血滞经闭，常与其他破血消癥、活血通经药配伍；治疗风湿痹痛、关节不利、麻木拘挛及中风瘫痪、手足不举等，多与养血活血、祛风通络之品同用。

2. 通经下乳，用于产后乳汁不下　本品能通畅经脉而有通经下乳之功，为治产后乳汁不下之要药。治疗产后乳脉不通，乳汁不下，可单用研末，以酒冲服；或与王不留行、麦门冬、龙骨等同用。若治气血不足而乳汁少者，常与黄芪、党参、当归等补气血药同用；若治肝气郁滞之乳汁不下、乳房胀痛，常与当归、柴胡、川芎等药同用。

3. 消肿排脓，用于痈肿疮毒、瘰疬　本品既能活血通经，又可消肿排脓，使脓未成者消散，已成脓者速溃，故为治疮疡肿痛之要药。治疗疮痈初起红肿热痛，多与清热解毒、消肿散结之品配伍；治疗疮痈脓成未溃者，多与蒲公英、鱼腥草等清热排脓药同用。

【用法用量】煎服，5~10g。一般炮制后用。

【使用注意】孕妇慎用。

【参考资料】

1. 本草精选　《名医别录》："主五邪惊啼，悲伤，烧之作灰，以酒或水和方寸匕，疗蚁瘘。"《本草分经》："功专行散，能出入阴阳，贯穿经络。入营分以破结邪，直达病所。通经下乳，消肿溃痈，止痛排脓，和伤发痘，为风疟疮科要药。"

2. 化学成分　本品主含氨基酸、角蛋白、挥发油、水溶性生物碱、硬脂酸、胆固醇及多种微量元素。

3. 药理作用　本品有延长凝血时间、降低血黏度、扩张血管、促进乳汁分泌、消炎、抗菌、抗心肌缺氧、升高白细胞等作用。

表 17-1　本章知识拓展参考药

药名	性味归经	功效	主治	用法用量注意
川牛膝	甘、微苦，平。归肝、肾经	逐瘀通经； 通利关节； 利尿通淋； 引血下行	经产瘀滞证； 风湿痹证； 淋证，尿血； 上部出血证	煎汤：5~10g
西红花	甘，微寒。归心、肝经	活血化瘀； 凉血解毒； 解郁安神	经产瘀滞证； 瘀热之斑疹紫暗； 忧郁之烦闷不安	煎汤：1~3g； 孕妇慎服

续表

药名	性味归经	功效	主治	用法用量注意
月季花	甘，温。归肝经	活血调经；疏肝解郁	经产瘀滞证；肝郁气滞证	煎汤：3~6g
刘寄奴	苦，温。归心、肝、脾经	破血通经；散寒止痛；消食化积	伤科瘀滞证；经产瘀滞证；食积腹痛	煎汤：3~10g；孕妇慎服
北刘寄奴	苦，寒。归脾、胃、肝、胆经	活血祛瘀；通经止痛；凉血止血；清热利湿	伤科瘀滞证；经产瘀滞证；湿热黄疸、水肿、带下	煎汤：6~9g；孕妇禁用
干漆	辛，温；有毒。归肝、脾经	破血祛瘀；杀虫	血瘀经闭、癥瘕；虫积腹痛	煎汤：2~5g；入丸散：0.06~0.1g。孕妇及对漆过敏者禁用

重点小结

1. 考核要点

表17-2　活血化瘀药的考核要点

章节	层次	要点
活血化瘀药	掌握	川芎、延胡索、郁金、丹参、桃仁、红花、益母草、牛膝、土鳖虫、莪术、水蛭的性能特点、功效与应用
	熟悉	姜黄、乳香、鸡血藤的功效与主治病证
	了解	没药、五灵脂、王不留行、泽兰、自然铜、苏木、骨碎补、血竭、三棱、穿山甲的功效；五灵脂的用法用量和使用注意；延胡索、牛膝、血竭的用法用量；郁金、乳香、没药、五灵脂、丹参、莪术、三棱的使用注意

2. 效用相似药物比较

（1）活血止痛药　比较姜黄与郁金相似功效、主治病证的异同。

表17-3　姜黄与郁金性味及效用比较

	姜黄	郁金
同	辛，苦，归肝经；活血行气止痛→血瘀气滞诸痛证	
异	性温，活血行气>郁金；通经止痛→风湿肩臂疼痛良药	性凉，兼解郁，清心→热病神昏，癫痫发狂；凉血→血热出血；利胆退黄→湿热黄疸、胆石症

（2）活血调经药　比较川芎与丹参、红花与桃仁相似功效、主治病证的异同。

表17-4　川芎与丹参性味及效用比较

	川芎	丹参
同	味辛，归肝经；活血祛瘀→妇科瘀血阻滞经产诸证及胸痹、心痛、跌打损伤等瘀血证	
异	辛温，善治寒凝气滞血瘀之证；祛风止痛→多种头痛	苦微寒，凉血散瘀止痛→瘀血诸证兼热者；凉血消痈→热毒疮痈；除烦安神→热病烦躁神昏及心悸失眠

表 17 - 5　红花与桃仁性味及效用比较

	红花	桃仁
同	归心、肝经，活血祛瘀→多种血瘀证；二者常相须为用	
异	活血化瘀消斑→瘀热之斑疹色暗	活血化瘀消痈→肺痈、肠痈； 润肠通便→肠燥便秘； 止咳平喘→咳嗽气喘

（毛晓健　刘明平）

扫码"练一练"

扫码"学一学"

第十八章　化痰药

要点导航

　　学习化痰药的概述及各药的功效与临床应用等基础知识，为今后理解化痰剂的用药特点及配伍规律奠定基础。

　　重点理解化痰药的含义、功效与主治、性能特点；常用药物的分类归属、性能特点、主要功效与临床应用、用法用量及使用注意；比较重要药对的功效与主治病证异同。

概　　述

1. 含义　凡以祛痰或消痰为主要作用，主治痰证的药物，称为化痰药。

2. 功效与主治病证

（1）功效　化痰药均能通过祛除或消散痰浊，改善痰证而有化痰功效。痰分为有形之痰和无形之痰，通常将祛除阻于肺窍之痰，以缓解或消除痰咳、痰喘等症的作用称为祛痰；将消散郁滞于肌肤、经络、关节之痰浊以缓解或消除瘰疬、瘿瘤、阴疽、流注等痰证的作用称为消痰。

（2）主治　该类药适宜于痰证。痰既是人体水液代谢障碍的病理产物，又是致病因素，可随气升降无处不到，或在脏腑，或在经络，所以痰之为病甚广。因痰停滞部位不同而病证各异。痰阻于肺则咳喘痰多；痰蒙心窍则神昏、癫狂惊痫；痰蒙清窍可致眩晕；肝风夹痰可致中风、惊厥；痰阻经络可致肢体麻木、半身不遂、口眼㖞斜；痰火互结于经络、肌肤，郁结成块可致瘰疬、痰核、瘿瘤；痰凝肌肉、骨节可致阴疽、流注等。根据痰证的寒热性质不同，又有寒痰证与热痰证之分，皆可以用化痰药治之。

（3）分类　依据性能特点与主治不同，将该类药分为温化寒痰药和清化热痰药两类。

3. 性能特点　味多辛、苦，主归肺、脾经；主治寒痰证的药物，大多偏温；主治热痰证的药，多偏寒凉。

4. 配伍应用　①依据病因病机配伍：痰易阻滞气机，"气滞则痰凝，气行则痰消"，故亦常与理气药同用；"脾为生痰之源"，脾不健运，津液不化，易聚湿成痰，故常配伍健脾之品；痰咳喘互为因果，常与止咳平喘药配伍。②根据痰证性质予以配伍：寒痰证宜配伍温里药；热痰证宜配伍清热药；湿痰证宜配伍燥湿药；燥痰者宜配伍润燥药。③依据兼证予以配伍：兼神昏、惊厥者，常与平肝息风药、开窍药配伍；痰火互结之瘿瘤、瘰疬者，常与软坚散结药配伍；阴疽、流注者，可与温阳通络药配伍。

5. 使用注意　①因证选药：应根据痰证的寒热不同，选择适宜的化痰药。如寒痰证宜主要选用温化寒痰药，热痰证宜主要选用清化热痰药等。②病证禁忌：温化寒痰药多为温燥之品、刺激性强，阴亏气虚、有出血倾向者及孕妇均应慎用或忌用。此外，部分药物有毒，内服宜炮制。

第一节 温化寒痰药

以温肺祛寒、燥湿化痰为主要作用，常用以治疗寒痰证、湿痰证的药物，称为温化寒痰药。寒痰、湿痰之证，以咳嗽气喘、痰多色白、苔腻等为主要表现；也可见眩晕、肢体麻木、中风、口眼㖞斜、阴疽流注等。部分药物兼有解毒散结、消肿止痛等功效，兼治疮痈肿毒，毒蛇咬伤等。

本类药中部分性温燥、刺激性较强的药物，不宜于痰中带血、阴虚内热者。部分有毒药，内服多用炮制品，并应注意剂量，且孕妇慎用或禁用。

bàn xià
半 夏

《神农本草经》

为天南星科植物半夏 *Pinellia ternata*（Thunb.）Breit. 的干燥块茎。一般用姜汁、明矾制过入药。

【性味归经】辛，温；有毒。归肺、脾、胃经。

【功效应用】

1. 燥湿化痰，用于湿痰、寒痰证 本品辛温而燥，入肺、脾经，长于燥脾湿而化痰浊，温脏腑而化寒痰，善治脏腑湿痰，为治湿痰证、寒痰证的要药。治疗湿痰阻肺，肺气壅滞，咳嗽气逆，痰多色白，常与陈皮、茯苓配伍；治疗寒饮咳喘，痰多清稀，夹有泡沫者，多与干姜、细辛等温肺化饮之品同用；治疗湿痰上扰清窍之眩晕、头痛，常与天麻、白术等之品同用；治疗湿痰内盛，胃气失和之夜寐不安，可与秫米同用以和胃安神。本品与清热化痰药配伍，还可用于热痰犯肺，咳嗽痰黄质稠者。

2. 降逆止呕，用于呕吐 本品归胃经，长于降逆和胃，为止呕要药，适宜于多种原因所致呕吐。因其性温燥，长于化痰，尤宜于痰饮或胃寒所致的呕吐，常与生姜相须为用。治疗胃热呕吐，宜与黄连、竹茹等清胃止呕之品同用；治胃虚气逆，当与补益脾胃之品配伍；治疗胃阴虚呕吐，又当配伍养胃阴药。

3. 消痞散结，用于心下痞、结胸、梅核气、胸痹 本品有辛散消痞、化痰散结作用。治疗寒热互结之心下痞满，常与干姜、黄连、黄芩等药配伍；治疗热痰结胸，则与瓜蒌、黄连同用，以清化热痰、消痞散结；治疗气郁痰凝之梅核气，常配紫苏、厚朴等以行气解郁、化痰散结；治疗痰浊阻滞，胸阳不振，心痛彻背之胸痹、真心痛，多与瓜蒌、薤白等化痰、宽胸之品同用。

4. 消肿止痛，用于瘿瘤、痰核、痈疽、毒蛇咬伤 本品内服能消痰散结，外用能消肿散结止痛。治疗痰湿凝结之瘿瘤、痰核，常与海藻、浙贝母等化痰软坚药配伍；治疗痈疽发背，无名肿毒，毒蛇咬伤，可用生品研末调敷或鲜品捣敷。

【用法用量】内服选择炮制品，3~9g。炮制品有清半夏、姜半夏、法半夏、半夏曲、竹沥半夏等。清半夏长于化痰；姜半夏长于降逆止呕；法半夏长于燥湿且温性较弱；半夏曲功能消食化痰；竹沥半夏性寒凉，善清热化痰息风。生品多外用，外用适量，磨汁涂或研末以酒调敷患处。

【使用注意】不宜与川乌、制川乌、草乌、制草乌、附子同用。孕妇慎用。本品有毒，用量不宜过大。

【参考资料】

1. 本草精选　《名医别录》："消心腹胸膈痰热满结，咳嗽上气，心下急痛坚痞，时气呕逆，消痈肿，堕胎。"《药性论》："消痰涎，开胃健脾，止呕吐，去胸中痰满，下肺气，主咳。新生者摩涂痈肿不消，能除瘤瘿气。"

2. 化学成分　本品含挥发油、β-谷甾醇及其葡萄糖苷谷甾醇、植物甾醇、皂苷、生物碱、辛辣性醇类、氨基酸、脂肪、淀粉、胆碱、黏液质等成分。

3. 药理作用　本品有镇咳、祛痰作用；有镇吐和催吐作用；可抑制唾液腺、胃腺的分泌，抑制应激性胃溃疡的发生；有抗心律失常、镇静、催眠、抗惊厥、抗肿瘤作用；半夏蛋白有抗早孕与致畸作用。

天南星
tiān nán xīng

《神农本草经》

为天南星科植物天南星 *Arisaema erubescens*（Wall.）Schott、异叶天南星 *Arisaema heterophyllum* Bl. 或东北天南星 *Arisaema amurense* Maxim. 的干燥块茎。用姜汁、明矾制过用。

【性味归经】辛，温；有毒。归肺、脾、胃经。

【功效应用】

1. 燥湿化痰，用于湿痰、寒痰证　本品燥湿化痰之功似半夏，但温燥毒烈之性更甚，故治湿痰、寒痰证不如半夏常用。治疗顽痰阻肺，咳喘痰多，胸闷，苔腻，常与半夏、陈皮等燥湿化痰药配伍；治寒痰咳嗽，可与干姜、细辛等温肺散寒药配伍。若治肺热咳嗽，痰多色黄，宜选胆南星，或与黄芩、瓜蒌等清热化痰药同用。

2. 祛风止痉，用于风痰诸证　本品入肝经，走经络，善祛经络中的风痰而止痉挛，为祛风痰之要药，尤宜于风痰所致眩晕、中风、癫痫及破伤风等病证。治疗风痰留滞经络，半身不遂，手足顽麻，口眼㖞斜等，常与半夏、白附子等燥湿化痰，通经活络之品配伍；治疗破伤风角弓反张，牙关紧闭，痰涎壅盛，常与白附子、天麻、防风等药同用；治疗痰浊上蒙清窍之癫痫，则宜与全蝎、僵蚕、麝香等化痰开窍，息风定痫之品配伍；亦可配伍用于风痰眩晕。

3. 散结消肿，用于痈疽肿痛、蛇虫咬伤　本品生品外用有消肿散结止痛之功。治疗痈疽肿痛、瘰疬痰核，可研末以醋调敷；治疗毒蛇咬伤，可配雄黄为末外敷。

【用法用量】煎服，3~9g。内服宜炮制后用。生品外用适量，研末以醋或酒调敷患处。

【使用注意】阴虚燥痰者及孕妇慎用。

【参考资料】

1. 本草精选　《本草纲目》："治惊痫，口眼㖞斜，喉痹，口舌疮糜，结核，解颅。"《本经逢原》："南星、半夏皆治痰药也。然南星专走经络，故中风麻痹以之为向导；半夏专走肠胃，故呕逆、泄泻以之为向导。"

2. 化学成分 本品含三萜皂苷、安息香酸、氨基酸、D‑甘露醇、二酮哌嗪类生物碱等。尚含有机酸、糖类、植物凝集素、微量元素等。其毒性成分为苛辣性毒素。

3. 药理作用 本品水煎剂有抗惊厥、镇静、镇痛、祛痰作用；水提液经醇处理的制剂有抗肿瘤作用；尚有抗脂质过氧化、抗心律失常作用。

旋覆花
xuán fù huā

《神农本草经》

为菊科植物旋覆花 *Inula japonica* Thunb. 或欧亚旋覆花 *Inula britannica* L. 的干燥头状花序。生用或蜜炙用。

【性味归经】苦、辛，微温。归肺、胃经。

【功效应用】

1. 降气化痰，用于寒痰咳喘、痰饮结胸、胸膈痞满 本品辛开苦降温通，归肺经，功善降气化痰而平喘，消痰行水而除痞满，适宜于寒痰咳喘、胸膈痞满之证。治疗痰饮壅肺、肺气上逆之咳喘痰多，常与苏子、半夏等化痰降气之品配伍；治疗痰饮蓄结之结胸、胸膈痞满，常与化痰散结药同用。本品配伍清热化痰药，还可用于热痰咳喘。

2. 降逆止呕，用于呕吐、嗳气 本品主归胃经。善消痰行水，降胃气而止呕嗳。治痰浊阻中，胃气上逆之呕吐、嗳气，常与赭石、半夏、生姜等药配伍。

【用法用量】煎服，3~9g。生用或蜜炙用。本品有绒毛，易刺激咽喉作痒而致呛咳、呕吐，故须包煎。

【使用注意】阴虚劳嗽，津伤燥咳者忌用。

【参考资料】

1. 本草精选 《汤液本草》："发汗吐下后，心下痞，噫气不除者宜此。"《本草汇言》："旋覆花，消痰逐水，利气下行之药也。主心肺结气，胁下虚满，胸中结痰，呕吐，痞坚嗳气，或心脾伏饮，膀胱留饮，宿水等证。"

2. 化学成分 本品含大花旋覆花内酯、单乙酰基大花旋覆花内酯、二乙酰基大花旋覆花内酯，以及阿魏酸等9种酯酸、槲皮素等多种黄酮苷和多种脂肪酸酯等。

3. 药理作用 本品有镇咳、平喘作用；花中的绿原酸和咖啡酸，可增加胃中盐酸的分泌量，提高平滑肌张力，促进胆汁分泌；尚有抗菌、杀虫、保肝等作用。

芥 子
jiè zǐ

《名医别录》

为十字花植物白芥 *Sinapis alba* L. 或芥 *Brassica juncea*（L.）Czern. et Coss. 的干燥成熟种子。生用或炒用。

【性味归经】辛，温。归肺经。

【功效应用】

1. 温肺化痰，利气散结，用于寒痰咳喘、悬饮 本品辛温，专入肺经，既善温肺祛寒痰，又能利气而逐水饮，适用于寒痰咳喘、悬饮胸胁胀痛。治疗寒痰壅肺之咳喘胸闷、痰多清稀，常与苏子、莱菔子等降气化痰药配伍；治疗胸胁停饮之悬饮咳喘、胸胁胀痛，多与甘遂、大戟等泻水逐饮药同用。

2. 通络止痛，用于阴疽流注、肢体麻木、关节肿痛 本品辛温气锐，性善走窜，既能温通经络，又能消肿散结止痛。治疗痰滞经络，肩臂肢体疼痛麻木，或筋骨腰背冷痛，常与活血通经、散寒利气之品配伍；治疗湿痰阻滞经络所致阴疽流注，可与鹿角胶、肉桂、炮姜等药同用。

【用法用量】煎服，3~9g。生用或炒用。外用适量。

【使用注意】本品外敷对皮肤刺激性较强，皮肤过敏者忌用；内服对胃黏膜亦有刺激作用，消化道溃疡、出血者忌用。用量不宜过大。

【参考资料】

1. 本草精选 《本草纲目》："利气豁痰，除寒暖中，散肿止痛。治喘嗽反胃，痹木脚气，筋骨腰节诸痛。"《本草经疏》："白芥子味极辛，气温。能搜别内外痰结，及胸膈寒痰，冷涎壅塞者殊效。"

2. 化学成分 本品含芥子苷、芥子碱、芥子酶，尚含脂肪、蛋白质、黏液质及4-羟基苯甲酰胆碱、4-羟基苯甲胺等。

3. 药理作用 本品小剂量有恶心性祛痰作用。芥子苷的水解产物芥子油有较强的刺激作用，可致皮肤充血、发泡。芥子粉能使唾液分泌，淀粉酶活性增加，小量可刺激胃黏膜，增加胃液胰液的分泌，大量能催吐。水浸剂对堇色毛癣菌、许兰黄癣菌等皮肤真菌有抑制作用。

bái qián
白 前
《名医别录》

为萝藦科植物柳叶白前 *Cynanchum stauntonii*（Decne.）Schltr. ex Lévl. 或芫花叶白前 *Cynanchum glaucescens*（Decne.）Hand. – Mazz. 的干燥根茎和根。生用或蜜炙用。

【性味归经】辛、苦，微温。归肺经。

【功效应用】

降气化痰，止咳平喘，用于咳嗽痰多、气喘 本品辛开苦降，温而不燥，专入肺经，长于降气祛痰，又能止咳平喘，为治咳喘的常用药。不论属寒属热、外感内伤、新久病证均可用之，而尤宜于痰湿或寒痰阻肺，肺气失降者。治疗寒痰咳喘，常与紫苏子、半夏等温化寒痰药配伍；治疗风寒咳嗽，咯痰不爽，宜与宣肺解表之品同用；治疗肺热咳喘，多与清泻肺热之品同用。若治久咳伤，肺气阴两虚者，可与益气、养阴润肺之配伍。

【用法用量】煎服，3~10g；或入丸、散。

【参考资料】

1. 本草精选 《名医别录》："主胸胁逆气，咳嗽上气。"《本草纲目》："手太阴药也。长于降气，肺气壅实而有痰者宜之。"《本草汇言》："白前泄肺气，定喘嗽之药也，疗喉间喘呼，为治咳之首剂；宽膈之满闷，为降气之上品。"

2. 化学成分 柳叶白前根茎含 β – 谷甾醇、高级脂肪酸及华北白前醇。芫花叶白前根含有白前皂苷。

3. 药理作用 本品水、醇提取物有明显的镇咳、祛痰、平喘、抗炎作用。

第二节　清化热痰药

以清泻肺热、清化热痰为主要作用，常用以治疗热痰证的药物，称为清化热痰药。部分药物性润，兼能润燥化痰，可用于燥痰证。热痰证，以咳嗽气喘、痰黄质稠、舌红苔黄腻为主要表现；燥痰证，以干咳少痰、咯痰不爽、舌红少苔为主要表现。也可用于癫痫、惊厥、瘿瘤、瘰疬等属痰热、痰火所致者。

本类药性寒凉，不宜于寒痰、湿痰证及脾胃虚寒者。

川 贝 母
chuān bèi mǔ

《神农本草经》

为百合科植物川贝母 *Fritillaria cirrhosa* D. Don、暗紫贝母 *Fritillaria unibracteata* Hsiao et K. C. Hsia、甘肃贝母 *Fritillaria przewalskii* Maxim、梭砂贝母 *Fritillaria delavayi* Franch. 、太白贝母 *Fritillaria taipaiensis* P. Y. Li 或瓦布贝母 *Fritillaria unibracteata* Hsiao et K. C. Hsia var. *wabuensis*（S. Y. Tang et S. C. Yue）Z. D. Liu，S. Wang et S. C. Chen 的干燥鳞茎。生用。

【性味归经】苦、甘，微寒。归肺、心经。

【功效应用】

1. 清热化痰，润肺止咳，用于肺热燥咳，阴虚劳嗽　本品甘寒质润，为清润之品，主归肺经，既能清肺化痰，又能润肺止咳，尤宜于内伤久咳、燥痰、热痰之症。治疗肺阴虚劳嗽，咯痰带血，常与百部、阿胶、沙参等药同用；治疗肺肾阴虚之久咳痰少，多与养阴润肺滋阴之品配伍；治疗肺热、肺燥咳嗽，常与知母相须为用；或与麦门冬、紫菀等药配伍。

2. 散结消肿，用于瘰疬、乳痈、肺痈　本品苦寒清泄，能清热化痰，开郁散结而消肿。治疗痰火郁结之瘰疬，常与玄参、牡蛎等解毒消痈、软坚散结之品配伍；治热毒壅结之乳痈、肺痈，常与蒲公英、鱼腥草等清热消痈排脓之品同用。

【用法用量】煎服，3~10g；研末服，每次1~2g。

【使用注意】寒痰、湿痰不宜用。不宜与川乌、制川乌、草乌、制草乌、附子同用。

【参考资料】

1. 本草精选　《神农本草经》：“主伤寒烦热，淋沥邪气，疝瘕，喉痹，乳难，金疮，风痉。”《本草汇编》：“治虚劳咳嗽，吐血咯血，肺痿肺痈，妇人乳痈，痈疽及诸郁之证。”《本草汇言》：“贝母，开郁，下气，化痰之药也，润肺消痰，止咳定喘，则虚劳火结之证，贝母专司首剂。”

2. 化学成分　本品含多种生物碱，其主要成分为川贝碱、西贝素、青贝碱、松贝碱甲及松贝碱乙等。还含有锌、锰、钾、钠、镁等多种金属元素。

3. 药理作用　本品总生物碱及非生物碱部分，均有镇咳作用；川贝流浸膏、川贝母碱均有不同程度的祛痰作用。川贝母醇提物可抑制大肠埃希菌及金黄色葡萄球菌的生长繁殖，川贝碱水浸剂体外对星形奴卡菌有抑制作用。

浙贝母

zhè bèi mǔ

《本草正》

为百合科植物浙贝母 *Fritillaria thunbergii* Miq. 的干燥鳞茎。生用。

【性味归经】苦，寒。归肺、心经。

【功效应用】

1. 清热化痰，用于风热、热痰咳嗽 本品功似川贝母，但纯苦无甘，寒性较著，清泄力强，善清化热痰，降泄肺气，适宜于风热咳嗽及热痰郁肺之咳嗽。治疗外感风热咳嗽，多与疏散风热、清肺止咳之品同用；治疗肺热痰壅之咳嗽，常与瓜蒌、知母等清热化痰药配伍。

2. 散结消痈，用于瘰疬、瘿瘤、乳痈疮毒、肺痈 本品清热散结之力胜于川贝母，故较川贝母更常用于瘰疬、瘿瘤、乳痈疮毒及肺痈。治疗痰火瘰疬结核，多与玄参、牡蛎等配伍；治疗瘿瘤，常与海藻、昆布等消瘿散瘤药同用；治疗乳痈疮毒，多与连翘、蒲公英等药配伍，内服或外用；治疗肺痈咳吐脓血，多与鱼腥草、芦根、桃仁等清肺排脓消痈之品同用。

【用法用量】煎服，5～10g。

【使用注意】同川贝母。

【参考资料】

1. 本草精选　《本草正》："治肺痈、肺痿、咳喘、吐血、衄血，最降痰气，善开郁结，解热毒及疗喉痹，瘰疬，乳痈发背，一切痈疡肿毒……较之川贝母，清降之功，不啻数倍。"《本草纲目拾遗》："解毒利痰，开宣肺气，凡肺家夹风火有痰者宜此。"

2. 化学成分　本品含生物碱，其主要成分为浙贝碱、去氢浙贝母碱。尚含贝母丁碱、贝母辛碱、贝母替啶碱及甾类化合物贝母醇等。

3. 药理作用　浙贝母碱及去氢浙贝母碱有明显镇咳作用。浙贝母碱低浓度时有明显扩张支气管平滑肌、镇静、镇痛作用。本品尚有较强的抗急性渗出性炎症及抗腹泻作用。

瓜 蒌

guā lóu

《神农本草经》

为葫芦科植物栝楼 *Trichosanthes kirilowii* Maxim. 或双边栝楼 *Trichosanthes rosthornii* Harms 的干燥成熟果实。生用，或以仁制霜用。

【性味归经】甘、微苦，寒。归肺、胃、大肠经。

【功效应用】

1. 清化热痰，用于热痰、燥痰咳嗽 本品甘寒滑润，主归肺经，能清肺热、润肺燥而化痰，适宜于肺热、热痰、肺燥之咳喘。治疗痰热内结，咳痰黄稠，胸闷，常与清肺化痰之品配伍；治疗燥热伤肺，咯痰不爽，咽喉干痛，多与川贝母、天花粉、桔梗等药同用。

2. 宽胸散结，用于胸痹、结胸 本品既能清肺化痰，又能利气开郁以宽胸散结。治疗痰气互结，胸阳不通之胸痹，常与薤白、半夏等通阳散结之品配伍；治疗痰热互结之结胸，多与黄连、半夏等同用。

3. 散结消痈，用于肺痈、肠痈、乳痈 本品还能清热散结以消痈，适宜于热毒结聚所致内、外痈。治疗肺痈咳吐脓血，常与清肺排脓之品配伍；治疗肠痈，多与败酱草、薏苡仁、大血藤等同用；治疗乳痈初起，红肿热痛，则多与蒲公英、金银花、牛蒡子等药配伍。

4. 润肠通便，用于肠燥便秘　本品瓜蒌仁富含油脂，能润燥滑肠而通便，适宜于肠燥便秘，常与火麻仁、郁李仁等润肠通便之品同用。

【用法用量】煎服，全瓜蒌9~15g。瓜蒌皮6~10g，瓜蒌仁9~15g，打碎入煎。

【使用注意】本品甘寒而滑，脾虚便溏者忌用。不宜与川乌、制川乌、草乌、制草乌、附子同用。

【参考资料】

1. 本草精选　《本草纲目》："润肺燥，降火，治咳嗽，涤痰结，利咽喉，止消渴，利大肠消痈肿疮毒。"《本草述》："栝楼实，阴厚而脂润，故于热燥之痰为对待的剂。若用之于寒痰、湿痰、气虚所结之痰，饮食积聚之痰，皆无益而有害者也。"

2. 化学成分　本品果实含皂苷、有机酸、盐类、树脂、脂肪油、色素、糖类、多种氨基酸和无机元素。瓜蒌皮，含挥发成分和非挥发性成分。瓜蒌子富含油脂、甾醇、萜类及其苷类等。

3. 药理作用　本品所含皂苷及皮中总氨基酸有祛痰作用；瓜蒌皮、瓜蒌子水煎醇沉浓缩剂及瓜蒌注射液有扩张冠状动脉作用；对急性心肌缺血有明显保护作用；并有降血脂、抑制血小板聚集、抗癌、抑菌、泻下等作用。

jié　gěng
桔　梗
《神农本草经》

为桔梗科植物桔梗 *Platycodon grandiflorum*（Jacq.）A. DC 的干燥根。生用或炒用。

【性味归经】苦、辛，平。归肺经。

【功效应用】

1. 宣肺，祛痰，用于咳嗽痰多、胸闷不畅　本品辛散苦泄而性平，专归肺经，善开宣肺气，长于祛痰，并能止咳，为治咳嗽痰多之要药，不论外感内伤、属寒属热均可使用。治疗风寒咳嗽，常与发散风寒、宣肺化痰之品同用；治疗风热咳嗽，多与桑叶、菊花、杏仁等药配伍；治疗痰壅气滞之胸闷不舒，常与枳壳、瓜蒌皮等药同用。

2. 利咽，用于咽喉肿痛、失音　本品长于宣肺以利咽开音，为治咽痛音哑常用药，广泛用于外感、热毒、阴虚所致咽痛，并常与甘草同用。治疗风热犯肺之咽痛失音，多与薄荷、牛蒡子等药配伍；治疗热毒壅盛之咽喉肿痛，可与射干、马勃、板蓝根等清解热毒、利咽消肿之品同用；治疗阴虚咽痛，可与生地、玄参等养阴生津药配伍。

3. 排脓，用于肺痈吐脓　本品宣肺利气、祛痰以排脓，适宜于热毒壅肺之肺痈。治疗肺痈咳嗽痰多、咳吐脓血、痰黄腥臭、胸痛，常与甘草同用以增化痰解毒之功；或与鱼腥草、冬瓜仁等以增强清肺排脓之效。

此外，本品又可开宣肺气而通二便，用于癃闭、便秘。取其性主上行，载药上行之功，在清泄肺热的方药中，加入桔梗，以引药上行。

【用法用量】煎服，3~10g；或入丸、散。

【使用注意】本品用量过大易致恶心呕吐，胃及十二指肠溃疡者慎服。

【参考资料】

1. 本草精选　《神农本草经》："主胸胁痛如刀刺，腹满肠鸣幽幽，惊恐悸气。"《珍珠囊药性赋》："其用有四：止咽痛，兼除鼻塞；利膈气，仍治肺痈；一为诸药之舟楫；一为肺部之引经。"《本草蒙筌》："开胸膈，除上气壅，清头目，散表寒邪，驱胁下刺痛，通鼻中窒塞，咽喉肿痛急觅……逐肺热，住咳，下痰，治肺痈排脓，养血，仍消恚怒，尤却怔忡。"

2. 化学成分　本品含多种皂苷，主要为桔梗皂苷；另外含葡萄糖、甾醇、菊糖、桔梗聚糖及桔梗酸 A、B、C 等三萜烯类物质。

3. 药理作用　本品有祛痰、镇咳、抗炎、免疫增强作用；粗桔梗皂苷有降低血压、减慢心率、抑制呼吸、镇静、镇痛和解热作用；尚有降低胆固醇、抑制肠管收缩、利尿消肿、抗过敏、抗肿瘤等作用。

竹　茹

zhú　rú

《名医别录》

为禾本科植物青秆竹 *Bambusa tuldoides* Munro、大头典竹 *Sinocalamus beecheyanus*（Munro）McClure var. pubescens P. F. Li 或淡竹 *Phyllostachys nigra*（Lodd.）Munro var. *henonis*（Mitf.）Stapf ex Rendle 的茎秆的干燥中间层。生用、炒用或姜汁炙用。

【性味归经】甘，微寒。归肺、心、胃、胆经。

【功效应用】

1. 清化热痰，除烦，用于肺热咳嗽、热痰心烦不寐　本品性寒，善清化热痰，兼可除烦。治肺热咳嗽，咯痰黄稠，常与瓜蒌、桑白皮等清热化痰止咳药同用。治痰火内扰，胸闷痰多，心烦不寐，多与其他清热化痰药配伍。

2. 清胃止呕，用于胃热呕吐　本品能清胃热而止呕。治疗胃热或热痰停胃，胃失和降之呕吐，常与黄连、半夏、陈皮等药配伍；治疗胃虚有热之呕吐，可与橘皮、生姜、人参等同用；治疗胎热之妊娠恶阻，呕逆不食，常与黄芩、枇杷叶、陈皮等药同用；若治痰饮恶阻，呕吐不食，可与燥湿化痰，降逆止呕之品同用。

【用法用量】煎服，5～10g。生用清化热痰，姜汁炙用止呕。

【参考资料】

1. 本草精选　《医学入门》："治虚烦不眠，伤寒劳复，阴筋肿缩腹痛，妊娠因惊心痛，小儿痫口噤，体热。"《本草汇言》："竹茹，清热化痰，下气止呃之药也。如前古治肺热热甚，咳逆上气，呕哕寒热及血溢崩中诸证。此药甘寒而降，善除阳明一切火热痰气为疾，用之立安，如诸病非因胃热者勿用。"

2. 化学成分　本品含酚性成分、氨基酸、有机酸、糖类，尚含涩味质等。

3. 药理作用　本品有止咳、祛痰、止吐作用。竹茹粉对白色葡萄球菌、枯草杆菌、大肠埃希菌及伤寒杆菌等有较强的抗菌作用。

竹　沥

zhú　lì

《名医别录》

来源同竹茹。系新鲜的淡竹和青秆竹等竹秆经火烤灼而流出的淡黄色澄清液汁。生用。

【性味归经】甘，寒。归心、肺、胃、肝经。

【功效应用】

1. 清热化痰，用于热痰咳喘　本品性寒滑利，清热化痰力强，能通达内外，利窍豁痰，尤宜于热痰咳喘、痰稠难咯、顽痰胶结者。治疗热痰咳喘，胶结难出，单用即效，或与黄芩、半夏等药配伍。

2. 定惊利窍，用于中风痰迷、惊风、癫狂 本品入心、肝经，有清心化痰、开窍定惊之功，适宜于热痰闭阻清窍所致中风、惊风、癫狂。治疗中风神昏，可单用本品饮服；治小儿热痰惊风，可单用，或与清化热痰、息风止痉药同用。也可配伍化痰开窍之品，用于癫狂。

【用法用量】内服，30 ~ 60g，冲服。本品不能久藏，但可熬膏瓶贮，称竹沥膏；近年用安瓿瓶密封装置，可以久藏。

【使用注意】本品性寒而滑，脾虚便溏、寒痰者忌用。

【参考资料】

1. 本草精选 《名医别录》："治暴中风风痹，胸中大热。止烦闷。"《本草述》："除胃烦不眠，清阳气，解虚热，疗妊娠。"《本草纲目》："竹沥性寒而滑，大抵因风火燥热而有痰者宜之；若寒湿胃虚肠滑之人服之，则反伤肠胃。"

2. 化学成分 本品含愈创木酚等酚性成分、甲酸等酸性成分、谷氨酸等13种氨基酸及葡萄糖、果糖、蔗糖等糖类成分。

3. 药理作用 本品有明显的镇咳、祛痰作用。

<ruby>前<rt>qián</rt></ruby> <ruby>胡<rt>hú</rt></ruby>

《名医别录》

为伞形科植物白花前胡 *Peucedanum praeruptorum* Dunn 的干燥根。生用或蜜炙用。

【性味归经】苦、辛，微寒。归肺经。

【功效应用】

1. 降气化痰，用于热痰咳喘 本品辛散苦降，善祛痰而降肺气，性寒清热，适宜于热痰壅肺、肺失宣降之证。治疗咳喘胸满，咯痰黄稠量多，常与清热化痰、宣肺下气之品同用。因本品微寒，也可用于湿痰、寒痰证，常与温化寒痰药同用。

2. 疏散风热，用于风热咳嗽 本品能疏散风热，又兼能化痰止咳，尤宜于外感风热所致咳嗽。治疗风热咳嗽痰多，常与薄荷、牛蒡子等疏散风热之品配伍；若治风寒咳嗽，须与发散风寒，宣肺止咳之品同用。

【用法用量】煎服，3 ~ 10g；或入丸、散。生用发散作用明显，多用于外感咳嗽；蜜炙用寒性减，略呈润肺之功，多用于久咳肺虚或燥咳痰少之证。

【参考资料】

1. 本草精选 《名医别录》："主疗痰满，胸胁中痞，心腹结气，风头痛，去痰实，下气。治伤寒寒热，推陈致新，明目益精。"《本草纲目》："清肺热，化痰热，散风邪。"

2. 化学成分 本品含挥发油及香豆素类化合物、白花前胡戊素、D-甘露醇等。

3. 药理作用 本品煎剂有祛痰作用，且作用时间长；尚有抗炎、抗溃疡、抗过敏、抗血小板聚集、抗癌、解痉、扩张血管、增加冠状动脉血流量、抑制流感病毒的增殖、降低黑色素生成等作用。

海 藻

hǎi zǎo

《神农本草经》

为马尾藻科植物海蒿子 *Sargassum pallidum*（Turn.）C. Ag. 或羊栖菜 *Sargassum fusiforme*（Harv.）Setch 的干燥藻体。生用。

【性味归经】 咸，寒。归肝、胃、肾经。

【功效应用】

1. 消痰软坚，用于瘿瘤、瘰疬、睾丸肿痛 本品味咸能软坚散结，性寒清热，有清热消痰、软坚散结之功，为治瘿瘤、瘰疬的常用药。治疗瘿瘤，常与昆布、浙贝母等同用；治疗痰火互结之瘰疬，多与夏枯草、玄参、连翘等配伍。本品与橘核、昆布、川楝子等行气散结药同用，也可用于睾丸肿痛。

2. 利水消肿，用于痰饮水肿、脚气 本品又有利水消肿之功。治疗痰饮水肿、脚气浮肿等，多与茯苓、猪苓、泽泻等利水渗湿药同用。

【用法用量】 煎服，6～12g；或浸酒、入丸散。

【使用注意】 不宜与甘草同用。

【参考资料】

1. 本草精选 《神农本草经》："主瘿瘤气，颈下核，破散结气，痈肿癥瘕坚气，腹中上下鸣，下十二水肿。"《本草蒙筌》："治项间瘰疬，消颈下瘿囊；利水道，通癃闭成淋，泻水气，除胀满作肿。"

2. 化学成分 羊栖菜和海蒿子均含褐藻酸、甘露醇、钾、碘、灰分等。海蒿子还含马尾藻多糖、岩藻甾醇等。羊栖菜还含羊栖菜多糖A、B、C及褐藻淀粉。

3. 药理作用 本品对缺碘引起的地方性甲状腺肿大有治疗作用，对甲状腺功能亢进，基础代谢率增高有暂时抑制作用；褐藻酸硫酸酯有抗高脂血症、降胆固醇及减轻动脉粥样硬化作用；水浸剂有降压作用；褐藻酸有抗凝血、抗血栓、降血黏度及改善微循环作用；海藻硫酸多糖对淋巴细胞增殖反应有明显促进作用。羊栖菜有抑制枯草杆菌、抗肿瘤作用；海藻多糖有抑制病毒作用。

昆 布

kūn bù

《名医别录》

为海带科植物海带 *Laminaria japonica* Aresch. 或翅藻科植物昆布 *Ecklonia kurome* Okam. 的干燥叶状体。生用。

【性味归经】 咸，寒。归肝、胃、肾经。

【功效应用】

消痰软坚，利水消肿，功效同海藻 治疗瘿瘤、瘰疬、水肿、脚气等病证，常与海藻相须为用。

【用法用量】 煎服，6～12g；或入丸、散。

【参考资料】

1. 本草精选 《名医别录》："主十二种水肿，瘿瘤聚结气，瘘疮。"《本草经疏》："昆布咸能软坚，其性润下，寒能除热散结，故主十二种水肿，瘿瘤聚结气，瘘疮。东垣云：瘿坚如石者，非此不除。正咸能软坚之功也。详其气味、性能、治疗，与海藻大略相同。"

2. 化学成分　本品富含藻胶酸、昆布素，半乳聚糖等多糖类成分，尚含海带氨酸、谷氨酸、天门冬氨酸，脯氨酸等氨基酸，维生素 B_1、B_2、C、P 及胡萝卜素，碘、钾、钙等无机盐。

3. 药理作用　本品有防治缺碘性甲状腺肿作用；海带氨酸及钾盐有降压作用；藻胶酸和海带氨酸有降胆固醇作用；所含核酸类物质有良好的抗肿瘤作用；尚有明显的促进免疫功能、降血糖、降血压、镇咳等作用。

gé　qiào

蛤　壳

《神农本草经》

为帘蛤科动物文蛤 *Meretrix meretrix* Linnaeus 或青蛤 *Cyclina sinensis* Gmelin 的贝壳。生用或煅用，捣末或水飞用。

【性味归经】咸，寒。归肺、胃经。

【功效应用】

1. 清肺化痰，用于热痰咳喘　本品咸寒入肺，善清肺热、化稠痰，适宜于痰火郁结、热痰胶结之喘咳。治疗热痰壅肺，咳嗽喘满，痰黄黏稠，常与清肺化痰、止咳平喘药配伍；治疗肝火犯肺，灼伤肺络，胸胁疼痛，咳吐痰血，常与青黛同用。

2. 软坚散结，用于瘿瘤、瘰疬　本品既能清热化痰，又能软坚散结。治疗痰火郁结所致瘿瘤、瘰疬、痰核，常与海藻、昆布、夏枯草等药配伍。

3. 利水消肿，用于水肿胀满　本品又有利尿消肿之功。治疗水湿停滞，身肿胀满，咳喘气急者，常与泽泻、防己等利水消肿之品配伍。

此外，本品煅后有制酸止痛作用，可用于胃痛泛酸；外用又可收湿敛疮，可用于烫火伤、湿疹等。

【用法用量】煎服，6～15g；先煎，蛤粉宜包煎。外用适量，研极细粉撒布或油调后敷患处。清热化痰，软坚散结宜生用；制酸止痛宜煅用。

【使用注意】脾胃虚寒及气虚寒咳者不宜用。

【参考资料】

1. 本草精选　《神农本草经》："主咳逆上气，喘息，烦满，胸痛寒热。"《药性论》："治水气浮肿，下小便，治嗽逆上气，主治项下瘤瘿。"《本草纲目》："清热利湿，化痰饮，消积聚，除血痢，妇人血结胸。"

2. 化学成分　本品含碳酸钙、壳角质，尚含多种微量元素等。
3. 药理作用　本品有消炎、利尿、止血等作用。

tiān　zhú huáng

天 竺 黄

《日华子本草》

为禾本科植物青皮竹 *Bambusa textilis* McClure 或华思劳竹 *Schizostachyum chinense* Rendle 等秆内的分泌液干燥后的块状物。生用。

【性味归经】甘，寒。归心、肝经。

【功效应用】

1. 清化热痰，用于热痰咳喘 本品甘寒，有清化热痰之功，适宜于热痰证。治疗热痰所致咳喘痰黄，宜与瓜蒌、贝母、桑白皮等清热化痰、止咳平喘药同用。

2. 清心定惊，用于中风痰壅、热痰癫痫、热病神昏、小儿惊风 本品功用似竹沥而力稍逊。治疗热痰癫痫，中风痰壅，神昏抽搐，气急痰多，多与清热化痰开窍、息风止痉之品配伍；治疗热病神昏谵语，多与牛黄、连翘、竹叶心等清心热、开窍醒神之品同用；治疗小儿热痰惊风，高热抽搐，常与清热、化痰、息风止痉药配伍。

【用法用量】煎服，3~9g；研粉冲服，每次0.6~1g。

【使用注意】本品性寒而滑，脾虚便溏、寒痰者忌用。

【参考资料】

1. 本草精选 《本草汇言》："竹黄性缓，清空解热，而更有定惊安神之妙，故前古治小儿惊风天吊，夜啼不眠，客忤痫症及伤风痰闭，发热气促，入抱龙丸，治婴科惊痰要剂。如大人中风，失音不语，入风痰药中，亦屡奏效。"《本草正》："善开风痰，降热痰。治中风失音，痰滞胸膈，烦闷，癫痫。清心火，镇心气，醒脾疏肝。明眼目，安惊悸。疗小儿风痰急惊客忤……亦治金疮，并内热药毒。"

2. 化学成分 本品含甘露醇、硬脂酸、竹红菌甲素、竹红菌乙素及氧化钾，硅质等。

3. 药理作用 本品有抗炎、镇痛、抗凝血等作用。

表18-1 本章知识拓展参考药

药名	性味归经	功效	主治	用法用量注意
白附子	辛，温；有毒。归胃、肝经	燥湿化痰；祛风止痉；解毒散结	风痰证；风中经络，口眼㖞斜；瘰疬痰核，痈疽肿毒	煎汤：3~6g；孕妇慎用
黄药子	苦，寒；有毒。归肺、肝经	化痰软坚散结；清热解毒；凉血止血	瘿瘤；热毒证；血热出血证	煎汤：5~15g
瓦楞子	咸，平。归肺、肝、胃经	消痰化瘀；软坚散结；制酸止痛	瘿瘤、瘰疬；癥瘕痞块；胃痛泛酸	煎汤：9~15g；先煎
海浮石	咸，寒。归肺、肾经	清热化痰；软坚散结；利尿通淋	热痰咳喘；瘿瘤、瘰疬；淋证	煎汤：6~9g
礞石	咸，平。归肺、肝经	消痰下气；平肝镇惊	气逆喘咳；癫狂，惊痫	煎汤：6~9g；孕妇忌服

重点小结

1. 考核要点

表18-2 化痰药的考核要点

章节	层次	要点
化痰药	掌握	半夏、天南星、川贝母、浙贝母、瓜蒌、桔梗的性能特点、功效与应用
	熟悉	旋覆花、竹茹的功效与主治病证
	了解	芥子、白前、天竺黄、竹沥、前胡、海藻、昆布、蛤壳功效；半夏、天南星、芥子、旋覆花的用法用量及使用注意；半夏不同炮制品、瓜蒌不同部位的功效

2. 效用相似药物比较

（1）温化寒痰药　比较半夏与天南星相似功效、主治病证的异同。

表 18－3　半夏与天南星性味及效用比较

	半夏	天南星
同	辛温；燥湿化痰、温化寒痰→寒痰证、湿痰证 外用消肿止痛→痈疽肿毒和毒蛇咬伤	
异	长于治脏腑之湿痰； 降逆止呕→寒饮呕吐； 消痞散结→心下痞、胸痹、结胸、梅核气	长于祛经络之风痰； 祛风止痉→风痰眩晕、中风、口眼㖞斜、半身不遂、癫痫、破伤风、手足顽麻

（2）清化热痰药　比较川贝母与浙贝母相似功效、主治病证的异同。

表 18－4　川贝母与浙贝母性味及效用比较

	川贝母	浙贝母
同	苦、寒；化痰止咳、清热散结→热痰咳嗽、瘰疬疮痈	
异	甘苦微寒，润肺化痰止咳→肺虚久咳、燥咳； 散结作用较弱→疮痈少用	苦寒，清肺化痰止咳→热痰、风热咳嗽； 散结作用较强→痰火郁结之瘰疬痰核、痈肿疮毒等

（秦华珍）

扫码"练一练"

扫码"学一学"

第十九章 止咳平喘药

> **要点导航**
>
> 　　学习止咳平喘药的概述及各药的主要功效与临床应用等基础知识，为今后学习、理解止咳平喘剂的用药特点及配伍规律奠定基础。
>
> 　　重点理解止咳平喘药的含义、功效与主治、性能特点；常用药物的分类归属、性能特点、主要功效与临床应用、用法用量及使用注意；比较重要药对的功效与主治病证异同。

概　　述

1. 含义　　凡以制止和平息咳嗽和喘息为主要作用，主治咳嗽、喘促为主症的药物，称止咳平喘药。

2. 功效与主治病证

（1）功效　　止咳平喘药有制止咳嗽或平息喘促的基本作用，有的长于止咳，有的长于平喘，有的兼而有之。部分药兼有清肺、化痰、润肺等功效。

（2）主治　　该类药主治以咳嗽、喘促为主要表现的病证。咳、喘既是相互独立的症状，又可同时并见，常伴见相应邪气及病机变化致病特征。由外邪犯肺所致咳喘，则以恶寒发热、咳嗽或气喘、苔薄、脉浮为主要表现；肺阴不足所致咳喘，以潮热盗汗、口舌干燥、干咳、喘促、痰少难咳、舌红苔少、脉细数为主要表现；肺肾两虚，摄纳无权所致咳喘，多以气短乏力、咳喘不得平卧、痰多清稀、舌淡苔白、脉沉细为主要表现。

3. 性能特点　　大多味苦，主归肺经，有沉降的作用趋向；少数药有毒。

4. 配伍应用　　①依据病因配伍：外感风寒所致咳喘者，宜与发散风寒、宣肺平喘药配伍；风热咳喘，与疏散风热药配伍；肺寒停饮者，宜与温肺化饮药配伍；肺热咳喘者，宜与清泻肺热药配伍。②依据病机配伍：因咳喘每多夹痰，痰多引发咳喘，故常与化痰药配伍；肺肾气虚之虚喘，宜与补益肺肾、敛肺固肾纳气药配伍；阴虚劳嗽久咳，宜与养肺阴止咳药配伍。③根据兼证配伍：咳嗽咯血者，配伍止血药；咳喘而胸闷气急者，宜与宣肺降气药配伍。

5. 使用注意　　①病证禁忌：咳嗽兼咯血或痰中带血等有出血倾向，或胃肠有出血者，不宜使用刺激性强的止咳平喘药。②药物特性：有毒之品，内服宜控制用量，注意用法，孕妇、婴幼儿宜慎用。

苦杏仁

kǔ xìng rén

《神农本草经》

为蔷薇科植物山杏 *Prunus armeniaca* L. var. *ansu* Maxim.、西伯利亚杏 *Prunus. sibirica* L.、东北杏 *Prunus mandshurica*（Maxim.）Koehne 或杏 *Prunus armeniaca* L. 的干燥成熟种子。生用或炒用。

【性味归经】苦，微温；有小毒。归肺、大肠经。

【功效应用】

1. 止咳平喘，用于咳嗽气喘 本品入肺经，味苦降泄，既能开宣肺气散邪，又能降肺气止咳平喘，为治咳喘之要药，随证配伍用于多种咳喘病证。治疗风寒咳喘，常与麻黄、甘草配伍；治疗风热咳嗽，常与桑叶、菊花等疏风清热之品配伍；治疗肺热咳喘，常与麻黄、石膏、甘草配伍以清热宣肺平喘；治疗燥热咳嗽，常与清肺润燥止咳之品配伍。

2. 润肠通便，用于肠燥便秘 本品质润多脂，具有润滑肠道、缓泻通便之效，尤宜于咳喘兼便秘者。治疗肠燥便秘，常与柏子仁、郁李仁等配伍。

此外，本品外用，可用于蛲虫病，外阴瘙痒等。

【用法用量】煎服，5～10g，宜打碎入煎，后下；或入丸、散。

【使用注意】阴虚咳喘及大便溏泻者忌用。本品有小毒，内服不宜过量；婴儿慎用。

【参考资料】

1. 本草精选 《神农本草经》："主咳逆上气，雷鸣，喉痹下气，产乳，金疮，寒心，贲豚。"《本草便读》："功专降气，气降则痰消嗽止。能润大肠，故大肠气闭者可用之。"

2. 化学成分 本品含苦杏仁苷及脂肪油、蛋白质、各种游离氨基酸。

3. 药理作用 所含苦杏仁苷能抑制中枢而镇咳、平喘；还有抗突变、促进免疫、抗炎及镇痛等作用。苦杏仁油对蛔虫、钩虫及伤寒杆菌、副伤寒杆菌有抑制作用，且有润滑性通便作用。

紫苏子

zǐ sū zǐ

《本草经集注》

为唇形科植物紫苏 *Perilla frutescens*（L.）Britt 的干燥成熟果实。生用或微炒，捣碎。

【性味归经】辛，温。归肺，大肠经。

【功效应用】

1. 止咳平喘，降气化痰，用于咳喘痰多 本品既能止咳平喘，又能降气化痰，适宜于痰咳喘之证。治疗痰壅气逆，咳嗽气喘，痰多胸痞，甚则不能平卧证，常与芥子、莱菔子配伍；治疗上盛下虚之久咳痰喘，可与温肾纳气平喘、化痰之品配伍。

2. 润肠通便，用于肠燥便秘 本品富含油脂，功似苦杏仁有润燥滑肠通便功效。治疗肠燥便秘，常与杏仁、瓜蒌仁、火麻仁等同用。

【用法用量】煎服，3～10g。

【使用注意】阴虚喘咳及脾虚便溏者慎用。

【参考资料】

1. 本草精选 《药性论》："主上气咳逆，治冷气及腰脚中湿风结气。"《本经逢原》：

"性能下气，故胸膈不利者宜之……为除喘定嗽、消痰顺气之良剂。但性主疏泄，气虚久嗽，阴虚喘逆，脾虚便溏者皆不可用。"

2. 化学成分　本品含脂肪油及蛋白质、维生素 B_1、氨基酸类等。

3. 药理作用　本品有降血脂、提高学习记忆能力、抗肿瘤、抗应激等作用。

百 部
bǎi bù

《名医别录》

为百部科植物直立百部 Stemona sessilifolia（Miq.）Miq.、蔓生百部 Stemona japonica（BL.）Miq. 或对叶百部 Stemona tuberosa Lour. 的干燥块根。生用或蜜炙用。

【性味归经】甘、苦，微温。归肺经。

【功效应用】

1. 润肺止咳，用于新久咳嗽、百日咳、肺痨咳嗽　本品甘润苦降，微温不燥，长于润肺止咳，广泛用于多种原因所致咳嗽，不论外感、内伤、暴咳、久嗽，可单用或配伍应用。治疗风寒咳嗽，可与荆芥、桔梗、紫菀等配伍；治疗气阴两虚，久咳不止，多与补气养阴之品同用；治疗肺阴虚痨咳，常与沙参、麦冬、川贝母配伍。

2. 杀虫灭虱，用于蛲虫、阴道滴虫、头虱及疥癣　本品有杀虫、灭虱功效。治疗蛲虫病，以本品浓煎，睡前保留灌肠；治疗阴道滴虫，可单用或与蛇床子、苦参等共煎汤坐浴外洗；治疗头虱、体虱及疥癣，可制成20%醇浸液或50%水煎剂外搽。

【用法用量】煎服，3~9g。外用适量。久咳虚嗽宜蜜炙用。

【参考资料】

1. 本草精选　《名医别录》："主咳嗽上气。"《药性论》："治肺家热、上气咳逆，主润益肺。"《日华子本草》："治疳蛔及传尸骨蒸，杀蛔虫，寸白、蛲虫。"

2. 化学成分　本品含多种生物碱：如百部碱、百部定碱、原百部碱、次百部碱、直立百部碱、对叶百部碱、蔓生百部碱等，还含糖、脂类、蛋白质、琥珀酸等。

3. 药理作用　本品有平喘、中枢性镇咳、抗菌、抗病毒等作用；此外对体虱、阴虱有杀灭作用。

桑 白 皮
sāng bái pí

《神农本草经》

为桑科植物桑 Morus alba L. 的干燥根皮。生用或蜜炙用。

【性味归经】甘，寒。归肺经。

【功效应用】

1. 泻肺平喘，用于肺热咳喘　本品性寒主入肺经，能清泻肺热兼泻肺中水气而平喘。治疗肺热咳喘，常与地骨皮配伍；治疗水饮停肺，胸胁胀满，喘促气急，常与麻黄、杏仁、葶苈子等同用；若治肺虚有热而咳喘气短，潮热盗汗，常与益气、补肺养阴之品同用。

2. 利水消肿，用于水肿　本品降泻肺气，又通调水道而利水消肿，尤宜于面目肌肤水肿。治疗全身水肿，面目肌肤浮肿，胀满喘急，小便不利，多与茯苓皮、大腹皮、陈皮等药配伍。

此外，本品还可清肝降血压、止血，可用于肝阳肝火偏旺之高血压及衄血、咯血等血热出血证。

【用法用量】煎服，6～12g。泻肺利水，宜生用；肺虚咳嗽宜蜜炙用。

【参考资料】

1. 本草精选 《名医别录》："去肺中水气，唾血，热渴，水肿腹胪胀，利水道。"《药性论》："治肺气喘满，水气浮肿，主伤绝，利水道，消水气，虚劳客热，头痛，内补不足。"

2. 化学成分 本品含多种黄酮类衍生物（如桑根皮素、桑皮色烯素等）、伞形花内酯、东莨菪素，还含有作用类似乙酰胆碱的降压成分；近来有研究又提得桑皮呋喃A。

3. 药理作用 本品有止咳、利尿、降血压、镇静、镇痛、抗惊厥、降温、兴奋肠道和子宫平滑肌、抗菌及抗肿瘤等作用。

tíng lì zǐ
葶苈子
《神农本草经》

为十字花科植物播娘蒿 *Descurainia sophia*（L.）Webb ex Prantl. 或独行菜 *Lepidium apetalum* Willd. 的干燥成熟种子。生用或炒用。

【性味归经】苦、辛，大寒。归肺、膀胱经。

【功效应用】

1. 泻肺平喘，用于痰盛喘息 本品苦降肺气，性寒清热，长于泻肺中水饮及痰火以平喘。治疗痰涎壅盛，喘息不得平卧，常与紫苏子、桑白皮、苦杏仁配伍，并佐以大枣缓其性。

2. 利水消肿，用于水肿、悬饮、胸腹积水、小便不利 本品又能通调水道，利水消肿，尤宜于水肿胀满实证。治疗湿热内盛之腹水肿满，多与防己、椒目、大黄等配伍；治疗痰热结胸之胸胁结水，常与杏仁、大黄、芒硝等同用。

【用法用量】煎服，3～10g，包煎。

【参考资料】

1. 本草精选 《神农本草经》："主癥瘕积聚，结气，饮食，寒热，破坚，逐邪，通利水道。"《开宝本草》："疗肺痈上气咳嗽，定喘促，除胸中痰饮。"

2. 化学成分 播娘蒿种子含有强心苷类，如毒毛旋花子苷配基、伊夫单苷、葶苈子苷、伊夫双苷；异硫氰酸类有葡萄糖异硫氰酸盐的降解产物、异硫氰酸苄酯、异硫氰酸烯丙酯、异硫氰酸丁烯酯；脂肪油类中主要含亚麻酸、亚油酸、油酸、芥酸、棕榈酸、硬脂酸；独行菜的种子含芥子苷、脂肪油、蛋白质、糖类。

3. 药理作用 本品有强心、利尿、抗病原微生物、抗肿瘤等作用。

zǐ wǎn
紫 菀
《神农本草经》

为菊科植物紫菀 *Aster tataricus* L. f. 的干燥根及根茎。生用或蜜炙用。

【性味归经】苦、辛、甘，微温。归肺经。

【功效应用】

润肺下气，化痰止咳，用于咳嗽有痰 本品甘润苦泄，性温而不热，质润而不燥，长于润肺止咳，不论外感、内伤，病程长短，寒热虚实之咳嗽，皆可配伍应用。治疗风寒犯肺，咳嗽咽痒，咯痰不爽，常与发散风寒、止咳利咽之品配伍；治疗阴虚劳嗽，痰中带血，多与养阴润肺止咳药同用。

此外，本品有开宣肺气之功，还可用于肺痈、胸痹及小便不通等症。

【用法用量】煎服，5～10g。外感暴咳生用，肺虚久咳蜜炙用。

【参考资料】

1. 本草精选　《神农本草经》："主咳逆上气，胸中寒热结气，去蛊毒痿蹶，安五藏。"《本草从新》："专治血痰，为血劳圣药，又能通利小肠。"

2. 化学成分　本品含紫菀皂苷A～G、紫菀苷、紫菀酮、紫菀五肽、紫菀氯环五肽、丁基－D－核酮糖苷、槲皮素、无羁萜、表无羁萜醇、挥发油等。

3. 药理作用　本品有祛痰、止咳、抑制病原微生物、利尿等作用。所含的表无羁萜醇对小鼠艾氏腹水癌有抗癌作用。

kuǎn dōng huā
款 冬 花
《神农本草经》

为菊科植物款冬 *Tussilago farfara* L. 的干燥花蕾。生用或蜜炙用。

【性味归经】辛、微苦，温。归肺经。

【功效应用】

润肺下气，止咳化痰，用于咳喘　本品辛温而润，功似紫菀，有润肺下气、止咳化痰功效，亦广泛用于寒热虚实等多种原因所致咳嗽有痰者。治疗寒痰咳嗽，常与紫菀相须为用；治疗热痰咳嗽，常与知母、桑白皮、贝母等清热化痰药配伍；治疗肺气虚弱，咳嗽不已，常与人参、黄芪等补养脾肺药配伍；治疗阴虚燥咳，常与沙参、麦冬等养阴润肺之品同用；治疗喘咳日久，痰中带血，常与百合同用；治疗肺痈咳吐脓痰，常与芦根、薏苡仁等清热化痰排脓之品配伍。

【用法用量】煎服，5～10g。外感暴咳宜生用，内伤久咳宜炙用。

【参考资料】

1. 本草精选　《神农本草经》："主咳逆上气，善喘，喉痹，诸惊痫，寒热邪气。"《本经逢原》："润肺消痰，止嗽定喘。"

2. 化学成分　本品含生物碱款冬花碱、克氏千里光碱；倍半萜成分款冬花素、甲基丁酸款冬花素酯、去乙酰基款冬花素；三萜成分款冬二醇、山金车二醇；芸香苷、金丝桃苷、精油、氨基酸及鞣质等。

3. 药理作用　本品有祛痰、平喘、兴奋中枢、升血压等作用。醚提取物能抑制胃肠道平滑肌，有解痉作用；提取物及款冬花素有抗血小板激活因子作用。

pí pá yè
枇杷叶
《名医别录》

为蔷薇科植物枇杷 *Eriobotrya japonica* （Thunb.） Lindl. 的干燥叶。生用或蜜炙用。

【性味归经】苦，微寒。归肺、胃经。

【功效应用】

1. 止咳平喘，清肺化痰，用于肺热咳嗽、气逆喘急　本品长于降肺气而止咳平喘，兼能清肺化痰。治疗肺热咳喘，咯痰黄稠，单用制膏服用，或与黄芩、桑白皮、栀子等清肺化痰药配伍；治疗燥热咳喘，咯痰不爽，口干舌红，常与桑叶、麦冬、阿胶等润肺之品同用。

2. 降逆止呕，用于胃热呕哕　本品味苦性微寒而入胃经，能清胃而降逆止呕。治疗胃热呕吐、哕逆，可与竹茹、陈皮等配伍。

【用法用量】煎服，6～10g，止咳宜炙用，止呕宜生用。

【参考资料】

1. 本草精选　《名医别录》："主卒咳不止，下气。"《本草纲目》："和胃降气，清热解暑毒；疗脚气。"《本草再新》："清肺气，降肺火，止咳化痰，止吐血呛血，治痈痿热毒。"

2. 化学成分　本品含挥发油（主要为橙花椒醇和金合欢醇），以及酒石酸、熊果酸、齐墩果酸、苦杏仁苷、鞣质，维生素B、C，山梨醇等。

3. 药理作用　本品有镇咳、平喘、抗菌、抗炎、祛痰等作用。

白　果
bái　guǒ

《日用本草》

为银杏科植物银杏 *Ginkgo biloba* L. 的干燥成熟种子。生用或炒用。

【性味归经】甘、苦、涩，平；有毒。归肺经。

【功效应用】

1. 敛肺化痰定喘，用于哮喘痰嗽　本品味涩而敛肺，且兼可化痰，适宜于虚喘及喘咳痰多之证。治疗风寒引发寒喘者，常与辛散宣肺之麻黄配伍；治疗肺肾两虚之虚喘，常与五味子、胡桃肉等补肾纳气、敛肺平喘之品同用；治疗外感风寒及热喘，多与宣肺散邪、清热定喘之品配伍；治疗燥咳无痰，多与天冬、麦冬、款冬花等药同用。

2. 止带缩尿，用于带下、白浊、尿频、遗尿　本品长于收涩止带缩尿而固下焦，并可除湿。治疗妇女脾肾亏虚，带下量多清稀，常与山药、莲子等健脾益肾药同用；治疗湿热带下，色黄腥臭者，常与黄柏、车前子等药配伍；治疗小便白浊，可单用或与萆薢、益智仁等配伍；治疗遗精、尿频、遗尿，常与补肾固涩之品同用。

【用法用量】煎服，5～10g，捣碎。

【使用注意】本品有毒，不可过量，小儿尤当注意。过食白果可致中毒，出现腹痛、吐泻、发热、紫绀以及昏迷、抽搐，严重者可呼吸麻痹而死亡。

【参考资料】

1. 本草精选　《医学入门》："清肺胃浊气，化痰定喘，止咳。"《本草纲目》："熟食温肺益气，定喘嗽，缩小便，止白浊；生食降痰，消毒杀虫；（捣）涂鼻面手足，去皶泡，皯黯，皴皱及疥癣疳䘌、阴虱。"《本草便读》："上敛肺金除咳逆，下行湿浊化痰涎。"

2. 化学成分　种子含蛋白质、脂肪、淀粉、氰苷、维生素B_2及多种氨基酸；外种皮含有毒成分白果酸、氢化白果酸、白果酚、白果醇等。肉质外种皮含白果酸、氢化白果酸、氢化白果亚酸、银杏二酚、白果醇和黄酮类化合物。

3. 药理作用　本品有祛痰、平喘、抗病原微生物、抗氧化、延缓衰老、抗实验性脑缺血等作用。

表 19-1　本章知识拓展参考药

药名	性味归经	功效	主治	用法用量注意
马兜铃	苦、微寒。归肺、大肠经	清热化痰；止咳平喘；清肠疗痔	肺热喘咳；痔疮肿痛	煎汤：3～9g，儿童及老年人慎用；妇女、婴幼儿及肾功不全者禁用
胖大海	甘、寒。归肺、大肠经	清宣肺气；清肠通便	肺热、热痰咳嗽，音哑；燥热便秘，肠热便血	煎汤：2～3枚，或沸水泡服
洋金花	辛，温；有毒。归肺、肝经	平喘止咳；解痉；止痛	喘咳证；多种疼痛证；癫痫，惊风抽搐	入丸散：0.3～0.6g，一日总量小于1.5g。孕妇、外感及热痰咳喘、青光眼、高血压及心动过速者禁用

重点小结

1. 考核要点

表 19-2　止咳平喘药的考核要点

章节	层次	要点
止咳平喘药	掌握	苦杏仁、百部、紫苏子、桑白皮、葶苈子的性能特点、功效与应用
	熟悉	紫菀、款冬花、枇杷叶、白果的功效与主治病证
	了解	苦杏仁、百部、枇杷叶的用法；苦杏仁、白果、百部的使用注意

2. 效用相似药物比较　比较苦杏仁与紫苏子、苦杏仁与桃仁、桑白皮与葶苈子相似功效、主治病证的异同。

表 19-3　苦杏仁与紫苏子性味及效用比较

	苦杏仁	紫苏子
同	止咳平喘→肺气上逆、咳嗽气喘；润肠通便→肠燥便秘	
异	兼宣肺，止咳平喘力强→多种咳喘	兼化痰→痰壅气逆，咳嗽气喘，痰多胸痞

表 19-4　苦杏仁与桃仁性味及效用比较

	苦杏仁	桃仁
同	润肠通便，止咳平喘→肠燥便秘、咳喘等	
异	止咳平喘力强，咳喘要药→多种咳喘	活血化瘀→多种瘀血病证

表 19-5　桑白皮与葶苈子性味及效用比较

	桑白皮	葶苈子
同	泻肺平喘，利水消肿→咳嗽喘满、水肿、小便不利	
异	味甘性寒，清肺消痰而降气→肺热咳喘	苦辛大寒，善泻肺中水饮，且泻肺气；以利尿消肿→善治咳逆痰多、喘息气急

扫码"练一练"

（周　蓓）

扫码"学一学"

第二十章 安神药

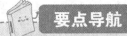

学习安神药的概述及各药的主要功效与临床应用等基础知识，为今后理解安神剂的用药特点及配伍规律奠定基础。

重点理解安神药的含义、功效与主治、性能特点；常用药物的分类归属、性能特点、主要功效与临床应用、用法用量及使用注意；比较重要药对的功效与主治病证异同。

概 述

1. 含义 凡以宁心安神为主要作用，主治心神不宁证的药物，称为安神药。

2. 功效与主治病证

（1）功效 均能宁心安神。部分矿物介类药以镇惊安神为主，部分植物药兼能养血以安神。部分药兼有平肝潜阳、清心、活血功效。

（2）主治 该类药主治心神不宁证，以心悸、失眠、健忘、多梦等为主要表现。若因痰阻、暴受惊恐、火热内扰等实邪扰动心神，神不归舍所致者，多兼见相应实邪症状特点；若因阴血不足，心神失养，神无所依所致者，多伴见阴血不足的相应症状特征。此外，本类药还可辅助治疗惊风、癫、狂、痫病。

3. 性能特点 本类药大多甘平，兼能清热的药物其性偏寒；主归心、肝经；具有沉降作用趋向。

4. 配伍应用 ①根据病因予以配伍：心火炽盛者，常与清泻心火药物配伍；肝郁化火所致者，可与疏肝解郁、清肝泻火药物配伍；因痰所致者，多与化痰开窍药物配伍；血瘀所致者，宜与活血化瘀药配伍；肝阳上扰者，宜与平肝潜阳药配伍；血虚阴亏者，须与补血、养阴药物配伍；心脾两虚者，则与补益心脾药配伍。②依据兼治病证予以配伍：癫、狂、痫、惊风等证，常与化痰开窍、平肝息风药配伍。

5. 使用注意 ①药物特性：本类药物多属治标之品，矿石类镇惊安神药及有毒药物，只宜暂用，不可久服，应中病即止；入煎剂，应打碎久煎。②病证禁忌：矿石类安神药，如作丸散剂服时，须与养胃健脾之品配伍，以免伤胃耗气。

朱 砂
zhū shā

《神农本草经》

为硫化物类矿物辰砂族辰砂，主含硫化汞（HgS）。

【性味归经】甘，微寒。有毒。归心经。

【功效应用】

1. 清心镇惊安神，用于心神不宁证、惊风、癫痫　本品甘寒质重，专入心经，长于清心、镇惊而安定神志。治疗心火亢盛，内扰神明所致心神不宁、惊悸怔忡、烦躁不眠，常与清泻心火之黄连、栀子等药配伍；治疗阴血不足，不能濡养心神之虚烦不眠、心悸怔忡，常与酸枣仁、柏子仁等同用。

治疗温热病，热入心包或热痰内闭所致高热烦躁、神昏谵语、惊厥抽搐，常与牛黄、麝香等开窍醒神、息风止痉药配伍；治疗小儿惊风，常与息风止痉药同用；治疗癫痫神昏抽搐，常与镇惊安神、化痰开窍、息风止痉药配伍。

2. 清热解毒，用于疮疡肿毒、咽喉肿痛、口舌生疮　本品性寒，内服、外用，均有清热解毒功效。治疗疮疡肿毒，常与其他清热解毒、消肿散结药配伍；治疗咽喉肿痛，口舌生疮，多与冰片、硼砂配伍外用。

【用法用量】内服，多入丸、散服，每次 0.1～0.5g。不宜入煎剂。外用适量。

【使用注意】本品有毒，内服不可过量或持续服用，孕妇及肝功能不全者禁服。入药宜生用，忌火煅。

【参考资料】

1. 本草精选　《神农本草经》："主身体五藏百病，养精神，安魂魄，益气，明目，杀精魅邪恶鬼。"《本草纲目》："治惊痫，解胎毒、痘毒，驱邪疟，能发汗。"《本草从新》："泻心经邪热，镇心定惊……解毒，定癫狂。"

2. 化学成分　本品主要成分为硫化汞（HgS），含量不少于 96%。此外，含铅、钡、镁、铁、锌等多种微量元素及雄黄、磷灰石、沥青质、氧化铁等杂质。

3. 药理作用　本品有镇静催眠、抗惊厥、抗心律失常作用，外用有抑制和杀灭细菌、寄生虫作用。

cí shí
磁 石
《神农本草经》

为氧化物类矿物尖晶石族磁铁矿，主含四氧化三铁（Fe_3O_4）。生用或取净磁石，照煅淬法煅至红透，醋淬，碾成粗粉用。

【性味归经】咸，寒。归心、肝、肾经。

【功效应用】

1. 镇惊安神，用于心神不宁之惊悸失眠、癫痫　本品质重沉降，入心、肝经。既能镇惊安神，又能平肝潜阳，适宜于肝肾阴虚之肝阳上亢，肝火扰动心神或暴受惊恐所致者。治疗心神不宁、惊悸怔忡、烦躁失眠等实证，常与其他镇惊安神药配伍；治疗癫痫，常与化痰开窍、息风止痉药同用。

2. 平肝潜阳，用于肝阳上亢之头晕目眩　本品入肝肾经，既能平肝潜阳，又略兼益肾养阴。治疗肝阳上亢之头晕目眩、烦躁易怒等，常与石决明、牡蛎等平肝潜阳药配伍；治疗阴虚甚者，可与地黄、白芍、龟甲等配伍；治疗热甚者，多与钩藤、菊花、夏枯草等药配伍。

3. 聪耳明目，用于耳鸣耳聋、视物昏花　本品补益肝肾而聪耳明目，适宜于肾虚所致者。治疗耳鸣、耳聋，常与熟地黄、山茱萸、山药等补肝肾之品同用；治疗肝肾不足之目暗不明，视物昏花，常与补肝肾明目之品如枸杞子、女贞子、菊花等配伍。

4. 纳气平喘，用于肾虚气喘　本品入肾经，又有益肾纳气平喘之功。治疗肾气虚，摄纳无权之虚喘，常与蛤蚧、胡桃肉等补肾纳气平喘之品配伍。

【用法用量】9～30g，先煎。

【使用注意】因入丸、散吞服后不易消化，故不可多服，脾胃虚弱者慎用。

【参考资料】

1. 本草精选　《神农本草经》："主周痹，风湿，肢节中痛不可持物，洗洗，酸消，除大热烦满及耳聋。"《本草纲目》："色黑入肾，故治肾家诸病而通耳明目。"《本草从新》："色黑入水，能引肺金之气入肾，补肾益精，除烦祛热。"

2. 化学成分　本品主要含四氧化三铁（Fe_3O_4）。其中含氧化亚铁（FeO）31%，三氧化二铁（Fe_2O_3）69%。尚含钙、镁、钾、钠、铬、锰、镉、铜、锌、砷等微量元素。

3. 药理作用　本品有镇静、催眠和抗惊厥作用。

龙　骨
lóng　gǔ

《神农本草经》

为古代大型哺乳类动物象类、三趾马类、犀类、鹿类、牛类等骨骼的化石。生用或煅用。

【性味归经】甘、涩，微寒。归心、肝、肾经。

【功效应用】

1. 镇惊安神，用于心神不宁之心悸失眠、惊痫癫狂　本品类似磁石，既能镇惊安神，又能平肝潜阳，适宜于心神不宁兼见肝阳上亢之证。治心悸失眠、健忘多梦、眩晕头痛、烦躁易怒，常与其他宁心安神药配伍。治热痰内盛，惊痫抽搐，癫狂发作，常与牛黄、胆南星、羚羊角等清热化痰、开窍息风之品同用。

2. 平肝潜阳，用于肝阳眩晕　本品入肝经，质重沉降，平肝潜阳较强，适宜于肝阴不足，肝阳上亢证。治疗头晕目眩、烦躁易怒等，常与平肝潜阳药如赭石、生牡蛎、白芍等配伍。

3. 收敛固涩，用于滑脱诸证　本品味涩能敛，具有固精、缩尿、止带、止汗等收敛固涩功效，适宜于正虚不固之尿频、遗尿、遗精、滑精、崩漏、带下、自汗、盗汗等滑脱病证。治肾虚遗精、滑精，常与补肾固精之品配伍；治肾虚小便频数、遗尿，常与补肾缩尿药如桑螵蛸、覆盆子、山茱萸等配伍；治肾虚冲任不固、带脉失约之崩漏、带下，常与补肾固冲止带之品同用。若治肺气虚，表卫不固之自汗，阴虚盗汗，常与益卫固表、养阴敛汗之白术、黄芪、五味子、酸枣仁等配伍。

此外，本品火煅外用有收湿、敛疮、生肌之效，治湿疮痒疹，常与牡蛎共研细粉外敷；若治疮疡溃久不敛，多与枯矾等份，共研细末，外敷患处。

【用法用量】煎服，15～30g；宜先煎。外用适量。镇惊安神，平肝潜阳多生用；收敛固涩宜煅用。

【使用注意】湿热积滞者不宜使用。

【参考资料】

1. 本草精选　《神农本草经》："主心腹，鬼疰，精物老魅，咳逆，泄利，脓血，女子漏下，癥瘕坚结，小儿热气惊痫。"《本草纲目》："益肾镇惊，止阴疟，收湿气，脱肛，生肌敛疮。"《本草从新》："能收敛浮越之正气，涩肠，益肾，安魂镇惊，辟邪解毒，治多梦纷纭、惊痫、疟、痢、吐衄崩带、滑精、脱肛、大小肠利。固精、止汗、定喘、敛疮，皆涩以止脱之义。"

2. 化学成分　本品主要含碳酸钙，磷酸钙。尚含铁、钾、钠、氯、铜、锰、硫酸根等。

3. 药理作用　本品有镇静、抗惊厥、降低骨骼肌兴奋性等作用。

琥　珀

《名医别录》

为古代松科植物，如枫树、松树的树脂埋藏地下经年久转化而成的化石样物质。用时捣碎，研成细粉用。

【性味归经】甘，平。归心、肝、膀胱经。

【功效应用】

1. 镇惊安神，用于心神不宁之心悸失眠、惊风、癫痫　本品亦有镇惊安神之效，适宜于心神不宁实证及癫狂痫病。治疗惊悸怔忡、失眠健忘等，常与其他安神药配伍；治疗小儿惊风，常与清热、息风止痉药同用；治疗痰蒙心窍之癫、狂、痫病，常与化痰开窍、息风止痉药配伍。

2. 活血散瘀，用于瘀血痛经、经闭、心腹刺痛、癥瘕积聚　本品具有较好的活血散瘀功效，适宜于妇科、内科等多种瘀血病证。治疗妇科瘀血痛经，常与活血调经止痛药；治疗瘀血经闭，常与活血通经药同用；治疗心血瘀阻，胸痹心痛，常与三七研末内服；治疗癥瘕积聚，常与破血消癥药如三棱、莪术、水蛭等同用。

3. 利尿通淋，用于淋证、癃闭　本品又有利尿通淋功效，适宜于淋证及癃闭小便不利。因其还能散瘀止血，故尤宜于血淋，单用有效。治疗石淋、热淋，常与金钱草、海金沙等配伍；治疗癃闭小便不利，又长与利水渗湿类药物同用。

此外，本品亦治疮痈肿毒，内服活血消肿，外用生肌敛疮。

【用法用量】研末冲服，或入丸、散，每次1.5~3g。外用适量。

【参考资料】

1. 本草精选　《名医别录》："主安五脏，定魂魄……消瘀血，通五淋。"《本草拾遗》："止血，生肌，合金疮。"《本草衍义补遗》："古方用为利小便，以燥脾土有功，脾能运化，肺气下降，故小便可通，若血少不利者，反致其燥结之苦。"

2. 化学成分　本品含树脂、挥发油。还含琥珀氧松香酸、琥珀松香酸、琥珀银松酸、琥珀脂醇、琥珀松香醇及琥珀酸等。

3. 药理作用　本品有镇静、催眠和抗惊厥等作用。

酸枣仁

《神农本草经》

为鼠李科植物酸枣 *Ziziphus jujuba* Mill. var. *spinosa*（Bunge）Hu ex H. F. Chou 的干燥成熟种子。生用或炒用，用时捣碎。

【性味归经】甘、酸，平。归心、肝、胆经。

【功效应用】

1. 养心益肝安神，用于心神不宁之心悸失眠　本品味甘，入心肝经，能养心阴、益肝血而养心安神，尤宜于心神不宁之虚证。治疗阴虚不足，心失所养之心悸怔忡、失眠多梦、眩晕等，常与当归、白芍、何首乌等配伍；治疗肝虚有热之虚烦不眠，常与百合、麦冬等养阴清心之品同用；治疗心脾气血亏虚，心悸怔忡，常与补气血之品等同用；治疗心肾不足，阴亏血少，心悸失眠，健忘梦遗，常与麦冬、地黄、远志等同用。

2. 敛汗，用于自汗、盗汗　本品味酸能敛，有收敛止汗之功。治疗体虚自汗、盗汗，常与五味子、山茱萸、黄芪等配伍。

此外，本品味酸，又能生津止渴。治热病伤津，口渴咽干，多与地黄、麦冬、五味子等配伍。

【用法用量】煎服，10～15g。本品炒后质脆易碎，便于煎出有效成分，可增强疗效。

【参考资料】

1. 本草精选　《神农本草经》："主心腹寒热，邪结气聚，四肢酸痛湿痹。"《名医别录》："主心烦不得眠……虚汗，烦渴，补中，益肝气，坚筋骨，助阴气。"《本草纲目》："其仁甘而润，故熟用疗胆虚不得眠，烦渴虚汗之证；生用疗胆热好眠，皆足厥阴、少阳药也。"

2. 化学成分　本品含皂苷，其组成为酸枣仁皂苷A及B。并含三萜类化合物及黄酮类化合物。此外，含大量脂肪油和多种氨基酸、维生素C、多糖及植物甾醇等。

3. 药理作用　本品有镇静、催眠、抗惊厥、抗心律失常、镇痛、降血压、降血脂、抗缺氧、抗肿瘤、抑制血小板聚集，增强免疫及兴奋子宫等作用。

bǎi zǐ rén
柏子仁
《神农本草经》

为柏科植物侧柏 *Platycladus orientalis*（L.）Franco 的干燥成熟种仁。生用。

【性味归经】甘，平。归心、肾、大肠经。

【功效应用】

1. 养心安神，用于心悸失眠　本品甘平质润，养心安神似酸枣仁，宜于心神不宁之虚证。治疗心阴不足，心血亏虚，心神失养之心悸怔忡、虚烦不眠、头晕健忘等，常与人参、五味子、白术等同用；治疗心肾不交之心悸不宁、心烦少寐、梦遗健忘，可与麦冬、熟地黄、石菖蒲等配伍。

2. 润肠通便，用于肠燥便秘　本品质润，富含油脂，能润滑肠道以通便。治疗老年、产后等阴虚血亏之肠燥便秘，常与郁李仁、松子仁、苦杏仁等配伍。

此外，本品甘润，滋补阴液，止汗，还可配伍用于阴虚盗汗、小儿惊痫等病证。

【用法用量】煎服，3～10g。大便溏者柏子仁霜代替柏子仁。

【使用注意】便溏及多痰者慎用。

【参考资料】

1. 本草精选　《神农本草经》："主惊悸，安五脏，益气，除湿痹。"《本草纲目》"养心气，润肾燥，安魂定魄，益智宁神。"

2. 化学成分　本品含脂肪油，并含少量挥发油、皂苷及植物甾醇、维生素A、蛋白质等。

3. 药理作用　本品有催眠作用，并有恢复体力作用。

yuǎn zhì
远 志
《神农本草经》

为远志科植物远志 *Polygala tenuifolia* Willd. 或卵叶远志 *Polygala sibirica* L. 的干燥根。生用或炙用。

【性味归经】苦、辛，温。归心、肾、肺经。

【功效应用】

1. 宁心安神，用于失眠多梦、心悸怔忡、健忘 本品既开心孔、利心窍，又能宁心安神，善治健忘。治疗心肾不交之心神不宁之失眠多梦、惊悸怔忡，常与其他宁心安神药配伍；治疗心脾不足之健忘，多与人参、茯苓、石菖蒲等同用。

2. 祛痰开窍，用于癫痫惊狂、咳嗽痰多 本品既能开窍，又可祛痰止咳，善治痰浊闭阻心窍及咳痰之证。治疗痰阻心窍之癫痫抽搐、惊风发狂等，常与化痰开窍、息风止痉药配伍；治疗惊风发作，多与息风止痉药同用。

本品祛痰止咳，又可治疗痰多黏稠，咳吐不爽或外感风寒、咳嗽痰多，常与其他祛痰止咳药配伍。

3. 消散痈肿，用于痈疽疮毒、乳房肿痛 本品有消散痈肿之效，适宜于痈疽疮毒，乳房肿痛，内服、外用均可。

【用法用量】煎服，3～10g。祛痰止咳宜炙用。

【使用注意】凡实热或痰火内盛者，以及有胃溃疡或胃炎者慎用。与厚朴配伍可缓解远志引起的胃胀不适。

【参考资料】

1. 本草精选 《神农本草经》："主咳逆伤中，补不足，除邪气，利九窍，益智慧，耳目聪明，不忘，强志，倍力。"《药品化义》："远志，味辛重大雄，入心开窍，宣散之药。凡痰涎伏心，壅塞心窍，致心气实热，为昏聩神呆、语言謇涩，为睡卧不宁，为恍惚惊怖，为健忘，为梦魇，为小儿客忤，暂以豁痰利窍，使心气开通，则神昏自宁也。"

2. 化学成分 本品含皂苷，水解后可分得远志皂苷元 A 和远志皂苷元 B。还含远志酮、生物碱、糖及糖苷、远志醇、细叶远志定碱、脂肪油、树脂等。

3. 药理作用 本品有镇静、催眠、抗惊厥、祛痰、镇咳、降血压、兴奋子宫、抗菌、抗衰老、抗突变、抗肿瘤等作用；远志皂苷有溶血作用。

hé huān pí
合 欢 皮
《神农本草经》

为豆科植物合欢 *Albizia julibrissin* Durazz. 的干燥树皮。生用。

【性味归经】甘，平。归心、肝、肺经。

【功效应用】

1. 解郁安神，用于心神不宁、忿怒忧郁、烦躁失眠 本品善解郁而宁心安神，为安神解郁要药。治疗情志不遂、忿怒忧郁、烦躁失眠之心神不宁证，单用或与柏子仁、酸枣仁、郁金等同用。

2. 活血消肿，用于跌打损伤、骨折筋伤之瘀肿疼痛、内外痈 本品又有活血消肿功效，适宜于瘀肿疼痛及内外痈。治疗跌打损伤，筋断骨折所致瘀肿疼痛，常与桃仁、红花、乳香等药配伍；治肺痈咳吐脓血，可单用或与芦根、桃仁、薏苡仁等同用；治疗疮痈肿毒，常与清热解毒、消痈散结之品配伍。

【用法用量】煎服，6~12g。外用适量，研末调敷。

【使用注意】孕妇慎用。

【参考资料】

1. 本草精选　《神农本草经》："主安五脏，和心志，令人欢乐无忧。"《日华子本草》："煎膏，消痈肿，续筋骨。"《本草纲目》："和血，消肿，止痛。"

2. 化学成分　本品含皂苷、黄酮类化合物、鞣质和多种木脂素及其糖苷，吡啶醇衍生物的糖苷等。

3. 药理作用　本品有镇静、催眠、收缩子宫、增强免疫及抗肿瘤作用。

shǒu wū téng
首乌藤
《本经逢原》

为蓼科植物何首乌 *Polygonum multiflorum* Thunb. 的干燥藤茎。生用。

【性味归经】甘，平。归心、肝经。

【功效应用】

1. 养血安神，用于心神不宁、失眠多梦　本品性味甘平似柏子仁，有养血安神之功，适宜于阴虚血少所致心神不宁证。治疗阴血不足之失眠多梦，并常与酸枣仁、柏子仁、五味子等药配伍；治疗阴虚阳亢之失眠，常与磁石、龙骨、牡蛎等药同用。

2. 祛风通络，用于血虚身痛、风湿痹痛　本品有养血祛风、通经活络功效，适宜于血虚不能濡养筋脉所致者。治疗血虚身痛，常与鸡血藤、当归、川芎等配伍；治疗风湿痹痛，常与羌活、独活、桑寄生等药同用。

此外，本品祛风湿止痒，治疗风疹疥癣等皮肤瘙痒，多与蝉蜕、地肤子、蛇床子等同用，煎汤外洗。

【用法用量】煎服，9~15g。外用适量煎水洗患处。

【参考资料】

1. 本草精选　《本草纲目》："风疮疥癣作痒，煎汤洗浴，甚效。"《本草从新》："补中气，行经络，通血脉，治劳伤。"《本草正义》："治夜少安寐。"

2. 化学成分　本品含蒽醌类化合物，有大黄素、大黄酚、大黄素甲醚。此外，尚含β-谷甾醇。

3. 药理作用　本品有镇静、催眠、降血脂、抗动脉粥样硬化、增强免疫等作用。

重点小结

1. 考核要点

表 20-1　安神药的考核要点

章节	层次	要点
安神药	掌握	朱砂、磁石、龙骨、酸枣仁的性能特点、功效与应用
	熟悉	柏子仁、远志的功效、主治病证
	了解	琥珀、首乌藤、合欢皮的功效；朱砂、磁石、龙骨、琥珀的用法；朱砂、磁石、柏子仁、远志的使用注意

2. 效用相似药物比较　比较朱砂与磁石、酸枣仁与柏子仁相似功效、主治病证的异同。

表 20 - 2　朱砂与磁石性味及效用比较

		朱砂	磁石
同		质重性寒入心经，镇惊安神→心悸失眠、怔忡恐怯、惊风癫狂	
异		有毒，镇心清心安神→心火亢盛心神不宁； 清热解毒→热毒疮肿、咽痛、口舌生疮	益阴、潜阳→肝阳上亢之心神不宁； 平肝潜阳→肝阳上亢之头晕目眩； 聪耳明目→肾虚耳鸣、耳聋； 纳气平喘→肾虚喘促

表 20 - 3　酸枣仁与柏子仁性味及效用比较

		酸枣仁	柏子仁
同		养心安神→阴血不足心神失养所致心悸怔忡、失眠、健忘等，相须为用	
异		收敛止汗→体虚自汗、盗汗； 生津止渴→伤津口渴咽干	柏子仁质润多脂，润肠通便→肠燥便秘

扫码"练一练"

（周　蓓）

第二十一章　平肝潜阳药

📖 **要点导航**

　　学习平肝潜阳药的概述及各药的主要功效及临床应用的基础知识，为今后理解平肝潜阳剂的用药特点及配伍规律奠定基础。

　　重点理解平肝潜阳药的含义、功效、主治病证、性能特点；常用药物性能特点、主要功效与临床应用、用法用量及使用注意；比较重要药对的功效与主治病证异同。

概　　述

1. 含义　凡以平肝潜阳为主要作用，主治肝阳上亢病证的药物，称为平肝潜阳药。

2. 功效与主治病证

（1）功效　本类药均有平潜肝阳功效。部分药物还兼有清肝热、镇惊安神、明目等功效。

（2）主治　该类药主治肝阳上亢证，症见眩晕耳鸣、头胀头痛、面红目赤、烦躁易怒、头重脚轻、脉弦等；部分药物还可兼治心神不宁之失眠多梦等。

3. 性能特点　主归肝经，具有沉降的作用趋向。多数药物兼能清肝热，药性多偏寒性。

4. 配伍应用　使用本类药物时，应根据病因病机及兼证选择药物，并作相应配伍。①依据病因病机配伍：肝阳上亢证病本多由肝肾阴虚，阴不制阳，"水不涵木"所致，故多与滋养肝肾之阴的药物配伍，以标本兼顾；肝火亢盛，灼伤肝阴者，当与清泄肝热药配伍。②根据不同兼证配伍：因肝阳化风兼肝风内动证者，宜与息风止痉药配伍；阳亢内扰心神而致心神不宁证者，又常与安神药配伍。

5. 使用注意　①药物特性：本类药物多属贝壳及矿物类，入煎剂应打碎先煎；少数药有毒，避免用量过大。②病证禁忌：若作丸、散内服，易伤脾胃，故脾胃虚寒以及孕妇当慎用。

石 决 明
shí jué míng

《名医别录》

　　为鲍科动物杂色鲍 *Haliotis diversicolor* Reeve、皱纹盘鲍 *Haliotis discus hannai* Ino、羊鲍 *Haliotis ovina* Gmelin、澳洲鲍 *Haliotis ruber*（Leach）、耳鲍 *Haliotis asinina* Linnaeus 或白鲍 *Haliotis laevigata*（Donovan）的贝壳。生用或煅用。

　　【性味归经】咸，寒。归肝经。

　　【功效应用】

　　1. 平肝潜阳，用于肝阳上亢之头晕目眩　本品咸寒清热，质重潜降，专入肝经，长于清泄肝热，平肝潜阳，为凉肝、镇肝之要药，且兼有滋养肝阴之功，尤宜于肝肾阴虚、肝阳上亢之头痛眩晕。治疗邪热灼阴之筋脉拘急、手足蠕动、头目眩晕等症，常与白芍、牡蛎等养阴、平肝药配伍；治疗肝阳化风，痉挛抽搐，可与钩藤、羚羊角等息风止痉、平肝阳之品配伍；治疗肝阳上亢兼有热象之头晕头痛、烦躁易怒者，可与夏枯草、黄芩等清热平肝药同用。

2. 清肝明目，用于目赤肿痛、翳膜遮睛、视物昏花　本品清肝火而明目退翳，为清肝明目要药。治疗肝火上炎，目赤肿痛，可与决明子、菊花、车前子等配伍；治疗风热目赤，翳膜遮睛，常与蝉蜕、薄荷等疏散风热明目药同用；治疗肝肾阴虚，视物昏花，目暗不明者，多与枸杞子、菟丝子等养肝明目之品配伍。

【用法用量】6～20g，先煎。

【使用注意】本品咸寒易伤脾胃，故脾胃虚寒，食少便溏者慎用。

【参考资料】

1. 本草精选　《名医别录》："主目障翳痛，青盲。"《要药分剂》："石决明大补肝阴，肝经不足者，断不可少。"

2. 化学成分　本品含碳酸钙、有机质。尚含少量镁、铁、硅酸盐、磷酸盐、氯化物和极微量的碘；还含锌、锰、铬、锶、铜等微量元素。贝壳内层具有珍珠样光泽的角质蛋白，经盐酸水解可得16种氨基酸。

3. 药理作用　本品有解热、抗炎、镇静、解痉、抑菌、中和胃酸、止血等作用。

mǔ　lì

牡　蛎

《神农本草经》

为牡蛎科动物长牡蛎 *Ostrea gigas* Thunberg、大连湾牡蛎 *Ostrea talienwhanensis* Crosse 或近江牡蛎 *Ostrea rivularis* Gould 的贝壳。生用或煅用。

【性味归经】咸，微寒。归肝、胆、肾经。

【功效应用】

1. 平肝潜阳，用于肝阳上亢之头晕目眩　本品有平肝潜阳之功，略兼益阴，适宜于阴虚阳亢之证。治疗头目眩晕、烦躁不安、耳鸣者，常与龙骨、龟甲、白芍等同用；治疗热病日久，灼烁真阴，虚风内动，四肢抽搐之症，常与地黄、龟甲、鳖甲等养阴、息风止痉药配伍。

2. 镇惊安神，用于心神不宁之惊悸失眠　本品质重而有镇惊安神之功。治疗烦躁不安、惊悸怔忡、失眠多梦等心神不宁实证，常与龙骨等同用；治疗热邪扰动所致心烦失眠，可与清心安神之朱砂、黄连等药配伍。

3. 软坚散结，用于痰核、瘰疬、瘿瘤、癥瘕积聚　本品味咸而能软坚散结。治疗痰火郁结之瘰疬、瘿瘤、痰核等，常与浙贝母、玄参、夏枯草等药配伍；治疗气滞血瘀的癥瘕积聚，常与鳖甲、丹参、莪术等同用。

4. 收敛固涩，用于滑脱诸证　本品煅后功似龙骨，有固精、缩尿、止带、止汗等收敛固涩功效，二者亦常配伍同用。治疗自汗、盗汗，常与收敛止汗药同用，亦可用牡蛎粉扑撒汗处。治疗肾虚遗精、滑精，常与沙苑子、菟丝子等补肾固精药配伍；治疗尿频、遗尿，可与桑螵蛸、金樱子、益智仁等同用；治疗崩漏、赤白带下，常与海螵蛸、山茱萸等配伍。

5. 制酸止痛，用于胃痛吞酸 本品煅后能抑制胃酸分泌，有制酸止痛之功。治疗胃痛泛酸，常与海螵蛸、瓦楞子等同用。

【用法用量】煎服，9～30g；打碎先煎。收敛固涩、制酸止痛宜煅用，其他生用。外用适量。

【参考资料】

1. 本草精选 《神农本草经》："主伤寒寒热，温疟，洒洒，惊恚怒气，除拘缓，鼠瘘，女子带下赤白。"《名医别录》："除留热在关节荣卫，虚热去来不定，烦满；止汗，心痛气结，止渴，除老血。涩大小肠，止大小便，疗泄精，喉痹，咳嗽，心胁下痞热。"《本草备要》："咸以软坚化痰，消瘰疬结核，老血疝瘕。涩以收脱，治遗精崩带，止嗽敛汗，固大小肠。"

2. 化学成分 本品含碳酸钙、磷酸钙及硫酸钙。并含铜、铁、锌、锰、锶、铬等微量元素及多种氨基酸。

3. 药理作用 本品有镇静、镇痛、抗惊厥、抗炎等作用；煅牡蛎有中和胃酸、抗实验性胃溃疡活性；牡蛎多糖具有降血脂、抗凝血、抗血栓、促进机体免疫功能、升高白细胞、抗肿瘤、抗氧化等作用。

赭 石

zhě shí

《神农本草经》

为氧化物类矿物刚玉族赤铁矿，主含三氧化二铁（Fe_2O_3）。打碎生用或醋淬研粉用。

【性味归经】苦，寒。归肝、心、肺、胃经。

【功效应用】

1. 平肝潜阳，用于肝阳上亢之头晕目眩 本品似石决明，质重沉降，既能平肝潜阳，味苦性寒又善清肝火，适宜于肝阳上亢兼有肝火者。治疗肝阳上亢之头晕目眩、目胀耳鸣，常与牛膝、龙骨、牡蛎同用；治疗肝阳上亢兼见肝火上冲之头晕头痛、面红目赤、心烦失眠等，可与清肝平肝、镇惊安神药配伍。

2. 重镇降逆，用于呕吐、呃逆、噫气及喘息 本品为重镇降逆气之要药，尤善降上逆之胃气而止呕、止呃、止噫。治疗胃气上逆之呕吐、呃逆、噫气不止，常与旋覆花、半夏、生姜等配伍。本品又能降上逆之肺气而平喘。治疗肺虚不足，肾不纳气之虚喘，可与党参、山茱萸、胡桃肉等补肾纳气之品同用；若治肺热咳喘，宜与清热止咳平喘药配伍。

3. 凉血止血，用于血热吐衄、崩漏 本品苦寒入心肝血分，有凉血止血之功，又善于降气、降火，适宜于气火上逆，迫血妄行之出血证。治崩漏淋沥不止，可单用本品煅烧醋淬，研细调服。治因热而胃气上逆之吐血、衄血，胸中烦热，可与凉血止血药配伍。

【用法用量】9～30g；先煎。

【使用注意】孕妇慎用。因含微量砷，故不宜长期服用。

【参考资料】

1. 本草精选 《神农本草经》："主鬼注，贼风，蛊毒，杀精物恶鬼，腹中毒，邪气，女子赤沃漏下。"《日华子本草》："止吐血、鼻衄，肠风痔瘘，月经不止。"《医学衷中参西录》："能生血兼能凉血，而其质重坠，又善镇逆气，降痰涎，止呕吐，通燥结"，又"治吐衄之证，当以降胃为主，而降胃之药，实以赭石为最效"。

2. 化学成分 本品主含三氧化二铁（Fe_2O_3）。正品钉头赭石含铁60%以上，并含镉、钴、铬、铜、锰、镁等多种微量元素；尚含铅、砷、钛。

3. 药理作用　本品有镇静、催眠、保肝、抗胃溃疡等作用。其所含铁质能促进红细胞及血红蛋白的生成。

珍珠母

zhēn zhū mǔ

《本草图经》

为蚌科动物三角帆蚌 *Hyriopsis cumingii*（Lea）、褶纹冠蚌 *Cristaria plicata*（Leach）或珍珠贝科动物马氏珍珠贝 *Pteria martensii*（Dunker）的贝壳。生用或煅用。

【性味归经】咸，寒。归肝、心经。

【功效应用】

1. 平肝潜阳，用于肝阳上亢之头晕目眩　本品功似石决明，有平肝潜阳、清泻肝火功效，适用于肝阳上亢所致头痛眩晕。治疗肝阴不足，阴不制阳，肝阳上亢，见头痛眩晕、耳鸣、心悸失眠等症，常与养阴平肝之品如白芍、地黄配伍；也可与石决明、牡蛎、磁石等同用；治疗肝阳上亢兼有肝热，见烦躁易怒者，可与钩藤、菊花、夏枯草等配伍。

2. 清肝明目退翳，用于目赤肿痛、视物昏花　本品性寒清热，亦似石决明有清肝明目之效。治疗肝热目赤肿痛、羞明流泪、目生翳障，常与石决明、菊花、车前子配伍；治疗肝虚目暗不明，视物昏花，多与枸杞子、女贞子、菟丝子等药同用。

现代有用珍珠层粉制成眼膏外用，治疗白内障、角膜炎及结膜炎等。

3. 镇惊安神，用于心神不宁之惊悸失眠　本品入心功似龙骨、牡蛎，亦有镇惊安神功效。治疗心神不宁之心悸失眠，可与朱砂、龙骨、琥珀等配伍；治癫痫、惊风抽搐等，常与天麻、钩藤、天南星等息风止痉药同用。

此外，本品研末外用，能收湿敛疮，治疗湿疮瘙痒、溃疡久不收口、口疮等。用珍珠层粉内服，还可治疗胃及十二指肠球部溃疡。

【用法用量】10～25g，先煎。

【使用注意】脾胃虚寒及孕妇慎用。

【参考资料】

1. 本草精选　《本草纲目》："安魂魄、止遗精白浊，解痘疗毒。"《饮片新参》："平肝潜阳，安神魂，定惊痫，消热痘，眼翳。"

2. 化学成分　本品含有磷脂酰乙醇胺、半乳糖神经酰胺、羟基脂肪酸、蜗壳肮、碳酸钙、氧化钙等氧化物，少量镁、铁、硅酸盐、硫酸盐等，并含有多种氨基酸。

3. 药理作用　本品有镇静、催眠、抗惊厥、抗溃疡、促进皮肤愈合、保肝等作用；珍珠层粉质蛋白水解液有对抗实验性白内障作用。

蒺藜

jí lí

《神农本草经》

为蒺藜科植物蒺藜 *Tribulus terrestris* L. 的干燥成熟果实。炒黄或盐炙用。

【性味归经】辛、苦，微温。有小毒。归肝经。

【功效应用】

1. 平肝，疏肝，用于肝阳上亢之头晕目眩、肝郁气滞证　本品既能平抑肝阳，又可疏肝解郁，适宜于肝阳上亢证及肝郁气滞证。治疗肝阳上亢，头晕目眩等，常与钩藤、珍珠母、菊花等同用。治疗肝郁气滞，胸胁不舒或胀痛，多与柴胡、香附、青皮等疏肝理气药配伍；治疗肝郁乳汁不通，乳房胀痛，可与穿山甲、王不留行等通经下乳之品配伍。

2. 祛风明目，用于风热上攻之目赤翳障、瘾疹瘙痒　本品味辛，能疏散祛风而明目，为祛风明目要药。治疗风热所致目赤肿痛、多泪多眵、翳膜遮睛等症，多与菊花、蔓荆子、决明子等同用。本品轻扬疏散，又有祛风止痒之功，治疗瘾疹瘙痒，常与防风、荆芥、地肤子等药配伍；治血虚风盛，瘙痒难忍者，多与养血祛风药同用。单用本品研末冲服，可用于白癜风。

【用法用量】煎服，6～10g；或入丸、散剂。外用适量。

【使用注意】孕妇慎用。

【参考资料】

1. 本草精选　《神农本草经》："主恶血，破癥结积聚，喉痹，乳难。久服，长肌肉，明目。"《本草求真》："宣散肝经风邪，凡因风盛而见目赤肿翳，并通身白癜瘙痒难当者，服此治无不效。"《本草再新》："镇肝风，泻肝火，益气化痰，散湿破血，消痈疽，散疮毒。"

2. 化学成分　本品含脂肪油及少量挥发油、鞣质、树脂、甾醇、钾盐、皂苷、微量生物碱等。

3. 药理作用　本品有降血压、利尿、强心、提高机体免疫功能、延缓衰老、降血糖、抗炎及抗过敏作用。

luó bù má yè

罗布麻叶

《救荒本草》

为夹竹桃科植物罗布麻 *Apoeynum venetum* L. 的干燥叶。

【性味归经】甘、苦，凉。归肝经。

【功效应用】

1. 平抑肝阳，用于肝阳上亢之头晕目眩　本品既有平抑肝阳之功，又可清泄肝热，适宜于肝阳上亢兼肝火上攻者。治头晕目眩、烦躁失眠，单用煎服或开水泡汁代茶饮，亦可与牡蛎、石决明、赭石等同用；治肝火上攻之头晕目赤证，多与钩藤、夏枯草、野菊花等配伍。

2. 清热，利尿，用于水肿、小便不利　本品具有较好的清热利尿功效。治疗水肿，小便不利兼有热象者，可单用或与利水渗湿药配伍。

【用法用量】煎服或开水泡服，6～12g。

【使用注意】不宜过量或长期服用，以免中毒。

【参考资料】

1. 化学成分　罗布麻叶主要含黄酮苷、酚性物质、有机酸、氨基酸、多糖苷、鞣质、甾醇、甾体皂苷元和三萜类物质。

2. 药理作用　本品有降血压、利尿、强心、镇静、抗惊厥、降血脂、调节免疫、延缓衰老、抑制流感病毒、镇咳、平喘、抗炎、抗过敏等作用。

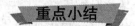 重点小结

1. 考核要点

表 21 – 1　平肝潜阳药的考核要点

章节	层次	要点
平肝潜阳药	掌握	石决明、牡蛎、赭石的性能特点、功效与应用
	熟悉	珍珠母、蒺藜、罗布麻叶的功效与主治病证
	了解	石决明、珍珠母、牡蛎、赭石的用法；赭石、罗布麻叶的使用注意

2. 效用相似药物比较

表 21 – 2　石决明与决明子性味及效用比较

	石决明	决明子
同	性寒，归肝经；清肝明目→肝热目赤肿痛，翳膜遮睛	
异	平肝潜阳→肝阳上亢，头晕目眩	润肠通便→肠燥便秘

表 21 – 3　龙骨与牡蛎性味及效用比较

	龙骨	牡蛎
同	平肝潜阳→肝阳上亢，头晕目眩； 重镇安神→心神不安，惊悸失眠； 火煅收敛固涩→自汗盗汗、遗尿尿频、遗精滑精、崩漏带下等滑脱诸症	
异	主入心经→长于镇惊安神→心神不宁证； 外用收湿敛疮→湿疮，疮疡久溃不敛	主入肝经→长于平肝潜阳→肝阳上亢证； 育阴潜阳→虚风内动； 软坚散结→瘿瘤瘰疬，癥瘕痞块； 制酸止痛→胃痛吞酸

扫码"练一练"

（王诗源）

第二十二章 息风止痉药

> **要点导航**
>
> 学习息风止痉药的概述及各药的功效与临床应用等基础知识，为今后理解平息内风剂的用药特点及配伍规律奠定基础。
>
> 重点理解息风止痉药的含义、功效与主治、性能特点；常用药物的分类归属、性能特点、主要功效与临床应用、用法及使用注意；比较重要药对的功效与主治病证异同。

概 述

1. 含义 凡以平息肝风、制止痉挛抽搐为主要作用，主治肝风内动证的药物，称为息风止痉药。

2. 功效与主治病证

（1）功效 息风止痉药均有平息肝风，制止痉挛抽搐功效。部分药物还兼有清肝热、平肝阳、通络止痛等功效。

（2）主治 该类药适宜于肝风内动证，以肢体痉挛、抽搐、颤动等为主要表现，其多由肝阳化风、热盛动风、痰浊内扰、阴血不足等原因引起。本类药物主要适用于温病热盛动风、肝阳化风等所致之痉挛抽搐；亦可辅助用于痫病、破伤风、脾虚慢惊风等痉挛抽搐者。

3. 性能特点 性多寒凉，主归肝经；均有沉降趋向。全蝎、蜈蚣有毒。

4. 配伍应用 ①根据病因病机配伍：肝阳化风者，选兼有平抑肝阳功效的息风止痉药，并宜配伍平抑肝阳药；温热病热盛动风者，常与清热泻火药、清热解毒药配伍以增效；热痰生风者，宜配清热化痰药；阴虚或血虚生风者，宜配伍补益阴血之品；外风引动内风之破伤风，口眼㖞斜者，宜配伍祛风止痉药；脾虚之慢惊风宜用性平的息风止痉药，并与补脾益气之品配伍。②依据兼证配伍：兼见神志昏迷者，配伍开窍药；兼出血症者，配伍止血药。

5. 使用注意 ①药物特点：本类药物大多寒凉，脾虚慢惊，则非首选；个别性偏温燥，血虚阴亏者又当慎用；少数药物有毒，用量不宜过大，孕妇禁用。②合理用药：气血亏虚、肾精不足所致眩晕或手足抽动、肢体麻木者，则应首选补益气血、填补肾精药物予以治疗，可适度配伍本类药中性平之品。

líng yáng jiǎo
羚 羊 角

《神农本草经》

为牛科动物赛加羚羊 *Saiga tatarica* Linnaeus 的角。镑片、锉末或磨汁用。

【性味归经】咸，寒。归肝、心经。

【功效应用】

1. 息风止痉，用于肝风内动、惊痫抽搐、中风 本品性寒入肝，长于清肝热，并能息风止痉，为治肝风内动痉挛抽搐之要药，尤宜于热盛动风所致者。治疗温热病热邪炽盛，热极动风之高热神昏、痉挛抽搐，常与钩藤、菊花等清肝热、息风止痉药配伍；治疗热痰阻窍之癫痫、发狂、惊风抽搐、中风等，多与牛黄等化痰开窍、息风止痉之品配伍。

2. 平肝潜阳，用于肝阳上亢之头晕目眩 本品咸寒质重，又可平肝潜阳。治疗肝阳上亢，头晕目眩，烦躁易怒，常与石决明、珍珠母等平肝潜阳药同用。

3. 清肝明目，用于肝火上炎、目赤头痛 本品性寒入肝，能清肝热，有良好的清肝明目功效。治疗肝火上炎之头痛、头晕、目赤肿痛、羞明流泪等，常与石决明、菊花、珍珠母等同用。

4. 清热解毒，用于温热病壮热神昏、热毒发斑 本品性寒，有较强的清热泻火解毒之功，兼可凉血，适宜于温病热盛及发斑。治疗温热病壮热、神昏、躁狂、抽搐，常与清热解毒、息风止痉药配伍；治疗热毒发斑，多与大青叶、青黛、贯众等同用。此外，还可配伍用于风湿热痹、肺热咳喘、百日咳等。

【用法用量】煎服，1~3g，单煎2小时以上；磨汁或研粉服，每次0.3~0.6g。

【使用注意】脾虚慢惊禁用，无火热者勿用。

【参考资料】

1. 本草精选 《神农本草经》："主明目，益气，起阴，去恶血注下，辟蛊毒恶鬼不祥，安心气，常不厌寐。"《药性切用》："清肝泻热，去翳，舒筋，为惊狂抽搐专药。"《本草纲目》："平肝舒筋，定风安魂，散血下气，辟恶解毒，治子痫痉疾。"

2. 化学成分 本品主含角质蛋白，尚含多种磷脂、磷酸钙、维生素A、胆固醇，以及锌、铝、镉、铁、锰等多种微量元素。

3. 药理作用 本品有镇静、抗惊厥、解热、镇痛、降血压、耐缺氧等作用。

牛　黄
niú huáng

《神农本草经》

为牛科动物牛 *Bos taurus domesticus* Gmelin 干燥的胆结石。研极细粉末。

【性味归经】苦，凉。归肝、心经。

【功效应用】

1. 息风止痉，用于热盛动风，小儿惊风、癫痫等痉挛抽搐 本品性凉入肝、心，有清心、凉肝、息风止痉之效，尤宜于热盛动风所致痉挛抽搐。治疗温热病壮热神昏、痉挛抽搐，以及小儿急惊风之高热神昏、惊厥抽搐，多与钩藤、全蝎等清热息风止痉药同用。治疗痰蒙清窍之癫痫发作、神昏抽搐，常与珍珠、远志、胆南星等祛痰开窍、止痉之品配伍。

2. 化痰开窍，用于热病神昏 本品芳香性凉而入心经，能清心、化痰、开窍醒神，适宜于热病及痰阻心窍所致神昏。治疗温热病热入心包及中风、惊风、癫痫等病证属热痰蒙蔽心窍所致神昏谵语、高热烦躁、口噤舌謇，常与麝香、冰片等开窍醒神、清热解毒之品配伍，如安宫牛黄丸。

3. 清热解毒，用于口舌生疮、咽喉肿痛、牙痛、痈疽疔毒等热毒诸证 本品有较强清热解毒功效，单用内服、外用，也可与泻火解毒、活血消肿药物配伍应用。治疗热毒内蕴之口舌生疮、咽喉肿痛、牙痛五官科疾患及痈疽、疔毒、疖肿等外科疾患，常与金银花、大黄、黄芩等清热解毒、泻火消肿散结药同用，如牛黄解毒丸。

【用法用量】入丸散，每次 0.15～0.35g。外用适量，研细末敷患处。

【使用注意】孕妇慎用。

【参考资料】

1. 本草精选　《神农本草经》："主惊痫，寒热热盛狂痉，除邪逐鬼。"《本草纲目》："痘疮紫色，发狂谵语者可用。"《会约医镜》："疗小儿急惊，热痰壅塞，麻疹余毒，丹毒，牙疳，喉肿，一切实证垂危者。"

2. 化学成分　本品主含胆酸、脱氧胆酸、胆甾醇、胆红素、麦角甾醇、钠、钙、磷、镁、锌、铁等，尚含卵磷脂、黏蛋白、氨基酸、胡萝卜素、脂肪酸、肽类等。

3. 药理作用　本品有镇静、解热、抗惊厥、保肝、利胆、降血压、降血脂、抗炎、抑菌等作用。

钩　藤
gōu　téng

《名医别录》

为茜草科植物钩藤 *Uncaria rhynchophylla*（Miq.）Miq. ex Havil.、大叶钩藤 *Uncaria macrophylla* Wall.、毛钩藤 *Uncaria hirsuta* Havil、华钩藤 *Uncaria sinensis*（Oliv.）Havil. 或无柄果钩藤 *Uncaria sessilifructus* Roxb. 的干燥带钩茎枝。生用。

【性味归经】甘，凉。归肝、心包经。

【功效应用】

1. 息风止痉，用于肝风内动之痉挛抽搐　本品味甘性凉，入肝、心包经，具有息风止痉、清肝热双重功效，功似羚羊角，但其力稍逊，亦为治肝风内动，痉挛抽搐之常用药，尤宜于热极生风以及小儿高热惊风所致者。治疗温热病，热极生风，痉挛抽搐，常与羚羊角、牛黄等清热息风止痉药配伍；治疗小儿急惊风，壮热神昏，牙关紧闭，手足抽搐，常与天麻、僵蚕、全蝎等品同用；治疗癫痫抽搐，亦可与化痰、开窍、止痉之品配伍。

2. 清热平肝，用于肝阳上亢之头痛眩晕　本品既清肝热，又可平肝阳，尤宜于肝阳上亢证兼肝火者。治疗肝阳上亢之头胀头痛、眩晕，常与羚羊角、天麻、石决明等同用；若兼见肝火亢旺，头痛眩晕而烦躁易怒者，常与夏枯草、龙胆等清肝火药配伍。

此外，本品清热透邪，还可用于外感风热之头痛目赤及斑疹透发不畅等症。其清肝热、止痉之效，还可配伍用于小儿夜啼、惊啼。

【用法用量】煎服，3～12g。其含钩藤碱加热后易破坏，入煎剂宜后下。

【参考资料】

1. 本草精选　《名医别录》："主小儿寒热，十二惊痫。"《药性论》："主小儿惊啼，瘈疭热壅。"《本草述》："治中风瘫痪，口眼㖞斜，及一切手足走注疼痛，肢节挛急。"

2. 化学成分　本品主含钩藤碱、异钩藤碱、去氢钩藤碱等生物碱，尚含钩藤苷元、常春藤苷元、槲皮素、槲皮苷、鞣质等。

3. 药理作用　本品有降血压、降血脂、扩张血管、抗脑缺血、抑制血小板聚集、抗血栓、镇静、抗惊厥、抗癫痫、抗精神依赖、平喘等作用。

天 麻

tiān má

《神农本草经》

为兰科植物天麻 *Gastrodia elata* Bl. 的干燥块茎。生用。

【性味归经】甘，平。归肝经。

【功效应用】

1. 息风止痉，用于多种原因所致痉挛抽搐　本品有良好的息风止痉之效，其味甘质润，性平不偏，适宜于多种病因所致痉挛抽搐，不论寒热虚实均可配伍使用。治疗小儿急惊风，高热抽搐，常与羚羊角、钩藤、全蝎等配伍；治小儿脾虚慢惊风，手足抽动，宜与人参、白术、僵蚕等同用；治疗阴虚不足，不能濡养筋脉之手足抽搐，可与白芍、龟甲等养阴柔肝缓急之品同用；治癫痫神昏抽搐，口吐白沫，多与清热化痰开窍、止痉药配伍；治疗破伤风，角弓反张，当与天南星、白附子、防风等祛风止痉之品同用。

2. 平抑肝阳，用于眩晕头痛　本品药性平和，既能息肝风，又可平肝阳，为治眩晕头痛之要药，不论虚证实证，可单用或随证配伍。治疗肝阳上亢之眩晕头痛，常与钩藤、石决明、牛膝同用；治疗风痰上扰之眩晕头痛、痰多胸闷，常与半夏、白术等配伍；治疗头晕欲仆，偏正头痛，可与川芎等量为丸用。

3. 祛风通络止痛，用于中风不遂、肢体麻木、风湿痹痛　本品能祛外风，通经络，并可止痛。治疗中风后遗症之手足不遂，肢体麻木，可与其他祛风、养血、通络之品同用；治疗风湿痹症，关节屈伸不利，多与秦艽、羌活、桑枝等配伍。

【用法用量】煎服，3～10g。研末冲服，每次1～1.5g。

【参考资料】

1. 本草精选　《神农本草经》："主杀鬼，精物蛊毒恶气。久服益气力，长阴，肥健，轻身，增年。"《本草汇言》："主头风，头痛，头晕虚旋，癫痫强痉，四肢挛急，语言不顺，一切中风、风痰等证。"《药品化义》："补养肝胆，为定风神药。"

2. 化学成分　本品主含香荚醇、天麻素、天麻苷元、天麻醚苷、对羟基苯甲醛、琥珀酸、枸橼酸、棕榈酸，尚含胡萝卜苷、天麻多糖、多种氨基酸及多种微量元素等。

3. 药理作用　本品有抗惊厥、抗抑郁、抗癫痫、镇静、镇痛、改善微循环、抗血小板聚集、抗凝血、抗血栓、扩血管、降血压、增强免疫力、抗氧化、抗缺氧、延缓衰老、抗辐射等作用。

地 龙

dì lóng

《神农本草经》

为钜蚓科动物参环毛蚓 *Pheretima aspergillum*（E. Perrier）、通俗环毛蚓 *Pheretima vulgaris* Chen、威廉环毛蚓 *Pheretima guillelmi*（Michaelsen）或栉盲环毛蚓 *Pheretima pectinifera* Michaelsen 的干燥体。生用或鲜用。

【性味归经】咸，寒。归肝、脾、膀胱经。

【功效应用】

1. 清热息风，用于热盛动风，癫狂病病　本品不仅能清热，还可息风而止痉，尤宜于温热病热极生风之痉挛抽搐。治疗小儿急惊风之高热抽搐，常与清热息风止痉药配伍；治疗热病癫狂，可单用，或与化痰开窍、息风止痉之品同用。

2. 通络，用于中风不遂、风湿痹证　本品性善走窜而通经活络，适宜于邪气痹阻经络之证。治疗中风后气虚血滞，经脉失养，经络不通之半身不遂，口眼㖞斜，多与黄芪、当归、红花等益气活血通络药配伍；治疗风湿热痹，关节红肿疼痛，屈伸不利，可与防己、秦艽、豨莶草等祛风湿、清热通络药配伍；治风寒湿痹，肢麻不仁，常与活血祛瘀、通络止痛药物配伍。

3. 平喘，用于肺热哮喘　本品性寒降泄，清肺平喘，适宜于邪热壅肺之喘息。治疗肺热哮喘，喉中哮鸣，可单用研末内服，或与清肺、化痰、平喘药同用；治疗寒饮阻肺之哮喘，又常与温肺化饮、止咳平喘药配伍。

4. 利尿，用于小便不利或尿闭不通　本品咸寒下行，能清膀胱之热结而利尿，适宜于热结膀胱所致者。治疗小便不利甚或尿闭者，可单用鲜品取汁服用，也可配伍利尿通淋药。

【用法用量】煎服，5～10g。

【使用注意】脾胃虚寒无实热者及孕妇忌服。

【参考资料】

1. 本草精选　《神农本草经》："主蛇瘕，去三虫，伏尸，鬼疰，蛊毒，杀长虫，仍自化作水。"《日华子本草》："治中风、痫疾、喉痹。"《本草纲目》："其性寒而下行，性寒故能解诸热疾，下行故能利小便，治足疾而通经络也。"

2. 化学成分　本品主含蚯蚓解热碱、蚯蚓素、蚯蚓毒素、鸟嘌呤、黄嘌呤、腺嘌呤、胆碱、多种氨基酸，尚含磷脂、蛋白质、四烯酸、琥珀酸等。

3. 药理作用　本品有镇静、镇痛、解热、抗惊厥、降血压、抗凝血、抗血栓、抗炎、抑菌、平喘、利尿、增强免疫、抗肿瘤等作用。

quán xiē
全　蝎
《蜀本草》

为钳蝎科动物东亚钳蝎 *Buthus martensii* Karsch 的干燥体。

【性味归经】辛，平；有毒。归肝经。

【功效应用】

1. 息风止痉，用于多种原因所致痉挛抽搐　本品辛平并专入肝经。既能息风止痉，又能祛风通络，内外风兼治，为治痉挛抽搐之要药，适宜于多种原因所致痉挛抽搐，手足震颤，常与蜈蚣相须为用。治疗小儿急惊风之高热抽搐，常与清热息风止痉药同用；治疗小儿脾虚慢惊风，手足抽搐者，常配伍益气健脾、止痉之品；治肝风夹痰，癫痫抽搐，宜与化痰开窍、息风止痉药同用；治破伤风，角弓反张，须与祛风止痉药配伍。

2. 攻毒散结，用于疮疡肿毒、瘰疬痰核　本品辛而有毒，可攻毒散结，消肿止痛，适宜于疮疡肿毒，瘰疬痰核，内服、外用均可。治疗诸疮肿毒，常与泻火解毒药配伍；治疗痰火郁结之痰核瘰疬，常与化痰散结、消肿止痛之品配伍。亦有单用全蝎，治疗流行性腮腺炎。

3. 通络止痛，用于风湿顽痹、偏正头痛、口眼㖞斜　本品性走窜而能通络止痛，适宜于经络痹阻之证。治疗风寒湿痹日久不愈，筋脉拘挛，甚则关节变形之顽痹，常与祛风湿、通络止痛药同用；治疗风中经络，口眼㖞斜，常与祛风止痉药配伍；治疗顽固性偏正头痛，单用或与其他祛风通络止痛之品配伍以增效。

【用法用量】煎服，3~6g。

【使用注意】本品有毒，不可过量使用。孕妇禁用。

【参考资料】

1. 本草精选　《开宝本草》："疗诸风瘾疹，及中风半身不遂，口眼喎斜，语涩，手足抽掣。"《本草纲目》："蝎乃治风要药，俱宜加而用之。"《玉楸药解》："穿筋透骨，逐湿除风。"

2. 化学成分　本品主含蝎毒，尚含三甲胺、甜菜碱、牛磺酸、软硬脂酸、棕榈酸、卵磷脂、胆甾醇、多种微量元素等。

3. 药理作用　本品有抗惊厥、抗癫痫、镇痛、抗凝血、抗血栓、抗肿瘤、降血压、抑菌等作用。

蜈 蚣
wú　gōng

《神农本草经》

为蜈蚣科动物少棘巨蜈蚣 *Scolopendra subspinipes mutilans* L. Koch 的干燥体。生用。

【性味归经】辛，温。有毒。归肝经。

【功效应用】

1. 息风止痉，用于多种原因所致痉挛抽搐　本品味辛而性善走窜，似全蝎，可通达内外，有较强的息风止痉之力，为息风止痉要药，适宜于多种原因引起的痉挛抽搐，二者常相须为用，广泛用于小儿急慢惊风、癫痫、破伤风、风中经络之口眼喎斜等，可随证配伍。治疗风痰上扰清窍之癫痫发作、神昏抽搐者，常与化痰、开窍、息风药同用。

2. 攻毒散结，用于疮疡肿毒、瘰疬痰核　本品亦能以毒攻毒而散结，其力较强，为外科常用药，适宜于热毒内侵或痰湿凝结所致疮疡肿毒、瘰疬痰核，内服、外用均可，但以外用为主。治疗瘰疬溃烂，可研末外敷；治疗恶疮肿毒，常与解毒消痈药配伍。

3. 通络止痛，用于风湿顽痹、口眼喎斜、顽固性偏正头痛　本品亦似全蝎有较强的搜风通络功效，又可止痛，适宜于顽痹疼痛，口眼喎斜及久治不愈之顽固性头痛或剧烈偏正头痛。治疗风湿顽痹，常与祛风湿、通络止痛药配伍；治疗风中经络，口眼喎斜，常与祛风通络药配伍；治疗顽固性头痛，多与祛风止痛药配伍。

【用法用量】煎服，3~5g。

【使用注意】本品有毒，用量不宜过大。如血虚发痉，小儿慢惊孕妇禁服。

【参考资料】

1. 本草精选　《神农本草经》："主鬼疰蛊毒，噉诸蛇虫鱼毒，杀鬼物老精，温疟，去三虫。"《本草纲目》："治小儿惊痫，风搐，脐风，口噤，丹毒，秃疮瘰疬，便毒痔漏，蛇瘕，蛇瘴，蛇伤。"《医学衷中参西录》："其性尤善搜风，内治肝风萌动，癫痫眩晕，抽掣瘈疭，小儿脐风，外治经络中风，口眼喎斜，手足麻木。"

2. 化学成分　本品主含组胺样物质、溶血性蛋白质，尚含脂肪酸、胆甾醇、糖类、蛋白质、多种氨基酸、多种微量元素等。

3. 药理作用　本品有抑制中枢、抗惊厥、镇痛、延长凝血时间、降低血黏度、镇痛、抑菌、抗炎等作用。

僵　蚕

jiāng　cán

《神农本草经》

为蚕蛾科昆虫家蚕 *Bombyx mori* Linnaeus 4～5 龄的幼虫感染（或人工接种）白僵菌 *Beauveria bassiana*（Bals.）Vuillant 而致死的干燥体。生用或炒用。

【性味归经】咸、辛，平。归肝、肺经。

【功效应用】

1. 息风止痉，用于多种原因致痉挛抽搐　本品性平，既能息风止痉，又可化痰，适宜于多种原因所致痉挛抽搐，尤宜于惊风、癫痫夹热痰者。治小儿急惊，高热，抽搐，痰喘，常与牛黄、钩藤等化痰开窍、息风止痉药配伍；治小儿脾虚慢惊，每与益气健脾、息风止痉之品同用；治热痰癫痫抽搐，常与清热化痰、息风开窍药同用；治破伤风，角弓反张，须与防风、天南星、白附子等祛风止痉药配伍。

2. 祛风通络止痛，用于风中经络之口眼㖞斜　本品辛散祛风通络，并可止痛。治疗风中经络所致口眼㖞斜，常与防风、天南星、白附子等药配伍。本品善疏散风热，又适宜于外感风热之证。治疗肝经风热上攻之头痛、目赤肿痛、迎风流泪者，常与疏散风热、清利头目之品配伍；治疗风热上攻咽喉肿痛、声音嘶哑者，可与蝉蜕、薄荷等疏散风热、利咽之品同用；治瘾疹瘙痒，可单用研末服，或与其他祛风止痒药同用。

3. 化痰散结，用于痰核、瘰疬　本品又有化痰散结之功。治疗痰核、瘰疬，可单用研末冲服，或与其他化痰软坚散结药同用。

【用法用量】煎服，5～10g。散风热宜生用，余多制用。

【参考资料】

1. 本草精选　《神农本草经》："主小儿惊痫夜啼，去三虫，灭黑䵟，令人面色好，男子阴疡病。"《日华子本草》："治中风失语，并一切风疾，小儿客忤。"《本草备要》："辛咸微温。僵而不腐，得清化之气，故能治风化痰，散结行经。"

2. 化学成分　本品主含蛋白质、脂肪，尚含多种氨基酸及铁、锰、锌、铜、镉等微量元素。

3. 药理作用　本品有镇静、催眠、降血糖、抗凝血、抗肿瘤等作用。

珍　珠

zhēn　zhū

《日华子本草》

为珍珠贝科动物马氏珍珠贝 *Pteria martensii*（Dunker）、蚌科动物三角帆蚌 *Hyriopsis cumingii*（Lea）或褶纹冠蚌 *Cristaria plicata*（Leach）等双壳类动物受刺激形成的珍珠。水飞或研成极细粉用。

【性味归经】甘、咸，寒。归心、肝经。

【功效应用】。

1. 安神定惊，用于心神不宁、惊悸失眠、惊风癫痫　本品质重镇怯，甘寒清解，入心、肝经，镇心而安神定惊，适宜于惊悸失眠、癫痫及惊风等。治疗心阴虚有热之虚烦不眠、心神不宁、心悸怔忡、失眠多梦，多与酸枣仁、柏子仁等养心安神类药同用；治疗小儿热痰急惊，高热神昏，痉挛抽搐，常与清热化痰、开窍、息风止痉药配伍；治疗癫狂恍惚，神志不清，多与清心镇惊、化痰开窍药同用。

2. 明目退翳，用于目赤翳障、视物不清 本品性寒入肝，能清肝而明目消翳。治疗肝经风热或肝火上攻之目赤涩痛、目生翳膜，常与清肝明目药物配伍。

3. 解毒生肌，用于口舌生疮、咽喉溃烂、溃疡不敛 本品可清热解毒，生肌敛疮，内服外用均可。治疗口舌生疮、咽喉溃烂、热毒疮疡，常与清热解毒药物配伍；治疗疮溃久不敛，宜与收湿敛疮药同用。

此外，本品又可润肤祛斑，适宜于皮肤色斑。治疗皮肤色素沉着，常纳入化妆品中。

【用法用量】多入丸散，0.1~0.3g。外用适量。

【参考资料】

1. 本草精选 《日华子本草》："安心、明目。"《本草衍义》："除小儿惊热。"《本草汇言》："镇心，定志，安魂，解结毒，化恶疮，收内溃破烂。"

2. 化学成分 本品主含碳酸钙、多种氨基酸、多种无机元素，尚含核酸、维生素B族等。

3. 药理作用 本品有镇静、抗组胺、清除氧自由基、延缓衰老、抑制脂褐素形成、抗辐射、抗心律失常，外用促进创面愈合等作用。

重点小结

1. 考核要点

表22-1 息风止痉药的考核要点

章节	层次	要点
息风止痉药	掌握	羚羊角、牛黄、钩藤、天麻的性能特点、功效与应用
	熟悉	地龙、全蝎、蜈蚣、僵蚕的功效与主治病证
	了解	珍珠的功效；羚羊角、牛黄、珍珠、钩藤、全蝎、蜈蚣的用法用量；牛黄、全蝎、蜈蚣的使用注意

2. 效用相似药物比较 比较羚羊角与牛黄、天麻与钩藤、全蝎与蜈蚣相似功效、主治病证的异同。

表22-2 羚羊角与牛黄性味及效用比较

	羚羊角	牛黄
同	寒凉；归心肝经；息风止痉→热病惊痫抽搐；清热解毒	
异	咸寒入肝，清肝热→肝风内动； 平肝潜阳→肝阳上亢之头晕目眩； 清肝明目→肝火上炎之目赤肿痛； 泻火解毒→温热病之壮热神昏，躁狂抽搐，热毒发斑	性凉入心，清心化痰+开窍醒神→热痰蒙蔽心窍之热入心包、中风、惊风、癫痫等； 清热解毒→痈疽、疔疮、疖肿

表 22 – 3 天麻与钩藤性味及效用比较

	天麻	钩藤
同	甘；归肝经；息风止痉→多种原因致痉挛抽搐； 平抑肝阳→肝阳上亢之头晕目眩；二者相须为用	
异	祛风通络止痛→肢体麻木或不遂，风湿痹痛	平抑肝阳作用＜天麻； 清肝热＋凉肝止痉→热极生风； 清热透邪→外感风热上攻头痛目赤； 斑疹透发不畅

表 22 – 4 全蝎与蜈蚣性味及效用比较

	全蝎	蜈蚣
同	辛、有毒，归肝经； 息风止痉＋攻毒散结＋通络止痛→多种原因所致痉挛抽搐，风中经络之口眼㖞斜； 疮疡肿毒、瘰疬；风湿顽痹，顽固性头痛；二者相须为用	
异	息风止痉、解毒散结作用＜蜈蚣	

（张凤瑞）

扫码"练一练"

第二十三章 开窍药

要点导航

　　学习开窍药的概述及各药的功效与临床应用等基础知识，为今后理解开窍剂的用药特点及配伍规律奠定基础。

　　重点理解开窍药的含义、功效与主治、性能特点、用法用量及使用注意；比较重要药对的功效与主治病证异同。

概　　述

1. 含义　凡以开窍醒神为主要作用，主治闭证神昏的药物，称为开窍药。

2. 功效与主治病证

（1）功效　本类药均能开窍醒神。能开启闭阻心窍、醒神回苏，而有开窍醒神功效。多数兼有止痛功效。

（2）主治　闭证神昏，症见神志昏迷，不省人事，牙关紧闭，两手固握有力，脉来有力等。其多由温热毒邪、痰湿、秽浊、瘀血、寒邪等实邪一时性地阻闭心窍，导致神明失用而以神志昏迷为主症。常见于温热病、癫痫、中风、胸痹等病证。

闭证因所感受实邪性质之不同而兼有症状各异，故又有寒闭、热闭之分。神昏伴见面赤身热、苔黄脉数，为热闭；神昏伴见面青身凉、苔白脉迟，为寒闭。

3. 性能特点　气味辛香，有升浮趋向，主归心经；多为性温。

4. 配伍应用　①根据病因予以配伍：热扰心神致热闭神昏者，常配以清热泻火、清热解毒药，组成"凉开"之剂；寒湿、秽浊而致寒闭神昏者，宜与温里祛寒药配伍，组成"温开"之剂。②依据兼有症状配伍：闭证神昏兼惊厥抽搐者，常配伍平肝息风止痉药；兼烦躁不安者，常与安神定惊药物配伍；疼痛导致神昏者，可与行气止痛或活血化瘀药物配伍；兼见口吐痰涎者，可与化痰药物配伍。

5. 使用注意　①药物特性：本类药物辛香走窜，有效成分易于挥发，为急救治标之品，故多入丸、散剂，而不宜入煎剂，便于急救使用；其辛香走窜，易耗伤正气，故只宜暂服，不可久用。少数药物有毒，应控制剂量并注意用法。②病证禁忌：神志昏迷有虚实之别，大汗欲脱，脉微欲绝之虚证，脱证之神昏，治疗应急救固脱、补虚固本，故忌用本类药。③关注特殊人群：部分药能兴奋子宫，孕妇忌用或慎用。

shè xiāng
麝 香

《神农本草经》

为鹿科动物林麝 *Moschus berezovskii* Flerov、马麝 *Moschus sifanicus* Przewalski 或原麝 *Moschus moschiferus* Linnaeus 成熟雄体香囊中的干燥分泌物。宜密闭遮光保存。生用。

【性味归经】辛，温。归心、脾经。

【功效应用】

1. 开窍醒神，用于闭证神昏　本品辛香气盛，走窜之性甚烈，通达十二经，内开心窍，外透毛窍，为醒神回苏之要药，适宜于各种原因所致之闭证神昏，不论寒闭、热闭均可配用，故誉为"开窍醒神第一要药"。治疗温病热陷心包，热痰内蒙心窍，小儿惊风及中风痰厥等热闭证，常与牛黄、冰片等配伍，组成凉开剂，如安宫牛黄丸；治疗中风昏迷、中恶胸腹痛等寒痰湿浊闭阻心窍之寒闭证，又常与苏合香、安息香等同用，组成温开剂，如苏合香丸。

2. 活血通经，用于血瘀经闭、癥瘕、心腹暴痛、跌打损伤、风湿痹痛　本品辛温活血，具有良好的活血通经、祛瘀止痛功效。治疗瘀血经闭，常与丹参、红花、桃仁等活血化瘀药配伍；治疗癥瘕痞块等瘀血重证，可与三棱、莪术、水蛭等破血消癥药配伍；治胸痹心痛、胸腹暴痛，可与活血化瘀止痛药配伍；治疗偏正头痛，日久不愈者，常与川芎、桃仁、赤芍同用，如通窍活血汤。

本品又为伤科要药，治疗跌打损伤，瘀肿疼痛，骨折扭挫，不论内服、外用皆有良效，常与乳香、没药、红花等同用；治疗风寒湿痹证，久痛不愈，可与祛风湿类药物配伍。

3. 消肿止痛，用于疮疡肿毒、瘰疬痰核、咽喉肿痛　本品活血消肿止痛，内服、外用均有良效。治疮疡肿毒，常与牛黄、乳香等药同用；治咽喉肿痛，可与牛黄、蟾酥、珍珠等清热解毒之品配伍。

此外，本品活血通经，辛香走窜，有催生下胎之效，传统用以治疗难产、死胎、胞衣不下等，但现已少用。

【用法用量】入丸散，每次 0.03~0.1g。外用适量。不宜入煎剂。

【使用注意】孕妇禁用。

【参考资料】

1. 本草精选　《神农本草经》："主辟恶气，杀鬼精物，温疟，蛊毒，痫痓，去三虫。久服除邪，不梦寤厌寐。"《本草纲目》："通诸窍，开经络，透肌骨，解酒毒，消瓜果食积，治中风、中气、中恶、痰厥、积聚癥瘕。"

2. 化学成分　本品主含麝香酮、麝香醇、麝香吡啶、睾酮、胆甾醇，尚含蛋白质、多肽、氨基酸等。

3. 药理作用　本品有调节血脑屏障的通透性、改善脑循环、抗脑损伤、兴奋中枢、改善学习记忆、强心、扩血管、收缩子宫、抗早孕、抗着床、抗炎、抗肿瘤等作用。

bīng piàn
冰 片

《新修本草》

冰片（合成龙脑），多由松节油、樟脑等经化学方法合成，称"合成冰片"。天然冰片

（右旋龙脑）为樟科植物樟 Cinnamomum camphora（L.）Presl 的新鲜枝、叶经提取加工品制成。艾片（左旋龙脑）为菊科植物艾纳香 Blumea balsamifera L. DC. 的新鲜叶经提取加工制成的结晶。研末用。

【性味归经】辛、苦，微寒。归心、脾、肺经。

【功效应用】

1. 开窍醒神，用于闭证神昏 本品辛香味苦而性微寒，并有良好开窍醒神功效，兼可清热，适宜于各类闭证神昏，尤宜于热闭神昏。治疗热痰内闭，暑热卒厥，小儿惊风等热闭神昏之症，常与牛黄、麝香、黄连等配伍，组成凉开剂；治湿浊蒙蔽清窍之寒闭神昏，亦常与苏合香、麝香等药配伍，组成温开剂。

2. 清热止痛，用于目赤肿痛、口舌生疮、咽喉肿痛、耳道流脓、疮疡肿痛、疮溃不敛、水火烫伤 本品清热消肿止痛，为五官科、外科常用药。治疗目赤肿痛，单用点眼即效，也可与炉甘石、硼砂等配伍；治疗咽喉肿痛，口舌生疮，常与硼砂、朱砂等共研细末，吹敷患处；治疗急慢性化脓性中耳炎，可以本品溶于香油中滴耳；治疗疮疡溃后日久不敛，可与牛黄、珍珠等同用，或与血竭、乳香、没药等配伍；治疗水火烫伤，可与清热泻火、生肌敛疮药物同用。

【用法用量】入丸散，冰片与艾片每次 0.15～0.3g；天然冰片每次 0.3～0.9g。外用适量，研粉点敷患处。不宜入煎剂。

【参考资料】

1. 本草精选 《名医别录》："主心腹邪气，风湿积聚，耳聋，明目，去目赤肤翳。"《本草分经》："辛、香。善走。体温用凉，先入肺，传于心脾，而透骨通窍，散郁火，辟邪，消风化湿。"

2. 化学成分 梅片主含右旋龙脑；艾片主含左旋龙脑，尚含桉油精、倍半萜醇、左旋樟脑等；合成龙脑主含龙脑、异龙脑。

3. 药理作用 本品有耐缺氧、减轻脑损伤、抗心肌缺血、轻微刺激感觉神经、止痛、温和的防腐、抑菌、抗生育等作用。

shí chāng pú
石菖蒲
《神农本草经》

为天南星科植物石菖蒲 Acorus tatarinowii Schott. 的干燥根茎。生用。

【性味归经】辛、苦，温。归心、胃经。

【功效应用】

1. 开窍醒神，用于痰蒙清窍、神志昏迷 本品辛苦而性温，芳香而升散，有开窍醒神之功，兼能化湿辟秽，适宜于痰湿秽浊、蒙蔽清窍之神昏。治疗中风痰迷心窍，神志昏迷，舌强不语，常与其他化痰开窍药合用；治疗热痰闭阻心窍，高热伴神昏谵语者，常与郁金、竹沥等配伍；治疗热痰癫痫抽搐，可与枳实、竹茹、黄连等配伍；治疗癫狂热痰内盛，可与远志、朱砂等同用；治疗湿浊蒙蔽之头晕、嗜睡等，又常与茯苓、远志、龙骨等配伍。

2. 宁心安神，用于健忘失眠、耳鸣耳聋 本品入心经既能开心窍，又能益心智，宁心安神，功似远志。治疗心脾不足，心神失养所致健忘失眠、多梦、心悸怔忡，常与人参、茯苓、远志等同用；治疗心肾两虚，痰浊上扰之耳鸣耳聋、头晕、心悸，常与菟丝子、女贞子等配伍。

3. 化湿和胃，用于湿阻中焦、腹痛痞满、噤口痢 本品芳香之性可化湿浊、醒脾胃，适宜于湿阻中焦导致气机升降失常之证。治疗湿浊阻中，胸脘痞闷，身热吐泻，可与黄连、厚朴、苍术等配伍；治疗湿热或热毒蕴结肠道所致泻痢，里急后重，呕吐不能进食之噤口痢，可与黄连、秦皮等清热燥湿、化湿运脾药配伍。

【用法用量】煎服，3～10g，鲜品加倍。

【参考资料】

1. 本草精选 《神农本草经》："主风寒湿痹，咳逆上气，开心孔，补五脏，通九窍，明耳目，出音声。"《本草备要》："补肝益心，开心孔，利九窍，明耳目，发音声。去湿逐风，除痰消积，开胃宽中。"

2. 化学成分 本品主含挥发油，其主要成分为 β-细辛醚、α-细辛醚、石竹烯、α-葎草烯、石菖醚、细辛醚等。此外，尚含有氨基酸、有机酸和糖类。

3. 药理作用 本品有镇静、抗惊厥、解痉、抗抑郁、改善学习记忆、抗脑损伤、调节胃肠运动、平喘、祛痰、镇咳、抗菌、杀虫等作用。

苏 合 香
sū hé xiāng

《名医别录》

为金缕梅科植物苏合香树 *Liquidambar orientalis* Mill. 的树干渗出的香树脂经加工精制而成。宜置阴凉处，密闭保存。生用。

【性味归经】辛，温。归心、脾经。

【功效应用】

1. 开窍醒神，用于寒闭神昏 本品辛香性温，有开窍醒神之效，但力稍逊于麝香，长于辛温开通心窍又避秽，为治寒闭神昏常用药。治疗寒邪、痰浊闭阻心窍之中风痰厥神昏，惊痫抽搐，常与麝香、安息香、檀香等配伍，组成温开剂，如苏合香丸。

2. 散寒止痛，用于胸痹痛、脘腹冷痛 本品辛温又能散寒止痛，适宜于寒凝、痰浊、瘀血闭阻之胸脘痞满、冷痛。治疗冠心病心绞痛，常与冰片等同用。

此外，本品能温通散寒，还可治冻疮，将苏合香溶于乙醇中涂于患处。

【用法用量】入丸散，0.3～1g，外用适量，不入煎剂。

【参考资料】

1. 本草精选 《名医别录》："主辟恶，除邪，令人无梦魇。"《本经逢原》："能透诸窍脏，辟一切不正之气，凡痰积气厥，必先以此开导，治痰以理气为本也。凡山岚瘴湿之气，袭于经络，拘急弛缓不均者，非此不能除。"

2. 化学成分 本品含萜类、挥发油、肉桂酸、月桂烯、柠檬烯、桂皮醛、乙基苯酚等。

3. 药理作用 本品有兴奋中枢、抗缺氧、减慢心率、改善冠状动脉血流量、降低心肌耗氧量、抗血小板聚集、祛痰、抑菌、防腐、利胆、止泻等作用。

表 23 - 1   本章知识拓展参考药

药名	性味归经	功效	主治	用法用量注意
安息香	辛、苦，平。归心、脾经	开窍辟秽，行气活血，止痛	闭证神昏，心腹痛，痹痛日久，产后血晕	内服：入丸散，0.6~1.5g，不入煎。辛苦燥，阴虚火旺者慎服

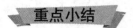

重点小结

1. 考核要点

表 23 - 2   开窍药的考核要点

章节	层次	要点
开窍药	掌握	麝香、石菖蒲的性能特点、功效与应用
	熟悉	冰片的功效与主治病证
	了解	苏合香的功效；麝香、冰片、苏合香的用法用量；麝香、冰片的使用注意

2. 效用相似药物比较   比较麝香与冰片相似功效、主治病证的异同。

表 23 - 3   麝香与冰片性味及效用比较

	麝香	冰片
同	味辛，归心、脾经；开窍醒神→配伍治疗各种闭证神昏；二者相须为用	
异	麝香开窍醒神 > 冰片； 开窍醒神第一要药→各类闭证神昏； 活血通经→血瘀经闭，癥瘕，心腹暴痛，跌打损伤，风湿痹痛； 消肿止痛→尤宜于疮疡、瘰疬、痰核	开窍力 < 麝香，性寒凉→热闭神昏； 清热止痛→五官科、外科疮疡肿痛

（张凤瑞）

扫码"练一练"

第二十四章 补虚药

扫码"学一学"

要点导航

学习补虚药的概述及各药的主要功效、临床应用及配伍方法等基础知识，为今后理解补益剂的用药特点及配伍规律奠定基础。

重点理解补虚药的含义、功效与主治、性能特点；常用药物的分类归属、性能特点、主要功效与临床应用、用法用量及使用注意；比较重要药对功效与主治病证的异同。

概　　述

1. **含义**　凡以补虚扶弱为主要作用，主治虚证的药物，称为补虚药。

2. **功效与主治病证**

（1）功效　补虚药均具有补虚扶弱，纠正人体虚衰病理偏向的功效。补虚即是补虚扶弱，纠正人体虚衰病理偏向的治疗作用。因所补的侧重点不同，其功效又有补气、补血、补阴、补阳之分。

（2）主治　该类药适宜于虚证，临床多表现为物质不足或功能的低下，症见面色淡白或萎黄、精神萎靡、四肢倦怠、乏力、脉虚无力等。因正气虚弱有气、血、阴、阳虚衰的不同，临床表现各异，故补虚药的主治病证有气虚证、血虚证、阴虚证、阳虚证之别。

（3）分类　依据其功效与主治，本类分为补气药、补血药、补阴药和补阳药四类。

3. **性能特点**　本类药均标甘味。补气药、补阳药、补血药大多性温；补阴药性多寒凉。补气药主归肺、脾经；补血药主归心、肝经；补阴药主归肺、胃、肝、肾经；补阳药主归肾经。

4. **配伍应用**　①四类补虚药之间配伍：因气血阴阳生理上相互依存，病理上相互影响，故两类或两类以上的补虚药多配伍使用。如气虚与阳虚并见，补气药配伍补阳药；气虚兼见血虚，补气药与补血药合用；血虚与阴虚并见，补血药与补阴药合用；阴虚与阳虚并见，补阴药与补阳药合用。②依据邪气的性质不同配伍：治正虚邪实之证，除使用补虚药扶正补虚外，常配伍相应的祛邪药物，以扶正祛邪。如虚证外感，需配伍解表药；正虚便秘，需配伍泻下药；脾虚湿阻，需配伍化湿药。③依据药物的特性配伍：药物多有偏性，如性寒凉易伤阳，性温燥易伤阴，故使用寒凉药时，适当配伍益气扶阳之品；使用温燥药物适当配伍养阴之品，以顾护正气。

5. **使用注意**　①药物特性：部分性质滋腻的补虚药，过用或用之不当，易妨碍脾胃的运化，应注意避免"滞补"；入汤剂宜久煎，以使药味尽出；因虚证病程较长，故多选用丸剂、散剂、膏剂及口服液等现代新剂型，便于储存和方便服用。②病证禁忌：患者身体健康，并无虚损，或邪实而正不虚者，均不宜使用补虚药。

第一节　补气药

以补气为主要作用，常用以治疗气虚证的药，称补气药。气虚证以少气懒言、神疲乏力、声音低微、呼吸气短、或头目眩晕、自汗、舌质淡苔白、脉虚无力等为主要表现。部分药分别兼有养阴生津、养血、安神、固表止汗等功效，又可兼治阴津亏虚、血虚证、心神不安证、自汗等。

本类药中部分药物味甘壅滞中焦，故湿盛中满者宜慎用。

rén shēn
人　参
《神农本草经》

为五加科植物人参 *Panax ginseng* C. A. Mey. 的干燥根和根茎。生用或蒸制用。

【性味归经】甘、微苦，微温。归肺、脾、心经。

【功效应用】

1. 大补元气，用于元气欲脱证　本品善大补元气，为补气固脱之要药。治疗因大汗、大吐泻、大失血或大病、久病所致的元气虚极欲脱的危急证候，多单用人参，大剂量浓煎频服，如独参汤。治疗气虚欲脱兼阳气衰微，症见汗出、四肢厥冷者，可与附子配伍以益气回阳；若兼阴液亏耗，症见汗出身暖、喜热饮、舌红干燥者，可与麦冬、五味子配伍以补气养阴，敛汗固脱。

2. 补脾益肺，用于肺脾气虚证　本品归肺、脾二经，善补益肺、脾二脏之气，为补肺气、补脾气之要药，尤宜于肺气虚证、脾气虚证。治疗肺气虚之气短喘促、懒言声低，多与黄芪配伍；治疗肺肾两虚，肾不纳气之虚喘，多与补肾纳气平喘之品同用；治疗脾气虚之食少便溏、倦怠乏力，多与白术、茯苓、甘草配伍；治疗脾虚中气下陷之内脏下垂，多与补气升阳之黄芪、白术、柴胡等同用；治疗脾不统血之出血证，多与黄芪、白术等配伍。

3. 生津止渴，用于津伤口渴及消渴病　本品能益气生津止渴，适宜于气津两伤之口渴及消渴病。治疗热病伤津之身热、口渴、多汗，多与知母、石膏配伍；治热伤气阴之倦怠、咽干口渴，多与麦冬、五味子配伍；治疗消渴病，可单用研粉内服，亦可与养阴生津药物配伍。

4. 安神益智，用于心神不宁证　本品入心经，能补心气、安神、增智。治疗心气虚之心悸、失眠、健忘，能标本兼顾，单用有效，亦可与养心安神之品配伍。

此外，本品兼能补肾气，可配伍用于肾气虚不能纳气之虚喘以及肾阳虚之阳痿等证。本品补虚，还可与解表药、攻下药等祛邪药配伍，用于正虚外感、正虚便秘等里实正虚证，以达到扶正祛邪的目的。

【用法用量】另煎兑服，3～9g；挽救虚脱可用 15～20g。研粉吞服，每次 2g，一日 2 次。

【使用注意】实证、热证而正不虚者忌用。不宜与藜芦、五灵脂同用。不宜与茶、萝卜同用。

【参考资料】

1. 本草精选　《神农本草经》："补五脏，安精神，定魂魄，止惊悸，除邪气，明目，开心益智。"《医学启源·药类法象》引《主治秘要》："补元气，止渴，生津液。"

2. 化学成分　本品含人参二醇、人参三醇、齐墩果酸等多种人参皂苷、人参多糖、挥发性成分、有机酸、生物碱、酯类、维生素、黄酮及氨基酸等成分。

3. 药理作用　本品具有抗休克、强心、调节血压、保护心肌、降脂、降血糖等作用；并能调节中枢神经兴奋性、抗应激、提高免疫、抗疲劳、增强记忆力；此外还有抗炎、抗利尿、抗肿瘤、抗氧化及保肝的作用。

dǎng shēn
党　参

《增订本草备要》

为桔梗科植物党参 *Codnopsis pilosula*（Franch.）Nannf. 、素花党参 *Codnopsis pilosula* Nannf. var. *modesta*（Nannf.）L. T. Shen 或川党参 *Codnopsis tangshen* Oliv. 的干燥根。生用。

【性味归经】甘、平。归脾、肺经。

【功效应用】

1. 补脾益肺，用于肺脾气虚证　本品补益脾肺之气的作用类似人参，但其力较弱，适宜于脾气虚、肺气虚的轻证。治疗脾气虚之体虚倦怠、食少便溏，多与白术、茯苓、甘草配伍；治疗肺气虚之声低懒言、短气喘促，多与黄芪、五味子等配伍。

2. 生津，用于气津两伤证　本品生津作用亦类似人参，但也较之弱，亦适宜于气津两伤之证。治疗气津两伤之口渴轻症，可与五味子、麦冬配伍。

3. 补血，用于血虚证　本品既能补气，又能养血，为气血双补之品，适宜于气血不足证。治疗血虚或气血两虚之面色苍白或萎黄、头晕、乏力，可与益气补血药物同用。

【用法用量】煎服，9~30g。

【使用注意】不宜与藜芦同用。

【参考资料】

1. 本草精选　《本草从新》："补中益气，和脾胃，除烦渴。中气微虚，用以调补，甚为平安。"《本草纲目拾遗》："治肺虚，能益肺气。"《本草正义》："党参力能补脾养胃，润肺生津，健运中气，本与人参不甚相远。"

2. 化学成分　本品含有皂苷、甾醇、多糖、内酯、黄酮、脂肪、挥发油及微量生物碱等成分。

3. 药理作用　本品具有调节胃肠运动、抗溃疡、增强免疫、抗应激、增加心肌收缩力、升高红细胞、血红蛋白、抗血栓、增强记忆力、镇静、抗氧化、抗炎、镇痛、抗辐射、抗癌等作用。

huáng qí
黄　芪

《神农本草经》

为豆科植物蒙古黄芪 *Astragalus membranaceus*（Fisch.）Bge. var. *mongholicus*（Bge.）Hsiao 或荚膜黄芪 *Astragalus membranaceus*（Fisch.）Bge. 的干燥根。生用或蜜炙用。

【性味归经】甘，微温。归肺、脾经。

【功效应用】

1. 补气健脾，升阳举陷，用于气虚证 本品入肺、脾二经，长于补肺脾之气，为补气要药，适宜于治疗脾气虚证及肺气虚证。因其兼能升阳举陷，又为补气升阳之要药，尤宜于脾虚中气下陷证。治疗中气下陷之久泻脱肛、内脏下垂等，多与人参、柴胡、升麻等补气健脾，升阳举陷之品配伍。本品又有补气生血、补气摄血之功，治疗血虚证，常与当归等补血药配伍；治疗脾虚不能统血之失血证，常与人参、白术等药同用；治疗肺气虚弱之喘咳日久、神疲气短，可与化痰止咳平喘药配伍，以标本兼治。

2. 固表止汗，用于气虚自汗证 本品既补肺脾之气，又益卫固表止汗。治疗肺脾气虚，表卫不固之气虚自汗，或气虚不足易感风邪者，可标本兼顾，并常与白术、防风配伍。

3. 利尿消肿，用于气虚水肿 本品既能补脾益气治本，又能利尿消肿治标，为治气虚水肿之要药。治疗脾气虚，水湿内停引起的肢体面目浮肿、小便不利，多与防己、白术等同用。

4. 托毒生肌，用于痈疽不溃或溃久不敛 本品补气生血，能托毒外出，生肌敛疮，适宜于疮痈后期，气血不足者。治疗气血不足，痈疽不溃或溃久不敛，常与补气血、生肌敛疮药同用。

此外，本品还能补气行痹，补气生津，亦可通过配伍用于中风后遗症、肢体麻木及消渴病。

【用法用量】煎服，9～30g。补益中气宜蜜炙用。

【参考资料】

1. 本草精选 《神农本草经》："主痈疽久败疮，排脓止痛，大风，癞疾，五痔，鼠瘘，补虚，小儿百病。"《本草纲目》："排脓止痛，活血生血，内托阴疽，为疮家圣药。"《医学衷中参西录》："能补气，兼能升气，善治胸中大气下陷。"

2. 化学成分 本品含有苷类、多糖、氨基酸、黄酮、叶酸、亚油酸及多种微量元素等成分。

3. 药理作用 本品具有增强免疫、抗疲劳、抗应激、抗缺氧、促进造血功能、增强肾上腺皮质功能、增强性腺功能、调节血糖、保肝、强心、抗病毒、抗溃疡等作用。

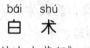

bái shú
白 术

《神农本草经》

为菊科植物白术 *Atractylodes macrocephala* Koidz. 的干燥根茎。生用或土炒、麸炒用。

【性味归经】甘、苦，温。归脾、胃经。

【功效应用】

1. 补气健脾，燥湿利尿，用于脾气虚证 本品补气健脾之力强，为治脾气虚诸证要药。因其兼能燥湿、利尿，尤宜于脾虚水湿内停之泄泻、痰饮、水肿等病证，有标本兼顾之效。治疗脾虚湿盛之纳呆、腹泻，常与健脾利湿之品配伍；治疗脾虚水湿内停之痰饮、水肿，常与茯苓、桂枝、炙甘草等同用；治疗脾虚运化失常之食少便溏、脘腹胀满，又常与人参、茯苓、炙甘草同用；治疗脾虚兼阳不足之脘腹冷痛者，可与党参、干姜等同用；治疗脾虚兼有食滞之纳呆、脘腹痞满，常与枳实同用。

2. 止汗，用于气虚自汗 本品既能补脾益气，又有固表止汗之功，适宜于气虚表卫不固者。治疗气虚自汗，可单用；治疗气虚易感风邪者，常与黄芪、防风同用。

3. 安胎，用于脾虚胎动不安　本品既能补气健脾，又可安胎，尤宜于脾虚胎动不安、胎萎不长者，多与益气养血安胎之品同用。此外，也可用于脾虚水湿内停所致妊娠呕吐和妊娠水肿，分别与健脾和胃止呕、健脾利水之品同用。

【用法用量】煎服，6～12g。补气健脾宜炒用，燥湿利水宜生用，健脾止泻宜炒焦用。

【参考资料】

1. 本草精选　《神农本草经》："主风寒湿痹死肌，痉疸，止汗，除热，消食，作煎饵。"《新修本草》："利小便。"《医学启源》："和中益气，温中，去脾胃中湿，除胃热，强脾胃，进饮食，和胃，生津液，主肌热，四肢困倦，目不欲开，怠惰嗜卧，不思饮食，止渴，安胎。"

2. 化学成分　本品含有苍术醇、苍术醚、苍术内酯、挥发油、糖类及多种氨基酸等。

3. 药理作用　本品具有增强免疫、升高白细胞、调节胃肠功能、抗溃疡、抑制子宫平滑肌收缩、保肝、利胆、降血糖、抗菌、抗肿瘤、镇静等作用。

gān cǎo
甘　草
《神农本草经》

为豆科植物甘草 *Glycyrrhiza uralensis* Fisch.、胀果甘草 *Glycyrrhiza inflata* Bat. 或光果甘草 *Glycyrrhiza glabra* L. 的根及根茎。生用或蜜炙用。

【性味归经】甘、微寒。归心、肺、脾、胃经。

【功效应用】

1. 补心脾气，用于心气虚证及脾气虚证　本品长于补心气而复脉宁心，为治心气不足所致心动悸、脉结代之要药。治疗心气虚，结代脉，大剂量单用有效，亦可与人参、桂枝、阿胶等药物同用。本品又能补脾气，亦可用于脾气虚证。但其作用缓和，多入复方，与人参、黄芪、白术等配伍，作佐使药使用。

2. 祛痰止咳，用于咳喘证　本品有良好的祛痰止咳作用，适宜于多种原因所致的喘咳，无论有痰无痰皆可使用。治疗咳喘，单用有效，亦可与其他药物配伍。治疗风寒袭肺之喘咳，多与麻黄、杏仁配伍；治疗风热之喘咳，常与桑叶、菊花等同用；治疗肺热喘咳，多与麻黄、石膏、杏仁配伍；治疗肺寒喘咳，可与干姜、细辛、五味子等配伍；治疗肺燥咳嗽，宜与桑叶、麦冬等同用。

3. 缓急止痛，用于四肢、脘腹挛急疼痛　本品味甘，长于缓急止痛。治疗阴血不足所致四肢挛急疼痛，常与白芍配伍；治疗脾胃虚寒之脘腹挛急疼痛，多与桂枝、白芍等同用。

4. 解毒，用于热毒疮疡、咽喉肿痛、药食中毒　本品有良好的解毒作用，常与清热解毒药配伍，治疗热毒所致疮疡、咽喉肿痛等。本品对多种食物和乌头类药物中毒也有良好的解毒作用，可单用本品煎汤服，或与绿豆同煎。

5. 调和诸药，用于调和药性　本品通过配伍可降低药物的毒性，缓和寒热药性。如与附子、干姜同用，既可降低其毒性，缓和其过热伤阴。其味甘，又可矫味。

【用法用量】煎服，2～10g。清热解毒宜生用，补气复脉宜炙用。

【使用注意】不宜与甘遂、京大戟、红大戟、芫花、海藻同用。湿盛中满及水肿患者慎用。不宜大剂量久服。

【参考资料】

1. 本草精选　《神农本草经》："主五脏六腑寒热邪气，坚筋骨，长肌肉，倍气力，金疮疣，解毒。"《名医别录》："温中下气，烦满短气，伤脏咳嗽，止渴，通经脉，利血气，解百药毒。"《药性论》："主腹中冷痛，治惊痫，除腹胀满；补益五脏，制诸药毒。"

2. 化学成分 本品含有三萜皂苷类、多糖、生物碱、阿魏酸、微量元素等。

3. 药理作用 本品具有抗心律失常、调节胃肠功能、促进胰液分泌、抗溃疡、镇咳、祛痰、镇痛、抗菌、抗炎、抗病毒、抗过敏、抗利尿、降脂、保肝、类肾上腺皮质样激素等作用。

西洋参

《增订本草备要》

为五加科植物西洋参 *Panax quinque folium* L. 的干燥根。生用。

【性味归经】甘、微苦，寒。归肺、心、肾、脾经。

【功效应用】

1. 补气养阴，用于气阴两虚证 本品既能益肺、脾之气，又能养肺之阴，适宜于气阴两虚证。治疗肺气阴不足之短气、咳嗽痰少，或痰中带血，单用有效，也可与清热化痰养阴之品配伍。治疗脾气虚之体虚倦怠、食少便溏，常与益气健脾之品配伍。

2. 清火生津，用于津伤口渴及消渴 本品益气生津作用与人参类似，其性寒可清火养阴，尤宜于热病伤津证，较人参更常用。治疗热病津伤，身热、口渴、多汗及消渴，常与养阴生津药配伍。

【用法用量】另煎兑服，3~6g。

【使用注意】不宜与藜芦同用。

【参考资料】

1. 本草精选 《本草从新》："补肺降火，生津液，除烦倦。虚而有火者相宜。"《医学衷中参西录》："味甘微苦，性凉。能补助气分，兼能补益血分，为其性凉而补，凡欲用人参而不受人参之温补者，皆可以此代之。"

2. 化学成分 本品含有皂苷、多糖、氨基酸、鞣质、甾醇、树脂、脂肪酸、无机盐、挥发油及微量元素等。

3. 药理作用 本品具有兴奋中枢、抗心律失常、强心、抗休克、抗氧化、提高免疫、增强记忆力、抗应激、抗突变、镇静、抗病毒、抗利尿、降脂、降血糖等作用。

山 药

《神农本草经》

为薯蓣科植物薯蓣 *Dioscorea opposita*. Thunb. 的干燥根茎。生用或麸炒用。

【性味归经】甘，平。归脾、肺、肾经。

【功效应用】

1. 益气养阴，补肺脾肾，用于肺、脾、肾气阴虚证 本品性味甘平，既补肺、脾、肾之气，又养肺、肾之阴，为气阴双补之品。因其药力缓和，多入复方使用。治疗肺气阴不足，少气懒言，干咳痰少，常与南沙参、玉竹、麦冬等同用；治疗脾虚气弱，食少便溏，泄泻，常与白术、党参、茯苓等配伍；治疗肺肾气虚之虚喘，常与补肺肾之气又纳气平喘之品配伍。

2. 固精止带，用于肾虚遗精、带下病 本品既能补肾，又略兼收涩之性，而固精止带，适宜于肾虚不固之遗精滑精及带下量多清稀。治疗肾阴虚所致者，常与补肾阴之品同用；肾气虚所致者，并常与补肾固涩之品配伍。

此外，本品富含营养成分，药食两用，作用平和，其补肺脾肾之气阴，亦为治疗消渴之佳品，并常与益气养阴生津之药同用。

【用法用量】煎服，15～30g。养阴生津宜生用，补脾止泻宜麸炒用。

【参考资料】

1. 本草精选 《神农本草经》："主伤中，补虚羸，除寒热邪气，补中，益气力，长肌肉。"《名医别录》："补虚劳羸瘦，充五脏，除烦热，强阴。"《本草纲目》："益肾气，健脾胃，止泄痢，化痰涎，润皮毛。"

2. 化学成分 本品含有皂苷、黏液质、多糖、淀粉、胆碱、氨基酸、微量元素等。

3. 药理作用 本品具有增强免疫、调节胃肠功能、助消化、降血糖、抗氧化、抗衰老等作用。

太子参
tài zǐ shēn

《中国药用植物志》

为石竹科植物孩儿参 *Pseudostellaria heterophylla*（Miq.）Pax ex Pax et Hoffm. 的块根。生用。

【性味归经】甘、微苦，平。归脾、肺经。

【功效应用】

补气健脾，生津润肺，用于脾肺气阴两虚证 本品归脾、肺经，善补脾肺之气阴。治疗脾、肺气阴两虚证，常与健脾益气、养阴生津的药物配伍。本品为清补之品，药力缓和，故多入复方作为辅助性药物使用，或用作病后调补。

【用法用量】煎服，9～30g。

【参考资料】

1. 本草精选 《中国药用植物志》："治小儿出虚汗为佳。"《江苏药材志》："补肺阴、健脾胃。治肺虚咳嗽，心悸，精神疲乏等症。"

2. 化学成分 本品含有氨基酸、多糖、皂苷、黄酮、甾醇、脂肪酸、挥发油及多种微量元素等成分。

3. 药理作用 本品具有增强免疫、抗疲劳、抗氧化、抗应激、抗缺氧、延缓衰老、改善记忆力、抗炎、抗病毒等作用。

大枣
dà zǎo

《神农本草经》

为鼠李科植物枣 *Ziziphus jujuba* Mill. 的干燥成熟果实。生用。

【性味归经】甘、温。归脾、胃、心经。

【功效应用】

1. 补中益气，用于脾气虚证 本品能补益中气，且富含营养成分，为药食两用药物，适宜于脾气虚，兼有营养不良者。治疗食少便溏、四肢倦怠、身体消瘦等脾气虚证，多与党参、白术、茯苓等同用以增效。

2. 养血安神，用于血虚证及脏燥 本品有养血安神功效。治疗血虚之面黄肌瘦，或血虚不能养心之失眠健忘，常与补血药同用。治疗妇女脏燥，精神不安，为治脏躁之要药，常与甘草、小麦等同用。

【用法用量】煎服，6~15g。

【使用注意】本品助湿生热，故湿盛中满、食积、虫积及痰热咳嗽不宜使用。

【参考资料】

1. 本草精选　《神农本草经》："主心腹邪气，安中养脾助十二经，平胃气，通九窍，补少气少津液，身中不足，大惊，四肢重，和百药。"《名医别录》："补中益气，强力，除烦闷。"

2. 化学成分　本品含有三萜酸类、氨基酸、生物碱、皂苷、黄酮、挥发油、微量元素及鞣质等。

3. 药理作用　本品具有增强免疫力、抗变态反应、抗突变、抗氧化、抗肿瘤、抗炎、保肝等作用。

蜂　蜜
fēng mì

《神农本草经》

为蜜蜂科昆虫中华蜜蜂 *Apis cerana* Fabricius 或意大利蜂 *Apis mellifera* Linnaeus 所酿的蜜。生用或炼后用。

【性味归经】甘、平。归肺、脾、大肠经。

【功效应用】

1. 补中益气，用于脾气虚证　本品能补益脾气，且含有丰富的营养成分，尤适宜于脾气虚营养不良者。因其补脾气作用较弱，多作为补益脾气炮制品的赋形剂使用。

2. 润肺止咳，用于肺虚久咳或肺燥干咳　本品既补益肺气，又润肺燥而止咳，适宜于肺气阴不足者。治疗肺虚久咳不止，可单用，也可与益气养阴止咳药同用；治疗肺燥之干咳无痰、少痰，多与润肺止咳之品配伍。

本品滋润更多用作辅料，用于炮制止咳平喘药使用，以增强其止咳和润肺之功。此外，也常作为润肺止咳药物之丸剂、膏剂的赋形剂使用。

3. 缓急止痛，用于脘腹疼痛　本品有补中缓急止痛之功。治疗脾胃虚弱，脘腹疼痛，喜温喜按，可单用，也可与其他缓急止痛之品同用。

4. 通便，用于肠燥便秘　本品有润肠道通便之功，治疗肠燥便秘，可单用冲服，或与养阴生津润肠药物同用。

5. 解毒，用于乌头类药物中毒　本品有解毒之功，常与乌头类药物同煎，能降低其毒性。本品大剂量内服，可缓解因服乌头类药物引起的中毒。

【用法用量】冲服，15~30g。外用适量。

【使用注意】本品易助湿满中滑肠，故湿盛中满及便溏者宜慎用。

【参考资料】

1. 本草精选　《神农本草经》："主心腹邪气，诸惊痫痉，安五藏，诸不足，益气补中，止痛解毒，除众病，和百药。"《本草纲目》："生凉熟温，不冷不燥，得中和之气，故十二脏腑之病，罔不宜之。但多食亦生湿热虫，小儿尤当戒之。"

2. 化学成分　本品含有糖类、脂肪、有机酸、挥发油、蜡质、泛酸、乙酰胆碱、维生素、微量元素及酶类等成分。

3. 药理作用　本品具有调节胃肠运动、增强免疫、抑菌、保肝、解毒、加速肉芽组织生长等作用。

白扁豆
bái biǎn dòu

《名医别录》

为豆科植物扁豆 *Dolichos lablab* L. 的干燥成熟种子。生用或炒用。

【性味归经】甘、微温。归脾、胃经。

【功效应用】

1. 补脾和中,用于脾气虚证 本品既补脾和中,又能化湿,为健脾化湿之良药,适宜于脾虚夹湿之纳呆便溏,白带过多,常与人参、白术、茯苓等同用。

2. 化湿解暑,用于暑湿吐泻 本品又有健脾化湿和中功效。治疗暑湿吐泻,可单用煎汤内服,亦可与香薷、厚朴等同用。

【用法用量】煎服,9~15g。健脾止泻宜炒用。

【参考资料】

1. 本草精选 《名医别录》:"主和中,下气。"《本草图经》:"主女子带下。"《本草纲目》:"止泻痢,消暑,暖脾胃,除湿热,止消渴。"

2. 化学成分 本品含有蛋白质、脂肪、碳水化合物、维生素、微量元素及蛋白酶等成分。

3. 药理作用 本品具有解毒、抗病毒、抑制痢疾杆菌等作用。

第二节 补血药

以补血为主要作用,常用以治疗血虚证的药,称补血药。血虚证以面色苍白或萎黄、唇甲色淡、头晕眼花、手足麻木、心悸失眠、舌淡、脉细等为主要表现。部分药分别兼有养阴、止痛等功效,又可用于阴虚、疼痛等病证治疗。

本类药物多偏滋腻,故湿盛中满者宜慎用。

当 归
dāng guī

《神农本草经》

为伞形科植物当归 *Angelicae Sinensis*(Oliv.)Diels 的根。生用或酒炙用。

【性味归经】甘、辛,温。归肝、心、脾经。

【功效应用】

1. 补血,用于血虚证 本品甘温,有良好的补血作用,誉为"补血之圣药",并为治血虚证要药。治疗血虚萎黄、心悸失眠,常与熟地黄、白芍、川芎配伍。因兼有活血作用,尤适宜于血虚兼有血瘀者。治血虚兼见气虚者,常与黄芪配伍。

2. 活血,止痛,用于血滞诸痛证 本品补血,活血,又善止痛,适宜于血虚、血瘀所致的多种疼痛之证。因其性温能散寒,尤宜于血虚血瘀有寒者。治疗痛经、经闭、产后瘀阻腹痛,可与活血调经或通经药配伍;治疗胸痹心痛、胸腹胁肋疼痛,可与活血行气止痛药同用;治疗外伤瘀滞疼痛,可与活血疗伤药同用。

3. 调经,用于月经不调 本品既补血、活血,又能调经,尤宜于血虚、血瘀所致月经不调。治疗营血虚滞之月经不调,常与熟地黄、白芍、川芎配伍;治疗血虚寒凝之月经不调、经闭不同,常与温经散寒药配伍;治疗肝郁血滞之月经不调,常与疏肝理气药配伍。

本品性虽温，但与清热药配伍也可用于血热所致月经不调。此外，也用于胎前产后诸证。

4. 润肠通便，用于肠燥便秘 本品润肠通便，又能补血，尤宜于血虚肠燥便秘，多入复方使用，常与养阴润肠之品配伍。

【用法用量】煎服，6~12g。补血多生用，活血多酒炙用。

【使用注意】本品甘温助热，热证不宜使用。又因能通便，故便溏泄泻者宜慎用。

【参考资料】

1. 本草精选 《神农本草经》："主咳逆上气，温疟，寒热，洗洗，在皮肤中。妇人漏下绝子，诸恶疮疡，金疮。"《本草纲目》："治头痛、心腹诸痛，润肠胃筋骨皮肤。治痈疽，排脓止痛，和血补血。"

2. 化学成分 本品含有挥发油、多糖、阿魏酸、氨基酸、维生素等成分。

3. 药理作用 本品具有促进造血功能、增强免疫、兴奋子宫、扩张血管、降压、抗血栓、抗氧化、降血脂、保肝、镇痛、镇静、抗肿瘤、抗菌等作用。

熟 地 黄
shú dì huáng

《本草图经》

为玄参科植物地黄 *Rehmannia glutinosa* Libosch 的块根的炮制加工品。

【性味归经】甘，微温。归肝、肾经。

【功效应用】

1. 补血，用于血虚证 本品甘温质润，纯补阴血，为补血之要药，广泛用于多种血虚证。治疗心肝血虚，面色萎黄，眩晕心悸，常与当归、白芍、川芎配伍；治疗血虚兼有气虚之倦怠乏力、面色无华，可配伍补气药。

2. 滋阴，用于肝肾阴虚证 本品又能滋补肝肾之阴，尤善补肾阴，为治肝肾阴虚证的常用药物。治疗肝肾阴虚，腰膝酸软，潮热盗汗，可与养阴退虚热药物同用；治疗阴虚阳亢之头目眩晕，可与平肝潜阳药配伍。

3. 益精补髓，用于肾精亏虚证 本品既补肝肾阴，又益精补髓而乌须发，适宜于精血亏虚早衰证。治疗头晕眼花、须发早白、腰膝酸软等早衰证，常与制首乌等补肾填精之品同用。

【用法用量】煎服，9~15g。

【使用注意】本品滋腻，易助湿满中，故湿浊中阻及食少便溏者不宜使用。

【参考资料】

1. 本草精选 《本草纲目》："填骨髓，长肌肉，生精血。补五脏内伤不足，通血脉，利耳目，黑须发，男子五劳七伤，女子伤中胞漏，经候不调，胎产百病。"《本草从新》："滋肾水，封填骨髓，利血脉，补益真阴，聪耳明目，黑发乌须。"

2. 化学成分 本品含有地黄素、地黄内酯、地黄呋喃等单萜成分，还含有环烯醚萜类、糖类、氨基酸及维生素等。

3. 药理作用 本品具有促进造血功能、增强免疫、抗衰老、强心、利尿、降血糖、抗炎、镇静等作用。

阿 胶
ē jiāo

《神农本草经》

为马科动物驴 *Equus asinus* L. 的干燥皮或鲜皮经煎煮、浓缩制成的固体胶。

【性味归经】甘，平。归肺、肝、肾经。

【功效应用】

1. 补血，用于血虚证 本品为血肉有情之品，有良好的补血作用，为补血之要药，广泛用于治疗各种血虚证。因其兼能止血，尤宜于血虚兼有出血者，单用有效，亦可与其他补血配伍以增效。

2. 止血，用于出血证 本品具有良好的止血作用，兼能养阴，适宜于出血兼有血虚或阴虚者。虽单用有效，但多入复方配伍使用。治疗血热之吐血，与凉血止血药同用；治疗中焦虚寒之便血，与温经止血药同用；治疗月经过多、崩漏、胎漏下血，与调经安胎止血药同用。

3. 滋阴，用于阴虚证 本品能滋养肺、心、肾三脏之阴，尤善滋肺阴，适宜于肺、心、肾三脏之阴虚证。治疗肺阴虚之虚劳喘咳、燥咳，多与润肺止咳药同用；治疗心阴虚之心悸失眠，常与养阴安神之品同用；治疗肝肾阴虚之眩晕、肢体震颤，多与滋阴潜阳息风之品配伍。

【用法用量】烊化冲服，3~9g。

【使用注意】本品滋腻妨碍消化，脾胃虚弱者不宜使用。

【参考资料】

1. 本草精选 《神农本草经》："主心腹，内崩，劳极，洒洒如疟状，腰腹痛，四肢酸痛，女子下血安胎。"《日华子本草》："治一切风，并鼻洪、吐血、肠风、血痢及崩中带下。"《汤液本草》："益肺气，肺虚极损，咳嗽唾脓血，非阿胶不补。"

2. 化学成分 本品主要含有胶原蛋白、氨基酸、微量元素等成分。

3. 药理作用 本品具有促进造血功能、强壮、抗氧化、抗疲劳、提高免疫、抗辐射、抗休克、抗缺氧等作用。

hé shǒu wū
何 首 乌
《开宝本草》

为蓼科植物何首乌 *Polygonum multiflorum* Thunb. 的干燥块根。生用或蒸制用。

【性味归经】甘、苦、涩，微温。归肝、肾经。

【功效应用】

1. 补血益精，用于精血亏虚证 本品制用长于补肝肾，益精血，乌须发，且不寒、不腻、不燥，为滋补良药，适宜于血虚证及精血亏虚之早衰证。治疗血虚之面色无华、头晕，常与其他补血药配伍以增效；治疗精血亏虚之须发早白、眩晕耳鸣，多与补肝肾、益精血药物同用。

2. 截疟，解毒，用于久疟不止 本品生首乌有截疟功效，因其略兼滋养，故适宜于疟疾日久、气血不足者，可与补益气血之品配伍。本品又能解毒散结，治疗疮疡肿痒、黄水淋漓，可与清热解毒燥湿、祛风止痒之品同用；治疗瘰疬痰核，常与解毒散结药物之品配伍。

3. 润肠通便，用于肠燥便秘 生首乌又能润肠通便，适宜于年老体虚之血虚肠燥秘结，可单用，亦可与补血、润肠通便之品同用。

【用法用量】生首乌煎服，3~6g；制首乌煎服，6~12g。补益精血宜制用，截疟、解毒、润肠宜生用。

【使用注意】本品生用滑肠，便溏不宜使用。

【参考资料】

1. 本草精选 《开宝本草》："主瘰疬，消痈肿，疗头面风疮，五痔，止心痛，益血气，黑髭鬓，悦颜色，久服长筋骨，益精髓，延年不老；亦治妇人产后及带下诸疾。"《本草纲目》："养血益肝，固精益肾，健筋骨，乌髭发，为滋补良药。"

2. 化学成分 本品主要含有蒽醌类衍生物、脂肪酸、淀粉、脂肪、卵磷脂等成分。

3. 药理作用 本品具有降血脂、强心、抗氧化、抗衰老、保肝、增强肠蠕动等作用。

bái sháo
白 芍
《神农本草经》

为毛茛科植物芍药 *Paeonia lactiflora* Pall. 的干燥块根。生用或炒用。

【性味归经】甘、酸，微寒。归肝、脾经。

【功效应用】

1. 养血敛阴，用于血虚证及虚汗证 本品补血之力较当归、熟地黄弱，而有养血之效。治疗血虚证，常与其他补血药配伍以增效。本品又是妇科调经的常用品，治疗血虚、血瘀所致月经不调、痛经、崩漏等月经病，多与补血、活血、疏肝之品配伍。本品又有敛阴止汗功效，治疗风寒束表之表虚自汗，常与桂枝合用，调和营卫以止汗；治疗阴虚盗汗，与养阴止汗药同用。

2. 柔肝止痛，用于胸胁腹痛、四肢挛急疼痛 本品养肝血、缓肝急而柔肝止痛，适宜于肝脾不和、肝血亏虚之筋脉失养所致诸痛证。治疗血虚肝郁之胸胁疼痛，常与补血、疏肝之品同用；治疗脾虚肝郁之腹痛泄泻，常与白术、防风等同用；治疗阴血不足，筋脉失养之四肢、脘腹挛急疼痛，多与甘草配伍。

3. 平抑肝阳，用于肝阳上亢 本品养血又能平抑肝阳，且性微寒兼能清肝热。治疗肝阳上亢之头痛、眩晕，常与养肝肾之阴、平潜肝阳之品同用。

【用法用量】煎服，6～15g。

【使用注意】本品不宜与藜芦同用。

【参考资料】

1. 本草精选 《神农本草经》："主邪气腹痛，除血痹，破坚积寒热，疝瘕，止痛，利小便，益气。"《滇南本草》："收肝气逆痛，调养心肝脾经血，舒肝降气，止肝气疼痛。"《本草备要》："补血，泻肝，涩，敛阴。"

2. 化学成分 本品含有芍药苷、牡丹酚、芍药花苷、苯甲酸、挥发油、树脂、鞣质、糖、淀粉、黏液质、蛋白质及三萜类等。

3. 药理作用 本品具有增强免疫、缓解平滑肌痉挛、抗溃疡、抗缺氧、抗凝血、抗肿瘤、保肝、降血压、抗炎、镇痛、解毒、抗菌等作用。

lóng yǎn ròu
龙 眼 肉
《神农本草经》

为无患子科植物龙眼 *Dimocarpus longan* Lour. 的假种皮。生用。

【性味归经】甘，温。归心、脾经。

【功效应用】

补益心脾，养血安神，用于心脾两虚证 本品既能补益心脾，又可养血安神，治心脾不足所致的惊悸怔忡、失眠健忘，单用有效，也可与黄芪、当归、酸枣仁等补气养血安神药同用。本品补益气血，还可治疗气血不足之面色萎黄、头目眩晕。轻证可单用，也可与益气补血之品配伍。

【用法用量】煎服，9~15g。

【使用注意】本品甘温易助热，湿热、实火、热痰者不宜使用。

【参考资料】

1. 本草精选 《神农本草经》："主五脏邪气，安志厌食。"《本草纲目》："开胃益脾，补虚长智。"

2. 化学成分 本品含糖类、脂肪、蛋白质、挥发油、黄酮、多酚类及维生素等成分。

3. 药理作用 本品具有强壮、抗衰老、增强免疫、抗肿瘤、抗应激、抗氧化、抗焦虑、改善睡眠等作用。

第三节 补阴药

以补阴为主要作用，常用以治疗阴虚证的药，称补阴药。阴虚证以潮热、盗汗、口燥咽干、心烦失眠、头晕耳鸣、舌红少苔、脉细数等为主要表现。部分药兼有清热、安神、润肠、潜阳、止血等功效，还可用于虚热证，心神不宁，肠燥便秘，肝阳上亢及出血等病证。

本类药物多偏甘寒滋腻，故脾胃虚弱、痰湿内阻、腹满便溏者不宜使用。

běi shā shēn
北 沙 参
《本草汇言》

为伞形科植物珊瑚菜 *Glehnia littoralis* Fr. Schmidt ex Miq. 的干燥根。生用。

【性味归经】甘、微苦，微寒。归肺、胃经。

【功效应用】

1. 养阴清肺，用于肺阴虚证 本品能养肺阴，清肺热，润肺燥，适宜于阴虚肺燥有热之证。治疗肺阴不足或燥热伤肺之干咳痰少、咽干喑哑等，多与养阴清肺之药合用。

2. 益胃生津，用于胃阴虚证 本品又能养胃阴，清胃热，生津止渴。治疗胃阴不足，热病伤津之咽干口渴、便秘，以及胃痛、胃胀等，常与养阴清胃生津之品同用。

【用法用量】煎服，5~12g。

【使用注意】本品不宜与藜芦同用。

【参考资料】

1. 本草精选 《本草从新》："专补肺阴，清肺火，治久咳肺痿。"《饮片新参》："养肺胃阴，治劳咳痰血。"

2. 化学成分 本品含有香豆素、生物碱、糖苷、黄酮、淀粉及挥发油等成分。

3. 药理作用　本品具有调节免疫、抗突变、抗肿瘤、抗氧化、镇咳、祛痰、抗菌、镇痛、镇静等作用。

麦冬

《神农本草经》

为百合科植物麦冬 *Ophiopogon japonicus*（L. f）Ker - Gawl. 的干燥块根。生用。

【性味归经】甘、微苦，微寒。归肺、心、胃经。

【功效应用】

1. 养阴润肺，用于肺阴虚证　本品与北沙参相似，有养肺阴、清肺热、润肺燥之功。治疗阴虚肺燥或燥热伤肺之干咳少痰、咳血、咽干鼻燥、咽痛暗哑等，常与养阴润肺之品合用。

2. 益胃生津，用于胃阴虚证　本品能养胃阴，生津止渴，兼清胃热。治疗胃阴不足或热病伤津之咽干口渴、胃脘疼痛、大便干结，常与清胃生津润燥之品同用；治疗阴虚内热消渴，常与其他养阴生津止渴之品同用；治疗胃阴虚之呕吐，可与养胃、降逆止呕之品同用。

3. 清心除烦，用于心阴虚证　本品滋养心阴，清心热，除烦安神。治疗阴虚内热之虚烦不寐，常与滋阴养血安神之品同用；治热入营分之身热夜甚、心烦不寐，常与清热凉血，养阴之品同用。

此外，本品还能养阴润肠而通便，治疗热病伤津之大便干结，可与地黄、玄参等同用。

【用法用量】煎服，6～12g。

【参考资料】

1. 本草精选　《神农本草经》："主心腹结气，肠中伤饱，胃络脉绝，羸瘦短气。"《本草汇言》："麦门冬，清心润肺之药。主心气不足，惊悸怔忡，健忘恍惚，精神失守；或肺热肺燥，咳声连发，肺痿叶焦，短气虚喘，火伏肺中，咯血咳血。或虚劳客热，津液干少。或脾胃燥涸，虚秘便难，此皆心肺肾脾元虚火郁之证也。"

2. 化学成分　本品含有皂苷、黄酮、多糖、挥发油及微量元素等成分。

3. 药理作用　本品具有提高免疫、抗休克、抗缺氧、抗衰老、保护胃黏膜、降血糖、抗菌、镇静等作用。

龟甲

《神农本草经》

为龟科动物乌龟 *Chinemys reevesii*（Gray）的背甲及腹甲。生用或醋淬用。

【性味归经】甘、咸，寒。归肾、肝、心经。

【功效应用】

1. 滋阴潜阳，用于肝肾阴虚证　本品善滋养肝肾之阴，适宜于肝肾阴虚所致阴虚阳亢、阴虚内热、虚风内动等证。治疗阴虚阳亢之头目眩晕，常与天冬、赭石、白芍等滋阴潜阳之品配伍；治疗阴虚内热之潮热盗汗、遗精滑精，常与熟地黄、知母、黄柏等滋阴降火药同用；治疗阴虚风动之肢体颤动，常与滋补阴液之品配伍。

2. 益肾健骨，用于筋骨不健之证 本品既能滋阴益肾，又可强筋健骨。治疗肾虚筋骨不健之腿脚酸软、下肢痿软及小儿五迟五软等，常与滋阴益肾、强筋健骨之品同用。

3. 养血补心，用于心神不宁证 本品有养血补心安神之功。治疗阴血亏虚之惊悸、失眠、健忘，常与养血安神之品同用。

此外，本品补肝肾之阴，又兼能固经止血，尤宜于阴虚血热所致崩漏、月经过多，常与养阴、止血之品同用。

【用法用量】煎服，9~24g，先煎。

【参考资料】

1. 本草精选 《神农本草经》："主漏下赤白，破癥瘕，疟疾，五痔，阴蚀，湿痹，四肢重弱，小儿囟不合。"《本草蒙筌》："专补阴衰，借性气引达诸药；善滋肾损，仗功力复足真元。漏下崩带并驱，癥瘕痃癖咸却。"

2. 化学成分 本品含有氨基酸、蛋白质、骨胶原、甾体及维生素等成分。

3. 药理作用 本品具有调节免疫、兴奋子宫、降低甲状腺素、促进造血功能、解热、镇静等作用。

biē jiǎ
鳖 甲

《神农本草经》

为鳖科动物鳖 *Trionyx sinensis Wiegmann* 的背甲。生用或醋淬用。

【性味归经】咸，微寒。归肝、肾经。

【功效应用】

1. 滋阴潜阳，退热除蒸，用于肝肾阴虚证 本品滋养肝肾阴而潜阳，类似龟甲，但其兼能清退虚热，除骨蒸，故尤宜于阴虚内热之骨蒸劳热。治疗肝肾阴虚所致阳亢眩晕，骨蒸潮热，阴虚动风，常与龟甲配伍，亦可与其他滋阴潜阳之药同用；治疗热病伤阴之夜热早凉，多与青蒿、地黄等养阴清热之品配伍。

2. 软坚散结，用于癥瘕积聚 本品味咸而能软坚散结，适宜于瘀血癥积。治疗肝脾肿大之癥瘕积聚，以及疟疾日久，胁下痞块，多与活血消癥或消痰软坚之品配伍。若治经闭，多与活血通经之品同用。

【用法用量】煎服，9~24g，先煎。滋阴潜阳宜生用，软坚散结宜醋淬用。

【参考资料】

1. 本草精选 《神农本草经》："主心腹癥瘕坚积，寒热，去痞，息肉，阴蚀，痔，恶肉。"《本草汇言》："除阴虚热疟，解劳热骨蒸之药也。"

2. 化学成分 本品含有蛋白质、骨胶原、碳酸钙、磷酸钙、氨基酸、微量元素等成分。

3. 药理作用 本品具有增强免疫、促进造血功能、降低甲状腺素、抗炎、抗应激、抗辐射、镇静等作用。

tiān dōng
天 冬

《神农本草经》

为百合科植物天冬 *Asparagus cochinchinensis*（Lour.）Merr. 的干燥块根。生用。

【性味归经】甘、苦，寒。归肺、肾、胃经。

【功效应用】

1. 养阴润肺，用于肺阴虚证 本品有养肺阴、润肺燥、清肺热之功，强于麦冬、沙参。治疗阴虚肺燥或燥热伤肺之干咳少痰、咳血、咽干鼻燥，单用有效，也可与麦冬及其他养阴润肺之药同用。

2. 滋肾降火，用于肾阴虚证 本品又能滋养肾阴，清虚火。治疗肾阴不足之眩晕、腰膝酸软或阴虚火旺之骨蒸燥热、盗汗，常与滋阴清热之品同用；治疗肺肾两虚之劳嗽咯痰，常与滋养肺肾、润燥化痰之品同用。

3. 益胃生津，用于胃阴虚证 本品养胃阴，生津止渴，兼能清胃热。治疗胃阴不足或热病伤津之咽干口渴、胃脘疼痛，可单用，也可与养胃生津之品同用。

此外，本品养阴润肠，也可用于热病伤津之肠燥便秘，常与麦冬、地黄、玄参同用。

【用法用量】煎服，6~12g。

【使用注意】本品滋腻、滑肠，故痰湿内盛及虚寒泄泻者不宜使用。

【参考资料】

1. 本草精选 《神农本草经》："主诸暴风湿偏痹，强骨髓，杀三虫，去伏尸。"《本草汇言》："天门冬，润燥滋阴，降火清肺之药也。"

2. 化学成分 本品含有天门冬酰胺、氨基酸、皂苷、多糖、蛋白质等成分。

3. 药理作用 本品具有提高免疫、抗衰老、抗突变、抗肿瘤、抗菌、镇咳、祛痰等作用。

玉 竹
yù zhú

《神农本草经》

为百合科植物玉竹 *Polygonatum odoratum*（Mill.）Druce 的干燥根茎。生用。

【性味归经】甘，微寒。归肺、胃经。

【功效应用】

1. 养阴润肺，用于肺阴虚证 本品功似沙参、麦冬，能养肺阴、润肺燥、清肺热，但有养阴不敛邪之特点。治疗阴虚肺燥或燥热伤肺之干咳少痰、咳血、咽干鼻燥，多与其他养阴润肺之药合用。因其作用平和，而又不敛邪，尤宜于阴虚外感之证，多与解表药同用。

2. 益胃生津，用于胃阴虚证 本品的养胃阴、生津止渴、清胃热功效亦类似沙参、麦冬。治疗胃阴不足，热病伤津之咽干口渴、胃脘疼痛、便秘及消渴病，常与养胃生津之品同用。

【用法用量】煎服，6~12g。

【参考资料】

1. 本草精选 《神农本草经》："主中风暴热，不能动摇，跌筋结肉，诸不足。久服，去面黑䵟，好颜色，润泽，轻身不老。"《本草正义》："今唯以治肺胃燥热，津液枯涸，口渴嗌干等证，而胃火炽盛，燥渴消谷，多食易饥者，尤有捷效。"

2. 化学成分 本品含有多糖、黄酮、甾体皂苷、氨基酸、微量元素、淀粉、维生素等成分。

3. 药理作用 本品具有提高免疫、扩张血管、强心、抗缺氧、抗氧化、抗衰老等作用。

百合
bǎi hé

《神农本草经》

为百合科植物卷丹 *Lilium lancifolium* Thunb.、百合 *Lilium brownii* F. E. Brown var. *viridulum* Baker 或细叶百合 *Lilium Pumilum* DC. 的干燥肉质鳞叶。生用或蜜炙用。

【性味归经】甘，寒。归心、肺经。

【功效应用】

1. 养阴润肺，用于肺阴虚证　本品亦能养肺阴，润肺燥，兼清肺热。治疗肺阴或燥热伤肺之燥咳、劳嗽咯血，可使用鲜品捣汁内服，亦可与养阴润肺止咳之药同用。

2. 清心安神，用于心神不宁证　本品养心阴，清心热，宁心安神。治疗阴虚有热之失眠心悸，多与养阴清热安神之品同用；治疗百合病之心肺阴虚内热，精神恍惚，失眠多梦，常与养心肺之阴、宁心安神药同用。

【用法用量】煎服，6～12g。

【参考资料】

1. 本草精选　《神农本草经》："主邪气腹胀心痛，利大小便，补中益气。"《本草纲目拾遗》："清痰火，补虚损。"

2. 化学成分　本品含有皂苷、多糖、蛋白质、脂肪、氨基酸及微量元素等。

3. 药理作用　本品具有调节免疫、抗氧化、抗疲劳、降血糖、抗肿瘤、抗应激、镇咳、平喘等作用。

石斛
shí hú

《神农本草经》

为兰科植物金钗石斛 *Dendrobium nobile* Lindl.、鼓槌石斛 *Dendrobium chrysotoxum* Lindl.、铁皮石斛 *Dendrobium officinale* Kimu－ra et Migo 或流苏石斛 *Dendrobium fimbriatum* Hook. 的栽培品及其同属植物近似种的新鲜或干燥茎。生用。

【性味归经】甘，微寒。归胃、肾经。

【功效应用】

1. 益胃生津，用于胃阴虚及热病伤津证　本品有养胃阴、生津止渴之功，并兼能清胃热，为治胃阴虚证之要药。治疗胃阴不足或热病伤津之口渴咽干、胃脘疼痛、食少干呕者，可单用煎汤代茶饮，或与其他养阴生津之品同用。

2. 滋肾清热，用于肾阴虚证　本品还能养肾阴、清虚热，又可强腰。治疗肾阴亏虚之眩晕、腰膝酸软，常与桑寄生、五加皮、杜仲等补肝肾、强筋骨药同用；治疗阴虚火旺之骨蒸潮热、盗汗，常与滋阴退虚热之品同用；治疗热病伤阴之低热烦渴、尿多，常与养阴清热生津之品同用。

此外，本品还能补肾明目，治肾虚视物不清，常与其他补肝肾明目药同用。

【用法用量】煎服，6～12g，鲜品15～30g。

【参考资料】

1. 本草精选　《神农本草经》："主伤中，除痹，下气，补五脏虚劳，羸瘦，强阴。久服厚肠胃，轻身延年。"《本草纲目拾遗》："清胃除虚热，生津，已劳损。以之代茶，开胃健脾。"

2. 化学成分　本品含有生物碱、酚类、香豆素、多糖、甾体、淀粉及挥发油等成分。

3. 药理作用　本品具有调节胃肠功能、提高免疫、抗骨质疏松、镇痛、解热等作用。

gǒu qǐ zǐ
枸杞子
《神农本草经》

为茄科植物宁夏枸杞 *Lycium barbarum* L. 的干燥成熟果实。生用。

【性味归经】甘，平。归肝、肾经。

【功效应用】

1. 补肝肾，益精血，用于肝肾阴虚证　本品擅长滋养肝肾之阴，性平不偏，为治疗肝肾阴虚之良品。治疗肝肾不足之腰膝酸软、五心烦热、潮热盗汗、遗精滑精等，可单用本品，或与补肝肾益精血之当归、制首乌、菟丝子等药同用。本品益精养血，又为养血补精之要药。治疗精血亏虚所致须发早白、耳聋耳鸣、牙齿松动等早衰之症，常与其他补肝肾、益精血药配伍；治疗血虚之面色萎黄、失眠多梦，常与养血之龙眼肉等同用。

2. 明目，用于肝肾不足之目暗不明　本品既补肝肾，又能明目，尤宜于肝肾亏虚之目暗不明、视物昏花，常与菊花、熟地黄、山茱萸等补肝肾明目之品配伍。

此外，本品还有滋阴润肺之功，可用治阴虚痨嗽，常配伍养阴润肺之品。

【用法用量】煎服，6～12g。

【参考资料】

1. 本草精选　《神农本草经》："主五内邪气，热中，消渴，周痹。久服，坚筋骨，轻身不老。"《本草经集注》："补益精气，强盛阴道也。"《本草汇言》："俗云枸杞善治目，非治目也，能壮精益神，神满精足，故治目有效。"

2. 化学成分　本品含有多糖、粗蛋白、粗脂肪、甜菜碱、硫胺素、核黄素、胡萝卜素、抗坏血栓、微量元素及氨基酸等成分。

3. 药理作用　本品具有调节免疫、促进造血功能、升高睾酮水平、抗衰老、抗突变、抗肿瘤、降血脂、降血糖、保肝等作用。

nǚ zhēn zǐ
女贞子
《神农本草经》

为木犀科植物女贞 *Ligustrum lucidum* Ait. 的干燥成熟果实。生用或酒炙用。

【性味归经】甘、苦，凉。归肝、肾经。

【功效应用】

1. 补肝肾，明目，用于肝肾阴虚证　本品既能滋养肝肾之阴，又能明目乌须发。治疗肝肾不足之腰膝酸软、头发花白、视物昏花，可单用泡酒或煎膏服，或与熟地黄、山茱萸、制首乌、菟丝子等补肝肾益精血之药同用；治疗肝热目赤肿痛，常与清肝明目之品同用。

2. 清虚热，用于阴虚内热证　本品补肝肾之阴，又善清虚热。治疗阴虚内热之骨蒸潮热、盗汗，常与养阴退虚热之品同用。

【用法用量】煎服，6～12g。

【参考资料】

1. 本草精选　《神农本草经》："主补中，安五藏，养精神，除百疾。久服肥健，轻身不老。"《本草备要》："益肝肾，安五脏，强腰膝，明耳目，乌髭发，补风虚，除百病。"

2. 化学成分 本品含有齐墩果酸、苷类、挥发油、多糖、磷脂类及微量元素等成分。

3. 药理作用 本品具有调节免疫、升高白细胞、抗衰老、保肝、降脂、强心、利尿、抗肿瘤、抗菌等作用。

南沙参

nán shā shēn

《神农本草经》

为桔梗科植物轮叶沙参 *Adenophora tetraphylla*（Thunb.）Fisch. 或沙参 *Adenophora stricta* Miq. 的干燥根。生用。

【性味归经】甘、微苦，微寒。归肺、胃经。

【功效应用】

1. 养阴清肺，用于肺阴虚证 本品既能养肺阴、清肺热、润肺燥，又略兼益气、化痰之功，尤宜于肺胃阴虚兼气虚夹痰者。治疗肺气阴不足之干咳咯痰、少气懒言，常与养阴清肺、益气止咳药同用；治疗肺热燥咳之干咳痰少而黏或无痰，常与养阴润肺之药合用。

2. 益胃生津，用于胃阴虚证 本品能养胃阴，清胃热，生津止渴。治疗胃阴虚有热之咽干口渴、便秘，常与养胃清胃生津之品同用。

【用法用量】煎服，10~15g。

【使用注意】本品不宜与藜芦同用。

【参考资料】

1. 本草精选 《神农本草经》："主血积惊气，除寒热，补中，益肺气。"《本草纲目》："清肺火，治久咳肺痿。"

2. 化学成分 本品含有三萜皂苷、黄酮类、生物碱、皂角素、树脂、胡萝卜素、鞣质、维生素、氨基酸、香豆素等成分。

3. 药理作用 本品具有调节免疫、强心、延缓衰老、祛痰、抗菌等作用。

黄精

huáng jīng

《名医别录》

为百合科植物黄精 *Polygonatum sibiricum* Red.、滇黄精 *Polygonatum kingianum* Coll. et Hemsl. 或多花黄精 *Polygonatum cytonema* Hua 的根茎。生用或酒炙用。

【性味归经】甘，平。归脾、肺、肾经。

【功效应用】

1. 养阴润肺，用于肺阴虚证 本品既能养肺阴，润肺燥，又兼能补肺气，为治阴虚劳嗽之良品。治疗肺气阴两虚之干咳无痰、少气懒言，多与养阴润肺、补肺止咳之品同用；治疗阴虚劳嗽，久咳不止，可单用煎膏服，或与养阴清热、润肺止咳之品配伍。

2. 补肾益精，用于肾精亏虚证 本品能补肾填精而固本。治疗肾精亏虚之头晕、腰膝酸软、须发早白，可单用，或与其他益肾养精之品同用。

3. 补脾益气，用于脾气阴两虚证 本品既补脾气，又可养脾阴，为气阴双补之品，适宜于脾气虚之倦怠乏力，阴虚之口干便燥。治疗气阴两虚，内热消渴，单用或与其他益气、养阴、生津止渴之品同用。

【用法用量】煎服，9~15g。

【使用注意】本品黏腻，凡湿浊、痰湿壅滞及气滞腹满者不宜使用。

【参考资料】

1. 本草精选　《名医别录》："主补中益气，除风湿，安五脏。久服轻身、延年、不饥。"《本草纲目》："补诸虚，止寒热，填精髓。"

2. 化学成分　本品含有多糖、甾体皂苷、水杨酸、木脂素，黏液质、淀粉、氨基酸等成分。

3. 药理作用　本品具有调节免疫、改善记忆、抗氧化、抗衰老、扩张血管、强心、降血糖、降血脂、抗菌、抗病毒等作用。

mò hàn lián
墨旱莲

《新修本草》

为菊科植物鳢肠 *Eclipta prostrala* L. 的干燥地上部分。生用。

【性味归经】甘、酸，寒。归肝、肾经。

【功效应用】

1. 滋补肝肾，用于肝肾阴虚证　本品善于滋养肝肾之阴。治疗肝肾阴虚之腰膝酸软、须发早白，可单用熬膏服，或与女贞子等滋补肝肾之药同用。

2. 凉血止血，用于出血证　本品既滋肝肾之阴，又可凉血止血，兼可清热。适宜于阴虚血热所致出血诸证。治疗阴虚血热或血热迫血妄行之出血，单用有效，或与其他滋阴清热、凉血止血之品同用。此外，鲜品捣烂外敷，可止外伤出血。

【用法用量】煎服，6~12g。

【参考资料】

1. 本草精选　《新修本草》："主血痢。针灸疮发，洪血不可止者，傅之立已。汁涂发眉，生速而繁。"《本草纲目》："乌髭发，益肾阴。"《本草正义》："入肾补阴而生长毛发，又能入血，为凉血止血之品。"

2. 化学成分　本品含有三萜皂苷、黄酮、挥发油、内酯、鞣质、脂肪、碳酸钙及微量元素等成分。

3. 药理作用　本品具有调节免疫、延缓衰老、抗氧化、抗突变、保肝、抗肿瘤、止血、镇静、止痛、抗菌等作用。

chǔ shí zǐ
楮实子

《名医别录》

为桑科植物构树 *Broussonetia papyrifera*（L.）Vent 的干燥成熟果实。生用。

【性味归经】甘，寒。归肾、肝经。

【功效应用】

1. 滋养肝肾，用于肝肾阴虚证　本品既能滋肝肾之阴，又兼清肝热，适宜于肝肾阴虚证。治疗肝肾不足，腰膝酸软，骨蒸劳热，多与滋补肝肾之品配伍。

2. 清肝，明目，用于目疾　本品入肝经，滋肝肾之阴，清肝热，又能明目。治疗肝肾阴亏之视力减退、视物昏花，常与补肝肾明目之枸杞子、菟丝子配伍；治疗肝热之目赤肿痛、目生翳障，可单用，或与清肝明目之品配伍；治疗风热上攻之目赤肿痛、迎风流泪，多与疏风清热明目之品同用。

3. 利尿，用于水肿胀满　本品补肾以助气化，而有利尿之功。治疗肾虚气化不行，水湿内停之水肿，多与补肾行气利尿之品配伍。

【用法用量】煎服，6～12g。

【参考资料】

1. 本草精选　《名医别录》："主阴痿水肿，益气，充肌肤，明目。"《本草纲目》："壮筋骨，助阳气，补虚劳，健腰膝。"

2. 化学成分　本品含有皂苷、生物碱、维生素、油脂、微量元素、氨基酸、色素等成分。

3. 药理作用　本品具有增强免疫、改善记忆力、降血脂、抗氧化、抑制真菌等作用。

第四节　补阳药

以补阳为主要作用，常用以治疗阳虚证的药，称补阳药。本类药物多甘、咸，主归肾经，主治肾阳虚证，症见腰膝酸软，畏寒肢冷，神疲乏力，或性欲淡漠，阳痿，精冷不育，宫寒不孕，或下肢浮肿，遗精滑精，遗尿尿频，或便秘，五更泄泻，或咳喘气短，耳鸣耳聋，须发早白，筋骨痿软等。部分药兼有强筋骨、益精血、收敛固涩、安胎等功效，尤宜于肾虚筋骨不健、精血亏虚证、滑脱诸证、胎动不安等。

本类药物多偏温燥，易助火伤阴，故阴虚火旺及实热者不宜使用。

lù　róng
鹿　茸

《神农本草经》

为鹿科动物梅花鹿 *Cervus nippon* Temminck 或马鹿 *Cervus elaphus* Linnaeus 的雄鹿未骨化密生绒毛的幼角。研粉用。

【性味归经】甘、咸，温。归肾、肝经。

【功效应用】

1. 补肾阳，用于肾阳虚证　本品甘咸温，禀纯阳之性，能峻补元阳，适宜于肾阳虚诸证。治疗肾阳不足所致腰膝酸软、畏寒肢冷、阳痿早泄、宫寒不孕、小便频数、头晕耳鸣等，单用研末服，亦可与其他补肾壮阳之品同用。可作酒剂。

2. 益精血，用于精血亏虚证　本品为血肉有情之品，既补肾阳，又益精血，为益精血之要药。治疗肾阳不足，精血亏虚所致头晕耳聋耳鸣、视物昏花等早衰，常与山茱萸、当归等补肝肾填精之品同用。

3. 强筋骨，用于筋骨不健　本品善补肾益精血，而又强筋骨。治疗肝肾精血亏虚之筋骨痿软或小儿生长发育迟缓、五迟五软，常与其他补肝肾强筋骨之品同用。

4. 调冲任，用于崩漏带下　本品有补肝肾、调冲任、固带脉之功。治疗肾虚不固之崩漏、带下属虚寒者，可与其他补肾固崩止带药物同用。

5. 托疮毒，用于疮疡塌陷或久溃不敛　本品补肾阳，益精血而温补内托，有托毒生肌之效。治疗精血不足之疮疡塌陷或溃久不敛，常与补益气血之品同用。

【用法用量】研粉冲服，1~2g。

【使用注意】为避免大剂量骤用而致升阳动风，宜从小剂量开始使用。本品性温热峻烈，凡热证，眩晕目赤，血热出血者，均当禁用。

【参考资料】

1. 本草精选　《神农本草经》："主漏下恶血，寒热，惊痫，益气强志，生齿不老。"《本草纲目》："生精补髓，养血益阳，强筋健骨，治一切虚损，耳聋目暗，眩晕虚痫。"

2. 化学成分　本品含有性激素、氨基酸、蛋白质、脂类、糖类、甾体、胆固醇、维生素、无机盐等成分。

3. 药理作用　本品具有促进性腺功能、提高免疫、增加造血功能、抗衰老、抗氧化、抗疲劳、抗溃疡、强心、镇静等作用。

yín yáng huò
淫羊藿
《神农本草经》

为小檗科植物淫羊藿 *Epimedium brevicornum* Maxim.、箭叶淫羊藿 *Epimedium sagittatum* (Sieb. et Zucc.) Maxim.、柔毛淫羊藿 *Epimedium pubescens* Maxim. 或朝鲜淫羊藿 *Epimedium koreanum* Nakai 的干燥叶。

【性味归经】辛、甘，温。归肾、肝经。

【功效应用】

1. 补肾壮阳，用于肾阳虚证　本品补肾壮阳之力强，适宜于肾阳虚衰所致诸证。因其长于提高生殖和性功能，尤宜于肾阳虚、生殖及性功能低下者。治疗肾虚阳痿不育，宫寒不孕，性欲淡漠，可单用浸酒服，或与其他补肾壮阳之品同用；治疗肾虚不固，遗精滑精，可与补肾固精之品同用。

2. 强筋骨，用于筋骨痿软　本品善补肝肾，强筋骨。治疗肝肾亏虚，筋骨痿软，常与补肝肾强筋骨之品同用。

3. 祛风湿，用于风寒湿痹　本品辛温散寒，祛风除湿，适宜于风寒湿痹证。因有补肝肾、强筋骨之效，尤宜于风湿久痹兼肝肾不足证。治疗风寒湿痹日久累及肝肾，兼有筋骨不健，症见下肢痿软者，并常与祛风湿、补肝肾之品配伍。

【用法用量】煎服，6~10g。

【使用注意】本品辛温助阳，凡热证患者均应慎用。

【参考资料】

1. 本草精选　《神农本草经》："主阴痿绝伤，茎中痛，利小便，益气力，强志。"《本草分经》："味甘气香，性温不寒，能益精气，乃手足阳明、三焦、命门药也。真阳不足者，宜之。"

2. 化学成分　本品含有黄酮、多糖、小檗碱、挥发油、鞣质、生物碱、脂肪酸等成分。

3. 药理作用　本品具有促进性腺功能、调节免疫、增加造血功能、扩张冠状动脉、降压、降血糖、抗炎、抗过敏等作用。

dù zhòng
杜 仲
《神农本草经》

为杜仲科植物杜仲 *Eucommia ulmoides* Oliv. 的干燥树皮。生用或盐炙用。

【性味归经】甘，温。归肾、肝经。

【功效应用】

1. 补肝肾，强筋骨，用于肾阳虚及腰痛 本品入肝肾经，既能补肾阳、强筋骨，又兼可补肝阴，长于强腰，为治腰痛之要药。治疗肾阳不足之阳痿早泄、遗尿、尿频等，常与温补肾阳之品同用；治疗肾虚腰痛、下肢痿软者，可单用，亦可与补肾强筋骨之品合用煎汤或作酒剂。本品还可通过配伍，用于风湿腰痛、外伤腰痛及女性经行腰痛。

2. 安胎，用于胎动不安及滑胎 本品补肝肾，固冲任以安胎。治疗肝肾亏虚之胎动不安或滑胎，单用有效，也可与菟丝子、桑寄生等补肾安胎之品合用。

【用法用量】煎服，6～10g。

【使用注意】本品温补，阴虚火旺者慎用。

【参考资料】

1. 本草精选 《神农本草经》："主腰脊痛，补中，益精气，坚筋骨，强志，除阴下痒湿，小便余沥。"《本草新编》："补中强志，益肾添精，尤治腰痛不能屈伸者神效，亦能治足、阴囊湿痒，止小水梦遗。"

2. 化学成分 本品含有杜仲胶、杜仲苷、杜仲醇、酚类、果胶、醛类、脂肪、鞣质、黄酮、氨基酸及维生素等成分。

3. 药理作用 本品具有调节免疫、抑制子宫平滑肌收缩、镇静、镇痛、抗炎、利尿、强心、降血压、降脂等作用。

xù   duàn
续 断

《神农本草经》

为川续断科植物川续断 *Dipsacus asper* Wall. ex Henry 的干燥根。生用或炒用。

【性味归经】甘、苦、辛，微温。归肾、肝经。

【功效应用】

1. 补肝肾，强筋骨，用于肾阳虚证及筋骨不健 本品入肾经，甘温而补肝肾，兼可强筋骨，但作用相对较弱。治疗肾阳不足之阳痿早泄、遗尿、尿频等多种病证，多入复方作为辅助性药物使用。因其长于强筋骨，故多用于肝肾不足、筋骨不健之腰膝酸痛，下肢痿软者，可单用，或与补肾强筋骨之药同用。若治肝肾不足兼寒湿痹痛者，可与祛风湿补肝肾药配伍。

2. 疗伤续折，用于跌打损伤、筋伤骨折 本品既能行血脉祛瘀，又可续筋接骨、消肿疗伤而止痛，为伤科常用药物。治跌打损伤，瘀肿疼痛，筋伤骨折，常与活血疗伤药同用；治肾虚习惯性关节脱位，可与补肝肾强筋骨之药同用。

3. 安胎，用于胎动不安及滑胎 本品补肝肾，调冲任以固本安胎，适宜于肝肾不足之胎动不安。治疗滑胎或胎漏下血，常与菟丝子、桑寄生、阿胶等补肝肾安胎止血之品同用以增效。

【用法用量】煎服，9～15g。

【参考资料】

1. 本草精选 《神农本草经》："主伤寒，补不足，金疮，痈伤折跌，续筋骨，妇人乳难。"《滇南本草》："入肝补肝，强筋骨，走经络，止经中酸痛，安胎，治妇人白带，生新血，破瘀血，落死胎，止咳嗽咳血，治赤白便浊。"

2. 化学成分　本品含有皂苷、挥发油、蔗糖、无机元素等成分。

3. 药理作用　本品具有雌激素样作用，还有促进组织再生、止血、镇痛等作用。

tù sī zǐ
菟丝子
《神农本草经》

为旋花科植物南方菟丝子 *Cuscuta australis* R. Br. 或菟丝子 *Cuscuta chinensis* Lam. 的干燥成熟种子。炒用或盐炙用。

【性味归经】甘、涩，平。归肾、肝、脾经。

【功效应用】

1. 补肾益精，用于肾虚诸证　本品甘润，既补肾阳，又益肾精，为平补阴阳之品，广泛用于肾阳虚及肾精亏虚诸证。治疗肾精亏虚之须发早白、腰膝酸软等早衰，常与补肝肾益精血药同用；治疗肾虚阳痿早泄、宫寒不孕等，常与补肾壮阳药配伍。

2. 收敛固涩，用于滑脱证　本品味涩收敛，既能补肾益精而固精、缩尿，又可补肾温脾而止泻，适宜于脾肾阳虚所致滑脱病证，有标本兼治之效。治疗肾虚遗精、滑精，常与益肾固精之品同用；治疗肾虚遗尿、尿频，常与补肾缩尿之品同用；治疗脾肾虚寒之腹泻便溏，常与补骨脂等补肾温脾涩肠之品配伍。本品还可配伍用于肾虚带下，崩漏下血，常与补肝肾固冲任药同用。

3. 养肝明目，用于目暗不明　本品既补肝肾，益精血，又可明目，适宜于肝肾不足所致者。治疗肝肾精血亏虚之视物昏花、视力减退，多与补肝肾明目药配伍。

4. 安胎，用于肾虚胎动不安　本品补肾，益精血，固冲任以安胎。治疗肾虚胎元不固之胎漏、胎动不安，常与桑寄生、杜仲、阿胶等补肝肾安胎之品同用。

【用法用量】煎服，6～12g。

【使用注意】本品虽为平补之品，但偏于补阳，故阴虚火旺，大便燥结，小便短赤者不宜使用。

【参考资料】

1. 本草精选　《神农本草经》："主续绝伤，补不足，益气力，肥健。汁：去面䵟；久服明目，轻身延年。"《本草备要》"强阴益精，温而不燥，不助相火。治五劳七伤，精寒淋沥，口苦燥渴。脾虚肾燥而生风热，菟丝益阴清热。祛风明目，补卫气，助筋脉，益气力，肥健人。补肝肾之效。"

2. 化学成分　本品含黄酮、香豆精、甾萜类化合物、树脂、糖类、有机酸、脂肪酸、淀粉酶等成分。

3. 药理作用　本品具有增强免疫、雌激素样作用、抗衰老、强心、促进造血功能、降胆固醇、抑制胃肠运动、降压等作用。

bā jǐ tiān
巴戟天
《神农本草经》

为茜草科植物巴戟天 *Morinda officinalis* How. 的干燥根。生用或盐炙用。

【性味归经】甘、辛，微温。归肾、肝经。

【功效应用】

1. 补肾阳，用于肾阳虚证 本品与淫羊藿相似，有补肾壮阳功效，又略兼能益精血，适宜于肾阳虚衰引起的多种病证。治疗阳痿精冷，宫寒不孕，常与温肾散寒益精之品同用；治疗肾虚小便不禁，常与补肾缩尿之品同用。

2. 强筋骨，用于肾虚筋骨痿软 本品补肝肾，益精血，而又强筋健骨。治疗肝肾亏虚，筋骨痿软，常与补肝肾、强筋骨之品同用。

3. 祛风湿，用于风寒湿痹 本品有祛风除湿之功，亦似淫羊藿，适宜于风湿久痹。因其能补肝肾、强筋骨，尤宜于兼肝肾不足者，治疗风寒湿痹日久，累及肝肾，筋骨不健，下肢痿软，并多与祛风湿、补肝肾、强筋骨之品同用。

【用法用量】 煎服，3~10g。

【使用注意】 本品辛温助阳，凡热证患者均应慎用。

【参考资料】

1. 本草精选 《神农本草经》："主大风邪气，阴痿不起，强筋骨，安五脏，补中，增志，益气。"《本草新编》："补虚损劳伤，壮阳道，止小腹牵痛，健骨强筋，定心气，益精增智，能止梦遗。"

2. 化学成分 本品含有黄酮、糖类、蒽醌类、维生素、挥发性物质、氨基酸、微量元素等成分。

3. 药理作用 本品具有促进肾上腺皮质激素样作用、调节生殖功能、抗疲劳、调节免疫、抗炎、降压等作用。

bǔ gǔ zhī

补骨脂

《药性论》

为豆科植物补骨脂 *Psoralea corylifolia* L. 的干燥成熟果实。生用、炒用或盐炙用。

【性味归经】 苦、辛，温。归肾、脾经。

【功效应用】

1. 补肾壮阳，固精缩尿，用于肾阳虚证 本品性温，入肾经，既能补肾壮阳，又善固精缩尿，尤宜于肾虚不固之证。治疗肾阳虚之阳痿、腰膝冷痛等，常与补肾助阳之品同用；治疗肾虚不固之遗精、滑精、遗尿、尿频等滑脱病证，其能标本兼顾，可单用，亦可与补肾固涩药同用。

2. 温脾止泻，用于脾肾虚寒之五更泻 本品入脾肾，又可温助脾肾之阳以止泻。治疗脾肾阳虚之五更泻，亦能标本兼顾，并常与吴茱萸、五味子、肉豆蔻同用。

3. 纳气平喘，用于肾不纳气之虚喘 本品善补肾阳而纳气平喘。治疗肾阳虚，肾不纳气之虚喘，常与温肾纳气平喘药配伍。

【用法用量】 煎服，6~10g。外用20%~30%酊剂涂患处。

【使用注意】 本品温燥，易助火伤阴，故阴虚火旺及大便秘结者慎用。

【参考资料】

1. 本草精选 《药性论》："主男子腰疼，膝冷囊湿，逐诸冷痹顽，止小便利，腹中冷。"《本草新编》："治男子劳伤，疗妇人血气，止腰膝酸疼，补髓添精，除囊涩而缩小便，固精滑而兴阳事，去手足冷疼，能定诸逆气。"

2. 化学成分　本品含香豆精、黄酮、单萜酚、挥发油、皂苷、多糖、酚脂、有机酸等成分。

3. 药理作用　本品具有增强免疫、增加造血功能、扩张冠状动脉、抗衰老、抗肿瘤、止血、杀菌、致光敏等作用。

dōng chóng xià cǎo

冬 虫 夏 草

《增订本草备要》

为麦角菌科真菌冬虫夏草菌 *Cordyceps sinensis*（Berk.）Sacc. 寄生在蝙蝠蛾科昆虫幼虫上的子座及幼虫尸体的干燥复合体。生用。

【性味归经】甘，平。归肾、肺经。

【功效应用】

1. 补肾益精，用于肾虚精亏之证　本品补肾阳，益肾精，有壮阳起痿之功。治疗肾虚精亏之阳痿遗精、腰膝酸痛，可单用浸酒服，亦可与补肾壮阳益精之品配伍。

2. 益肺养阴，止血化痰，用于劳嗽痰血、虚喘　本品入肺肾二经，能补肺益肾，长于补肺阴，兼能止血化痰、止咳平喘，尤宜于劳嗽痰血。治疗肺阴虚劳咳，咯血，可单用，或与养阴润肺、止咳之品同用；治疗肺肾两虚之虚喘，常与补肺益肾、纳气平喘之品配伍。

此外，本品有补虚扶弱之效，用于病后体虚，可作散剂常服，或与鸡、鸭、猪肉等炖服。

【用法用量】煎服，3～9g。或入丸、散、酒剂。

【使用注意】有表邪者不宜使用。

【参考资料】

1. 本草精选　《本草从新》："甘平保肺益肾，止血化痰，已劳嗽。"《本草正义》"此物补肾，乃兴阳之作用，宜于真寒，而不宜于虚热。"

2. 化学成分　本品含有蛋白质、脂肪、虫草酸、多糖、氨基酸、维生素、生物碱、微量元素等成分。

3. 药理作用　本品具有增强免疫、雄激素样作用、降低心肌耗氧、改善心肌缺血、降低胆固醇、抗菌、抗病毒、抗应激、抗衰老、抗癌等作用。

zǐ hé chē

紫河车

《本草拾遗》

为健康人的干燥胎盘。研粉用或鲜用。

【性味归经】甘、咸，温。归肾、肺、肝经。

【功效应用】

1. 补肾益精，用于肾阳不足，精血亏虚证　本品既能温补肾阳，又能益精血。治疗肾阳不足，精血亏少之阳痿遗精、宫冷不孕、头晕耳鸣者，单用有效，或与补肾益精血之品配伍。

2. 养血益气，用于气血不足　本品平补人体气血阴（精）阳，适宜于气血两虚证。治疗气血亏虚之消瘦乏力、面色萎黄、产后乳少，常与补气养血之品同用。

本品能补肺肾之气，又兼有纳气平喘之功。治疗肺肾两虚之虚喘，单用有效，亦可与补肺益肾、纳气平喘之品同用。

【用法用量】研末吞服或装胶囊，2~3g。或入丸、散剂。

【使用注意】阴虚火旺者不宜使用。

【参考资料】

1. 本草精选 《本草拾遗》："主血气羸瘦，妇人劳损，面䵟皮黑，腹内诸病渐瘦悴者。"《本草蒙筌》："疗诸虚百损，痨瘵传尸；治五劳七伤，骨蒸潮热。喉咳音哑，体瘦发枯。吐衄来红，并堪制服，得多效之。"

2. 化学成分 本品含有抗体、干扰素、促性腺激素、甾体激素、酶类、促红细胞生成素、多糖、氨基酸等成分。

3. 药理作用 本品具有促进性腺及生殖器官发育、提高免疫、延缓衰老、抗过敏等作用。

肉 苁 蓉
ròu cōng róng

《神农本草经》

为列当科植物肉苁蓉 *Cistanche deserticola* Y. C. Ma 或管花肉苁蓉 *Cistanche tubulosa* (Schrenk) Wight 的干燥带鳞叶的肉质茎。生用或酒炙用。

【性味归经】甘、咸，温。归肾、大肠经。

【功效应用】

1. 补肾壮阳，益精血，用于肾阳不足、精血亏虚证 本品既能补肾壮阳，又可益精血，适宜于肾阳虚衰、精血不足之证。但其力和缓，难以迅速起效，治疗肾精亏虚，肾阳不足之阳痿，多与补肾壮阳之品配伍；治疗精血亏虚之不孕，多与补益精血之品同用；治疗肾阳不足之腰膝冷痛、筋骨痿软，多与补肾阳强筋骨之品配伍。

2. 润肠通便，用于肠燥便秘 本品益精血，而又润肠通便，适宜于精血亏虚之肠燥便秘，常与益精养血润肠之品同用。

【用法用量】煎服，6~10g。

【使用注意】本品辛温助热、滑肠，故阴虚火旺及大便溏泻者忌服。胃肠实热之便秘亦不宜使用。

【参考资料】

1. 本草精选 《神农本草经》："主五劳七伤，补中，除茎中寒热痛，养五脏，强阴，益精气，多子，妇人癥瘕。"《本草汇言》："养命门，滋肾气，补精血之药也。"

2. 化学成分 本品含有甜菜碱、有机酸、磷脂、β-谷甾醇、氨基酸、多糖等成分。

3. 药理作用 本品具有增强免疫、促进性腺功能、抗衰老、保护心肌、促进肠蠕动、降血压等作用。

益 智
yì zhì

《本草拾遗》

为姜科植物益智 *Alpinia oxyphylla* Miq. 的干燥成熟果实。生用或盐炙用。

【性味归经】辛，温。归肾、脾经。

【功效应用】

1. 补肾助阳，固精缩尿，用于肾虚不固证 本品性温，入肾经，能暖肾而补肾阳，又可固精缩尿。治疗肾阳虚，肾气不固之遗精、滑精、遗尿、尿频，可标本兼顾，多与补肾固涩之品同用。

2. 温脾开胃摄唾，用于脾肾阳虚多唾 本品既补肾阳，又温脾阳而开胃摄唾，适宜于脾肾阳虚证。尤善治脾肾阳虚之涎唾不止，单用有效，亦可与温脾、补肾、燥湿之品同用；治疗脾阳虚之腹中冷痛、呕吐腹泻，常与温中健脾药同用。

【用法用量】煎服，3~10g。

【使用注意】本品温燥，易助火伤阴，故阴虚火旺及大便秘结者忌用。

【参考资料】

1. 本草精选 《本草拾遗》："止呕哕。"《开宝本草》："主遗精虚漏，小便馀沥，益气安神，补不足，安三焦，调诸气。"《药类法象》："治脾胃中受寒邪，和中益气，治多唾。"

2. 化学成分 本品含挥发油、庚烷衍生物、微量元素、维生素、氨基酸、脂肪酸等成分。

3. 药理作用 本品具有减少唾液分泌、抑制肠肌收缩、强心、健胃、抗利尿、抗肿瘤、抑制前列腺素等作用。

gé jiè
蛤 蚧

《海药本草》

为壁虎科动物蛤蚧 *Gekko gecko* Linnaeus 除去内脏的干燥体。酒炙用。

【性味归经】甘、咸，平。归肾、肺经。

【功效应用】

1. 补肾阳，益肾精，用于肾虚不固证 本品入肾经，补肾作用较强，能补肾壮阳起痿，益精血固本培元。适宜于肾阳不足及肾精亏虚之阳痿早泄，可单用浸酒服，也可与补肾壮阳之品同用。

2. 补肺气，定喘咳，用于肺肾两虚之虚喘 本品既补肺肾之气，又可纳气平喘。治疗肺肾两虚之虚喘，有标本兼治之效，常与补气化痰平喘之品同用。

【用法用量】入丸散剂，3~6g。

【使用注意】实证喘咳不宜使用。

【参考资料】

1. 本草精选 《海药本草》："主肺痿上气，咯血，咳嗽，并宜丸散中使。"《本草纲目》："补肺气，益精血，定喘止嗽，疗肺痈，消渴，助阳道。"

2. 化学成分 本品含蛋白质、氨基酸、胆固醇、脂肪酸、磷脂、维生素、生物碱等成分。

3. 药理作用 本品具有增强生殖功能、调节免疫、抗衰老、抗炎、平喘、降血糖等作用。

suǒ yáng
锁 阳

《本草衍义补遗》

为锁阳科植物锁阳 *Cynomorium songaricum* Rupr. 的干燥肉质茎。生用。

【性味归经】甘，微温。归肾、肝、大肠经。

【功效应用】

1. 补肾阳，益精血，用于肾阳不足、精血亏虚证　本品补肾壮阳，益精血作用类似肉苁蓉。治疗肾阳虚衰，精血不足之阳痿、不孕、下肢痿软等，多与补肾益精血之品同用。

2. 润肠通便，用于肠燥便秘　本品亦有益精血、润肠燥而通便之功，亦似肉苁蓉。治疗精血亏虚之肠燥便秘，可单用熬膏服，亦可与当归、肉苁蓉、胡桃仁等养血润肠之品同用。

【用法用量】煎服，5～10g。

【使用注意】本品助阳，滑肠，故实热便秘、阴虚阳亢及脾虚便溏者禁用。

【参考资料】

1. 本草精选　《本草衍义补遗》："补阴气，治虚而大便燥结者用，虚而大便不燥结者勿用，亦可代苁蓉也。"《本草纲目》："润燥养筋，治痿弱。"《本草备要》："补阳滑肠。"

2. 化学成分　本品含有黄酮、有机酸、三萜类、甾体类、挥发性成分、糖类、糖苷类、鞣质、氨基酸、微量元素等成分。

3. 药理作用　本品具有增强免疫、促进性成熟、增强肠蠕动、降血压、促进唾液分泌等作用。

沙 苑 子

shā yuàn zǐ

《本草图经》

为豆科植物扁茎黄芪 *Astragalus complanatus* R. Br. 的干燥成熟种子。炒用或盐炙用。

【性味归经】甘，温。归肝、肾经。

【功效应用】

1. 补肾益精，固精缩尿，用于肾虚不固证　本品补肾阳，益肾精，兼能固精、缩尿、止带作用与菟丝子类似，但补益之力较菟丝子缓，而长于固涩。治疗肾虚不固之遗精、滑精、遗尿、尿频、带下等症，标本兼治，并常与菟丝子配伍，或与补肾固涩之品同用。

2. 养肝明目，用于目暗不明　本品补肝肾、益肾精明目亦似菟丝子。治疗肝肾不足，精血亏虚之视物昏花、视力减退，常与补肝肾明目药物配伍。

【用法用量】煎服，9～15g。

【使用注意】本品温补固涩，阴虚火旺者不宜使用。

【参考资料】

1. 本草精选　《本草纲目》："补肾，治腰痛泄精，虚损劳乏。"《本草从新》："补肾，强阴，益精，明目。"

2. 化学成分　本品含脂肪酸、氨基酸、多肽、蛋白质、酚类、黄酮、有机酸、生物碱、微量元素等成分。

3. 药理作用　本品具有增强免疫、抗疲劳、降血脂、降压、改变血流变、保肝、镇痛、抗利尿、抗炎、解热等作用。

仙 茅

xiān máo

《海药本草》

为石蒜科植物仙茅 *Curculigo orchioides* Gaertn. 的干燥根茎。生用。

【性味归经】辛，热。有毒。归肾、肝经。

【功效应用】

1. 温肾壮阳，强筋骨，用于肾阳虚证及筋骨不健　本品辛热燥烈，长于温肾壮阳，又可强筋骨，功似淫羊藿、巴戟天。治疗肾阳虚衰之阳痿早泄、精冷不育，可单用泡酒服，或与淫羊藿同用；治疗肾虚筋骨痿软、腰膝冷痛，常与补肾强筋骨之品同用。

2. 散寒除湿，用于风寒湿痹　本品有辛温散寒，祛风除湿之效。治疗寒湿久痹，筋骨冷痛，多与祛风湿强筋骨之品同用。

【用法用量】煎服，3～10g。

【使用注意】本品辛温助阳，热证患者不宜使用。

【参考资料】

1. 本草精选　《海药本草》："主风，补暖腰脚，清安五脏，强筋骨，消食。"《本草新编》："治心腹冷气，疗腰膝挛痹，不能行走，男子虚损劳伤，老人失溺，无子，益肌肤，明耳目，助阳道，长精神，久服通神强记。"

2. 化学成分　本品含有皂苷、酚类、多糖、甾醇、脂肪、黄酮、微量元素等成分。

3. 药理作用　本品具有增强免疫、促进性腺发育、镇静、抗惊厥、扩张冠状动脉、强心、抗炎等作用。

表24－1　本章知识拓展参考药

药名	性味归经	功效	主治	用法用量注意
刺五加	甘、微苦，温。归脾、肺、心、肾经	补气健脾；益肾强腰；养心安神；活血通络	肺脾气虚证；肾虚腰膝酸软；心脾两虚证；胸痹心痛，痹痛日久，跌打肿痛	煎汤：9～27g
红景天	甘，寒。归心、脾、肺经	益气；平喘；活血通脉	体虚倦怠；久咳虚喘；瘀血证	煎汤：3～6g
饴糖	甘，温。归脾、胃、肺经	补脾益气；缓急止痛；润肺止咳	脾胃虚寒之脘腹疼痛；肺燥咳嗽	煎汤：30～60g；烊化冲服
绞股蓝	甘、苦，寒。归脾、肺、肾经	健脾益气；祛痰止咳；清热解毒	气虚乏力，气津两虚痰热咳嗽，燥痰劳嗽；热毒疮痈，癌肿	
哈蟆油	甘、咸，平。归肺、肾经	补肾益精；养阴润肺	体虚神衰盗汗；肺肾阴虚之咳嗽咯血	煎汤：5～15g
桑椹	甘、酸，寒。归心、肝、肾经	滋阴补血；生津；润肠	阴血亏虚证；津伤口渴及消渴；肠燥便秘	煎汤：9～15g
核桃仁	甘，温。归肾、肺、大肠经	补肾；温肺；润肠	肾虚腰痛；肺肾两虚喘咳；肠燥便秘	煎汤：6～9g
海马	甘、咸，温。归肝、肾经	补肾助阳；活血散结；消肿止痛	肾虚阳痿，遗精遗尿；癥瘕积聚，跌打损伤；疔疮肿毒	煎汤：3～9g

重点小结

1. 考核要点

表 24 – 2　补虚药的考核要点

章节	层次	要点
补虚药	掌握	人参、党参、黄芪、白术、甘草、当归、熟地黄、何首乌、白芍、阿胶、北沙参、麦冬、龟甲、鳖甲、鹿茸、淫羊藿、杜仲、续断、菟丝子的性能特点、功效与应用
	熟悉	西洋参、太子参、山药、紫河车、巴戟天、补骨脂、冬虫夏草、龙眼肉、百合、天冬、石斛、玉竹、枸杞子、女贞子的功效与主治病证
	了解	白扁豆、大枣、蜂蜜、仙茅、肉苁蓉、锁阳、益智仁、沙苑子、蛤蚧、南沙参、黄精、墨旱莲、楮实子的功效；人参、西洋参、黄芪、白术、甘草、鹿茸、蛤蚧、冬虫夏草的用法用量；当归、阿胶、女贞子、龟甲、鳖甲用法；人参、西洋参、党参、白术、甘草、鹿茸、当归、熟地黄、白芍、阿胶、北沙参、南沙参、龟甲、鳖甲的使用注意

2. 效用相似药物比较

（1）补气药　比较人参与党参、人参与黄芪、黄芪与白术、苍术与白术相似功效、主治病证的异同。

表 24 – 3　人参与党参性味及效用比较

	人参	党参
同	甘；归肺脾经；补肺脾气→肺气虚证，脾气虚证；生津→气津两伤之口渴，消渴	
异	性温，为温补之品； 大补元气→气虚欲脱证，为补气固脱之要药； 补心气→心气虚证； 安神增智→心悸、失眠	性平，为平补之品； 补气、生津＜人参，多用于治疗轻证； 补血→气血两虚证

表 24 – 4　人参与黄芪性味及效用比较

	人参	黄芪
同	甘温；归肺脾经；补肺脾气→肺气虚证，脾气虚证；生津→气津两伤	
异	大补元气→气虚欲脱证／补气固脱要药； 补心气→心气虚证； 安神增智→气血亏虚之心悸、失眠	升阳举陷→中气下陷证／升药举陷要药； 利水消肿→气虚水肿（有标本兼治之效）； 益卫固表→气虚自汗证； 托毒生肌→疮疡不溃或溃后不敛

表 24 – 5　黄芪与白术性味及效用比较

	黄芪	白术
同	甘温；归脾经；补气健脾→脾气虚证；止汗→气虚自汗证	
异	补肺气→肺气虚证； 升阳举陷→脾虚中气下陷证，为培中举陷之要药； 利水消肿→气虚水肿（有标本兼治之效）； 益卫固表→气虚自汗证； 托毒生肌→疮疡不溃或溃后不敛	燥湿→脾虚湿滞诸证，如泄泻、痰饮、水肿、带下等证，有标本兼顾之效； 安胎→脾虚胎动不安、胎萎不长、妊娠呕吐、妊娠水肿等

表 24-6 苍术与白术性味及效用比较

	苍术	白术
同	甘温，归脾经；补气健脾→脾气虚证， 健脾燥湿→脾虚湿滞诸证（多用，标本兼顾），二者多配伍使用	
异	燥湿作用较强，适宜于脾虚湿滞偏实证； 发汗解表→风寒表证，风寒夹湿者尤宜； 祛风湿→风湿痹证，湿偏胜者尤宜； 明目→夜盲证	补虚作用较强，适宜于脾虚湿滞偏虚证； 止汗→气虚自汗证； 安胎→脾虚胎动不安、胎萎不长

（2）补血药　当归与熟地黄、当归与白芍、地黄与熟地黄、白芍与赤芍等相似功效、主治病证的异同。

表 24-7 当归与熟地黄性味及效用比较

	当归	熟地黄
同	甘温；归肝经；补血→血虚证，常配伍使用	
异	温性强于熟地黄，辛散温通，补中主动； 活血调经→血虚/血瘀之月经不调、痛经、经闭； 止痛→血虚/血瘀之多种疼痛证； 润肠→血虚之肠燥便秘	甘润滋腻，补中主静； 养阴→肝肾阴虚证，善于滋肾阴； 益精血→精血亏虚证

表 24-8 当归与白芍性味及效用比较

	当归	白芍
同	甘；归肝经；补血→血虚证，常配伍使用	
异	性温，辛散温通，补中主动； 活血调经→血虚/血瘀月经不调、痛经、经闭； 止痛→血虚/血瘀之多种疼痛证； 润肠→血虚之肠燥便秘	性微寒，补血作用＜当归，长于敛阴； 柔肝止痛→脘腹、四肢挛急疼痛； 平抑肝阳→肝阳上亢之头晕头痛

表 24-9 地黄与熟地黄性味及效用比较

	熟地黄	地黄
同	甘；归肝肾经；养阴→肝肾阴虚证，常配伍使用	
异	性温滋润，专补阴血，养阴＞地黄； 补血→血虚证；治血虚证之要药； 益精血→精血亏虚证	性寒凉，能清血分之热，长于养胃阴生津。治阴虚燥热者较熟地黄宜； 清热凉血→温热病热入营血；内科血热证； 止血→血热出血证； 润肠→血虚之肠燥便秘

表 24-10 白芍与赤芍性味及效用比较

	白芍	赤芍
同	苦寒；归肝经；清热→血热证；止痛→疼痛证	
异	性微寒，清热之力较缓，血热证少用； 柔肝止痛→脘腹、四肢挛急疼痛； 平抑肝阳→肝阳上亢之头晕头痛； 敛阴止汗→盗汗、自汗	性寒，清热之力甚，兼有凉血之效； 清热凉血→温热病热入血分证/血热证； 活血止痛→瘀血阻滞的多种疼痛证，尤宜瘀热疼痛； 清肝火→肝热之目赤肿痛

（3）补阴药　北沙参与南沙参、麦冬与天冬、龟甲与鳖甲等相似功效、主治病证的异同。

表 24-11 北沙参与南沙参性味及效用比较

	北沙参	南沙参
同	甘寒；归肺胃经；养阴清肺→肺阴虚证；益胃生津→胃阴虚证，常配伍使用	
异	性寒，清热及养阴之力较南沙参强，肺胃阴虚有热者多用	益气→热病后期气阴不足者；化痰→肺阴虚咳嗽咯痰

表 24-12 麦冬与天冬性味及效用比较

	麦冬	天冬
同	甘苦寒；归肺胃经；养阴清肺→肺阴虚证；益胃生津→胃阴虚证，常相须为用	
异	擅长益胃生津；清心除烦→心阴不足/热病扰心之心烦、失眠	养阴润燥之功＞麦冬；滋肾降火→肾阴虚证；性寒降虚火，尤宜于阴虚火旺者

表 24-13 龟甲与鳖甲性味及效用比较

	龟甲	鳖甲
同	甘咸寒；归肝肾经；滋阴潜阳→阴虚阳亢、阴虚发热、阴虚风动，常相须为用	
异	滋阴之力＞鳖甲，长于滋肾；益肾健骨→肾虚筋骨痿弱；养血补心→心血虚之心悸、失眠、健忘；固经止血→阴虚血热之崩漏、月经过多	退虚热→阴虚内热；标本兼顾，为治本病之要药；软坚散结→腹内癥瘕积聚

（4）补阳药 淫羊藿与巴戟天，杜仲、续断及桑寄生等相似功效、主治病证的异同。

表 24-14 淫羊藿与巴戟天性味及效用比较

	淫羊藿	巴戟天
同	甘辛温；归肾肝经；补肾阳→肾阳虚证；强筋骨→肝肾不足，筋骨痿软；祛风湿→风湿痹证（尤宜于兼见肝肾不足，筋骨不健者）	
异	长于补肾壮阳，主治肾阳虚之男子阳痿不育，女子宫寒不孕	益精血→肾阳虚，精血不足

表 24-15 杜仲、续断及桑寄生性味及效用比较

	杜仲	续断	桑寄生
同	甘温；归肝肾经；平补肝肾→肝肾亏虚证；强筋骨→肝肾不足，筋骨不健证；安胎→肝肾不足之胎漏、胎动不安		
异	善治腰痛	续筋疗伤→跌打损伤，骨折筋损	祛风湿→风湿痹证（尤宜于兼见肝肾不足，筋骨不健者）

（唐 怡）

扫码"练一练"

第二十五章　收涩药

要点导航

　　学习收涩药的概述及各药的功效与临床应用等基础知识，为今后理解收涩剂的用药特点及配伍规律奠定基础。

　　重点理解收涩药的含义、功效与主治、性能特点；常用药物的分类归属、性能特点、主要功效与临床应用、用法用量及使用注意；比较重要药对的功效与主治病证异同。

概　　述

1. 含义　凡以收敛固涩为主要作用，主治滑脱病证的药物，称为收涩药。

2. 功效与主治病证

（1）功效　收涩药均有收敛固涩之功，具体而言分别具有固表止汗、敛肺止咳、涩肠止泻、固精缩尿、收涩止带、收敛止血等功效。

（2）主治　滑脱病证。适宜于久病体虚、正气不固、脏腑功能衰退所致的自汗盗汗、久咳虚喘、久泻久痢、遗精滑精、遗尿尿频、崩漏带下等滑脱不禁病证。

（3）分类　依据功效与主治，将该类药分为收敛止汗药、涩肠止泻药及固精缩尿止带药三类。

3. 性能特点　本类药物味多酸涩，性温或平，有沉降的作用趋向。

4. 配伍应用　收涩药，主要是应用其收敛固涩之性，及时收敛其耗散，固其滑脱标症，属治标之法。①配伍固本药：滑脱病证的根本原因是正气虚弱，故须与相应的补益药配伍，以期标本兼顾。如治气虚自汗、阴虚盗汗者，应分别配伍补气药、补阴药；肺肾虚损，久咳虚喘者，宜配伍补肺益肾纳气药；脾肾阳虚之久泻久痢者，应配伍温补脾肾药；肾虚遗精滑精、遗尿尿频者，当配伍补肾药；冲任不固、带脉失约之崩漏下血、带下量多者，当配伍补肝肾、固冲任之品，达到标本兼顾的治疗目的。②配伍祛邪药：正虚容易遭致外邪或邪气残留，故适当配伍祛邪药，有助于滑脱病证的改善。

5. 使用注意　收涩药酸涩，有敛邪之弊，故凡表邪未解、麻疹未透、湿热未除及郁热未清者，均不宜单纯或过早使用，以防"闭门留寇"。

第一节　收敛止汗药

　　以收敛止汗为主要作用，常用以治疗自汗、盗汗的药物，称收敛止汗药。其病机多因气虚肌表不固，腠理疏松，津液外泄而见自汗；或因阴虚不能制阳，阳热迫津外泄而盗汗。因此，为标本兼顾，治疗自汗，常与益气固表之品配伍；治疗盗汗，宜与养阴除蒸之品配伍。

凡实邪所致汗出，应以祛邪为主，非本类药物所宜。

fú xiǎo mài
浮 小 麦

《本草蒙筌》

为禾本科植物小麦 *Triticum aestivum* L. 的干燥轻浮瘪瘦的颖果。生用或炒用。

【性味归经】甘，凉。归心经。

【功效应用】

1. 固表止汗、益气，用于自汗、盗汗 本品甘凉入心，固表止汗，兼能益心气，为养心敛液、固表止汗之佳品。治疗气虚自汗，可与黄芪、煅牡蛎、麻黄根等配伍；治疗阴虚盗汗，常与五味子、麦冬、地骨皮等同用。此外，亦可单用本品炒焦研末，米汤调服，治疗自汗盗汗。

2. 除热，用于骨蒸劳热 本品甘凉并济，能益气阴、除虚热。治疗阴虚发热，骨蒸劳热，可配伍生地黄、麦冬、地骨皮等滋阴清热之品。

【用法用量】煎服，15～30g；研末服，3～5g。

【使用注意】表邪汗出者忌用。

【参考资料】

1. 本草精选 《本草纲目》："益气除热，止自汗盗汗，骨蒸劳热，妇人劳热。"《本草备要》："止虚汗盗汗，劳热骨蒸。"

2. 化学成分 本品含淀粉、蛋白质、糖类、粗纤维等，尚含卵磷脂、尿囊素、淀粉酶、蛋白分解酶及维生素等。

3. 药理作用 本品有止汗、镇静、降血脂、保肝、抑菌及抗利尿等作用，并能提高机体免疫力。

má huáng gēn
麻 黄 根

《本草经集注》

为麻黄科小灌木草麻黄 *Ephedra sinica* Stapf. 或中麻黄 *Ephedra intermedia* Schrenk et C. A. Mey. 的干燥根及根茎。生用。

【性味归经】甘、涩，平。归心、肺经。

【功效应用】

收敛止汗，用于自汗、盗汗 本品甘涩性平，入肺经，功善收敛止汗，为止汗专药。治疗气虚自汗，常与黄芪、白术等补气固表止汗之品同用；治疗阴虚盗汗，常与地黄、牡蛎等配伍以增养阴敛汗之效；治疗产后气血不足之虚汗不止，多与当归、黄芪等补益气血药配伍。

此外，本品外用亦有止汗之功。治疗虚汗，与牡蛎共研细末外扑身上；治疗脚汗，多与滑石、牡蛎共研末外用。

【用法用量】水煎服，3～9g。外用适量，研粉撒扑。

【使用注意】有表邪者忌用。

【参考资料】

1. 本草精选 《本草经集注》："止汗，夏月杂粉用之。"《本草纲目》："麻黄发汗之气驶不能御，而根节止汗效如影响，物理之妙，不可测度如此。风湿、伤风、风温、气虚、血虚、阴虚、脾虚、胃热、痰饮、中暑、亡阳、柔痉之诸证自汗，皆可随证加而用之。"

2. 化学成分 本品含多种生物碱，主要有麻黄根碱 A、B、C、D 及阿魏酰组胺等。尚含麻黄根素 A，麻黄双黄酮 A、B、C、D 等。

3. 药理作用 本品有止汗、扩张末梢血管、收缩平滑肌等作用。

第二节 涩肠止泻药

以涩肠止泻为主要功效，常用以治疗久泻久痢的药物，称涩肠止泻药。部分药兼能敛肺止咳喘，还可主治肺虚喘咳，久治不愈或肺肾两虚，摄纳无权的虚喘。本类药酸涩收敛，主入肺或大肠经。

本类药对湿热泻痢，食积泄泻，以及咳嗽初起、痰涎壅肺所致之咳喘，均不宜使用。

wǔ wèi zǐ
五味子

《神农本草经》

为木兰科植物五味子 Schisandra chinensis（Turcz.）Baill. 的干燥成熟果实。生用或醋炙用。

【性味归经】酸、甘，温。归肺、心、肾经。

【功效应用】

1. 收敛固涩，用于久咳虚喘、自汗盗汗、遗精滑精、久泻不止等 本品味酸收敛，甘温而润，上敛肺气，下滋肾阴，广泛用于等多种滑脱证，尤为治久咳虚喘之要药。治疗肺虚久咳，多与罂粟壳同用；治疗肺肾两亏的喘咳，常与山茱萸、熟地黄、山药等补益肺肾之品同用。其味酸又能敛肺止汗，治疗自汗盗汗，可与麻黄根、龙骨、牡蛎等同用。入肾经，既能补肾，又能涩精止遗，治疗肾虚精关不固之遗精滑精，多与桑螵蛸、金樱子、龙骨等同用。治疗脾肾虚寒，久泻不止，可与吴茱萸、补骨脂、肉豆蔻等温补脾肾、涩肠止泻药配伍。

2. 益气生津，用于津伤口渴、内热消渴 本品甘以益气，使气旺则津生；酸能生津，使津足则渴止，又有良好的益气、生津止渴功效。治疗热伤气阴，汗多口渴及阴虚内热，口渴多饮之消渴病，可与人参、麦冬、地黄等药同用。

3. 补肾宁心，用于心悸、失眠、多梦 本品有补益心肾，宁心安神之功。治疗阴血亏虚，心神失养或心肾不交之虚烦心悸、失眠多梦，可与酸枣仁、柏子仁、远志等养心安神药配伍。

【用法用量】煎服，2~6g。

【使用注意】凡表邪未解，内有实热，咳嗽初起，麻疹初期，均不宜用。

【参考资料】

1. 本草精选 《神农本草经》："主益气，咳逆上气，劳伤羸瘦，补不足，强阴，益男子精。"《本草备要》："性温，五味俱全，酸咸为多，故专收敛肺气而滋肾水，益气生津，补虚明目，强阴涩精，退热敛汗，止呕止泻，宁嗽定喘，除烦渴。"

2. 化学成分 本品主含挥发油、有机酸、鞣质、维生素、糖及树脂等。

3. 药理作用 本品有兴奋中枢、镇咳、祛痰、增强免疫、抗氧化、抗衰老、保肝、降低转氨酶、利胆、抑菌、降血压等作用。

乌 梅

《神农本草经》

为蔷薇科植物梅 *Prunus mume*（Sieb.）Sieb. et Zucc. 的干燥近成熟果实。生用或炒炭用。

【性味归经】酸、涩，平。归肝、脾、肺、大肠经。

【功效应用】

1. 敛肺止咳，用于肺虚久咳 本品酸涩收敛，入肺经，能敛肺止咳。治疗肺虚久咳或干咳无痰，可与敛肺止咳、滋阴润肺之品同用。

2. 涩肠止泻，用于久泻久痢 本品酸涩，入大肠经，能涩肠止泻痢，适宜于久泻、久痢。治疗久泻不止，可与罂粟壳、肉豆蔻等同用；治疗湿热泻痢，便下脓血，常与清热燥湿、解毒止痢之黄连配伍。

3. 安蛔止痛，用于蛔厥腹痛、呕吐 "蛔得酸则伏"，本品味极酸，能和胃安蛔止痛，为安蛔之要药。治疗蛔虫所致腹痛、呕吐、四肢厥冷之蛔厥病证，常与细辛、黄连、花椒等配伍，如乌梅丸。

4. 生津止渴，用于虚热消渴 本品味酸性平，有生津止渴之功。治疗虚热消渴，可单用或与葛根、天花粉、麦冬等养阴益气之品同用。

此外，本品炒炭能固崩止血，用于崩漏、便血。外敷能消疮毒，还可用于胬肉外突。

【用法用量】煎服，6~12g，大剂量可用至30g。外用适量，捣烂或炒炭研末外敷。止泻止血宜炒炭用。

【使用注意】外有表邪或内有实热积滞者均不宜用。

【参考资料】

1. 本草精选 《神农本草经》："主下气，除热烦满，安心，肢体痛，偏枯不仁，死肌，去青黑志，恶疾。"《本草纲目》："敛肺涩肠，止久嗽，泻痢，反胃噎膈，蛔厥吐利。"

2. 化学成分 本品主含枸橼酸、苹果酸、酒石酸、琥珀酸、谷甾醇、碳水化合物、蜡样物质及齐墩果酸样物质。

3. 药理作用 本品有抑制蛔虫活动、利胆、镇咳、抗过敏、止泻、止血、抗肿瘤、增强免疫功能、抑菌等作用。

诃 子

《药性论》

为使君子科植物诃子 *Terminalia chebula* Retz. 或绒毛诃子 *Terminalia chebula* Retz. var. *tomentella* Kurt. 的干燥成熟果实。生用或煨用。

【性味归经】苦、酸、涩，平。归肺、大肠经。

【功效应用】

1. 涩肠止泻，用于久泻久痢、便血脱肛　本品酸涩收敛，入大肠经，能涩大肠、固滑脱、止泻痢，为治疗久泻久痢、脱肛之常用药。治疗久泻久痢属虚寒者，可单用，即诃黎勒散；或与干姜、罂粟壳、陈皮配伍。本品酸涩之性，又能涩肠固脱、涩肠止血。治疗泻痢日久，中气下陷之脱肛，可与人参、黄芪、升麻等配伍；治疗肠风下血，可与防风、秦艽、白芷等同用。

2. 敛肺止咳，降火利咽，用于肺虚久咳、咽痛、失音　本品酸涩而苦，既能敛肺下气止咳，又能清肺利咽开音，为治失音之要药。治疗肺虚久咳、失音，可与人参、五味子等同用；治疗热痰郁肺、久咳失音者，常与桔梗、甘草同用；治疗久咳音哑，咽喉肿痛者，常与硼砂、青黛、冰片等配伍，蜜丸噙化。

【用法用量】煎服，3~10g。涩肠止泻宜煨用；敛肺清热，利咽开音宜生用。

【使用注意】凡外有表邪，内有湿热积滞者忌用。

【参考资料】

1. 本草精选　《药性论》："通利津液，主破胸膈结气，止水道，黑髭发。"《本草逢原》："生用清金止嗽，煨熟固脾止泻。"

2. 化学成分　本品主含鞣质，其主要成分为诃子酸、原诃子酸等，尚含诃子素、鞣酸酶、番泻苷A等。

3. 药理作用　本品有止泻、抗菌、抗病毒、抑制阿米巴原虫、抗氧化、抗诱变、抗肿瘤、保肝、利胆、强心、抗心律失常、保护心肌细胞等作用。

ròu dòu kòu

肉豆蔻

《药性论》

为肉豆蔻科植物肉豆蔻 *Myristica fragrans* Houtt. 的干燥种仁。生用或麸皮煨制去油用。

【性味归经】辛，温。归脾、胃、大肠经。

【功效应用】

1. 涩肠止泻，用于脾胃虚寒、久泻久痢　本品辛温而涩，既能涩肠止泻，又能温暖中焦，为治虚寒性泻痢要药。治疗脾胃虚寒之久泻、久痢，常与干姜、党参、白术等药同用；治疗脾肾阳虚，五更泄泻，多与补骨脂、吴茱萸、五味子等温补脾肾、涩肠止泻之品配伍。

2. 温中行气，用于胃寒气滞、脘腹胀痛、食少呕吐　本品辛香温燥，有温中暖脾、行气止痛、开胃消食功效。治疗胃寒气滞、脘腹胀痛、食少呕吐等，常与干姜、木香、半夏等药同用。

【用法用量】煎服，3~10g。内服须煨熟去油用。

【使用注意】湿热泻痢者忌用。

【参考资料】

1. 本草精选　《开宝本草》："主温中，治积冷，心腹胀痛，霍乱中恶。"《本草经疏》："辛味能散能消，温气能和中通畅。其气芬芳，香气先入脾，脾主消化，温和而辛香，故开胃，胃喜暖故也。故为理脾开胃、消宿食、止泄泻之要药。"

2. 化学成分　本品主含挥发油，另含肉豆蔻醚、丁香酚、异丁香酚及多种萜烯类化合物。

3. 药理作用　本品有止泻、促进胃液分泌及胃肠蠕动、抗氧化、抗心肌缺血、抗菌、抗炎、镇静、镇痛、保肝、抗肿瘤、调节免疫等作用。

chì shí zhī
赤石脂
《神农本草经》

为硅酸盐类矿物多水高岭石族多水高岭石，主含含水硅酸铝〔$Al_4(Si_4O_{10})(OH)_8 \cdot 4H_2O$〕。生用或加醋煅用。

【性味归经】甘、酸、涩，温。归大肠、胃经。

【功效应用】

1. 涩肠止泻，用于久泻久痢　本品既能温暖中焦，又可涩肠止泻。治疗虚寒久泻久痢、滑脱不尽、脱肛等，常与禹余粮同用，或与干姜、粳米等配伍。

2. 收敛止血，止带，用于大便出血、崩漏带下等　本品入下焦血分，"功专止血固下"，有固崩止带、收敛止血功效。治疗妇女崩漏下血，常与海螵蛸、侧柏叶等配伍；治疗便血、痔疮出血，常与禹余粮、龙骨、地榆等同用；治疗妇女肾虚带脉失约，赤白带下，多与鹿角霜、芡实等同用。

3. 生肌敛疮，用于疮疡不敛、湿疹湿疮　本品外用能收湿敛疮，生肌收口。治疗疮疡不敛、湿疹、湿疮，可与煅龙骨、炉甘石、血竭等研末，撒敷患处。

【用法用量】煎服。9~12g，先煎。外用适量，研末撒患处。

【使用注意】湿热积滞泻痢者忌服。孕妇慎用。不宜与肉桂同用。

【参考资料】

1. 本草精选　《神农本草经》："主黄疸，泄利，肠澼，脓血，阴蚀，下血，赤白，邪气，痈肿，疽痔，恶疮，头疡，疥瘙。"《本草汇言》："渗停水，去湿气，敛疮口，固滑脱，止泻痢肠澼，禁崩中淋带之药也。"

2. 化学成分　本品主含含水硅酸铝，尚含氧化铁及肽、锶、钡等微量元素等。

3. 药理作用　本品有止泻、保护胃肠黏膜、制止胃肠道出血等作用。

wǔ bèi zǐ
五倍子
《本草拾遗》

为漆树科植物盐肤木 *Rhus chinensis* Mill. 、青麸杨 *Rhus potaninii* Maxim. 或红麸杨 *Rhus punjabensis* Stew. val. *sinica*（Diels）Rehd. et Wils. 叶上的虫瘿，主要由五倍子蚜 *Melaphis chinensis*（Bell）Baker 寄生而形成。生用。

【性味归经】酸、涩，寒。归肺、大肠、肾经。

【功效应用】

1. 敛肺降火，用于肺虚久咳、肺热咳嗽　本品酸涩收敛，性寒清热，有敛肺止咳、清热降火之功。治疗肺虚久咳，常与五味子、罂粟壳等敛肺止咳药同用；治疗肺热咳嗽，可与瓜蒌、黄芩、贝母等同用；治疗热灼肺络咳嗽咯血者，常与藕节、白及等同用。

2. 涩肠止泻，用于久泻久痢　本品酸涩入大肠，有涩肠止泻之功。治疗久泻久痢，可与诃子、五味子同用。

3. 止汗，用于自汗盗汗　本品又有敛肺止汗之功。治疗自汗、盗汗，可单用研末，与荞面等份作饼，煨熟食之；或以本品研末，用冷开水调敷肚脐处。

4. 固精止遗，用于遗精滑精　本品入肾经，又能涩精止遗。治疗肾虚精关不固之遗精、滑精，常与龙骨、茯苓等同用。

5. 止血，用于崩漏、便血痔血及外伤出血　本品尚有收敛止血功效。治疗崩漏，可单用，或与棕榈炭、血余炭等同用；治疗便血、痔血，可与槐花、地榆等同用。

6. 收湿敛疮，用于痈肿疮毒、皮肤湿烂　本品外用有收湿敛疮、解毒消肿之功。治疗湿疮流水、溃疡不敛、疮疖肿毒、肛脱不收、子宫脱垂等，可单用研末外敷或煎汤熏洗，也可与枯矾同用。

【用法用量】煎服，3~6g。外用适量，研末外敷或煎汤熏洗。

【使用注意】湿热泻痢者忌用。

【参考资料】

1. 本草精选　《本草拾遗》："肠虚泻痢，为末熟汤服之。"《本草纲目》："敛肺降火，化痰饮，止咳嗽、消渴、盗汗、呕吐、失血、久痢……治眼赤湿烂，消肿毒、喉痹，敛溃疮、金疮，收脱肛、子肠坠下"，"其味酸咸，能敛肺止血，化痰，止渴，敛汗；其气寒，能散热毒疮肿；其性敛，能除泻痢湿烂"。

2. 化学成分　本品主含没食子鞣质、没食子酸，以及树脂、脂肪、蜡质、淀粉等。

3. 药理作用　本品有抗病原微生物、保肝、抗氧化、抗生育、抗溃疡、抗突变等作用。

第三节　固精缩尿止带药

以固肾涩精、缩尿止带为主要功效，常用以治疗肾虚不固、膀胱失约、冲任不固、带脉失约所致的遗精、滑精、尿频、遗尿、崩漏、带下等症的药物，称固精缩尿止带药。部分药还兼有补肾之功，可达到标本兼顾的治疗作用。该类药酸涩收敛，主入肾、膀胱经。

本类药酸涩收敛，对外邪内侵，湿热下注所致的遗精、尿频等不宜使用。

shān zhū yú

山　茱　萸

《神农本草经》

为山茱萸科植物山茱萸 *Cornus officinalis* Sieb. et Zucc. 的干燥成熟果肉。生用或酒炙用。

【性味归经】酸、涩，微温。归肝、肾经。

【功效应用】

1. 补益肝肾，用于肝肾亏虚、腰膝酸软、头晕耳鸣、阳痿　本品酸涩微温质润，性温而不燥，补而不峻，功善补益肝肾，既能益精，又可助阳，为平补阴阳之要药。治疗肝肾阴虚，头晕目眩，耳鸣，腰膝酸软者，常与熟地黄、山药、茯苓等配伍；治疗肾阳虚，命门火衰，腰膝冷痛，小便不利者，常与肉桂、附子等同用；治疗肾虚阳痿，多与鹿茸、补骨脂、淫羊藿等补阳药同用。

2. 收敛固涩，用于遗精滑精、遗尿尿频、月经过多、崩漏带下、大汗虚脱　本品于补益之中又具固涩之功，既能补肾益精，又能固精缩尿，固崩止带，为固精止遗之要药。治肾虚精关不固之遗精、滑精，可与熟地黄、山药等同用；治疗肾虚膀胱失约之遗尿、尿频，常与金樱子、沙苑子、桑螵蛸等配伍。本品补肝肾，又可固冲任以止血，治疗肝肾亏虚，冲任不固所致崩漏、月经过多，常与熟地黄、当归、白芍等同用；治疗带下不止，可与芡实、莲子、煅龙骨等配伍。

本品酸涩又能敛汗固脱，为治疗元气虚极欲脱，大汗不止之要药，常与人参、附子、龙骨同用，以大补元气，收敛固脱。

【用法用量】煎服，6~12g，急救固脱可用至30g。

【使用注意】素有湿热致小便淋涩者，不宜使用。

【参考资料】

1. 本草精选　《神农本草经》："主心下邪气，寒热，温中，逐寒湿痹，去三虫。"《汤液本草》："滑则气脱，涩剂所以收之，山茱萸止小便利，秘精气，取其味酸涩以收滑也。"

2. 化学成分　本品主含山茱萸苷、山茱萸裂苷、当药苷、山茱萸鞣质、没食子酸等，尚含多酚苷类及挥发油类成分等。

3. 药理作用　本品有强心、升高血压、抗失血性休克、抗心律失常、抗炎、抗氧化、保肝、抗骨质疏松、抗血栓形成、抑制血小板聚集，升高白细胞、降血糖、增强免疫、抗病原微生物等作用。

lián zǐ
莲 子
《神农本草经》

为睡莲科植物莲 *Nelumbo nucifera* Gaertn. 的干燥成熟种子。生用。

【性味归经】甘、涩，平。归脾、肾、心经。

【功效应用】

1. 补脾止泻，用于脾虚泄泻　本品味甘入脾，涩又止泻，既可补益脾气，又能涩肠止泻。治疗脾虚久泻，食欲不振者，常与党参、茯苓、白术等同用。

2. 益肾涩精，用于肾虚遗精滑精　本品味甘而涩，入肾经，既能补肾，又可固精。治肾虚精关不固之遗精、滑精，常与沙苑子、芡实、龙骨等同用。

3. 止带，用于带下　本品既补脾益肾，又能固涩止带，补涩兼施，为治疗脾虚、肾虚带下常用之品。治疗脾虚带下，常与茯苓、白术、党参等同用；治疗脾肾两虚带下，可与山茱萸、山药、芡实等配伍。

4. 养心安神，用于心悸失眠　本品又有养心血、益肾气、交通心肾而安神之功。治疗心肾不交之虚烦、心悸、失眠者，常与酸枣仁、茯神、远志等同用。

【用法用量】煎服，6~15g。

【参考资料】

1. 本草精选　《神农本草经》："主补中养神，益气力，除百疾。"《本草纲目》："交心肾，厚肠胃，固精气，强筋骨，补虚损……治脾泄久痢，赤白浊，女人带下崩中诸血病。"《玉楸药解》："莲子甘平，甚益脾胃，而固涩之性，最宜滑泄之家，遗精便溏，极有良效。"

2. 化学成分　本品主含淀粉、蛋白质、脂肪、碳水化合物、多聚糖、脂肪酸等，另含黄酮化合物及钙、磷、铁、锌、硒等多种物质。

3. 药理作用　本品有镇静、增强免疫、抗衰老、抗氧化、抗肿瘤等作用。

qiàn shí
芡 实

《神农本草经》

为睡莲科植物芡 *Euryale ferox* Salisb. 的干燥成熟种仁。生用或麸炒用。

【性味归经】甘、涩，平。归脾、肾经。

【功效应用】

1. 益肾固精，用于遗精滑精 本品既能收敛固精，又可益肾。治疗肾虚不固之腰膝酸软、遗精滑精，常与金樱子相须为用；或可与沙苑子、龙骨、莲子等配伍。

2. 补脾止泻，用于脾虚久泻 本品既能补脾除湿，又能收敛止泻。治疗脾虚湿盛，久泻不愈者，常与党参、白术、茯苓等同用。

3. 除湿止带，用于带下病 本品既能益肾健脾，又可收敛固涩、除湿止带，为治疗带下病之佳品。治疗脾肾两虚之白带过多，常与山茱萸、菟丝子、山药等配伍；治疗湿热带下，宜与黄柏、车前子等清热祛湿药同用。

【用法用量】煎服，9～15g。

【参考资料】

1. 本草精选 《神农本草经》："主治湿痹腰脊膝痛，补中，除暴疾，益精气，强志，令耳目聪明。"《本草纲目》："止渴益肾，治小便不禁，遗精，白浊，带下。"《本草求真》："味甘补脾，故能利湿，而使泄泻、腹痛可治……味涩固肾，故能闭气，而使遗、带、小便不禁皆愈。"

2. 化学成分 本品主含淀粉、蛋白质、脂肪、碳水化合物、钙、磷、铁、硫胺素、核黄素、尼古酸、抗坏血酸等。

3. 药理作用 本品有保护胃黏膜、抗氧化等作用。

sāng piāo xiāo
桑 螵 蛸

《神农本草经》

为螳螂科昆虫大刀螂 *Tenodera sinensis* Saussure、小刀螂 *Statilia maculata*（Thunberg）或巨斧螳螂 *Hierodula patellifera*（Serville）的干燥卵鞘。蒸透晒干生用。

【性味归经】甘、咸，平。归肝、肾经。

【功效应用】

1. 固精缩尿，用于遗精滑精、遗尿尿频、小便白浊 本品味甘能补，味咸入肾，既能收敛固精缩尿，又能补肾气，以标本兼顾，为治肾虚不固遗精滑精、遗尿尿频、小便白浊之良药。治疗肾虚遗精、滑精，常与龙骨、五味子等同用；治疗小便频数、遗尿、白浊，可单用，或与其他补肾固精缩尿之品同用。

2. 补肾助阳，用于肾虚阳痿 本品有一定补肾助阳之功。治疗肾虚阳痿，常与鹿茸、肉苁蓉、菟丝子等同用，以增强温肾助阳起痿之功。

【用法用量】煎服，5～10g。

【使用注意】本品助阳固涩，故阴虚火旺之遗精，膀胱蕴热之小便频数者忌用。

【参考资料】

1. 本草精选 《神农本草经》："主伤中，疝瘕，阴痿，益精生子。女子血闭腰痛，通五淋，利小便水道。"《本草衍义》："男女虚损，肾衰阴痿，梦中失精，遗尿，白浊，疝瘕，不可缺也。"《本经逢原》："桑螵蛸，肝肾命门药也。功专收涩，故男子虚损，肾虚阳痿，梦中失精，遗溺白浊方多用之。"

2. 化学成分　本品主含蛋白质、脂肪、粗纤维，并含铁、钙及胡萝卜素等。

3. 药理作用　本品有有促进消化液分泌、降血糖、降血脂、抗缺氧、抗疲劳、抗氧化、止汗、抗肿瘤等作用。

海 螵 蛸

hǎi piāo xiāo

《神农本草经》

为乌贼科动物无针乌贼 *Sepiella maindroni* de Rochebrune 或金乌贼 *Sepia esculenta* Hoyle 的干燥内壳。生用。

【性味归经】咸、涩，温。归脾、肾经。

【功效应用】

1. 收敛止血，用于崩漏下血、肺胃出血、创伤出血　本品味涩，不论内服、外用，均能收敛止血。治疗崩漏下血，常与茜草、棕榈炭、牡蛎等配伍；治疗肺胃出血，常与白及等份为末服；治疗创伤出血，可单用本品研末外敷。

2. 固精止带，用于遗精滑精、赤白带下　本品又有固精止带之功。治疗肾虚遗精、滑精，常与山茱萸、菟丝子、沙苑子等同用，以标本兼顾；治疗肾虚带脉不固，带下清稀者，常与山药、芡实、莲子等配伍；治疗妇女赤白带下，可与白芷、血余炭等同用。

3. 制酸止痛，用于胃痛吐酸　本品煅用，能制酸止痛。治疗胃脘疼痛、胃酸过多，常与浙贝母同用，或与延胡索、瓦楞子、白及等配伍以增效。

4. 收湿敛疮，用于湿疹湿疮、溃疡不敛　本品外用能收湿敛疮。治疗湿疮、湿疹，常与黄连、黄柏、青黛等药配伍研末外用；治疗溃疡多脓，久不愈合，可单用研末外敷，或与煅石膏、煅龙骨、枯矾等配伍，共研细末，撒敷患处。

【用法用量】煎服，5~10g。外用适量，研末敷患处。

【使用注意】阴虚内热者不宜服。

【参考资料】

1. 本草精选　《神农本草经》："主女子漏下，赤白经汁，血闭，阴蚀，肿痛，寒热，癥瘕，无子。"《药性论》："止妇人漏血，主耳聋。"

2. 化学成分　本品主含碳酸钙、壳角质、黏液质，尚含钙、钠、锶、镁等多种微量元素。

3. 药理作用　本品有抗消化性溃疡、抗肿瘤、止血、促进骨缺损修复等作用。

金樱子

jīn yīng zǐ

《雷公炮炙论》

为蔷薇科植物金樱子 *Rosa laevigata* Michx. 的干燥成熟果实。生用。

【性味归经】酸、甘、涩，平。归肾、膀胱、大肠经。

【功效应用】

1. 固精缩尿，用于遗精滑精、遗尿尿频　本品酸涩收敛，入肾、膀胱经，专涩不补，能固精、缩尿。治疗肾虚精关不固之遗精滑精，膀胱失约之遗尿尿频，可单用熬膏，或与芡实相须为用。

2. 固崩止带，用于崩漏带下　本品入肾经，又有固崩止带功效。治疗带下量多，崩漏，多与菟丝子、补骨脂、海螵蛸等同用。

3. 涩肠止泻，用于久泻久痢　本品入大肠经，能涩肠止泻。治疗脾虚久泻、久痢，可与党参、白术、五味子等同用。

【用法用量】煎服，6～12g。

【使用注意】本品功专收涩，故有实邪者不宜使用。

【参考资料】

1. 本草精选　《蜀本草》："疗脾泄下痢，止小便利，涩精气。"《滇南本草》："治日久下痢，血崩带下，涩精遗泄。"《本草备要》："固精秘气，治梦泄遗精，泄痢便数。"

2. 化学成分　本品主含苹果酸、枸橼酸、鞣酸、树脂、皂苷、维生素C。另含丰富糖类及少量淀粉。

3. 药理作用　本品有增强免疫、降血脂、抗氧化、抗炎、抗动脉粥样硬化、抗病原微生物等作用。

chūn　pí
椿　皮
《新修本草》

为苦木科植物臭椿 *Ailanthus altissima*（Mill.）Swingle 的干燥根皮或干皮。生用或麸炒用。

【性味归经】苦、涩，寒。归大肠、胃、肝经。

【功效应用】

1. 清热燥湿，收涩止带，用于赤白带下　本品苦可燥湿，涩能收敛，寒以清热，既可清热燥湿，又能收涩止带，为止带之常用药。治疗湿热下注，带脉失约而致赤白带下者，常与黄柏等同用。

2. 涩肠止泻，用于久泻久痢、湿热泻痢　本品入大肠经，能涩肠止泻，清热燥湿。治疗久泻久痢，常与诃子、母丁香同用；治疗湿热泻痢，常与地榆等配伍。

3. 止血，用于崩漏、便血、痔血　本品善能收敛止血，又因其性寒，尤宜于血热出血者。治疗崩漏、月经过多，常与黄芩、黄柏、白芍等同用；治疗便血、痔血，多与侧柏叶、升麻、白芍等配伍。

【用法用量】煎服，6～9g。外用适量。

【使用注意】脾胃虚寒者慎用。

【参考资料】

1. 本草精选　《药性论》："能治赤痢，肠滑痔疾，泻血不住。"《本草备要》："入血分而涩血，去肺胃之陈痰。治湿热为病，泄泻久痢，崩带肠风，梦遗便数，有断下之功（痢疾滞气未尽者勿遽用，勉强固涩，必变他证）"。

2. 化学成分　本品主含苦楝素、苦木素、臭椿苦酮、新苦木素、臭椿苦内酯、丁香酸、香草酸等，另含生物碱等。

3. 药理作用　本品有抗菌、抗阿米巴原虫、抗肿瘤、抗突变等作用。

表 25-1 本章知识拓展参考药

药名	性味归经	功效	主治	用法用量注意
糯稻根	甘，平。归肺、胃、肾经	止汗退热；益胃生津	自汗，盗汗；阴虚内热证	煎汤：15~30g
罂粟壳	酸、涩，平。有毒。归肺、大肠、肾经	敛肺；涩肠；止痛	肺虚久咳；久泄，久痢；胃痛，腹痛，筋骨疼痛	煎汤：3~6g 有毒，易成瘾，不宜大剂量久服
石榴皮	酸、涩，温。归大肠经	涩肠止泻；杀虫	久泄，久痢；虫积腹痛；崩漏，便血	煎汤：3~9g
覆盆子	甘、酸，微温。归肝、肾经	益肾；固精、缩尿；明目	肾虚滑脱诸证；肝肾亏虚，目暗不明	煎汤：6~12g

重点小结

1. 考核要点

表 25-2 收涩药的考核要点

章节	层次	要点
收涩药	掌握	五味子、乌梅、山茱萸、莲子的性能特点、功效与应用；五味子与乌梅、肉豆蔻与豆蔻、莲子与芡实功效、主治病证的异同点
	熟悉	诃子、肉豆蔻、桑螵蛸、海螵蛸、芡实的功效与主治病证
	了解	麻黄根、浮小麦、五倍子、赤石脂、金樱子、椿皮的功效；诃子、肉豆蔻的用法；赤石脂、桑螵蛸的使用注意

2. 效用相似药物比较

表 25-3 五味子与乌梅性效及效用比较

	五味子	乌梅
同	敛肺止咳→肺虚久咳；涩肠止泻→久泻久痢；生津止渴→津伤口渴、消渴	
异	酸甘性温，滋补收敛兼备；敛肺滋肾涩精→肺肾两虚之咳喘，遗精滑精；敛汗→自汗盗汗；补肾宁心→心神不宁	长于生津止渴→虚热消渴；安蛔止痛→蛔厥腹痛；炒炭止血→妇女崩漏下血

表 25-4 肉豆蔻与豆蔻性效及效用比较

	肉豆蔻	豆蔻
同	温中行气→胃寒气滞，脘腹胀痛，食少呕吐	
异	涩肠止泻→脾胃虚寒，久泻久痢	化湿→湿阻中焦，脘腹痞满；止呕→呕吐

表 25-5 莲子与芡实性效及效用比较

	莲子	芡实
同	甘、涩、平，主归脾、肾经，多相须为用；补脾止泻→脾虚久泻；益肾涩精→遗精滑精；止带→带下	
异	养心安神→心神不宁	兼能除湿→虚实带下

扫码"练一练"

（高慧琴）

第二十六章　涌吐药

要点导航

　　学习涌吐药的概述及各药的功效与临床应用等基础知识，为今后理解涌吐剂的用药特点及配伍规律奠定基础。

　　重点理解涌吐药的含义、功效与主治；常用药物的主要功效与临床应用、用法用量及使用注意。

概　　述

　　1. 含义　凡以诱发呕吐为主要作用，主治毒物、宿食、痰涎等停于胃脘、胸膈的药物，称为涌吐药，又名催吐药。

　　2. 功效与主治病证

　　（1）功效　涌吐或催吐。该类药能因势利导，有涌吐停留于胃脘、咽喉、胸膈等部位病理产物的功效。

　　（2）主治　该类药适用于误食毒物，停留胃中，尚未吸收；或食积不化，停滞胃脘，胀满疼痛；或痰涎壅盛，阻于胸膈、咽喉堵塞，呼吸急促；或痰浊上涌，清窍闭塞，癫痫发狂等证。

　　3. 性能特点　主归胃经，有升浮作用趋向，均有毒性。

　　4. 使用注意　①药物特性：药力峻猛，刺激性强，且多数具有毒性，为确保临床用药安全，宜采用"小量渐增"的方法，不可骤用大量；注意"中病即止"，只可暂用，不可连用、久服；若用药后不吐，可饮热开水以助药力，或用翎毛探喉助吐；若药后呕吐不止，则需立即停药，并积极抢救。②病证禁忌：药物作用强烈，仅适用于形证俱实者。凡年老体弱、小儿、妇女胎前产后，以及素体失血、劳嗽虚喘、心悸、头晕者，均忌用。③药后调养：吐后应适当休息，不宜立即进食，待胃肠功能恢复，方可食少量流质或半流质易消化食物，以养胃气。

常　　山
cháng　shān

《神农本草经》

为虎耳草科植物黄常山 *Dichroa febrifuga* Lour. 的干燥根。生用或酒炒。

【性味归经】苦、辛，寒。有毒。归肺、肝、心经。

【功效应用】

1. 涌吐痰涎，用于胸中痰饮证　本品辛开苦泄，善开痰结，能涌吐胸中痰饮。治疗痰饮郁结，胸膈满闷，不欲饮食，欲吐而不得吐，常与甘草、白蜜同用。

2. 截疟，用于疟疾 本品善祛痰截疟，适用于各型疟疾，尤以间日疟和三日疟为佳。治疗疟疾寒热，可单用，亦可与草果、厚朴、槟榔等燥湿行气药配伍。为减轻常山催吐作用，可与半夏、陈皮配伍。

【用法用量】煎服，5～9g；入丸、散酌减量。涌吐宜生用，截疟宜酒制用。治疟宜在寒热发作前半天或2小时服用。

【使用注意】本品有毒，且能催吐，用量不宜过大；体虚者、孕妇慎用。

【参考资料】

1. 本草精选 《神农本草经》："主伤寒，寒热，温疟，鬼毒，胸中痰结，吐逆。"《药性论》："治诸疟，吐痰涎，去寒热。"《本草纲目》："常山、蜀漆有劫痰截疟之功，须在发散表邪及提出阳分之后，用之得宜，神效立见，用失其法其气必伤。"

2. 化学成分 本品主含常山碱，包括常山碱甲、乙、丙，三者为互变异构体，均是抗疟有效成分。另含常山次碱、4－喹唑酮、伞形花内酯等。

3. 药理作用 本品所含常山碱有抗疟作用，并能引起反射性呕吐而有催吐作用。此外，还有抗阿米巴原虫、抗流感病毒、降血压、解热、镇痛等作用。

瓜 蒂
gua   dì

《神农本草经》

为葫芦科植物甜瓜 *Cucumis melo* L. 的干燥果蒂。生用或炒黄用。

【性味归经】苦，寒。有毒。归胃经。

【功效应用】

1. 涌吐，用于热痰、宿食停滞、食物中毒 本品亦具涌吐之功，为常用涌吐药，能涌吐壅塞之痰涎、停滞之宿食或误食之毒物，可单用，或与赤小豆、香豆豉配伍。

2. 祛湿退黄，用于湿热黄疸 本品味苦性寒，能祛湿退黄。治疗湿热黄疸，单用瓜蒂研末，吹入鼻中，令黄水从鼻中流出；本品煎汤内服，亦可治诸黄。

【用法用量】煎服，2.5～5g；入丸、散剂，0.3～1g。外用适量，研末吹鼻，待鼻中流出黄水即停药。

【使用注意】体虚、咯血、吐血、胃弱、孕妇及上焦无实邪者忌服。

【参考资料】

1. 本草精选 《神农本草经》："主大水，身面四肢浮肿，下水，杀蛊毒，咳逆上气，及食诸果，病在胸腹中，皆吐下之。"《药性论》："主鼻中息肉，齆鼻。和小豆、丁香吹鼻，治黄。"

2. 化学成分 本品含葫芦素B、葫芦素E（即甜瓜素或甜瓜毒素）、葫芦素D、异葫芦素B、葫芦素B苷、喷瓜素。其中葫芦素B、葫芦素B苷含量较高。

3. 药理作用 本品能通过刺激胃感觉神经反射性兴奋呕吐中枢而催吐；葫芦素D有明显刺激胃肠蠕动作用。此外，尚有保肝、降压、抑制心肌收缩力、抗肿瘤、抗炎等作用。

表 26 -1 本章知识拓展参考药

药名	性味归经	功效	主治	用法用量注意
藜芦	辛、苦，寒。有毒。归肺、肝、胃经	涌吐风痰；杀虫疗癣	中风，癫痫，食物中毒；疥癣，虮子	入丸散：0.3~0.9g；外用适量，研末，油调涂；内服宜慎，体虚者禁用；不宜与细辛、赤芍、白芍、人参、丹参、玄参、沙参、苦参同用

重点小结

1. **考核要点**　了解常山、瓜蒂的药性、功效、用法用量及使用注意。
2. **效用相似药物比较**　比较常山与瓜蒂功效、主治病证的异同。

表 26 -2 常山与瓜蒂性味及效用比较

	常山	瓜蒂
同	苦寒，有毒；涌吐→痰涎、宿食、毒物等壅滞于胸膈、咽喉或胃脘	
异	善涌吐胸中痰饮→胸中痰饮积聚；截疟→疟疾寒热	善涌吐痰食→癫痫发狂，宿食停滞胃脘胀痛；祛湿退黄→湿热黄疸

（杨志军）

第二十七章　攻毒杀虫去腐敛疮药

　　学习攻毒杀虫去腐敛疮药的概述及各药的功效与临床应用等基础知识，为今后理解外用方剂的用药特点及配伍规律奠定基础。

　　重点理解攻毒杀虫去腐敛疮药的含义、功效与主治、性能特点；常用药物的性能特点、主要功效与临床应用、用法用量及使用注意；比较重要药对的功效与主治病证异同。

概　　述

　　1. 含义　凡外用以攻毒消肿、杀虫止痒，或去腐排脓、生肌敛疮为主要作用，主治皮肤科、外科及五官科多种病证的药物，称为攻毒杀虫去腐敛疮药。

　　2. 功效与主治病证

　　（1）功效　攻毒杀虫去腐敛疮药外用分别具有攻毒消肿、杀虫止痒、化腐排脓、敛疮生肌的功效，有的药物兼有祛风、燥湿、明目等功效。

　　（2）主治　该类药物适宜于皮肤科、外科及五官科等多种病证。如疮痈疔毒、疥癣、湿疹、湿疮、梅毒、虫蛇咬伤、聤耳、咽喉肿痛、目赤肿痛、目生翳膜等；或痈疽疮疡溃后脓出不畅，或溃后腐肉不去，新肉难生之证。

　　3. 性能特点　本类药多具毒性，性味归经无明显规律。

　　4. 使用注意　①用法：多数药物有毒，以外用为主要形式，部分药物可内服。外用方法需要根据病情和药物特点而定，如研末外撒、煎汤洗浴、局部涂搽、调敷、制成药捻或栓剂等，栓塞、点眼、吹喉、滴耳等等。可内服的药物，大多不入汤剂，宜作丸、散剂。②用量：该类药大多有毒，且部分药物为矿石类，使用时应严格控制剂量，不可过量或持续使用。③部位：腐蚀性强、有毒药物不宜在头面及黏膜上使用，尤其是含砷、铅、汞等重金属类的药物，更应严加注意。④合理用药：使用时，还应严格遵守炮制和制剂规范合理处置，有的药物切忌火煅，以确保临床用药安全性。

雄　黄
xióng huáng

《神农本草经》

为硫化物类矿物雄黄族雄黄，主含二硫化二砷（As_2S_2）。研细或水飞，生用。

【性味归经】辛，温。有毒。归肝、大肠经。

【功效应用】

　　1. 解毒杀虫，用于痈肿疔疮、湿疹疥癣、虫蛇咬伤、虫积腹痛　本品温燥有毒，能以毒攻毒而解毒杀虫疗疮，宜外用，可单用或入复方。治疗痈肿疔疮，可与白矾、乳香、没药等同用；治疗疥癣，可与黄连、松脂、发灰共研末，油脂为膏外涂。本品内服还能杀虫驱蛔，用于虫积腹痛，现已少用。

2. 祛痰，截疟，用于痰咳喘满、疟疾　本品内服有燥湿祛痰之功。治疗痰咳喘满，常与其他祛痰止咳平喘药配伍；治疗惊风、癫痫等痰证，常与化痰、止痉、开窍药同用。本品内服尚可截疟，治疗疟疾，可与其他截疟药同用。但由于本品内服毒性较强，应慎用。

【用法用量】外用适量，熏涂患处。内服 0.05～0.1g，入丸散。

【使用注意】本品有毒，内服慎用，不可久服；孕妇禁用。外用不宜大面积涂擦及长期使用。忌火煅。

【参考资料】

1. 本草精选　《神农本草经》："主寒热，鼠瘘恶疮，疽痔死肌，杀精物，恶鬼，邪气，百虫毒，胜五兵。"《本草从新》："燥湿杀虫。治痨瘵蛇伤，敷杨梅疔毒。"

2. 化学成分　本品含二硫化二砷（As_2S_2），其中约含砷75%、硫24.5%，以及少量铅、硅、铁、镁、钙等金属杂质。

3. 药理作用　本品有抗病原微生物、抗疟原虫及血吸虫、抗肿瘤等作用。

硫黄
liú　huáng

《神农本草经》

为自然元素类矿物硫族自然硫。加热熔化，除去杂质，或用含硫矿物加工。生用，或与豆腐同煮，至豆腐显黑绿色时，将硫黄取出，阴干后用。

【性味归经】酸，温。有毒。归肾、大肠经。

【功效应用】

1. 解毒杀虫止痒，用于疥癣、湿疹、阴疽疮疡　本品外用有解毒杀虫、燥湿止痒之功，善治疥疮。治疗疥疮，可单用本品为末，麻油调涂或与石灰、轻粉、铅丹配伍，研末调涂；治疗湿疹，顽癣瘙痒，可与斑蝥、冰片等同用，涂敷患处；治疗痈疽疮疡，可与雄黄、白矾、麝香等配伍共研末，少许敷患处；治疗阴痒，可单用，或与蛇床子、枯矾等杀虫燥湿止痒药同用。

2. 补火助阳通便，用于阳痿、虚喘冷哮、虚寒便秘　本品入肾经，内服能补命门之火而助元阳，适用于肾阳不足、命门火衰诸证。治疗肾虚阳痿，常与淫羊藿、补骨脂、蛇床子等配伍；治疗肾不纳气之虚寒哮喘，多与肉桂、附子、沉香等同用；治疗虚寒便秘，常与半夏等配伍。

【用法用量】外用适量，研末油脂调涂敷患处。内服 1.5～3g，炮制后入丸散。

【使用注意】孕妇、阴虚火旺者忌用。不宜与芒硝、玄明粉同用。

【参考资料】

1. 本草精选　《神农本草经》："主妇人阴蚀，疽痔恶血，坚筋骨，除头秃，能化金银铜铁奇物。"《本草纲目》："主虚寒久痢滑泄，霍乱，补命门不足，阳气暴绝，阴毒伤寒，小儿慢惊。"

2. 化学成分　本品主含单质硫。另含有少量钙、铁、硒、碲等成分。

3. 药理作用　本品有溶解皮肤角质、杀灭疥虫、抗细菌与真菌、抗炎、镇咳、祛痰、缓泻等作用。

chán sū

蟾 酥

《药性论》

为蟾蜍科动物中华大蟾蜍 *Bufo bufo gargarizans* Cantor 或黑眶蟾蜍 *Bufo melanostictus* Schneider 的干燥分泌物。挤取耳后腺及皮肤腺的白色浆液，加工，晒干贮存。用时加白酒浸渍，搅动呈稠膏状，干燥。

【性味归经】辛，温。有毒。归心经。

【功效应用】

1. 解毒，止痛，用于痈疽疔疮、瘰疬、牙痛、咽喉肿痛 本品外用、内服均有较好的解毒消肿、麻醉止痛功效。治疗痈疽恶疮，常与麝香、雄黄、朱砂等配伍；治疗牙痛，可单用本品少许点患处；治疗咽喉肿痛，常与牛黄、冰片等配伍。古代常以本品与生川乌、生南星、生半夏配伍，共研末，烧酒调敷患处，作局部麻药使用。

2. 开窍醒神，用于痧胀腹痛、神昏吐泻 本品有开窍醒神、辟秽化浊的功效，嗅之亦能催嚏。治疗暑湿秽浊或饮食不洁所致的痧胀腹痛，吐泻不止，甚至神昏者，常与雄黄、麝香、丁香等共研末，吹鼻取嚏。

【用法用量】外用适量。内服，0.015～0.03g，多入丸散。

【使用注意】本品有毒，内服勿过量。外用不可入目；孕妇禁用。

【参考资料】

1. 本草精选 《药性论》："主辟百邪鬼魅，涂痈肿及治热结肿……能杀疳虫，治鼠漏恶疮。"《本草汇言》："疗疳积，消臌胀，解疔毒之药也。能化解一切瘀郁壅滞诸疾，如积毒、积块、积脓、内疗痈肿之证，有攻毒拔毒之功。"

2. 化学成分 本品主含蟾蜍毒素类，如蟾毒、蟾毒配基硫酸酯、蟾毒配基脂肪酸酯等，还含有多糖类、氨基酸、肽类、有机酸、肾上腺素等。

3. 药理作用 本品具有抗炎、抑菌、镇痛、抗休克、抗肿瘤、兴奋呼吸中枢性等作用；蟾毒配基类和蟾蜍毒素类化合物有强心、保护心肌、抑制血小板聚集等作用。

bái fán

白 矾

《神农本草经》

为硫酸盐类矿物明矾石经加工提炼制成，主含含水硫酸铝钾 [$KAl(SO_4)_2 \cdot 12H_2O$]。将明矾石用水溶解，滤液加热浓缩，放冷后所得结晶为白矾。生用或煅用。煅后为枯矾。

【性味归经】酸、涩，寒。归肺、脾、肝、大肠经。

【功效应用】

1. 解毒杀虫，燥湿止痒，用于湿疹瘙痒、疮疡疥癣、痔疮、脱肛、五官疾患 本品外用长于解毒杀虫，燥湿止痒，尤善治疮面湿烂或瘙痒者。治疗湿疹瘙痒，可与雄黄研细末，浓茶调敷；治疗疥癣瘙痒，可与硫黄、轻粉等同用；治疗痈疽，常与朴硝配伍研末外用。本品亦是治疗痔疮、脱肛的常用药，可与五倍子、地榆、槐花等配伍。治疗聤耳、口疮、鼻息肉、酒齄鼻等五官疾患，可单用或与硫黄、乳香等同用。

2. 止血，用于便血、衄血、崩漏 本品酸涩入肝，有收敛止血之功，适宜于多种出血病证。治疗衄血，以枯矾研末吹鼻；治疗便血、崩漏，可与其他止血药配伍；治疗外伤出血，用生矾、煅矾配松香研末外敷。

3. 止泻，用于久泻久痢 本品又入大肠经，内服能涩肠止泻。治疗久泻久痢，多与煨诃子共为散用。

4. 化痰，用于癫痫发狂 本品化痰长于祛除风痰。治疗痰浊闭阻心窍，癫痫，发狂，可与郁金、薄荷等糊丸用。

此外，本品有祛湿退黄之功，还可用于湿热黄疸。

【用法用量】外用适量，研末敷或化水洗患处。内服0.6~1.5g，入丸散。

【使用注意】体虚胃弱、无湿热痰火者忌用。

【参考资料】

1. 本草精选 《神农本草经》：“主寒热泄利，白沃阴蚀，恶疮，目痛，坚骨齿。”《本草纲目》：“矾石之用有四：吐利风热之痰涎，取其酸苦涌泄也；治诸血痛、脱肛、阴挺、疮疡，取其酸涩而收也；治痰饮、泄痢、崩带、风眼，取其收而燥湿也；治喉痹痈疽、中蛊、蛇虫伤螫，取其解毒也。”

2. 化学成分 本品主含含水硫酸铝钾[$KAl(SO_4)_2 \cdot 12H_2O$]。枯矾为脱水白矾。

3. 药理作用 本品抗细菌、抗真菌、抗阴道滴虫、抗炎、止血、止泻、促进溃疡愈合、利胆和抗肿瘤等作用。

shé chuáng zǐ
蛇 床 子

《神农本草经》

为伞形科植物蛇床 *Cnidium monnieri* (L.) Cuss. 的干燥成熟果实。生用。

【性味归经】辛、苦，温。有小毒。归肾经。

【功效应用】

1. 杀虫止痒，用于阴痒、湿疹瘙痒、疥癣 本品辛苦温燥，外用能祛风、燥湿、杀虫而止痒，为治疗瘙痒性皮肤病及妇科病的常用药。治疗阴部湿疹瘙痒，常与白矾配伍，煎汤外洗，或与黄柏、没食子等同用；治疗疥癣瘙痒，可单用本品研粉，油脂调和外涂。

2. 燥湿祛风，用于寒湿带下、湿痹腰痛 本品辛苦，能燥湿祛风，其性温，又可温补肾阳，尤宜于寒湿兼肾虚所致者。治疗寒湿带下、腰痛，常与杜仲、牛膝、桑寄生等同用。

3. 温肾壮阳，用于肾虚阳痿、宫冷不孕 本品内服，长于温补肾阳。治疗阳痿精冷，宫冷不孕，常与淫羊藿、肉苁蓉、当归等同用。《千金方》治肾虚阳痿精冷方中，半数以上处方使用了蛇床子。

【用法用量】煎服，3~10g。外用适量，煎汤熏洗，或研末调敷。

【使用注意】阴虚火旺或下焦湿热者不宜内服。

【参考资料】

1. 本草精选 《神农本草经》：“主妇人阴中肿痛，男子阴痿，湿痒，除痹气，利关节，癫痫，恶疮。”《药性论》：“治男子、女人虚，湿痹，毒风，顽痛，去男子腰疼。浴男女阴，去风冷，大益阳事。主大风身痒，煎汤浴之瘥。疗齿痛及小儿惊痫。”

2. 化学成分 本品含挥发油、香豆素类化合物、油酸、亚油酸、氨基酸等。

3. 药理作用 本品有抗病原微生物、抗炎、抗变态反应、类性激素样作用；还有抗诱变、抗癌、抗心律失常等作用。

蜂　房

《神农本草经》

为胡蜂科昆虫果马蜂 *Polistes olivaceous*（DeGeer）、日本长脚胡蜂 *Polistes japonicus* Saussure 或异腹胡蜂 *Parapolybia varia* Fabricius 的巢。

【性味归经】甘，平。归胃经。

【功效应用】

1. 攻毒杀虫，用于疮疡肿毒、乳痈、瘰疬、顽癣瘙痒等　本品能攻毒杀虫，为外科常用之品。治疗疮肿初起，可单用，或与清热解毒燥湿之品配伍；治疗瘰疬，可与化痰散结药同用；治疗头癣，以本品为末，调猪脂涂擦；治疗恶性疮肿，可与莪术、全蝎、僵蚕等配伍。

2. 祛风止痛，用于风湿痹痛、牙痛、瘾疹瘙痒　本品又有祛风止痛功效。治疗风湿痹痛，可与川乌、草乌同用，乙醇浸泡外涂痛处；治疗牙痛，可与细辛水煎漱口；治疗瘾疹瘙痒，常与蝉蜕等祛风止痒之品配伍。

此外，蜂房还可配伍用于阳痿、喉痹，以及蛔虫、绦虫等病证。

【用法用量】内服，3～5g。外用适量，研末油调敷患处，或煎水漱口，或洗患处。

【使用注意】气血虚弱者，痈疽已破溃者禁用。

【参考资料】

1. 本草精选　《神农本草经》："主惊痫瘛疭，寒热邪气，癫疾……肠痔。"《日华子本草》："治牙齿疼，痢疾，乳痈，蜂叮，恶疮，即煎洗入药并炙用。"

2. 化学成分　本品主要含蜂蜡、蜂胶和蜂房油三种物质。此外，蜂房中有丰富的锌、铁、硅、锰、铜等微量元素。

3. 药理作用　本品有促凝血、扩张血管、降血压、强心、促进胃肠道平滑肌蠕动、利尿、抗炎、镇痛、抗菌、防腐、抗肿瘤等作用。蜂胶能抗单纯性疱疹病毒、疱疹性口腔炎病毒及脊髓灰质炎病毒；蜂房油能驱蛔虫、绦虫。

升　药

《外科大成》

为水银、火硝、白矾各等份混合升华制成。红色者称红升，黄色者称黄升。研细末入药。又名红粉、三仙丹。

【性味归经】辛，热。有大毒。归肺、脾经。

【功效应用】

拔毒除脓，去腐生肌，用于痈疽疔疮、梅毒下疳等　本品有较强的拔毒去腐排脓而生肌的功效，适宜于一切疮肿之脓出不畅，腐肉不去，新肉难生者。因其毒剧，故只供外用，并常与煅石膏配伍。升药与煅石膏的用量比例可随病情不同调整，或撒于患处，或制成药捻填入脓腔或插入瘘管中。

升药配煅石膏用量比为1∶9者，称九一丹，其拔毒去腐力较轻而收敛生肌力较强。以此类推，比例为2∶8者，称八二丹；比例为3∶7者，称七三丹；比例为1∶1者，称五五丹；

比例为 9∶1 者，则称九转丹，其拔毒化腐排脓效力最强。因此，随着升药用量的增加，拔毒去腐除脓作用增强。

【用法用量】外用适量。不用纯品，常与石膏配伍，或与其他药物同用，研极细粉，制成散剂或药捻使用。

【使用注意】本品有大毒，只可外用，不能内服。外用亦不可大量或持续使用。疮疡腐肉已去或脓水已尽者不宜用。孕妇禁用。

【参考资料】

1. 本草精选　《外科大成》："治一切顽疮及杨梅粉毒、喉痹、下疳、痘子。"《疡医大全》："提脓长肉，治疮口坚硬，肉暗紫黑，或有脓不尽者。"《疡科心得集》："治一切疮疡溃后，拔毒去腐，生新长肉。"

2. 化学成分　本品主含氧化汞（HgO），另含少量硝酸汞。

3. 药理作用　本品有较强杀菌作用；还可促进改善疮面微循环，有利于疮面愈合。

lú gān shí
炉甘石
《本草品汇精要》

为碳酸盐类矿物方解石族菱锌矿，主含碳酸锌（$ZnCO_3$）。打碎，生用，或煅后水飞用。

【性味归经】甘，平。归肝、脾经。

【功效应用】

1. 解毒明目退翳，用于目赤肿痛、眼睑溃烂、目生翳障　本品无毒，既能解毒明目退翳，又能收湿止痒敛疮，为眼科常用的外用药。治疗目赤肿痛，常配玄明粉，各等份共为末点眼；治疗迎风流泪，多与海螵蛸、冰片共为细末，点眼；治疗眼睑溃烂，羞明流泪，常与黄连、冰片等同用。

2. 收湿止痒敛疮，用于溃疡不敛、湿疹、湿疮　本品既能收湿止痒、生肌敛疮，又能解毒，善治诸疮不敛，湿疹瘙痒。治疗疮疡不敛，常与煅石膏、龙骨、青黛等药同用，研细末，干掺患处。

【用法用量】外用适量。研末撒布或调敷。

【使用注意】本品供外用，不作内服。

【参考资料】

1. 本草精选　《本草品汇精要》："主风热赤眼，或痒或痛，渐生翳膜，及治下部湿疮。"《本草纲目》："止血，消肿毒，生肌，明目，去翳退赤，收湿除烂。"《本经逢原》："点眼皮湿烂及阴囊肿湿。"

2. 化学成分　本品主含碳酸锌（$ZnCO_3$），另含少量氧化钙、氧化镁、氧化铁等。煅炉甘石的主要成分是氧化锌。

3. 药理作用　本品外用能收敛、防腐、消炎、止痒，能保护创面，吸收疮面的分泌液；有抑制葡萄球菌等作用。

砒石

_{pī shí}

《日华子本草》

为矿物砷华 Arsenolite 的矿石，或由毒砂（硫砷铁矿）、雄黄等含砷矿物为原料的加工品。药材分白砒与红砒，二者三氧化二砷（As_2O_3）的含量均在 96% 以上，前者更纯，后者尚含少量硫化砷等红色矿物质。药用以红砒为主。砒石升华的精制品即为砒霜，其毒性更剧。

【性味归经】辛，大热。有大毒。归肺、脾、肝经。

【功效应用】

1. 攻毒杀虫，蚀疮去腐，用于恶疮、顽癣、瘰疬、牙疳、痔疮 本品有大毒，外用有攻毒杀虫、蚀疮去腐之功。单用极易中毒，故多配伍其他药物以缓其毒。治疗恶疮日久，可与硫黄、苦参、附子配伍，调膏，外涂；治疗瘰疬、疔疮等，可与明矾、雄黄、乳香等配伍，共研细末；治疗疥疮，可与硫黄、花椒等同用。

2. 祛痰平喘，用于寒痰哮喘 本品大热，内服能祛寒痰以平喘。治疗顽固不愈之寒痰喘咳，可与淡豆豉同用。

3. 截疟，用于疟疾 本品有截疟功效，治疗疟疾寒热，多与其他截疟药配伍。
本品剧毒，现今口服少用。

【用法用量】外用适量，研末撒敷，宜作复方散剂或入膏药、药捻用。内服入丸散，一次 0.002 ～ 0.004g。

【使用注意】本品剧毒，须严格掌握用量与使用时间。内服宜慎，外用亦不可过量，以防吸收中毒。孕妇禁用。不可作酒剂。忌火煅。不宜与水银同用。

【参考资料】

1. 本草精选 《日华子本草》："治疟疾、肾气。带辟蚤虱。"《本草纲目》："除齁喘积痢，烂肉，蚀瘀腐瘰疬。"《本草汇言》："砒石，祛时疟，除齁喘，化瘀肉之药也。"

2. 化学成分 本品和砒霜主要成分为三氧化二砷（As_2O_3），红砒尚含少量硫化砷等。

3. 药理作用 本品有抗病原微生物、阿米巴原虫、疟原虫等作用；对多种肿瘤有抑制作用，尤其对急性早幼粒性白血病有显著疗效；小量砒石能活跃骨髓造血功能，促进红细胞、血红蛋白新生；尚能抗组胺、平喘。

硼砂

_{péng shā}

《日华子本草》

为天然矿物硼砂经精制而成的结晶体。生用或煅用。又名月石，蓬砂。

【性味归经】甘、咸，凉。归肺、胃经。

【功效应用】

1. 清热解毒，用于咽喉肿痛、口舌生疮、目赤翳障 本品性凉，外用长于清热解毒，消肿疗疮，为五官科常用外用药。治疗咽喉肿痛、口舌生疮、齿龈肿痛等，常与冰片、玄明粉、朱砂等同用；治疗肝火上炎，目赤肿痛，翳障胬肉，常与冰片、炉甘石、珍珠等配伍，外用点眼。

2. 清肺化痰，用于热痰咳嗽 本品性凉，入肺经，内服能清肺化痰。治疗热痰咳嗽、咽喉肿痛、咯痰不利者，可单用，或与玄参、浙贝母、瓜蒌等同用。

【用法用量】外用适量，研极细末干撒或调敷患处；或化水漱口。内服，入丸散，1~3g。

【使用注意】本品以外用为主，内服宜慎。

【参考资料】

1. 本草精选 《日华子本草》："消痰止嗽，破癥结喉痹。"《本草纲目》："消障翳，除噎膈反胃，积块结瘀肉，阴溃，骨鲠，恶疮及口齿诸病。"《本草汇言》："化痰结，通喉痹，去目中翳障之药也。"

2. 化学成分 本品主要含四硼酸钠（$Na_2B_4O_7 \cdot 10H_2O$）。另含少量铅、铜、铝、钙、镁、铁等杂质。

3. 药理作用 本品有抑制多种细菌和真菌、抗惊厥等作用；对皮肤、黏膜有收敛和保护作用；还能减轻氟对机体的损害。

表 27-1 本章知识拓展参考药

药名	性味归经	功效	主治	用法用量注意
斑蝥	辛，热。有大毒。归肝、肾、胃经	攻毒蚀疮；破血逐瘀；散结消癥	痈疽，恶疮，顽癣；癥瘕，经闭	研末敷贴发泡，或酒醋浸涂；入丸散：0.03~0.06g；孕妇禁用
马钱子	苦，温。有大毒。归肝、脾经	通络止痛；散结消肿	跌打损伤；痈疽肿痛；风湿顽痹	外用适量，研末调涂；入丸散：0.3~0.6g。孕妇禁用
轻粉	辛，寒。有毒。归大肠、小肠经	攻毒杀虫；利水通便	疮疡溃烂，湿疹，疥癣瘙痒，梅毒；水肿，二便不利	外用适量，研末调涂，或干掺，或制膏外贴。内服每次0.1~0.2g，一日1~2次，多入丸、散。有剧毒，内服宜慎，服后应漱口。不可过量或久服。孕妇禁用
铅丹	辛，微寒。有毒。归心、肝经	拔毒止痒，敛疮生肌；坠痰镇惊，攻毒截疟	外用治疮疡及皮肤病；内服治惊痫癫狂及疟疾	外用适量，研末撒、调敷；或熬膏贴敷。入丸散：0.3~0.6g；孕妇禁用
土荆皮	辛，温。有毒。归肺、脾经	杀虫；疗癣止痒	多种癣病；湿疹、皮肤瘙痒	不作内服。外用适量，浸酒涂擦。或研末醋调敷患处。或制成酊剂涂擦患处
大蒜	辛，温。归脾、胃、肺经	消肿解毒；杀虫止痢	疮痈肿毒；钩虫病、蛲虫病；泄泻、痢疾	煎汤：9~15g；或生食。外用适量，捣敷、切片擦；或隔蒜灸。外敷不可过久，以免皮肤发红、灼热、起泡。阴虚火旺者及有目、舌、喉、口齿诸疾者均不宜服
儿茶	苦、涩，微寒。归肺、心经	收湿敛疮；生肌止血；清肺化痰；生津止泻	湿疹湿疮；跌打损伤；肺热咳嗽；津伤口渴及泻痢	煎汤：1~3g，包煎；多入丸散剂；外用适量。研末外撒或调敷
猫爪草	甘、辛，温。归肝、肺经	化痰散结；解毒消肿	瘰疬痰核；疮痈肿毒，虫蛇咬伤	煎汤：15~30g；外用适量
毛茛	辛，温。有毒。归胃、心、胆、肝经	发泡止痛；攻毒杀虫	风湿痹痛；疮痈肿毒，疥癣	不作内服，外用适量

重点小结

1. 考核要点

表 27 – 2　攻毒杀虫去腐敛疮药的考核要点

章节	层次	要点
攻毒杀虫去腐敛疮药	熟悉	雄黄、硫黄的功效、主治病证
	了解	蟾酥、白矾、蛇床子、蜂房、升药、砒石、炉甘石、硼砂的功效；雄黄、蟾酥、升药、砒石的用法用量及使用注意；硼砂的用法用量；炉甘石的使用注意

2. 效用相似药物比较　比较雄黄与硫黄功效、主治病证的异同。

表 27 – 3　雄黄与硫黄性味及效用比较

	雄黄	硫黄
同	有毒；解毒杀虫→疥癣、恶疮、湿疹等；均外用	
异	解毒疗疮力强→痈疽恶疮及虫蛇咬伤 杀虫、燥湿祛痰、截疟 →虫积腹痛、惊痫、疟疾（内服）	杀虫止痒力强→疥癣、湿疹、皮肤瘙痒 补火助阳通便→阳痿足冷、寒喘、虚寒便秘

（杨志军）

扫码"练一练"

附 中药药性理论研究进展

中药药性是前人在长期医疗实践过程中，不断总结、丰富、发展而逐步形成的一套体现中医药特色的知识体系。其是以阴阳、脏腑、经络等学说为理论基础，以治则治法为指导思想，以药物作用特点为依据加以认识和概括的基础理论。

中药药性从不同角度概括了中药的多种特性，主要包括四气、五味、归经、升降浮沉和有毒无毒等，对临床辨证合理用药具有重要的指导意义。

一、四气的研究进展

寒热是四气的总纲，备受关注。当今对四气研究有多个假说：如中药药性热力学、"性－效－物质三元论"、"药性构成三要素"等。通常借助数据挖掘、化学、药理学、生物热力学、基因组学、代谢组学等手段开展研究，取得了丰富成果。

（一）物质基础

围绕中药初生物质（糖类、脂肪、蛋白质、核酸等），次生物质（生物碱、萜类及酚类等）及无机元素等与四性关系予以研究。依据国家标准食用菌总糖测定 20 味寒热药的总糖含量，化学法测定 40 种寒热中药的游离脂含量，Bradford 法测定 20 味寒热性中药的总蛋白含量，并用分子标记法和免疫印迹法加以验证，综合结果提示：温热性药的糖类、脂肪、蛋白原子均高于寒性药。原子吸收光谱法测定 56 种寒热药性明显的中药中 12 种微量元素：结果温热药中的 Mn^{2+} 含量明显高于寒凉药，寒凉药中的 Ca^{2+} 含量相对较高。有学者归纳：温热药大多含挥发油、生物碱等成分；寒凉药多含有蒽醌、皂苷等苷类成分。

（二）生物效应

发热、口渴、烦躁，恶寒、畏寒、肢冷、喜热饮等分别是热证、寒证的典型症状。人体的生理功能、神经内分泌系统及能量代谢等与之相关。采用多学科手段，从中枢神经系统、神经内分泌系统、能量代谢等方面予以广泛研究。

1. 体温与热效应

（1）体温与体热 红外成像技术检测寒热药对健康受试者口服干姜、黄芩 2 小时后的热效应结果显示，黄芩能降低面部和胸部平均温度，干姜能增加人体腹部和脊柱的热辐射程度。对大鼠体温的影响是，使用药物的寒性强，其体温下降的部位多、程度大；寒性弱，体温下降的部位少、程度低。主要影响大鼠上腹部及中腹部的热效应。运用动物温度趋向行为学智能监测系统评价人参、红参、附子、大黄、黄连等的寒热属性，冷热板示差装置的检测结果显示，昆明种小鼠对温度变化相对敏感，可耐受的温度范围在 15～40℃。大黄能提高小鼠在高温区的总停留时间比例，附子能提高小鼠在低温区的总停留时间比例。早期有基于临床研究典型的寒热中药对热证、寒证患者的影响及机制的报道。

（2）微量热及热焓 以生物热力学为指导，用微量量热法、氧弹式热量计研究红参、人参、西洋参、附子、干姜、黄连、大黄等的寒热药性。红参、人参、西洋参对大肠埃希菌的生物热力学影响是，温性药（红参）与平性药（人参）在抑制大肠埃希菌生长代谢的过程中增加了代谢热的输出；凉性药（西洋参）在抑制大肠埃希菌生长代谢的过程中降低了代谢热的输出。氧弹式热量计测定中药浸膏及灌胃给予大鼠寒热药后排泄物的生物热熵显示：黄连、黄芩的生物热熵大于零，向环境吸热，为寒性药；而附子、干姜生物热熵小于零，向环境放热，为热性药。

2. 中枢神经系统　热证常呈现中枢神经兴奋性增高，寒证呈现抑制倾向，以此探索中药的寒热。

寒凉性平肝息风药钩藤、羚羊角，开窍药牛黄、冰片等，有镇静、抗惊厥等中枢抑制作用；寒凉性清热药栀子、黄芩、丹皮、赤芍等有镇静作用；寒凉性海藻、昆布、浮萍等含碘、溴，有中枢性镇痛作用。药性偏温的麻黄、天仙藤、独活、五加皮、伸筋草等有兴奋中枢作用。

3. 神经内分泌系统　该系统主要包括下丘脑－垂体－靶腺轴（甲状腺、肾上腺、性腺），是机体重要的调节系统。内分泌紊乱会不同程度呈现寒、热表象，借此探究寒热药性的机制，采用化学发光法、酶联免疫法及放免技术等予以研究。

（1）下丘脑－垂体－肾上腺皮质轴　临床研究显示：温热药能加快寒证患者的心率，升高体温，增加尿儿茶酚胺及17－羟皮质类固醇排出量；寒凉药能降低热证患者的相应指标。温肾阳药能升高下丘脑－垂体－肾上腺皮质轴受抑模型大鼠的血浆皮质酮和血浆雌二醇，增加子宫内膜细胞胞质雌激素受体含量。温热药及复方能兴奋机体神经、内分泌等功能活动，寒凉药（尤其复方）呈抑制效应。

（2）交感－肾上腺（甲状腺）　附子、干姜、肉桂、黄芪等组成的热性复方能增强正常和虚寒模型大鼠交感神经－肾上腺功能活动，加快心率，增加尿中17－羟皮质类固醇、肾上腺素及去甲肾上腺素含量，增加脑内去甲肾上腺素、多巴胺含量，减少脑内抑制性递质5－羟色胺含量，增强血清、肾上腺及脑干的多巴胺－β－羟化酶活性，促进垂体促甲状腺激素和促黄体生成素的合成和释放效应；温肾阳药有类似肾上腺皮质激素样作用。黄柏、黄连、龙胆草、连翘等组成的寒性复方能降低正常和虚热模型大鼠交感神经－肾上腺功能活动，减慢心率，减少尿中肾上腺素及17－羟皮质类固醇含量，减少脑内去甲肾上腺素含量，降低血清促甲状腺激素、促黄体生成素的含量，降低血清、肾上腺及脑中多巴胺－β－羟化酶活性，延长动情周期效应，增加脑内5－羟色胺含量；寒凉性滋肾阴药能拮抗地塞米松激素对血浆皮质醇的抑制作用。

甲状腺对机体产热过程影响大。温热药能升高甲状腺功能亢进患者的基础代谢率，并能升高血清三碘甲腺原氨酸、甲状腺素和促甲状腺素水平；而寒凉药则能使其降低。

4. 机体能量代谢　机体能量代谢是生物体内物质的合成与分解及其过程中伴随的能量储存与释放。机体能量代谢的热活性强弱，从某种程度可反映四性。

（1）代谢生物标志物　中医热证、寒证与机体能量代谢相关。用代谢组学方法，观察健康受试者口服寒热药对机体的影响，热性药吴茱萸、花椒、肉桂、干姜有增强心血管、内分泌系统功能及能量代谢的倾向；寒性药黄连、龙胆作用相反，整体显示"药证相应"。用 UPLC－TOF/MS 技术检测寒性药黄连、寒性复方黄连解毒汤干预酵母诱导热病模型大鼠尿液中代谢产物的结果显示：其能使代谢物的轮廓离开模型组并趋向空白组，热性药高良姜则无此作用。

（2）分子生物学机制　①影响线粒体相关酶：热性中药附子、干姜、高良姜、花椒、肉桂和吴茱萸能显著降低大鼠肝糖原、肌糖原含量（肉桂除外），升高肝组织、骨骼肌组织琥珀酸脱氢酶、Na^+，K^+ - ATP 酶和 Ca^{2+} - ATP 酶活性。高良姜还可增加血清游离脂肪酸含量、增加脂蛋白脂酶和肝脂酶活性，此结果提示热性中药能增强肝脏和骨骼肌产生和消耗 ATP。寒性药苦参、栀子、黄柏、黄芩、黄连和龙胆能够增加大鼠肝糖原、肌糖原含量，降低肝组织、骨骼肌组织琥珀酸脱氢酶、Na^+，K^+ - ATP 酶和 Ca^{2+} - ATP 酶活性，黄芩还可降低血清游离脂肪酸含量、抑制脂蛋白脂酶和肝脂酶活性，提示寒性中药能降低肝脏和骨骼肌产生 ATP、消耗 ATP 和产热。300 多种常用中药抑制脂肪酸合成酶活性的研究结果显示，热性药的有效率为 40.0%，温性药 28.4%，凉性药 22.2%，寒性药 20.2%，提示温热类中药抑制脂肪酸合成酶活性明显强于寒凉类药，利于维持和提高体温。②影响解偶联蛋白（线粒体内膜上参与能量代谢的重要蛋白）：温热药附子、干姜、高良姜、花椒、肉桂、吴茱萸等能降低大鼠骨骼解偶联蛋白 3 的 mRNA 表达量，促使机体产生更多 ATP；而寒性药苦参、栀子、黄柏、黄芩、黄连和龙胆等则降低肝脏解偶联蛋白 2、3 的 mRNA 表达水平。③影响腺苷及代谢基因表达：温热药可增强腺苷酸环化酶 mRNA 的表达，增强腺苷酸环化酶活性；寒凉药能降低腺苷酸环化酶 mRNA 表达。用基因芯片探讨温热复方治疗虚寒证的分子机制，获得了 276 条差异表达基因或片段；再对差异表达基因进行功能归类，发现影响疗效最明显的是代谢基因占 68.57%，其次是细胞的生物过程，占 37.14%；信息交流为 22.86%。提示温热药主要作用于代谢相关基因。

（3）平性与平性药研究　自古以来，《神农本草经》针对具体药物，标示"寒、热、温、凉、平"五性，其中"平性"药所占比重不少。唐代《唐六典·尚药奉御》提出"寒、热、平"三性说。究其内涵，大致有三，一指不偏寒热；二指兼有寒热；三指药凉之属。平性药，是指药性平和，无明显寒热之偏、作用较为中正平和的一类中药。现代对平性药的药性研究，主要持有"平宜入性"、"平不入性"及"平性双向观"三种观点。①"平宜入性观"：孙启明认为，平性和平药是客观存在，是中药和中药理论组成的重要部分，是不寒不热，而非"性质和平"。其赞同五性分类法，提出平宜入性。张廷模等肯定了中药平性的客观存在，主张寒、热、平三分而立，提出了中药药性"三性说"新理论。②"平不入性观"：孙龙川认为真正的平性药是不存在，总有偏微凉、微温的不同。认为平性，无非是其偏性不甚显著而比较平和，故此平性之"平"，只能作平和之平来理解，不能作不偏不倚而平正之平理解。平性有偏寒、偏温之异，不足为独立一性。③"平性双向观"：邓家刚等提出"平性双向观"，认为平性是独立于寒、热两性而又兼具寒、热两性的一种特殊药性，指出平性药"体平用偏""条件显性""双向适用"等药性特征。

二、五味研究进展

从古至今五味包含了物质属性与功能属性。当今主要从化学成分、药理作用等开展研究，并多与四气、归经、趋向、毒性等其他药性结合研究。

（一）成分与效应

中药含有化学成分群，是产生生物效应（药理作用）的物质基础。统计《中华人民共和国药典》（2015 年版），101 种植物中药能降血压，苦味药居多，有 116 种植物药有抗真菌作用，也多为苦味药。《抗癌中草药》中 117 种能治肺癌及 101 种治疗大肠癌的中药，苦味药居多。另对 300 多种中药提取物抑制脂肪酸合成酶活性的结果显示：酸味药抑制率为 50.0%，苦味药为 29.8%，甘味药为 19.2%，辛味药为 24.1%，咸味药为 20.0%，酸味药抑制作用最大。

1. 辛味药　主要含挥发油，其次是苷类、生物碱。解表药中辛味药占 88.9%，多为挥发性成分，如麻黄、桂枝、细辛、紫苏等挥发油通过扩张皮肤血管、微循环及兴奋汗腺使汗液分泌增加，呈现温热性发汗或解热作用。行气药挥发油能调节胃肠道平滑肌的兴奋与抑制，呈现理气和胃功效；芳香化湿药广藿香、白豆蔻、陈皮等所含的挥发油，能促进胃液分泌，增加消化吸收，防止肠内异常发酵。

2. 苦味药　尤其苦寒药主要含生物碱和苷类成分。如黄连、黄芩、黄柏主要含小檗碱，有抗菌、抗炎、抗毒素作用。大黄含蒽醌苷，刺激大肠致泻，呈现泻下通便功效。苦味药黄连、龙胆等过量使用，能抑制胃液分泌，影响食欲。苦温药多含挥发油。

3. 酸味药　主要含有机酸、鞣质，有止泻、止血、抗菌、抗炎等作用。酸涩药诃子、石榴皮、五倍子等含鞣质较高，与组织蛋白结合，使后者凝固于黏膜表面形成保护层，减少有害物质对肠黏膜的刺激，而收敛止泻。马齿苋、乌梅等抑杀病原微生物而发挥收敛作用。

4. 甘味药　主要含营养成分，多为糖类、蛋白质、氨基酸、苷类及其他活性物质。补虚药中甘味药占 81.5%。如人参多糖、黄芪多糖、枸杞子多糖、淫羊藿多糖、茯苓多糖、灵芝多糖等能调节人体免疫功能，故认为多糖是补虚药的物质基础。大枣、龙眼肉、枸杞子、核桃仁等所含蛋白、多肽、氨基酸多于其他各类中药。甘味药甘草所含甘草酸和多种黄酮类成分，能缓解平滑肌痉挛，甘草酸还能松弛骨骼肌痉挛，与五味理论吻合。

5. 咸味药　主要含钠、钾、钙、镁、碘等成分。芒硝含硫酸钠，在肠内不易被吸收，使肠腔容积增大，刺激肠壁引起肠蠕动增加而泻下通便。

（二）味觉电生理

现代味觉电生理技术，将味觉分为酸、甜、苦、咸四种，认为这些味觉信息的传递同其他感觉信息一样，有专门的神经传入通路。味蕾化学感受器细胞监控着口腔的化学环境变化，并能发出信号到大脑产生味觉感知。不同味觉感受器选择性地对不同的味质产生反应，且反应模式不甚相同。酸、咸味质通过味觉感受器细胞膜上的特异性 H^+ 和 Na^+ 离子通道使细胞去极化；甜、苦味质则可能通过 GTP 结合蛋白受体进行信号转导。

（三）无机元素

通过测定 35 种常用中药无机元素含量发现，具有同一种味的中药与不具此味的中药，存在多种无机元素含量上的显著性差异。辛味解表药桂枝、薄荷，行气活血的木香，活血化瘀的红花等，锰、镁含量高。味甘的甘草锂含量高，能促进骨髓造血，升高白细胞。味涩的石榴皮，钾含量高，能维持体液正常渗透及酸碱平衡、增强神经肌肉兴奋性。味苦的黄连、黄柏、栀子等铁含量高。味咸的牡蛎中钙、锌、铁、钠、镁、铝、钾、锰、锶、硅等元素含量高。

三、归经的研究进展

归经表达药物对病变部位的选择性作用。当今主要借助药理学、化学、药代动力学、代谢组学等多学科手段予以研究。常用方法如下，①体外：量子化学、统计热力学；②体内：直接成分分布法、药效效应和"穴药"法。直接成分分布法：色谱法检测中药有效成分群在各脏腑的分布，或用微透析测定技术（将很小微透析探针直接进入组织）测定药物浓度，计算各成分的谱效动力学参数。药效效应：即用谱效动力学参数，结合网络谱效动力学参数，探讨各成分与经络脏腑的超分子"印迹模板"作用关系。"穴药"法：又称针药并用，是以针刺腧穴扰动手段来探知中药成分群与经络脏腑的"印迹模板"作用关系的方法。

（一）靶向药效学说

一药多效，故归多个经。中药对机体的靶向调节作用，是体现归经的基础。

1. 归心经中药 多与抗炎、抗菌、解热、镇痛、强心、降血脂、扩张血管、抗血小板凝集、抗凝、降压、抗心肌缺血、抗心律失常、改善微循环等功能有关。

2. 归肝经中药 多与镇痛、解热、镇静、抗菌、抗病毒、抗炎、降血脂、保肝、利胆、解痉、扩张血管、抗血小板凝集、降血压、改善微循环、抗心肌缺血、促凝血、抗惊厥、升高白细胞、促进造血系统等功能有关。钩藤、天麻、全蝎、蜈蚣等22味中药均入肝经，能抗惊厥，与中医"肝主筋"的认识相吻合。

3. 归脾经中药 多与增强免疫系统功能、调节胃肠平滑肌、促进消化液分泌、抗真菌、利胆、强心、扩张血管、健胃、缓解支气管痉挛、助消化、健脑益智、扩张冠脉、提高造血功能等作用相关。

4. 归肺经中药 多与抗菌、抗炎、抗肿瘤、祛痰、止咳、平喘、清除自由基、抗氧化、抗衰老、降血糖、降血脂、降血压等作用有关。

5. 归肾经中药 多与抗菌、抗病毒、抗炎、增强免疫系统功能、利尿、降血脂、降血糖、强心、健脑益智、增强下丘脑－垂体－肾上腺以及下丘脑－垂体－性腺功能、清除自由基等作用有关。

此外，大黄、芒硝、芦荟、火麻仁等18味泻下药均入大肠经，与大肠是传导之腑的理论一致。目前尚有与升降浮沉理论结合的研究报道。

（二）有效成分分布

采用放射自显影，光、电镜放射自显影，液闪测定和图像分析仪等先进技术，测定中药有效成分在体内的分布。以^{3}H标记川芎嗪、白首乌总苷、芍药苷、栀子苷、柴胡皂苷、淫羊藿苷有效成分，观察在大鼠体内主要组织器官的分布，发现与文献记载的药物归经基本相符。以放射性同位素标记23味药物有效成分的分布结果表明，杜鹃花叶的杜鹃素、鱼腥草的鱼腥草素、丹参的隐丹参酮、冰片等14味药的归经所属脏腑与有效成分分布基本一致，占61%；鸦胆子的油酸、莪术的莪术醇等6味药的归经所属脏腑与有效成分分布大致相符，占26%；仅3味药的归经所属脏腑与有效成分无直接关系，占13%。相关系数统计学分析32种中药归经及其与药物体内代谢过程的关系，认为归经与有效成分的分布高度相关。

（三）微量元素及群子参数

有学者认为药物的归经是通过微量元素向病变部位的迁移、富集和亲和运动来实现。对180余种中药的归经统计发现，归肝经中药富含铁、锌、铜、锰，以铁、锌最为明显，其对造血、保肝、视力有利。补肾中药补骨脂、肉苁蓉、熟地、菟丝子等含较高的锌、锰络合物，可促进人体生殖、发育，并在性腺、肾上腺、甲状腺、垂体等器官内富集，可能是补肾中药归肾经的物质基础。用群子统计力学计算法从阴阳离子研究归经；也有通过分析生命体内动力学元素钾、钠、钙、镁、铜、铁、锌、铜、锰等，得到人体各器官组织及中药生命动力元素分布的群子参数，找出两者之间的关系以判定归经（此方法适合微量元素是有效成分群的中药）。

（四）超分子印迹模板

有学者认为归经实质是基于人体巨复超分子主体"印迹模板"的通道结构。其机制是原中药主体"印迹模板"合成的客体成分群，经提取制备成制剂，经不同给药形式进入机体，能通过自组织、自组装、自识别与自复制与机体超分子主体产生作用，在宏观药效上表现为归经。可采用色谱法体外研究归经。

（五）受体学说

中药发挥作用的是其有效的化学成分，其药效本质就是中药"活性物质群"对机体生物分子（受体、酶等）的多靶点、多途径、多效应作用，提出以受体作为靶点，从中药的生物效应入手，建立中药生物效应鉴定法，以阐明中药的作用靶点、作用机制、药效物质基础，并可优化剂型、提高疗效、实现中药质量和疗效的科学化、规范化评价。槟榔所含槟榔碱作用于M胆碱受体，促进腺体分泌，增加胃肠平滑肌张力，促进肠蠕动，与槟榔归胃、大肠经，消积行气功效相关。现有利用配体与受体（锁－钥）原理，采用计算机模拟，分子对接探讨归经。

（六）引经药研究

引经药是指能引导其他不到该经的药直达病所，属方剂学使药范畴。有研究认为引经药的活性成分对其他药物具有协同和诱导作用，常通过增溶作用和影响细胞膜的通透性来实现。如银翘散中用桔梗引经入手太阴肺经，是因桔梗所含皂苷易溶于水，在达到临界胶团浓度后形成胶团，对挥发油和薄荷油等难溶性成分起增溶作用。目前也有用载体学说、P－糖蛋白方法研究引经药。

四、升降浮沉的研究进展

升降浮沉主要表达药物的作用趋向，很大程度体现中药的功效及主治特点。现常用数据挖掘方法，并结合其他性能与功效予以研究，单独研究者甚少。

数理统计165味中药的趋向与归经：入肺经中药，具升浮性质的有73味，占44.2%；沉降性质的有90味，占54.5%；升降浮沉不明显的有2味，占1.2%；入脾经的中药有升浮性质的占58%，有沉降性质的占31.3%；入胃经中药以沉降为主，升浮作用居次要地位；入肾经的中药，具升浮性质的有48味，占44.9%，具沉降性质的有53味，占49.5%，升降浮沉不明显者6味，占5.6%；入膀胱经的中药，具升浮性质的有14味，占34.1%，具沉降性质的有26味，占63.4%，升降浮沉不明显者1味，占2.4%；入胆经、入大肠经中药多以沉降作用为主。

有研究显示：补中益气汤对离体或在体子宫及肠平滑肌均有兴奋作用，若去掉方中味辛升浮的升麻、柴胡，则作用减弱且不持久；单味升麻、柴胡，不表现兴奋作用，配补气药黄芪、人参等能协同增效。

五、有毒无毒

中药毒性的现代研究资料丰富，多借鉴化学、药理学和毒理学的实验方法。采用红外光谱（IR）、薄层色谱（TLC）、高效液相色谱（HPLC）、气相色谱（GC）、毛细管电泳色谱（CE）、紫外光谱（UV）、高效液相色谱－质谱（HPCL－MS）、气相色谱－质谱（GC－MS）等分析技术，研究有毒中药的毒性物质、药效物质的表征及相互之间的关系。

（一）有毒中药研究

1. 物质基础 毒性成分主要含金属元素类、生物碱类、苷类及毒蛋白类。剧毒药巴豆的已知成分为巴豆油、巴豆苷及生物碱等，进一步分析相同极性分离的物质成分群，得知巴豆油中含 26 种组分。

2. 靶器官毒性 有毒中药的毒性成分及毒理学作用机制研究成果颇丰。生物碱毒性主要呈现中枢神经和周围神经兴奋，进而麻痹；还可直接作用于心脏，提高心肌兴奋性。如长春新碱可导致神经干损伤，使下肢无力或失控；乌头所含乌头碱毒性最强，呈心脏神经及细胞毒性。万年青苷为强心苷，除能刺激迷走神经及延髓中枢作用外，大剂量呈心脏毒性；商陆含毒性皂苷，能刺激黏膜，有溶血作用；苦杏仁含苦杏仁苷，在胃中经水解可释放出毒性极强的氢氰酸。含萜及内酯类中药主要对局部产生刺激作用，并抑制中枢神经系统。巴豆所含毒性蛋白质是一种细胞原浆毒，能溶解红细胞，使局部细胞坏死、变性。关木通含马兜铃酸，是致突变剂，可引起染色体损害，长期小剂量服用含马兜铃酸药物，可导致慢性马兜铃酸肾病，还可致癌。朱砂含重金属汞，有神经、肾脏、生殖毒性。

3. 毒理机制 依据研究对象的毒效情况，选择不同状态、不同层次的模型，研究其基础毒性、药效作用、体内过程、发生机制、量－时－效－毒之间的关系，揭示有毒中药的作用原理。有学者认为借助毒理芯片技术研究中药毒性，能在基因转录表达水平进行准确、快速、高效筛选与安全性评价，从分子水平阐释其作用靶点及方式、代谢途径。

（二）配伍禁忌研究

前人重视配伍禁忌，为便于记忆，将其总结为"十八反""十九畏"歌诀，以反映药对呈现的相反增毒或相恶减效的配伍关系。

1. 十八反研究 多用化学、循证医学、毒理学、药代动力学等方法开展研究。

（1）成分变化 化学成分是药物发挥药效或产生毒性的关键。苦参配藜芦 1：1，苦参生物碱溶出率明显下降，藜芦生物碱溶出量增大，提示心功能不全时，苦参与藜芦不宜同用。甘草配甘遂的乙酸乙酯、乙醇、水提取液中均检测到毒性物质为三种黄酮苷类化合物。

（2）对肝药酶影响 甘草配海藻对小鼠肝药酶的研究显示，当二者配伍比为 3：1 或 1：3 煎剂时，能提高小鼠肝组织匀浆细胞色素 P450 含量，诱导肝药酶而影响其他药物代谢。甘遂配甘草、甘遂可通过诱导增强大鼠肝脏 CYP2E1 的表达及活性，甘草及甘遂配甘草组对 CYP2E1 活性的诱导显著高于甘遂组。提示甘草可促使甘遂所含前致癌物质和前毒物转化成为致癌物和毒物。

（3）毒理学研究 芫花、海藻、大戟分别与甘草配伍的小鼠急性毒性结果表明，LD_{50} 均低于各单味药对照组，提示配伍后毒性增强。制乌头配姜半夏，其毒力超过或相当于两倍量的单味药。长毒研究结果：甘草分别配甘遂、大戟、海藻、芫花可导致实验大鼠的谷丙转氨酶升高，心肌酶谱各指标（磷酸肌酸激酶、乳酸脱氢酶、羟丁酸脱氢酶）异常；各配伍组对大鼠心脏、肝脏、肾脏组织的影响明显强于单味药物组，呈现各脏器组织及血管充血、出血，小灶性炎细胞浸润，细胞组织浊肿变性及空泡样改变，对大鼠循环、消化、神经系统均呈现不同程度损害，证实相反配伍药对存在一定毒副作用。附子配贝母能显著增加大鼠心脏指数、肾脏指数，升高乳酸脱氢酶活性、血尿素氮及肌酐含量；镜下见心肌、肾脏形态学改变，并有肝细胞再生现象，损伤程度显著高于单味贝母组，其机制可能与二药合煎后毒性成分乌头碱、次乌头及新乌头碱的含量显著提高有关。

2. 十九畏的研究　现主要有人参与五灵脂、丁香与郁金、官桂与赤石脂、巴豆与牵牛子配伍前后的化学成分变化及药理作用的研究报道。巴豆与牵牛子配伍后有毒化学成分巴豆毒素、巴豆苷、牵牛子苷溶出量增加，呈现减效增毒作用。人参配五灵脂后，人参皂苷含量减少，但药效无显著影响。

（三）配伍减毒

通过配伍降低毒性，前人将其总结为"相畏相杀"。借助化学方法对有毒成分的理化性质进行干预，稀释、破坏及转化固有毒性成分等，达到调整毒性成分含量、安全有效的用药目的。如附子配甘草后，3 种有毒乌头碱含量随甘草量增加而相应减少，降低了附子毒性；川乌配白芍，使乌头碱煎出量减少、芍药苷煎出量增加以解川乌之毒。

此外，还有炮制减毒研究。电镜扫描观察天南星科有毒中药明矾炮制前后有刺激性毒性成分（草酸钙、蛋白等）毒针晶的形态，液相色谱法分析毒针晶的草酸钙含量和其他成分，结果明矾制后形成了稳定的 $[\mathrm{Al}(\mathrm{C_2O_4})_3]^{3-}$ 络合物，使毒针晶中的蛋白水解或溶解而使毒性降低。

六、综合药性的研究进展

一药具有多效，当今学者并不囿于对某个药性的研究，不断探索，提出了一些新的研究思路。

（一）基于功效分类的系统药性研究

王建等提出了"中药药性系统"观，认为中药的"四性－五味－归经－升降浮沉"是从不同角度高度概括药物功用特点，性能的认知源于功效与主治，而功效是各种性能的综合再现。主张将各种性能综合认识，并与功效主治整合形成有机的药性系统。其认为药味进入机体启动归经，改善寒热病证或病势，整合表征功效。其中药味是基础，归经是核心，寒热药性是关键，其他药性为支撑，共同表达功效。倡导按照中药功效分类研究中药药性系统，重视各性能之间、性能与病证及药效间的有机联系，采用多学科研究手段揭示其规律。韩金祥等提出"中药药性量子力学"假说，认为四气是调节机体电磁辐射量子叠加态的量度，归经表征药物和机体作用产生的电磁辐射与机体经络（电磁聚束频率）的吻合匹配，五味、升降沉浮则是药性的综合指标，即量子表达药性整体。乔延江等采用数据挖掘方法，基于药性组合开展了中药性效规律框架的研究。

（二）性味结合归经研究

吕圭源等基于"性、味结合归经"层面研究中药寒热药性。提出以药理学方法（不同层面、不同状态）为主，以温、凉代表药为例，采用药理与化学密切结合的方法进行整体研究，建立中药药性学的研究思路。有主张从中药药理作用层面分析的中药药性的本质特征；还有认为中药药性、药理作用与临床应用密切关联，建立以功效为中心的理论体系。

（三）基于中药性味拆分的组分性味研究

匡海学等提出药性拆分是指将中药性味拆分为组分性味，药性是指按组分性味进行配伍组方，研究方法是以特定药味的功效为配伍目的，用性味明确的组分代替方剂中原药物，考察其是否能代表原有的配伍作用，验证组分的性味归属，阐明特定性味的科学内涵。

（四）基于系统生物学的药性研究

匡海学、刘树明等，从系统生物学角度，采用代谢组学方法研究中药药性理论。以"证"的生物标志物及其变化规律为切入点，通过机体代谢后生物小分子的变化规律来表征传统中药性味本质；通过"药性－功能知识元"研究，体现中医药基础理论思维方式，还原药性理论本质。

（五）基于中药自然属性的药性研究思路

黄璐琦等认为中药的自然属性指药物的形、色、质以及所含的化学成分等，是效应属性产生的基础；效应属性指中药的性能，即四气五味归经等，是药物自然属性作用于机体状态后产生效应的高度概括。提出基于植物亲缘关系的中药药性研究思路，认为植物的亲缘关系是植物类群的自然演化关系，在一定程度上反映了药用植物的生物学本质。故在植物科属分类单元内，以有相同药性的药物为研究对象，寻求共性药理活性，分析与药性相关的化学成分，揭示"中药药性－药理作用－化学成分"间的关联规律。其研究重心前移。

广义的中药药性是基于功效与主治高度概括的药学理论，涉及面广，极其复杂，渴望通过学术界人士的不懈努力，使之得以发展并有所突破。

（王　建　秦华珍　秦旭华）

索 引

中药中文名索引

中药拉丁名索引

Z

参考文献

[1] 张锡纯. 医学衷中参西录 [M]. 石家庄: 河北卫生出版社, 1974.

[2] 苏敬等. 新修本草 [M]. 合肥: 安徽科学技术出版社, 1981.

[3] 孙星衍, 孙冯翼辑. 神农本草经 [M]. 北京: 人民卫生出版社, 1982.

[4] 唐慎微. 重修政和经史证类备用本草 [M]. 北京: 人民卫生出版社, 1982.

[5] 李时珍. 本草纲目 [M]. 北京: 人民卫生出版社, 1982.

[6] 倪朱谟. 本草汇言 [M]. 北京: 人民卫生出版社, 1982.

[7] 陶弘景. 名医别录 [M]. 北京: 人民卫生出版社, 1986.

[8] 陈嘉谟. 本草蒙筌 [M]. 北京: 人民卫生出版社, 1988.

[9] 曹炳章. 中国医学大成: 第四十七卷 [M]. 上海: 上海科学技术出版社, 1988.

[10] 寇宗奭. 本草衍义 [M]. 北京: 人民卫生出版社, 1990.

[11] 吴仪洛. 本草从新 [M]. 北京: 人民卫生出版社, 1990.

[12] 陶弘景. 本草经集注 [M]. 北京: 人民卫生出版社, 1994.

[13] 陈士铎. 本草新编 [M]. 北京: 中国中医药出版社, 1996.

[14] 黄宫绣. 本草求真 [M]. 北京: 中国中医药出版社, 1997.

[15] 国家中医药管理局《中华本草》编委会. 中华本草 [M]. 上海: 上海科学技术出版社, 1999.

[16] 兰茂. 滇南本草 [M]. 昆明: 云南科技出版社, 2000.

[17] 陈藏器 (尚志钧辑释). 本草拾遗辑释 [M]. 合肥: 安徽科学技术出版社, 2002.

[18] 刘文泰等. 本草品汇精要 [M]. 北京: 华夏出版社, 2004.

[19] 张廷模. 临床中药学 [M]. 北京: 中国中医药出版社, 2004.

[20] 汪昂. 本草备要 [M]. 北京: 人民卫生出版社, 2005.

[21] 张山雷. 本草正义 [M]. 福州: 福建科学技术出版社, 2006.

[22] 王好古. 汤液本草 [M]. 北京: 中国中医药出版社, 2008.

[23] 中医师资格考试专家组编写. 中医执业医师资格考试应试指南 [M]. 北京: 中国中医药出版社, 2009.

[24] 高学敏. 中药学 [M]. 北京: 中国中医药出版社, 2010.

[25] 王建, 张冰. 临床中药学 [M]. 北京: 人民卫生出版社, 2012.

[26] 邹澍. 本经疏证 [M]. 北京: 中国中医药出版社, 2013.

[27] 姚澜. 本草分经 [M]. 太原: 山西科学技术出版社, 2013.

[28] 常章富. 国家执业药师资格考试应试指南中药学专业知识 (一) [M]. 北京: 中国医药科技出版社出版社, 2015.

[29] 国家药典委员会. 中华人民共和国药典 (2015 年版): 第 1 部 [M]. 北京: 中国医药科技出版社, 2015.

[30] ZhaoG, Yan C, Xu Z, et al. The Effect of Salt – Processed Psoraleacorylifolia on Genera-

tive Organ Targeting［J］. Journal of Analytical Methods in Chemistry, 2016, 7484202.

[31] Zhao Y, Jia L, Wang J, et al. Cold/hot pad differentiating assay of property differences of Mahuang and Maxingshigan decoctions［J］. Pharmaceutical biology, 2016, 54（7）: 1298 - 1302.

[32] 郭慧, 崔扬, 王秋红, 等. 代谢组学技术在中药药性理论研究中的应用概述［J］. 中草药, 2016, 47（3）: 363 - 368.

[33] 曹景琳, 仇琪, 林阳. 中药归经理论的研究进展［J］. 中国医药, 2016, 11（10）: 1580 - 1584.

[34] 欧丽娜, 钟赣生, 柳海艳, 等. 中药"十九畏"的历史源流、宜忌争论与思考［J］. 科技导报, 2016, 34（11）: 31 - 36.

[35] 曹明成, 黄泰康. 我国有毒中药的研究进展综述［J］. 中国药业, 2016, 25（2）: 9 - 13.

[36] Zheng Q, Li R, Li C, et al. Microcalorimetric investigation of five Aconitum L. plants on the metabolic activity of mitochondria isolated from rat liver［J］. Journal of Thermal Analysis and Calorimetry, 2015, 120（1）: 335 - 344.

[37] Chen Z, Zhao Y, Liu S, et al. Study on hot property differences of Aconiti Lateralis Radix Praeparata and its compatibility with different ginger processed products based on bio - thermodynamics［J］. Journal of Thermal Analysis and Calorimetry, 2015, 120（1）: 1043 - 1051.

[38] 李文兰, 张秀丽, 隋峰, 等. 中药性味理论的现代研究进展［J］. 中国实验方剂学杂志, 2015, 21（12）: 227 - 229.

[39] 贾子尧, 林瑞超, 郑虎占, 等. 中药四气现代研究进展［J］. 辽宁中医药大学学报, 2015, 17（12）: 216 - 219.

[40] 贺福元, 邓凯文, 杨岩涛, 等. 基于超分子化学的中药药性理论研究方法探讨（1）中药归经［J］. 中国中医药杂志, 2015, 40（8）: 1624 - 1629.

[41] 郑碧莹. 探讨基于中药药理作用的中药药性理论［J］. 临床医药文献杂志, 2015, 2（18）: 3718.

[42] Zhao Y, Wang J, Sun X, et al. Microcalorimetry coupled with chemometric techniques for toxicity evaluation of Radix Aconiti Lateralis Preparata（Fuzi）and its processed products on Escherichia coli［J］. Applied microbiology and biotechnology, 2014, 98（1）: 437 - 444.

[43] 金锐, 赵茜, 张冰. "三要素"理念下药性实质的数学探索［J］. 中国中医药杂志, 2014, 39（20）: 4060 - 4064.

[44] 尹富东. 中药归经药理研究进展［J］. 亚太传统医药, 2014, 10（3）: 44 - 46.

[45] Liu P, Liu S, Chen G, et al. Understanding channel tropism in traditional Chinese medicine in the context of systems biology［J］. Frontiers of medicine, 2013, 7（3）: 277 - 279.

[46] Liang F, Li L, Wang M, et al. Molecular network and chemical fragment - based characteristics of medicinal herbs with cold and hot properties from Chinese medicine［J］. Journal of ethnopharmacology, 2013, 148（3）: 770 - 779.

[47] 葡丽英, 仲宗亮, 邱振刚. 中药升降浮沉理论的现代实验研究现状［J］. 成都中医药大学学报, 2013, 36（1）: 122 - 124.

[48] 王建, 曾南, 夏厚林, 等. 中药药性理论研究模式的新思路［J］. 中医杂志, 2013,

54（2）：99-102.

［49］ SUNZ, ZHAO Y, WANG J, et al. Research on Fuzi based on animal thermotropism behavior to discover if it has fewer "hot" characteristics without Ganjiang ［J］. Journal of Traditional Chinese Medicine, 2012, 32（2）：208-214.

［50］ 李超, 樊巧玲."十八反"药理毒理研究述评 ［J］. 中医杂志, 2012, 53（10）：890-892.

［51］ 王耘, 张燕玲, 史新元, 等. 基于药性组合的中药性效规律研究框架 ［J］. 世界科学技术-中医药现代化, 2012, 14（4）：1798-1802.

［52］ 李明媚. 基于中药药理作用的中药药性理论研究 ［J］. 世界最新医学信息文摘：电子版, 2012（11）：327-328.

［53］ ZhaoYL, Wang JB, Xiao XH, et al. Study on the cold and hot properties of medicinal herbs by thermotropism in mice behavior ［J］. Journal of ethnopharmacology, 2011, 133（3）：980-985.

［54］ JiaL, Zhao Y, Wang J, et al. Study on the complex prescription compatibility law of the cold and hot nature of Mahuang Decoction and its categorized formulae based on the cold-hot pad differentiating assay ［J］. Chinese journal of integrative medicine, 2011, 17：290-295.

［55］ WangJ, Cheng D, Zeng N, et al. Microcalorimetric study of the effect of Benzoinum and Styrax on the growth of Escherichia coli ［J］. Natural product research, 2011, 25（4）：457-463.

［56］ 付先军, 王鹏, 王振国. 从中药"性-构关系"探索构建寒热药性成分要素表征体系的研究构想 ［J］. 世界科学技术—中医药现代化, 2011, 13（5）：919-924.

［57］ 黄璐琦. 论中药药性理论的研究方向 ［J］. 中药与临床, 2011, 2（2）：1-3.

［58］ 韩金祥. 中药药性理论的科学内涵 ［J］. 中华中医药学刊, 2011, 29（9）：1937-1939.

［59］ Zhao HP, Zhao YL, Wang JB, et al. Expression of the difference between the Cold（Han）and Hot（Re）natures of traditional Chinese medicines（Strobal and Rhubarb）based on the cold/hot plate differentiating assay ［J］. Science in China Series C：Life Sciences, 2009, 52（12）：1192-1197.

［60］ 邓家刚, 秦华珍, 郭宏伟. 平性药药性定位及其作用特点的理论探讨 ［J］. 广西中医药, 2007, 30（2）：32-33.